脳卒中リハビリテーション

早期リハからケアマネジメントまで

第3版

編著者代表
水尻強志　冨山陽介

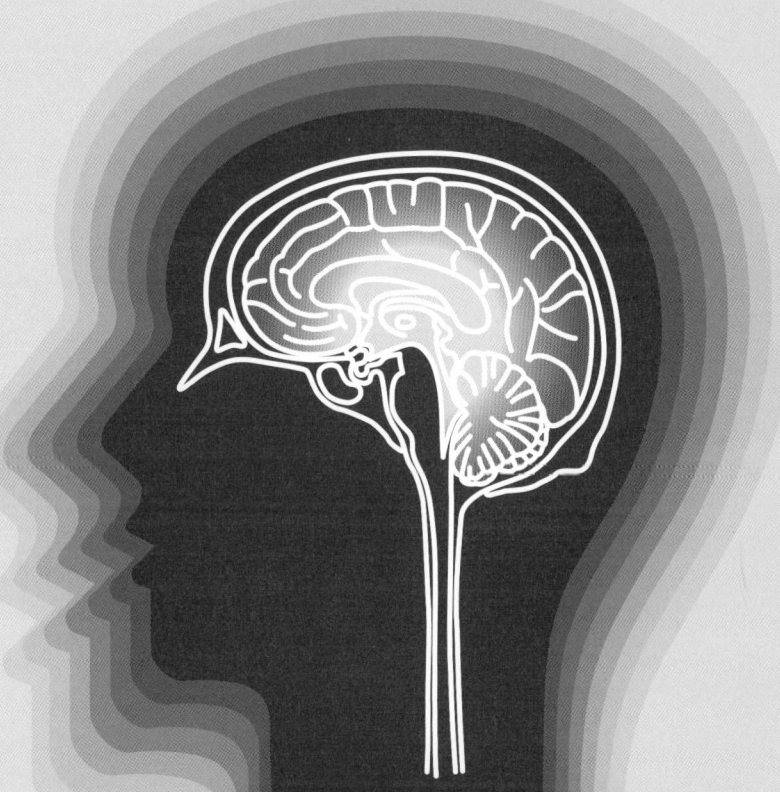

Stroke Rehabilitation
From Early Rehabilitation to Care Management

医歯薬出版株式会社

執筆者一覧

編　集

水尻　強志（宮城厚生協会長町病院）・編著者代表	鎌倉　嘉一郎（道南勤医協函館稜北病院）
冨山　陽介（宮城厚生協会坂総合病院）・編著者代表	福村　直毅（健和会病院）
植木　昭彦（高松協同病院）	藤原　大（宮城厚生協会坂総合病院）
牛山　雅夫（健和会病院）	細田　悟（大田病院）
笛吹　亘（城北病院）	宮澤　由美（汐田総合病院）
金成　建太郎（宮城厚生協会長町病院）	

執　筆　者

山田　智（中野共立病院）	中野　友貴（長野中央病院）
水尻　強志（宮城厚生協会長町病院）	村上　貴史（汐田総合病院）
門　祐輔（京都協立病院）	阿部　圭一郎（汐田総合病院）
近藤　克則（千葉大学・国立長寿医療研究センター）	植木　昭彦（高松協同病院）
岡本　五十雄（札樽病院）	大井　通正（八尾クリニック）
高畠　由紀（たたらリハビリテーション病院）	細田　悟（大田病院）
冨山　陽介（宮城厚生協会坂総合病院）	堀口　信（道南勤医協函館稜北病院）
鎌倉　嘉一郎（道南勤医協函館稜北病院）	佐藤　健太（勤医協札幌病院）
北原　正和（健和会病院）	阿部　理奈（宮城厚生協会長町病院）
牛山　雅夫（健和会病院）	藤原　大（宮城厚生協会坂総合病院）
福村　直毅（健和会病院）	相馬　裕子（宮城厚生協会長町病院）
関口　麻理子（船橋二和病院）	安藤　共和（仙台オープン病院）
徳田　英弘（ファミリークリニックネリヤ）	田村　修（勤医協中央病院）
岡内　章（医療生協きたかた診療所）	林　浩三（勤医協中央病院）
金成　建太郎（宮城厚生協会長町病院）	田中　久子（京都民医連太子道診療所）
笛吹　亘（城北病院）	安田　肇（津軽保健生活協同組合健生病院）
宮澤　由美（汐田総合病院）	
五十嵐　みづほ（鶴岡協立リハビリテーション病院）	

（執筆者順）

This book was originally published in Japanese
under the title of :

NŌSOTCHŪ RIHABIRITĒSHON――SŌKIRIHA-KARA KEAMANEJIMENTO-MADE
(Stroke Rehabilitation――From Early Rehabilitation to Care Management)

Editors :
MIZUSHIRI, Tsuyoshi et al.
MIZUSHIRI, Tsuyoshi
　Nagamachi Hospital

© 2000 1st ed., © 2013 3rd ed.
ISHIYAKU PUBLISHERS, INC.
　7-10, Honkomagome 1 chome, Bunkyo-ku,
　Tokyo 113-8612, Japan

●第3版の序文●

　2000年3月に，本書初版が脳卒中病棟や地域密着型リハビリテーション病棟・部門のスタッフ向け学習書というコンセプトで刊行されてから既に13年が経ちました．2006年4月に第2版を出版しましたが，社会情勢に敏感で現場で役立つという特徴が評価され，増刷を重ねることができました．リハビリテーション専門職養成校で本書をテキストとして採用していただいているところも増えております．

　回復期リハビリテーション病棟創設，介護保険制度施行という重要な出来事があった2000年以降，急速に進む高齢化への対応を目指し，医療機関の機能分化と連携が推し進められています．今後，医療・介護供給体制は，高度急性期，回復期，長期療養，介護といった類型へ再編されようとしています．このような状況のなか，リハビリテーション医療は，温泉地で行われる遠隔地型から地域第一線病院で展開する居住地近接地型に重点が移行しました．同時に，住み慣れた地域での生活を援助する地域リハビリテーションの重要性が認識され，各医療機関や介護事業所間の連携が広がっています．

　脳卒中医療も大きく変化しております．この間の発展が「脳卒中治療ガイドライン2004」という形でまとめられ，2009年に改定が行われています．リハビリテーション医療に関してもさまざまな進歩が記載されていますが，チームによる集中的かつ包括的なリハビリテーション医療提供の重要性が繰り返し強調されています．

　地域密着型リハビリテーション医療の展開，医療と介護の連携，チーム医療の推進は，本書の基本コンセプトそのものです．今回，第3版を刊行するにあたり，初版刊行時の精神を継承しながら，時代の変化にあわせた改定を行いました．

　まず，章立てを大きく変更いたしました．学校の授業でテキストとして使用されることを念頭に，総論，各論，各種制度という配置にしております．

　いくつかの点で，第2版になかった項目を追加しております．たとえば，運動学習，質の評価，地域連携パス，倫理的課題，高齢者用住宅などに関し補強を行っています．診断と治療の項などにおいて，この間の脳卒中医療の進歩を反映させるようにしております．なお，通常なら大幅ページ増になりかねない改定ですが，執筆者の方々にご苦労いただき，幸いにもページ数はほぼ第2版と同程度に抑えることができました．

　今回，次世代を担う若手リハビリテーション医などを加え，執筆陣，編集委員会の大幅な世代交代を行いました．なお，当初，2012年春に刊行を目指し，準備を進めてきましたが，2011年3月11日に起こった東日本大震災の影響があり，大幅に遅れることになりました．困難な状況のなか，粘り強く執筆陣を励まして続けていただいた医歯薬出版の編集スタッフの方々に心から感謝申し上げます．本書が脳卒中医療にかかわる医療機関，介護施設，リハビリテーション専門職養成施設の方々にお役に立てることを心から願っております．

2013年3月

編集委員会

●第 2 版の序文●

　2000 年 3 月に，初版を出版してから早くも 6 年が経過しました．この間に脳卒中診療やリハビリテーションには，次のような進歩や変化がありました．

　急性期脳卒中の治療では，5 学会合同の委員会による「治療ガイドライン 2004」が発表されました．その中では，個々の治療技術について，もとになったエビデンスのレベル（Ia～Ⅳ）によって，推奨のグレード（A「強く勧められる」～D「行わないよう勧められる」）も示されています．そのエビデンスの中には，本書で紹介したデータも採用され，我々が強調した「チームによる集中的なリハビリテーション」は強く勧められています（グレード A）．また，合併症として，深部静脈血栓やうつの重要性が認識され，うつの治療を行うことが推奨されています（グレード B）．また，多くの病院に「クリティカルパス」（診断・検査・治療の流れが一目で分かるようした工程表）が，医療の質向上や患者家族への説明に役立つとして取り入れられるようになっています．

　リハビリテーションに関わる変化で大きいものは，回復期リハビリテーション病棟（2000 年 4 月）と，2001 年にＷＨＯの総会で承認された ICF（国際生活機能分類）の登場です．今後さらに増えるであろう回復期リハビリテーション病棟が，期待される治療効果をあげるためには，ICF で強調される「negative な側面（障害）ばかりを見ないで，positive な側面（残された部分）にも着目すること」，ゴールをチームで共有してチームの力を発揮すること，が重要です．また，PT・OT の養成校の設立が相次ぎ，本書をテキストとして採用して下さるところも増えています．

　退院支援に目を向ければ，介護保険制度が 2000 年 4 月導入され，利用者が急増しました．導入 5 年後の見直しの結果，介護予防重視型システムや地域包括支援センター，地域密着型サービスが新たに 2006 年 4 月から導入されることになりました．

　初版の編集方針――急性期治療から早期リハビリテーション，そして退院支援のケアマネジメントまで，脳卒中診療・リハビリテーションの全体像をバランス良く取り上げる――はそのままに，上で述べたような進歩や変化を反映させ改訂しました．その結果，約 50 ページの増ページとなりました．

　脳卒中は，要介護状態の原因として一番多いなど，その重要性は変わっていません．本書が，臨床現場や教育現場で役に立ち，脳卒中リハビリテーションの水準向上に少しでも貢献できることを願っています．

2006 年 2 月

編集委員会

●第1版の序文●

　脳卒中は，要介護（寝たきりと痴呆）老人の最大の基礎疾患です．今後，人口の高齢化に伴い，患者数の増加など臨床的にだけでなく，医療費や介護費用など社会経済的にも，その重要性を増していくと思われます．そして，リハビリテーションが特に必要な疾患の1つです．たとえば，一般病棟に比べ治療効果が大きいことが実証された脳卒中病棟（Stroke Unit）においても，リハビリテーションは不可欠な要素です．

　脳卒中の医療においては，大学病院がその地域の中心的な役割を果たしていることはきわめてまれです．その背景には，脳卒中が高齢者の common disease であるため患者数が多いこと，リハビリテーションにはチーム医療が必要であること，入院期間が他疾患に比べ長期となることなどの要因があり，今後も短期的にはこの状況は変わらないと思われます．そのため，脳卒中（リハビリテーション）診療の普及と質の向上は，地域密着型の一般病院における脳卒中病棟やリハビリテーション部門にかかっており，今後これらに積極的に取り組む病院が増えることが期待されます．

　本書は，第一線病院の中に，脳卒中病棟やリハビリテーション病棟・部門を立ち上げ運営してきた経験をもつ神経内科専門医やリハビリテーション専門医を中心に編集・執筆しました．チーム医療が不可欠なので，医師だけでなく看護婦や理学療法士（PT），作業療法士（OT），言語聴覚士（ST），医療ソーシャルワーカー（MSW）などのスタッフにも意見を求め，脳卒中とリハビリテーションをめぐるいわば「共通言語」にあたる基礎的知識と技術に関するテキストをめざした本です．

　本書は，以下のような特徴を持っています．まず，内容の上で，脳卒中診療やリハビリテーションのある一面のみを取り上げたものではありません．脳卒中病棟や地域密着型リハビリテーション病棟・部門のスタッフが共有すべき知識や技術は何かという視点から，必要な要素を総合的に述べようと試みました．その結果，①脳卒中の病型診断や（合併症を含む）急性期治療，②看護婦の役割の大きい段階的嚥下訓練や座位耐性訓練，排尿援助などの早期リハビリテーション，③障害の評価と予後予測，④廃用症候群とそれを克服するための健側強化訓練，⑤各職種の仕事とチーム医療，⑥一般病院でよく見られる多発性脳梗塞患者に多い嚥下性肺炎や神経因性膀胱，MRSA 感染症をはじめ，退院後も含む内科的管理が必要な合併症とその対策，⑦退院に向けた援助，社会資源，ケアマネジメント，退院後の在宅医療，介護保険まで，幅広く扱うことになります．

　また，編集上では，短時間の学習会でも使いやすく，参加できなかったスタッフに後で読んで理解してもらえるよう以下の6点に工夫を加えました．これは第一線病院の実状（1回の学習会にとれる時間は正味30分で，看護婦は3交代勤務なので全員が一度に参加できない）を考えてのことです．具体的には，①学習会参加への動機づけとなるような実践的・具体的基準とその背景となる知識の両者を盛り込み，②1つのテーマで分量が多くならないようにし，③前回の勉強会に参加していなくても理解できるよう各テーマごとに内容を独立させるとともに参照ページを明示し，④図表やサイドメモを多く用い，⑤略語・用語集としても使えるよう索引を充実させました．さらに，⑥医師以

外の職種にもわかりやすい表現や内容になるよう，繰り返し編集の手を加えました．

　リハビリテーション部門だけでなく脳卒中病棟で働く医師・看護婦・PT・OT・ST・MSWなど全てのスタッフの役にたつことを意図して編集しました．初心者にわかりやすく，厚すぎない本にしようとするあまり，個別性や専門性の高い内容などに関しては不十分な点があるかもしれません．率直にご批判，ご意見をお寄せいただければ幸いです．

　最後に，脳卒中病棟や地域密着型リハビリテーション病棟・部門のスタッフに必要な知識や技術は何であるのかを，われわれに身をもって教えてくれた多くの患者・家族の方々に感謝します．また，慣れない執筆陣を暖かくそして根気強く励ましてくださった医歯薬出版の編集スタッフに深謝いたします．

2000年2月

編集委員会

目次

第1章　リハビリテーション医学総論 …… 1

I　高齢社会と高齢者医療 …… 2
1. 高齢社会 …… 2
2. 高齢者医療 …… 5

II　リハビリテーション医学総論 …… 8

1　定義と歴史 …… 8
1. リハビリテーション医学の歴史 …… 8
2. リハビリテーションの定義 …… 9
3. 日本におけるリハビリテーションのあゆみ …… 9

2　生活機能と障害の評価 …… 10

2-A　リハビリテーション医学的プロブレムリストのつくり方 …… 10

2-B　心身機能・構造 …… 12
1. 機能・形態障害評価の流れ …… 12
2. 代表的な機能・形態障害 …… 13
3. 脳卒中の病態からみた重点的な評価の流れ …… 18

2-C　活動 …… 19
1. ADL・IADLを構成する要素 …… 19
2. ADL評価の目的 …… 19
3. ADL評価上の注意点 …… 26
4. 代表的なADL尺度 …… 27

2-D　参加，背景因子 …… 28
1. 参加と背景因子の評価の重要性 …… 28
2. チームで行う生活歴評価 …… 28
3. リハビリテーションの主目標と個別目標の設定 …… 29

2-E　心理－障害の受容過程 …… 30
1. 障害の受容過程 …… 30
2. 心理的要因と関連する因子 …… 31
3. 説得して障害を認めさせてはいけない．とにかく聞くことである …… 31
4. 「頑張る」は使ってはならない言葉ではない …… 32
5. 淡い期待，淡い否認 …… 32
6. 使い分けと使い方 …… 32

3　リハビリテーション医学に特有の対応法 …… 33

3-A　廃用症候群 …… 33
1. 活動-機能-構造連関とは …… 33
2. 廃用症候群 …… 33
3. 廃用症候群の種類 …… 33

3-B　廃用症候群の予防 …… 40
1. 廃用症候群防止に必要な訓練量 …… 40
2. 起立・歩行・階段昇降の意義 …… 41
3. 起立・歩行・階段昇降訓練の方法と実施上の注意 …… 41
4. 集団で行う起立訓練 …… 43
5. 指導下の自主訓練 …… 43
6. 退院に向けた指導下の自主訓練の指導 …… 46

3-C　運動学習 …… 47
1. 脳卒中と運動学習 …… 47
2. 運動学習とスキル …… 47
3. 運動学習の段階 …… 48
4. フィードバック …… 48
5. 課題の与え方 …… 49

6．課題特異性と転移 …………………… 50

3-D 支援工学 ……………………………… 53

1．支援工学とは ………………………… 53
2．支援工学使用の視点 ………………… 53
3．環境への視点 ………………………… 54
4．家屋評価 ……………………………… 54

III 脳卒中地域医療連携の特徴
……………………………………………… 57

1．脳卒中診療の課題 …………………… 57
2．機能分化と連携の課題 ……………… 57
3．脳卒中クリティカルパスから脳卒中地域連携パス …………………………………… 58
4．脳卒中地域連携パスのツール ……… 59

5．全体連携図 …………………………… 59
6．連携シート …………………………… 59
7．患者情報の共有化と face-to-face の連携 60
8．連携パスにおけるアウトカム評価 … 60

IV リハビリテーション医療の質の評価とデータベース …… 61

1．はじめに ……………………………… 61
2．プログラム総体としての医療の質 … 61
3．医療の質の枠組み …………………… 61
4．評価基準 ……………………………… 63
5．質評価のためのデータ・マネジメント・システムの必要性 …………………… 63
6．データ・マネジメント・システムの概要 … 64
7．得られた知見と今後の課題 ………… 65

第2章　脳卒中リハビリテーションの進め方 …… 67

I 脳卒中の診断と治療 ………… 68

1 脳卒中の病型と重症度および画像診断 …………………………… 68

1．脳卒中の分類と頻度 ………………… 68
2．脳卒中の重症度 ……………………… 70
3．重症度の評価 ………………………… 70
4．脳卒中の画像診断 …………………… 71
5．脳出血の臨床所見と重症度 ………… 75
6．脳出血の画像所見 …………………… 77
7．くも膜下出血の臨床所見と重症度 … 79
8．くも膜下出血の画像所見 …………… 80
9．脳梗塞の分類，臨床所見と重症度 … 81
10．脳梗塞の画像所見 …………………… 86
11．一過性脳虚血発作 …………………… 88
12．一過性全健忘 ………………………… 89
13．脳血管性認知症 ……………………… 90

2 問診 ……………………………… 91

1．脳卒中に関する問診 ………………… 91
2．リハビリテーション医学的問診 …… 92

3 神経学的診察と検査 …………… 95

1．神経学的診察 ………………………… 95
2．内科的診察 …………………………… 102
3．脳卒中に必要な検査 ………………… 103

4 脳卒中急性期の管理 …………… 104

1．意識レベルの判定 …………………… 104
2．脳圧管理 ……………………………… 104
3．全身管理 ……………………………… 105
4．痙攣対策 ……………………………… 108
5．その他の合併症 ……………………… 109

5 脳卒中病型別の治療 …………… 111

1．外科的治療が必要な脳卒中 ………… 111

2．各病型の治療……………………… 111

6 脳卒中発症急性期の地域連携 … 117

1．脳卒中急性期治療の実態…………… 117
2．よりスムーズな連携のための課題…… 118

II 早期リハビリテーション … 124

1 早期離床 …………………………… 124

1．急性期リハビリテーションの重要性… 124
2．座位耐性訓練と脳卒中の再発・進行… 124
3．より積極的な早期離床訓練………… 124

2 急性期の嚥下障害管理 …………… 127

1．疫学………………………………… 127
2．画像診断…………………………… 127
3．栄養ルートの選定………………… 128
4．検査ができる場合の管理………… 128
5．検査ができない場合の管理：摂食開始基準… 128
6．回復期病棟との連携……………… 128
7．地域連携の勧め…………………… 129

3 尿路管理・排尿援助基準 ………… 130

1．発症直後の尿路管理……………… 130
2．急性期の尿路管理………………… 130
3．「尿意の訴え」の回復過程 ……… 130
4．排尿援助の流れ…………………… 131
5．排尿援助を進めるうえでの注意点… 131

4 夜間不穏患者への対応 …………… 134

1．不穏・せん妄の定義……………… 134
2．せん妄の原因……………………… 134
3．せん妄の治療……………………… 134

5 関節拘縮の予防と関節可動域訓練 137

1．関節拘縮…………………………… 137

2．脳卒中と関節拘縮………………… 137
3．関節可動域訓練…………………… 138

6 深部静脈血栓症／肺血栓塞栓症 143

1．脳卒中と DVT/PTE との関係 ……… 143
2．回復期リハビリテーション病棟における取り組み……………………… 147

III 回復期リハビリテーション 150

1 リハビリテーション施行時の回復経過と予後予測 ………………… 150

1．早期リハビリテーションを施行した場合の回復経過……………………… 150
2．歩行自立の予後予測……………… 152
3．病変部位などによる予後の特徴…… 152

2 回復期リハビリテーション病棟 155

1．回復期リハビリテーション病院とは… 155
2．脳卒中の病期……………………… 155
3．対象患者…………………………… 155
4．チームアプローチ………………… 155
5．回復期リハビリテーション病棟で求められる基準………………………… 158
6．亜急性期病床……………………… 159

3 高次脳機能障害患者への対応 … 160

1．高次脳機能障害の特徴…………… 160
2．失語症への対応…………………… 160
3．記憶障害への対応………………… 161
4．半側無視への対応………………… 162
5．注意障害への対応………………… 162
6．遂行機能障害への対応…………… 162
7．視覚失認への対応………………… 163
8．社会的行動障害への対応………… 163

4 リハビリテーション看護の役割 164

1．疾患・合併症管理……………………… 164
2．日常生活動作自立支援………………… 166
3．多職種との連携………………………… 167
4．精神的支援……………………………… 168
5．家族支援………………………………… 169
6．退院支援………………………………… 169

5 ADL自立に向けての介護技術 … 170

1．排泄自立の介護技術…………………… 170
2．転倒予防の実績………………………… 174
3．その他のADL自立のための援助 …… 176

6 下肢装具・歩行補助具・歩行訓練 178

1．下肢装具………………………………… 178
2．歩行補助具……………………………… 178
3．歩行訓練………………………………… 179

7 車椅子選定と操作方法 183

1．車椅子の使用目的……………………… 183
2．車椅子の構造（自走用標準型車椅子）… 183
3．車椅子の種類…………………………… 184
4．車椅子給付の助成制度の種類………… 185
5．車椅子の使用方法－移動手段として… 186
6．ポジショニングの実際………………… 187
7．脳卒中片麻痺者の姿勢戦略の特徴と車椅子
 ……………………………………………… 188
8．おわりに………………………………… 188

IV 維持期の取り組み ………… 190

1 退院先の決定 ……………………… 190

1．リハビリテーションのゴールと退院… 190
2．自宅退院の条件………………………… 191
3．退院時期………………………………… 191
4．退院先の選択肢………………………… 191

5．退院先の決定における注意点………… 193

2 在宅療養に向けての援助の実際 194

1．ケアマネジャーの選定………………… 194
2．家屋評価・住宅改修…………………… 194
3．福祉用具（補装具・福祉機器など）の準備
 ……………………………………………… 198
4．試験外泊………………………………… 201
5．家族への介護指導……………………… 201
6．本人・家族への生活指導……………… 202
7．社会資源の活用………………………… 202
8．介護保険の準備とサービス担当者会議の
　 実施 ……………………………………… 202
9．退院後訪問……………………………… 204
10．脳卒中地域連携パス…………………… 204
11．自動車運転評価………………………… 205

3 退院後の内科管理（慢性期脳卒中の再発予防）…… 206

1．高血圧症の管理………………………… 206
2．慢性期脳出血の高血圧症の管理……… 206
3．糖尿病の管理…………………………… 206
4．脂質異常症の管理……………………… 207
5．飲酒，喫煙……………………………… 207
6．メタボリックシンドローム・肥満…… 207
7．心房細動の管理………………………… 207
8．再発予防のための抗血小板療法……… 208
9．嚥下障害の管理，嚥下性肺炎の予防… 209
10．中断対策………………………………… 209

4 退院後の在宅療養支援 …………… 210

1．さまざまな在宅医療サービスの利用と連携 210
2．総合的評価とリスク管理……………… 210
3．栄養・水分管理………………………… 212
4．在宅におけるリハビリテーション…… 213
5．家族援助………………………………… 213
6．患者・家族へのインフォームドコンセント，
　 在宅での看取り………………………… 214

5 慢性期病床・介護施設におけるリハビリテーション医の役割 … 216

1．はじめに……………………………… 216
2．療養病床…………………………… 217
3．慢性期病床の今後の展開………… 218
4．慢性期病床・介護施設におけるリハビリテーション医の役割……… 219

6 維持期リハビリテーション …… 220

1．維持期リハビリテーションの定義…… 220
2．維持期リハビリテーションの種類…… 220
3．外来リハビリテーション……………… 221
4．訪問リハビリテーション……………… 222
5．短時間通所リハビリテーション……… 222
6．職業リハビリテーション……………… 222

第3章 脳卒中によくある合併症とその対策 … 225

I リスクマネジメント総論 … 226

1．はじめに……………………………… 226
2．医療安全管理体制…………………… 226
3．脳卒中医療におけるリスクマネジメント …………………………………… 226

II 嚥下障害と嚥下性肺炎 … 228

1 嚥下障害 … 228

1．嚥下障害の定義……………………… 228
2．嚥下障害の疫学と原因……………… 228
3．球麻痺の特徴と代償方法…………… 228
4．偽性球麻痺の特徴と代償方法……… 229
5．診断の基礎…………………………… 229
6．検査…………………………………… 230
7．嚥下造影と嚥下内視鏡……………… 232
8．治療方法……………………………… 234

2 嚥下性肺炎 … 236

1．疫学：増え続ける肺炎……………… 236
2．NHCAP……………………………… 236
3．治療…………………………………… 237

3 栄養問題 … 240

1．はじめに……………………………… 240
2．脳卒中後の栄養管理………………… 240
3．栄養サポートチーム………………… 241
4．Refeeding syndrome………………… 241
5．栄養ルートの考え方………………… 241
6．間欠的口腔食道経管栄養法（OE法）… 242

4 胃瘻と流動食 … 244

1．胃瘻とは……………………………… 244
2．胃瘻の現状…………………………… 244
3．胃瘻の実際…………………………… 244
4．特殊な経管栄養方法………………… 246

III 排泄障害 … 247

1 神経因性膀胱 … 247

1．正常な排尿…………………………… 247
2．排尿のメカニズムと神経支配……… 247
3．神経因性膀胱………………………… 248
4．神経因性膀胱の治療………………… 250

2 排便異常 … 252

1．便秘…………………………………… 252

2．下痢································ 252
3．ノロウイルス······················ 252

IV 脳卒中後の抑うつ ········ 254

1．脳卒中後うつ状態の重要性········ 254
2．症候と評価法······················ 254
3．抗うつ薬の薬物治療··············· 254
4．脳卒中後うつへの対応············· 256

V てんかん ···················· 257

1．てんかん発作と病態··············· 257
2．てんかんの管理···················· 257

VI 痙縮（痙性） ················ 263

1．痙縮の定義························ 263
2．痙縮による姿勢異常や肢位がADL・QOL
　に与える影響······················ 263
3．痙縮治療の進め方·················· 263
4．痙縮の治療法······················ 264
5．効果判定·························· 265
6．おわりに·························· 266

VII 疼痛 ·························· 267

1 肩の痛み ······················ 267

1．脳卒中と肩の痛み·················· 267
2．肩の痛みのある患者の診察········· 267
3．肩関節痛に対する治療の一般原則··· 268
4．肩関節亜脱臼······················ 268
5．アームスリングについて··········· 269
6．肩手症候群························ 270

2 中枢性疼痛 ···················· 272

1．概念······························ 272

2．病態・診断························ 272
3．治療······························ 273

VIII 転倒・骨折 ··················· 275

1．転倒リスク評価···················· 275
2．転倒・骨折事故予防策·············· 275

IX 感染症対策 ··················· 278

1．感染防止対策の考え方·············· 278
2．手指衛生·························· 278
3．感染経路別予防策·················· 279
4．感染と保菌························ 279
5．おわりに·························· 280

X 褥瘡 ··························· 281

1．はじめに·························· 281
2．発生機序·························· 281
3．好発部位·························· 281
4．褥瘡のリスクアセスメント········· 282
5．褥瘡の深達度分類と創評価········· 283
6．褥瘡の予防と発生後のケア········· 284
7．褥瘡治療の実際···················· 288
8．おわりに·························· 289

XI 離院問題 ······················ 290

1．求められるリスク管理·············· 290
2．発生要因·························· 290
3．予防・対策························ 291

第4章　脳卒中医療に関係する倫理的問題 ………………………… 293

I　認知症，うつを含む精神疾患への対応 ……… 294

1. はじめに …………………… 294
2. 全人的な理解 ……………… 294
3. 精神的諸問題 ……………… 295
4. 治療関係の理解－チーム医療の深化 … 297

II　高齢者医療・ケアを巡る倫理的課題 …………… 299

1　侵襲的治療 ……………… 299

1. はじめに …………………… 299
2. 侵襲的治療の実際（頻度の高いものなど） …………………… 300
3. 侵襲的治療にあたって …… 301
4. おわりに …………………… 302

2　身体拘束 ………………… 303

1. 身体拘束について ………… 303
2. 緊急やむを得ない場合とは … 303
3. 身体拘束といわれる行為 … 304
4. 脳卒中患者における身体拘束 … 304
5. 身体拘束廃止に向けて …… 304

3　高齢者虐待 ……………… 305

1. 高齢者虐待 ………………… 305
2. 障害者虐待 ………………… 305

III　終末期医療 ……………… 307

1. 終末期とは ………………… 307
2. 脳卒中の終末期と関連する医療倫理 … 307
3. 厚生労働省「終末期医療の決定プロセスに関するガイドライン」 …… 309
4. 臨床倫理の四分割表と具体例 … 309

第5章　関係する諸制度 …………………………………………… 313

I　診療報酬制度 …………… 314

1. 診療報酬制度の概要 ……… 314
2. 脳卒中リハビリテーション医療と診療報酬，介護報酬 ………………… 315

II　介護保険制度 …………… 316

1. 介護保険制度の背景と目的 … 316
2. 介護保険制度の概要 ……… 316
3. 2006年度介護保険制度の見直しと現状 317
4. 介護保険制度の問題点 …… 318
5. 主な介護サービス ………… 321

III　高齢者用住宅 …………… 325

1. 高齢者用住宅整備の必要性 … 325
2. 高齢者住宅および老人ホームなどの居住系サービスの種類 …………… 326
3. サービス付き高齢者向け住宅登録制度の創設 ……………………… 326

4．有料老人ホームや高齢者向け住宅を巡る諸問題 ……………………… 327

Ⅳ 社会資源の利用とケアマネジメント ……… 328

1．社会資源の定義 …………………… 328
2．ケアマネジメントの視点 ………… 328
3．社会資源利用の実際 ……………… 330
4．社会資源に関連する諸制度 ……… 330

第6章　資料 …………………………………………………… 335

Ⅰ 脳卒中治療ガイドラインにおけるエビデンスレベルおよび推奨のグレード …… 336

Ⅱ 片麻痺機能テスト ………… 337

Ⅲ 関節可動域表示ならびに測定法 ……………… 341

和文・欧文索引 ………………………………… 351

薬剤名索引 …………………………………… 358

サイドメモ一覧

1．rehabilitation の用例 ……………… 8
2．リハビリテーションの訳語 ……… 9
3．ADL 指標を予後予測に用いることは妥当か？ ………………………… 20
4．拡大 ADL 尺度（細川）にみる ADL・IADL の難易度 ……………………… 24
5．職種間の評価のずれの原因 ……… 26
6．ADL 評価の視点の入った看護記録とは 26
7．平行棒も装具も支援工学 ………… 53
8．支援工学は包括的リハと表裏一体 … 54
9．無症候性脳梗塞 …………………… 69
10．ぜいたく灌流と貧困灌流 ………… 74
11．アミロイドアンギオパチーとは？ … 76
12．脳室穿破は重症のサイン ………… 78
13．微小脳出血 ………………………… 79
14．7 シリーズ ………………………… 95
15．脳循環の自動調節能 ……………… 105
16．ADH 分泌異常症（SIADH）とは？ … 109
17．低 Na 血症に急速補正は禁忌 …… 109
18．「尿意の訴え」の回復過程 ………… 131
19．夜間不穏の治療薬の作用機序と副作用 136

20．ワレンベルグ症候群（Wallenberg syndrome） ……………………… 154
21．当院の排泄アプローチ …………… 165
22．当院の栄養アセスメント ………… 166
23．高次脳機能障害患者の排泄動作自立支援 167
24．モジュール型継続受け持ち看護方式 … 168
25．ワルファリンおよび抗血小板薬の休薬，副作用について ………………… 208
26．VF・VE の最近の動向 …………… 209
27．不足している特別養護老人ホーム …… 219
28．ゼリーの注意点 …………………… 229
29．嚥下性肺炎の診断基準について …… 237
30．実施時のリスクが高いと評価される嚥下造影 ………………………… 238
31．抗てんかん薬の予防投与について …… 262
32．標準的算定日数上限規定問題 …… 315
33．集中的ケアマネジメントを可能とする介護保険改革 …………………… 330
34．介護保険外サービス ……………… 331
35．社会資源利用の裏技 ……………… 331
36．障害者自立支援法と自立生活活動 …… 333

第1章

リハビリテーション医学総論

I 高齢社会と高齢者医療

要 旨

　日本は世界に類をみない速度で高齢社会に到達した．高齢社会のもつ問題点は，後期高齢者の増加，一人暮らし高齢者の増加，都市の高齢化，認知症の増加であり，これらに対応するため「地域包括ケア」はつくられたといってもよい．

　また，高齢者のもつ医療の特殊な点は，問題の多様性（多病性），解決の個別性，解決方法における総合性があり，これらに対して高齢者総合機能評価（CGA）が求められている．

1. 高齢社会

（1）はじめに

　高齢者（65歳以上）の人口が全人口の7%に達したときを高齢化社会，14%以上を高齢社会としたのは，1956年国連のカイロ会議とされている．その後，表1-I-1に示すように，日本は世界に類のないスピードで高齢化社会から高齢社会に突入し，2007年には高齢者人口21%の超高齢社会となった．このように半世紀以内で高齢者の人口が3倍に増えた国は欧米先進国などでは例がなく，日本の高齢化の進行がいかに早いかがわかる[1]．

（2）高齢化のもつ問題点

①後期高齢者の増加

　わが国の平均寿命は2011（平成23）年10月1日現在，男性79.44歳，85.90歳で女性は世界第2位であり，男性は第8位となっている．表1-I-2によると，65歳以上の高齢者人口は過去最高の2,975万人となり，総人口に占める割合も23.3%で，4.3人に1人が高齢者である．高齢者人口のうち前期高齢者（65～74歳）人口は1,504万人（前年1,517万人）で，総人口に占める割合は11.8%（前年11.9%）と前年度から若干減少している．

　後期高齢者（75歳以上）人口は1,471万人（前年1,407万人）で，総人口に占める割合は11.5%（前年11.1%）と前年よりも増加している．

　今後，高齢化は進行し，2055年（平成67年）には2.5人に1人が高齢者で，4人に1人が75歳以上の高齢者という時代が到来する．

　高齢化となる原因の1つに少子化問題がある．日本の出生数は減少を続け，2055年には45万人になると推計されている．年少人口（0～14歳）は2039年に1,000万人を割り，2055年には752万人と，現在の半分以下になると推計されている（図1-I-1）．

②都市の高齢化

　このような高齢者人口の増加は，すべての都道府県で起こるが，図1-I-2のように東京，埼玉，千葉，神奈川，大阪などの大都市圏でより大幅に高齢者人口が増加するとされている．

　また，現在でも大都市特有の団地の超高齢化が問題になりつつある．65歳以上の高齢者が半数以上を超える「限界集落」の出現，閉じこもりや孤独死など，連日マスコミなどで報じられるようになった．都市部の高齢化の問題は「住まいの問題」ともいわれている．そのため，サービス付き

表1-I-1　高齢化社会から高齢社会まで

国名	高齢化社会（7%）から高齢社会（14%）まで
フランス	114年（1865年～1979年）
スウェーデン	82年（1890年～1972年）
イタリア	55年（1935年～1990年）
イギリス	46年（1930年～1976年）
ドイツ	42年（1930年～1972年）
日本	24年（1970年～1994年）
韓国	17年（2000年～2017年）

（鈴木，2012）[1]を改変

表 1-Ⅰ-2　日本の高齢化の現状

		2011年10月1日			2010年10月1日		
		総数	男	女	総数	男	女
人口 (万人)	総人口	12,780	6,218 (性比) 94.8	6,562	12,806	6,233 (性比) 94.8	6,573
	高齢者人口 (65歳以上)	2,975	1,268 (性比) 74.3	1,707	2,925	1,247 (性比) 74.3	1,678
	65～74歳人口 (前期高齢者)	1,504	709 (性比) 89.2	795	1,517	715 (性比) 89.0	803
	75歳以上人口 (後期高齢者)	1,471	559 (性比) 61.3	912	1,407	532 (性比) 60.8	875
	生産年齢人口 (15～64歳)	8,134	4,095 (性比) 101.4	4,039	8,103	4,068 (性比) 100.8	4,035
	年少人口 (0～14歳)	1,671	855 (性比) 104.9	815	1,680	860 (性比) 104.9	820
構成比	総人口	100.0	100.0	100.0	100.0	100.0	100.0
	高齢者人口 (高齢化率)	23.3	20.4	26.0	23.0	20.2	25.7
	65～74歳人口	11.8	11.4	12.1	11.9	11.6	12.3
	75歳以上人口	11.5	9.0	13.9	11.1	8.6	13.4
	生産年齢人口	63.6	65.9	61.6	63.8	65.9	61.8
	年少人口	13.1	13.8	12.4	13.2	13.9	12.6

単位：万人 (人口), % (構成比)
資料：2011年は, 総務省「人口推計」(2011年10月1日現在)
　　　2010年は, 総務省「国勢調査」(構成比の算出には分母から年齢不詳を除く)
(注)「性比」は, 女性人口100人に対する男性人口

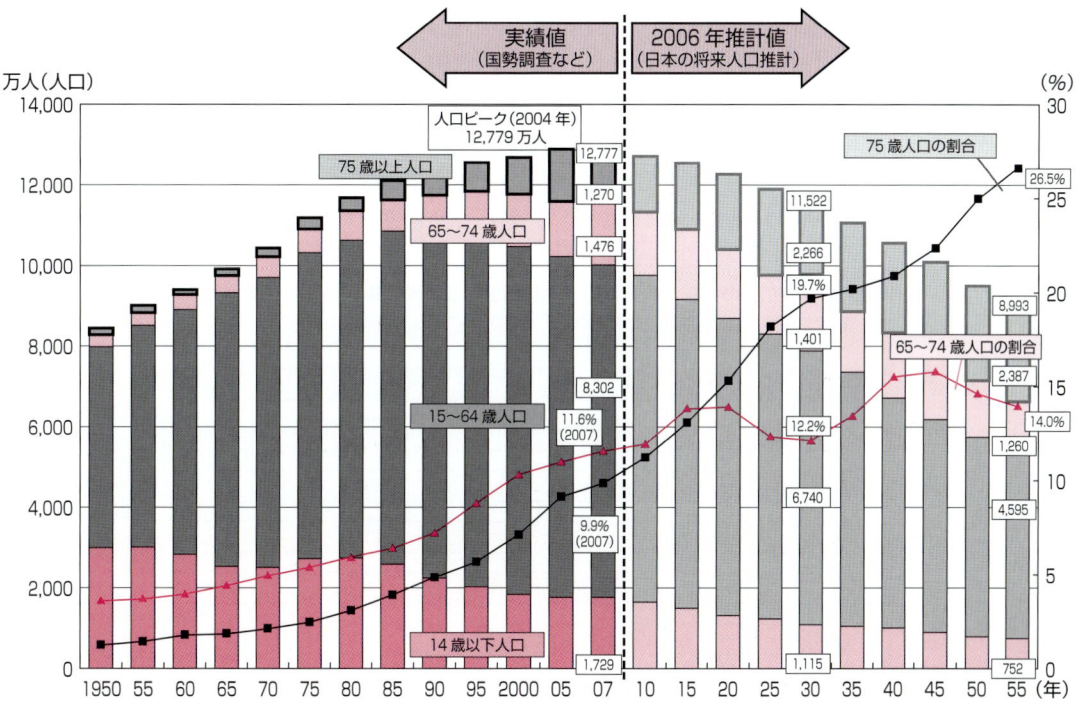

図 1-Ⅰ-1　日本の人口の将来推計

わが国の75歳以上人口の割合は2007年現在9人に1人の割合であるが, 2030年には5人に1人, 2055年には4人に1人になると推計されている.
(2005年までは総務省統計局「国勢調査」, 2007年は総務省統計局「推計人口 (年版)」, 2010年以降は国立社会保障・人口問題研究所「日本の将来推計人口 (2006年12月推計) 中位推計」)

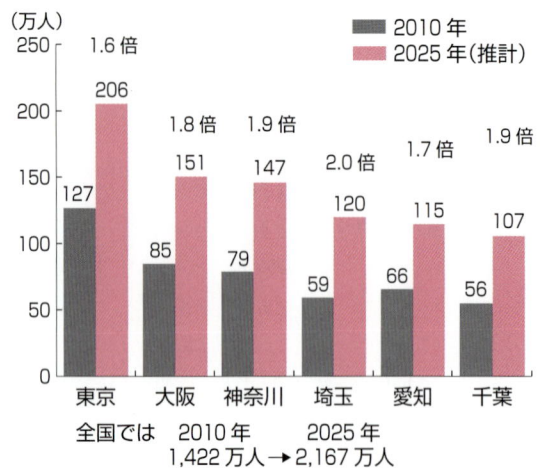

図1-Ⅰ-2　75歳以上の高齢者が急増する都府県
（国立社会保障・人口問題研究所推計）

高齢者住宅など多種類の高齢者の住まいが誕生している．

③一人暮らし高齢者の増加

2010年の65歳以上の高齢者がいる世帯数は2,071万世帯で全世帯数（4,864万世帯）の42.6%を占めている．高齢者世帯数の内訳では，「単独世帯」が501万世帯（24.2%），「夫婦のみの世帯」が573万世帯（29.9%）と，「単独世帯」と「夫婦のみの世帯」を合わせると半数を超えている（図1-Ⅰ-3）．また，一人暮らし高齢者の増加は男女ともに増加し，今後もさらに増え続くとされている．また，三世代世帯は減少し続けている．

④認知症高齢者の増加

認知症の高齢者数は2010年時点で280万人（高齢者の約9.5%）程度と推定されているが，2025年には470万人（高齢者の約12.8%）になるとされ，高齢社会においては不可避な社会問題となっている．認知症の医療・介護にとって重要なことは，認知症の予防，早期診断，適切なケアやサービスの提供があげられる．

「物忘れ相談医」など認知症にかかわる医師の育成が重要になってきており，最近の研究では，65歳以上の10人に1人が認知症，20人に1人がアルツハイマー型認知症になるという報告もある．認知症は最もポピュラーな疾患になり，診断だけではなく認知症患者のケアについても指導ができる医師が必要となってきている．

⑤高齢化と脳卒中リハビリテーション

高齢化は要介護高齢者の増加につながり，2011年要介護高齢者は約507万人である．

これら65歳以上の要介護者の原因は脳血管疾患が20.1%と第1位で（表1-Ⅰ-3），そのなかでも前期高齢者では40.0%を占めており，他の疾患がいずれも1桁代であるのにしていかに多いかがわかる．また，後期高齢者では認知症が多いものの，脳血管疾患の割合も依然として多い．したがって急性期・回復期はもちろんのこと，その後

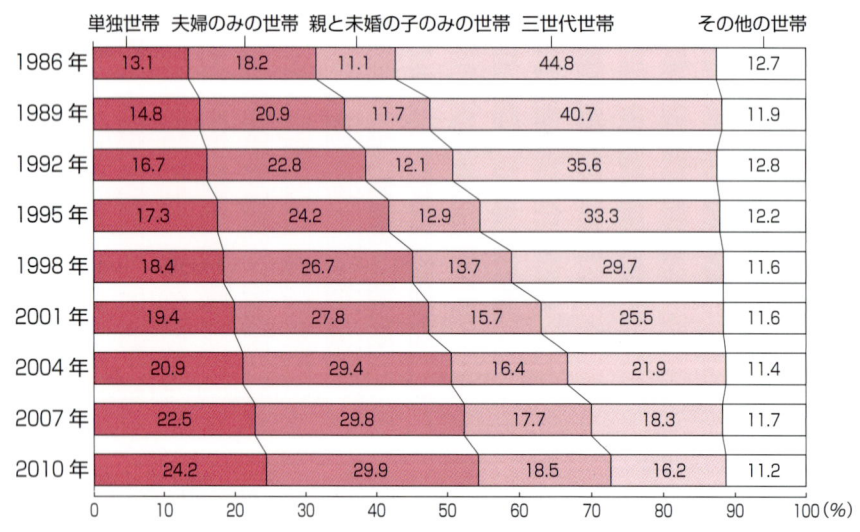

図1-Ⅰ-3　世帯構造別にみた65歳以上の者のいる世帯数の構成割合の年次推移
（厚生労働省：平成22年国民生活基礎調査の概況）

表1-I-3 高齢者要介護者の原因

	65歳以上	前期高齢者	後期高齢者
脳血管疾患	20.1	40.0	16.6
老衰	14.3	1.9	16.6
関節疾患	11.1	7.6	11.7
認知症	15.8	8.1	17.1
転倒・転落	10.6	7.5	11.1
パーキンソン病	3.3	4.5	3.1
その他	24.8	30.4	23.8

(%)

(厚生労働省:平成22年 国民生活基礎調査)

の継持期(生活期)に当たる介護現場において,介護量の軽減への適切な指示アドバイスを行うことはリハビリテーション(以下リハ)医やリハスタッフにとって重要な役割である.

(3) 地域包括ケア(図1-I-4)

2010年3月の「地域包括ケア研究会報告」(座長:田中 滋慶応大学大学院教授)では,団塊の世代が後期高齢者に到達し超高齢社会がピークを迎える2025年に向けた地域包括ケアの定義として「ニーズに応じた住宅が提供されることを基本としたうえで,生活上の安全・安心・健康を確保するために,医療・介護,予防のみならず,福祉サービスを含めたさまざまな生活支援サービスが日常生活(日常生活圏域)で適切に提供できるような地域での体制」と示している.その内言として「おおむね30分以内に駆けつけられる圏域を理想的な圏域とし,具体的には中学校区を基本とする」とされている.研究会では,「地域包括ケア」の本質は「ケア付きコミュニティづくりにある」としている.

厚生労働省は,2012年を「地域包括ケア」元年と位置づけ,「医療から介護へ」「施設から在宅へ」といった新しい取り組みが始まっている.これらを含め,高齢者問題の解決策にしていく必要がある.

2. 高齢者医療

(1) はじめに

高齢者は小児や成人医療などの疾患別,臓器別に細分化された医療とは異なり,1人で多くの疾患を併有し,すぐに要介護状態になりやすいなど,総合的で全人的な医療が求められる.しかし,このような高齢者の特殊性を教える老年医学講座を有する医科大学は決して多くはなく,高齢化が進行するなかで高齢者医療に精通する医師の養成が求められている.

(2) 高齢者医療の特徴

高齢者の医療の特徴を表1-I-4に示した[2].総じていえば,高齢者医療とはかかえている問題の多様性のことである.この一般の医療とは異なる問題の多様性(特殊性)ついて表1-I-5に整理した[3].これらの多様性のため診断が遅れ,そのため治療開始も遅れてしまい,重症化させてしまうこともよく経験する.

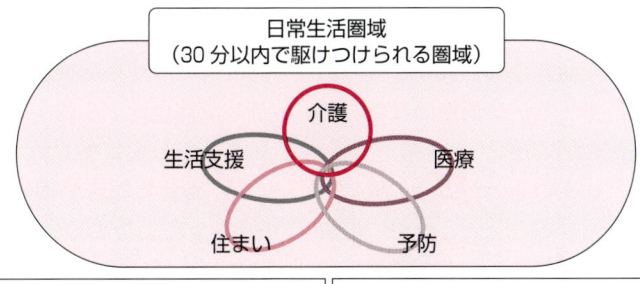

図1-I-4 地域包括ケア

(地域包括ケア研究会報告 2010年3月)

表 1-Ⅰ-4 高齢者医療の特徴

1. 1人で多くの疾患をもっている.
2. 疾患の病態が若い人と異なる.
3. 症状が非定型的であったり少なかったりするために, 正確な診断が困難.
4. 各種の検査成績で個人差が大きい.
5. 水, 電解質など生命維持に必要なホメオスタシスの異常を起こしやすい.
6. 多くの疾患が, 精神・神経症状をもって発症したり, 途中からそれが加わったりする.
7. 本来の疾患と関係ない合併症を併発しやすい.
8. 治療, ことに薬剤に対する反応性が若年者と異なっている.
9. 患者の予後が, 医学生物学的な面とともに, 社会環境的な面によっても支配される.

(大内, 2006)[2]

表 1-Ⅰ-5 高齢者医療の特殊性

1. 問題の多様性
2. 解決の個別性
3. 解決方法における総合性

(全日本民主医療機関連合会, 2010)[3]

表 1-Ⅰ-6 高齢者総合機能評価を行うために

1. 多職種によるカンファレンスの開催
   医師, 看護師, 介護士, リハセラピスト
   薬剤師, 管理栄養士, ソーシャルワーカー
   事務など
2. カンファレンス報告用紙の作成
   FIM, BI, MMSE, DBD スケールなど
3. 繰り返すことで評価の精度を高める

また, 高齢者の疾患の背景には加齢による多臓器, 全身の機能低下があるため, 目の前の疾患だけに目を奪われていると, そのほかの潜在的な異常をつい見落としてしまい, 思わぬことになってしまうこともしばしばある. さらに悩ましいのは, たとえよくなっても, 誤嚥による肺炎を繰り返したり, 夜間せん妄で徘徊し転倒, 目が悪いためにつまずき, 転倒, 骨折など, 予期しなかった疾患を併発してしまうこともある.

高齢者は, 同じような症状でも一人ひとりの個人差が大きいため, 治療・解決が個別的になるという特徴がある (解決の個別性).

高齢者においても疾病そのものが生命予後にかかわるという点では小児や成人と同じだが, 疾病の影響で容易に機能障害を起こし, さらに要介護状態となってしまうというのが小児や成人と異なるところである. 要介護状態になれば, 介護する家族や経済的な問題など多様な問題が加わり, 解決が個別的にならざるを得なくなってしまう. そのため, 医師1人で判断するのではなく, 医療・介護チーム体制による対応が必要になる. つまり, 解決方法における総合性が必要なのである.

医師の場合は, 内科, 整形外科, 泌尿器科, リハ科などの医師との連携が重要になる. 高齢に伴う認知症, 運動機能障害, 転倒による骨折, 失禁などの老年症候群には1人の医師だけでは対応できない. さらに生活機能障害, 要介護状態になれば, 看護師, 介護士, リハセラピスト, ソーシャルワーカーなど多職種による連携が必要になる. このチーム医療にさまざまな視点から総合的に解決する方法が高齢者総合機能評価 (Comprehensive Geriatric Assessment ; CGA) である.

(3) 高齢者総合的機能評価 (CGA)

英国の老年科医師マジョリー・ウォーレン (1897〜1960年) は, 約60年前, 高齢者の問題解決手段としての複数のスタッフによる連携医療を発案し, 「高齢者総合的機能評価 (CGA)」と称して, その実践を奨励した. 多施設共同比較対象研究によれば, CGAを行っている病棟と行っていない病棟の死亡率に影響はなかったものの, 高齢者の生活機能低下の予防に有効であったとしている[4]. そのため, CGAを行うにあたっては, 高齢者のもつ生活機能などを多職種で客観的に評価し, 機能低下を防ぎ向上させることを目標にすることが重要になる.

(4) 高齢者総合的機能評価を行うために

CGAはまだよく知られていないため, 特別な評価法や評価用紙があると思われがちであるがそう難しくはない. 表1-Ⅰ-6に評価を行うために必要な要点といくつかの評価法を示した[4]. つまりCGAとはすべての職種がそれぞれの評価法をもつことである. あとは図1-Ⅰ-5に示したようにチーム医療の流れに従いカンファレンスを繰り返

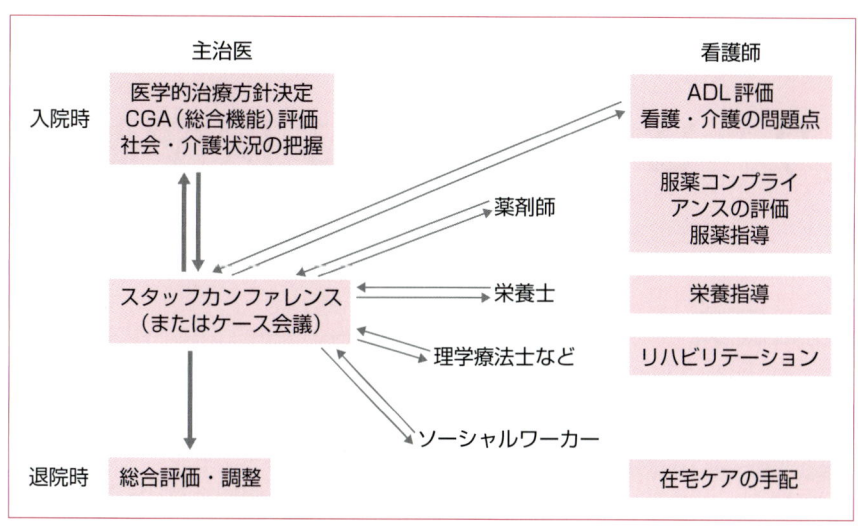

図 1-I-5　チーム医療の流れ　　　　　　　　　　　　　　　　　　　　（西永，2006）[4]

表 1-I-7　CGA ガイドライン研究班推奨アセスメント（簡易版）

CGA7
(1) 外来または診察時や訪問時に，被験者の挨拶を待つ
(2) 「これから言う言葉を繰り返してください．（桜，猫，電車）」
「あとでまた聞きますから覚えておいてくださいね」
(3) 外来の場合：「ここへどうやってきましたか？」
それ以外の場合：「普段，ひと駅離れた町へはどうやって行きますか？」
(4) 「先程覚えていただいた言葉を言ってください」
(5) 「お風呂は自分一人で入って，洗うのも手助けは要りませんか？」
(6) 「漏らすことはありませんか？」
「トイレにいけないときは，尿瓶を自分で使えますか？」
(7) 「自分が無力だと思いますか？」

（鳥羽，2003）[5]

していくことで，CGA に精通していくことができる[4]．

最後に CGA ガイドライン研究班推奨アセスメントのうち（標準版）は評価項目が多岐にわたるため（簡易版）評価項目のみ表 1-I-7 に示す[5]．

（山田　智）

文献　Reference

1) 鈴木隆雄：超高齢社会の基礎知識，講談社，2012，pp12-22．
2) 大内尉義：臨床医に知ってほしい高齢者医療の特徴と課題．日医師会誌 **135**：1253-1257，2006．
3) 全日本民主医療機関連合会：高齢者医療実践ハンドブック，保健医療研究所，2010，pp6-7．
4) 西永正典：高齢者の総合的機能評価と個別医療．日医師会誌 **135**：1259-1262，2006．
5) 鳥羽研二監修：高齢者総合的機能評価ガイドライン，厚生科学研究所，2003．

II リハビリテーション医学総論

1 定義と歴史

要旨

リハビリテーション医学には，「物理医学」と「リハビリテーション」という2つのルーツがある．

運動学や運動治療学の発展とともに，リハ医学は確立されていった．米国では，膨大な戦傷者を生み出した第二次世界大戦前後にリハ医学専門医制度ができた．

"リハビリテーション"という言葉には名誉を回復するという意味がある．リハ医学は，運動障害のある患者の全人的復権を目指し，目的志向的かつ時間を限定した過程として取り組まれる医学である．

1．リハビリテーション医学の歴史

リハ医学には，「物理医学（physical medicine）」と「リハビリテーション（rehabilitation）」という2つのルーツがある[1-3]．

物理医学には，従来から医療で用いられてきた温熱療法，水治療法などが含まれている．19世紀後半から，物理医学の新たな分野として電気や放射線の有用性が認識されてきた．前者は物理医学の重要な分野として残り，後者は放射線医学として専門分化した．

もうひとつの柱である"リハビリテーション"という言葉が医学の世界で初めて用いられたのは，第一次世界大戦中のアメリカである．このとき，"リハビリテーション"とは，傷病兵が一人前の人間として社会に戻ること，主に職業復帰のことを指していた．

リハビリテーションという言葉は，失われた名誉の回復という意味をもっている［サイドメモ1，2］．キリスト教が支配していた中世ヨーロッパでは，破門された者が，破門を解かれて名誉を回

サイドメモ1　rehabilitationの用例

Rehabilitationの動詞形 rehabilitate は他動詞であり，「社会復帰させる，更生させる，失われた名誉を回復させる，～を復権，復職させる」ということを示す．機能訓練をするという意味がないことに注意する．熟語 rehabilitate oneself は，「～の名誉を回復する」というときに用いられる．

名詞形の rehabilitation には，「リハビリテーション，名誉回復，復権，更生」といった内容を表す．用例としては，次のようなものがある．

　　rehabilitation doctor　　→　リハビリテーション専門医
　　rehabilitation exercise　→　リハビリテーション訓練
　　company rehabilitation law　→　会社更生法
　　financial rehabilitation　→　財政再建
　　rehabilitation counseling centers　→　更生相談所

復する場合に用いられていた．

　運動学や運動治療学が発展するなか，膨大な戦傷者を生み出した第二次世界大戦前後にリハ医学の専門性は確立されていき，1947年に専門医制度が発足した．リハ医学は，運動障害のある患者の全人的復権を目指し，取り組む医学という位置づけが明確になった．

2. リハビリテーションの定義

　1942年，アメリカ物理医学評議会は，次のようにリハビリテーションを定義した．

　「リハビリテーションとは，障害者を，彼のなし得る最大の身体的，精神的，社会的，職業的，経済的な有用性を有するまでに回復させることである．」

　1982年，国際連合第37回総会で，「障害者に関する世界行動計画」が決議された．この計画における行動は，予防，リハビリテーション，機会均等化の3つの項目に分類された．リハビリテーションは自己努力に着目した概念としてとらえられており，機会均等という社会の努力に着目した概念とは明確に区別された．「障害者に関する世界行動計画」では，リハビリテーションは次のように定義された．

　「リハビリテーションとは，機能障害者が，身体的・精神的・社会的に最も適した機能水準を達成できることを目的とした目的志向的かつ時間を限定した過程を意味する．すなわち，それは，彼らに，自らの人生を変革するための手段を提供することを目的とする過程である．これには，（たとえば，補助具などの）機能の喪失や機能上の制約を補うための手段ならびに社会的適応あるいは社会的再適応を可能にするための方策を含む．」

　リハビリテーションは「目的志向的」かつ「時間を限定した」過程であるということが強調されていることに注目する必要がある．

3. 日本におけるリハビリテーションのあゆみ

　後に東京大学整形外科第2代教授となる高木憲次医師は，1916年12月，わが国最初の肢体不自由児調査を実施した．その後，治療と教育，そして職業教育まで含めた総合的対策を提唱し，それを「療育」と名づけた．1942年，肢体不自由児施設「整肢療護園」が開園され，療育事業が開始された[4,5]．

　第二次世界大戦敗戦後，1947年に児童福祉法が，1949年に身体障害者福祉法が制定された．この頃，米国から新しいリハの思想や技術も導入され，対象も障害者一般に拡大され，専門的に深く取り組まれるようになった．

　1963年，整形外科学会が中心となり，日本リハビリテーション医学会の創立総会が開かれた．同年，清瀬の東京療養所に日本で初めての理学療法士・作業療法士養成施設がつくられた．1965年には理学療法士及び作業療法士法が制定された．1980年，日本リハビリテーション医学会専門医制度が開始された．1996年，リハビリテーション科が標榜科として認められた．1997年，言語聴覚士法が制定された．

　紆余曲折を経ながら，リハ医学は社会的認知を高めていった．

（水尻強志）

サイドメモ 2　リハビリテーションの訳語

　Rehabilitationの訳語として，中国では康復，韓国では再活，そして，日本ではリハビリテーションないし更生が用いられる．

　注意して欲しいのは，「更生」であり，「更正」ではないことである．「更生」＝更に生きる，という言葉は，リハビリテーションという言葉のそもそもの意味を表す訳語である．しかし，同音異義語であり，犯罪者などに対する「更正」と誤認される恐れが高い．そのためカタカナ語の「リハビリテーション」が普及した要因のひとつと考えられる．

2-A 【生活機能と障害の評価】
リハビリテーション医学的プロブレムリストのつくり方

要 旨

リハ医学の立場から脳卒中のプロブレムリストをつくる場合は，①疾患（disease）や臨床症状のみならず，②機能・形態障害（impairment），③活動制限（activity limitation），④参加制約（participation restriction），⑤体験としての障害＝病（illness），⑥合併症（complication）をも把握する必要がある．なお，国際障害分類（WHO，1980）は2001年に改訂され国際生活機能分類（ICF）となった．

上田[6]は，1980年にWHOが発表した国際障害分類（Internatiomal Classification of Impairments, Disabilities and Handicaps；ICIDH）を批判的に検討し，主観的障害としての体験としての障害を加え，これらの相互関係を表1-Ⅱ-1，図1-Ⅱ-1のように整理している．障害の1つのレベルだけにアプローチすればよいことは稀である．何か1つでも問題点の見落としがあればスタッフの思いどおりに目標が達成されないこともある．リハを開始する時点でこれらのプロブレムリスト（表1-Ⅱ-2）をつくり，中間時点で再評価して，スタッフ全員の共通認識にするのが大切である．

国際障害分類は2001年に改訂された．表1-Ⅱ-3はこの「国際生活機能分類（International Classification of Functioning, Disability and Health；ICF」である．大きな変化は名称を中立的なものにし，マイナスの面だけでなくプラスの面をみようということ，背景因子として環境因子と個人因子を導入したことなどである[7,8]．従来の能力障害と社会的不利は，それぞれ「活動」と「参加」レベルの否定的側面として「活動制限（activity limitation）」，「参加制約（participation restriction）」と表現される．

（門 祐輔）

表1-Ⅱ-1　プロブレムリストの6大項目

疾患・障害のレベル	定義・解釈	脳卒中の場合	アプローチの仕方
疾患 disease	臨床医学からみた診断名	脳梗塞（血栓，塞栓），脳内出血など	外科手術，急性期治療など
機能・形態障害 impairment	機能または形態の異常・喪失	片麻痺，失語，視野欠損など	麻痺や失語そのものの回復訓練など
活動制限 disability （能力障害）	実用的能力の制限・喪失	ADLの制限，コミュニケーション能力の障害など	健側上下肢を利用したADL訓練，装具・自助具・車椅子の利用など
参加制約 handicap （社会的不利）	社会的役割・基本的人権の制限・喪失	施設入所，失職，離婚，文化活動・スポーツの制限など	住宅改造，介護者の確保，街づくり，所得保障など
体験としての障害 ＝病（illness）	主観的な障害の受けとめ	障害を受け自らを「価値のない者」と思い込むなど	スタッフ，家族による心理的サポートなど
合併症 complication	主疾患以外の疾患名	糖尿病，変形性膝関節症など	各疾患に対する治療，リハビリテーション

（ ）内は，国際障害分類（ICIDH, WHO, 1980）の表現

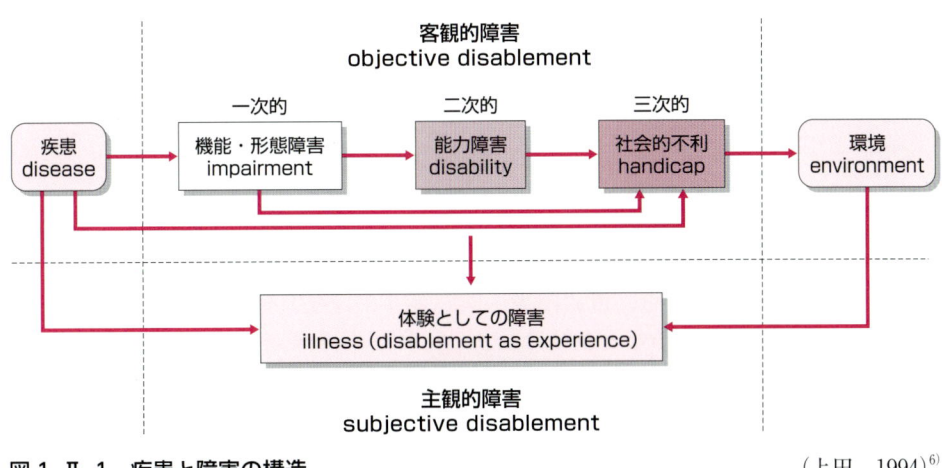

図 1-Ⅱ-1 疾患と障害の構造　　　　　　　　　　　　　　　　　　　　　　　　　　　　　　（上田, 1994）[6]

表 1-Ⅱ-2 プロブレムリストの例

M. T. 氏, 40歳女性 [診断名] 脳内出血（左被殻出血） [機能・形態障害] ①右不全片麻痺 ②右半身感覚軽度鈍麻 ③麻痺性構音障害 [活動制限] ①身の回り動作：食事・整容動作自立，排泄・更衣・入浴動作部分介助 ②移動：起座・座位保持可，車椅子への移乗・歩行不可 ③発話は時々聞きとりにくい程度	[参加制約] ①中学生，小学生の2児の母かつ専業主婦である [環境] ①自宅はマンションの3階で，エレベーターはない [体験としての障害] ①右手の回復を期待しており，利き手交換を受け入れない ②下肢装具をつけた姿は他人にみられたくない [合併症] ①2型糖尿病（インスリン非依存型糖尿病） ②本態性高血圧症

表 1-Ⅱ-3 国際障害分類（ICIDH）と国際生活機能分類（ICF）の比較

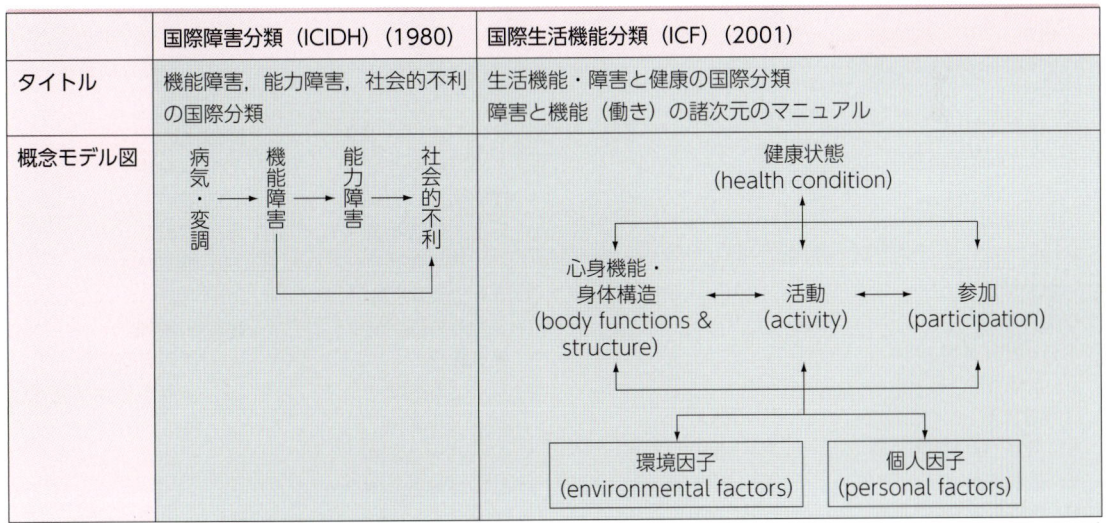

（上田, 2002）[7]

Ⅱ　リハビリテーション医学総論　**11**

2-B 【生活機能と障害の評価】
心身機能・構造

要 旨

脳卒中の機能・形態障害は，意識障害，運動障害，感覚障害，高次脳機能障害，言語障害，摂食・嚥下障害，排泄障害，うつなど多岐にわたる．全体像を明らかにするために，チェックリスト方式を用いて総合的に評価することを心がける．一方，経時的変化を細かく確認するためには，それぞれの機能・形態障害に特化したより詳細な評価法を用いることも必要となる．

1. 機能・形態障害評価の流れ

脳卒中の機能・形態障害は，表1-Ⅱ-4に示すように，意識障害，運動障害，感覚障害，高次脳機能障害，言語障害，摂食・嚥下障害，排泄障害，うつなど多岐にわたる．さらに，併存疾患による障害や廃用症候群［参照 p33］が脳卒中の機能・形態障害を修飾する．全体像を明らかにするために，チェックリスト方式を用いて総合的に評価することを心がける．

脳卒中に対する総合的評価法の代表として，脳卒中機能障害評価法（Stroke Impairment Assessment Set；SIAS）がある（表1-Ⅱ-5)[9,10]．SIASは麻痺側運動機能，筋緊張，感覚機能，関節可動域，疼痛，体幹機能，高次脳機能，非麻痺側機能など多面的な脳卒中の機能障害を短時間に簡便に評価することを目的として作成されている．

一方，経時的変化を細かく確認するためには，それぞれの機能・形態障害に特化したより詳細な評価法を用いることも必要となる．また，脳卒中の責任病巣が明らかな場合，病態像を踏まえたうえで機能・形態障害を重点的に評価するという対応も実際の臨床現場では実用的である．

本項では，運動障害と感覚障害に関する評価方法について記述する．その他の機能・形態障害は関連項目を参照してもらいたい．

表1-Ⅱ-4 代表的な脳卒中の機能・形態障害

1. 意識障害
2. 運動障害
   - 麻痺
   - 痙縮
   - 失調症
3. 感覚障害
4. 高次脳機能障害
   - 失語
   - 半側無視
   - 失行
   - 注意障害
   - 記憶障害
   - 遂行機能障害
5. 言語障害
   - 構音障害
6. 摂食・嚥下障害
7. 排泄障害
8. うつ

表1-Ⅱ-5 Stroke Impairment Assessment Set（SIAS）の評価項目

麻痺側運動機能
1）上肢近位
2）上肢遠位
3）下肢近位（股）
4）下肢近位（膝）
5）下肢遠位

筋緊張
6）上肢筋緊張
7）下肢筋緊張
8）上肢腱反射
9）下肢腱反射

感覚機能
10）上肢触覚
11）下肢触覚
12）上肢位置覚
13）下肢位置覚

関節可動域、疼痛
14）上肢関節可動域
15）下肢関節可動域
16）疼痛

体幹機能
17）垂直性
18）腹筋

高次脳機能
19）視空間認知
20）言語

非麻痺側機能
21）非麻痺側握力
22）非麻痺側大腿四頭筋

（千野・他，2012)[9]（赤居，2009)[10]

表1-Ⅱ-6　ブルンストロームステージ

上肢（肩，肘）のブルンストロームステージ	
Stage Ⅰ	随意運動なし（弛緩期）
Stage Ⅱ	基本的共同運動またはその要素の最初の出現．痙縮の発現期
Stage Ⅲ	基本的共同運動またはその要素を随意的に起こし得る．痙縮は強くなり，最強となる
Stage Ⅳ	痙縮は減少し始め，基本的共同運動から逸脱した運動が出現する ①手を腰の後ろに動かせる ②上肢を前方水平位に挙げられる（肘は伸展位で） ③肘90°屈曲位で，前腕の回内・回外ができる
Stage Ⅴ	基本的共同運動から独立した運動がほとんど可能．痙縮はさらに減少する ①上肢を横水平位まで挙げられる（肘伸展，前腕回内位で） ②上肢を屈曲して頭上まで挙げられる（肘伸展位で） ③肘伸展位での前腕の回内・回外ができる
Stage Ⅵ	分離運動が自由に可能である．協調運動がほとんど正常にできる．痙縮はほとんど消失する
指のブルンストロームステージ	
Stage Ⅰ	弛緩性
Stage Ⅱ	指屈曲が随意的にわずかに可能か，またはほとんど不可能な状態
Stage Ⅲ	指の集団屈曲が可能．鉤形握りをするが，離すことはできない 指伸展は随意的にはできないが，反射による伸展は可能なこともある
Stage Ⅳ	横つまみが可能で，母指の動きにより離すことも可能．指伸展はなかば随意的に，わずかに可能
Stage Ⅴ	対向つまみ palmar prehension ができる．円筒握り，球握りなどが可能（ぎこちないが，ある程度実用性がある） 指の集団伸展が可能（しかしその範囲はまちまちである）
Stage Ⅵ	すべてのつまみ方が可能となり，上手にできる．随意的な指伸展が全可動域にわたって可能．指の分離運動も可能である．しかし健側より多少拙劣
体幹と下肢のブルンストロームステージ	
Stage Ⅰ	随意運動なし（弛緩期）
Stage Ⅱ	下肢の随意運動がわずかに可能
Stage Ⅲ	座位や立位で股，膝，足関節の屈曲が可能
Stage Ⅳ	座位で足を床上に滑らせながら，膝屈曲90°以上可能 座位でかかとを床につけたまま，足関節の背屈が可能
Stage Ⅴ	立位で股関節を伸展したまま，膝関節の屈曲が可能 立位で患側足部を少し前方に出し，膝関節を伸展したまま，足関節の背屈が可能
Stage Ⅵ	立位で股関節の外転が，骨盤挙上による外転角度以上に可能 座位で内側，外側のハムストリングの交互収縮により，下腿の内旋・外旋が可能（足関節の内がえし・外がえしを伴う）

(Brunnstrom，佐久間・他訳，1974)[11]

2. 代表的な機能・形態障害

（1）意識障害

［参照 p95「神経学的診察と検査」］．

（2）運動障害

①中枢性麻痺

わが国では，脳卒中に伴う片麻痺評価法として，ブルンストローム（Brunnstrom）ステージがよく用いられる（表1-Ⅱ-6）[11]．また，ブルンス

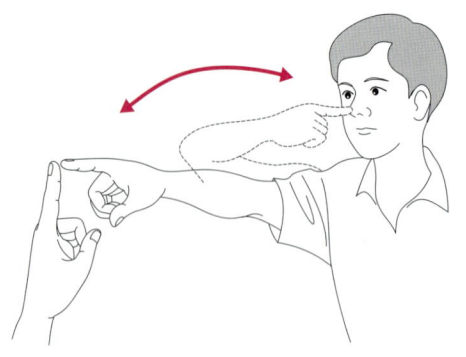

図1-Ⅱ-2　鼻指鼻試験

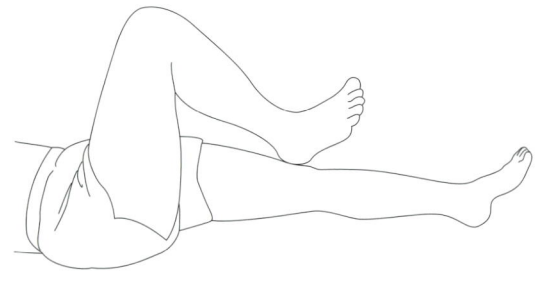

図1-Ⅱ-3　踵膝試験
踵を膝にまでもってきてから，脛に沿って内果まで下ろし，元の位置に戻す．

表1-Ⅱ-7　修正アシュワーススケール（modified Ashworth Scale；MAS）

グレード0	筋緊張の増加なし
1	罹患部位を伸展や屈曲したとき，可動域の終わりにひっかかるような感じやわずかの抵抗感を呈する程度の筋緊張の増加
1+	可動域の1/2以下の範囲でひっかかるような感じのあとわずかの抵抗感を呈する程度の筋緊張の増加
2	緊張はより増加し可動域ほとんどを通して認められるが，罹患部位は容易に動かすことはできる．
3	緊張の著しい増加で他動的に動かすことが困難
4	罹患部位は屈曲や伸展を行っても固く動きがない状態

（赤居，2009）[10]（内山・他，2003）[12]

表1-Ⅱ-8　ベルグバランススケールの評価項目

1	座位からの立ち上がり
2	支えなしで静止立位保持
3	背もたれなしで座位を保持　ただし，足は床か踏み台の上において支える
4	立位から座位まで腰をおろす
5	移乗
6	閉眼で支持なしの立位保持
7	両足をそろえた立位保持
8	立位で手を伸ばして前方リーチ
9	床から物を拾い上げる
10	左右の肩越しに後ろを振り向く
11	一回転
12	踏み台に足を乗せる
13	片足を前方に置いて支持なしで起立
14	片足立ち

Functional Balance Scale（FBS；機能的バランススケール）ともいう．0～4点で評価し，最高点は56点となる．

（赤居，2009）[10]

トロームステージをさらに細分化し標準化した上田の片麻痺機能テスト［参照 p337］も普及している．両者とも，脳卒中による中枢性麻痺の回復過程で共同運動に支配される時期があることを利用している．共同運動とは，単一の運動を他の運動と無関係に独立して行うことができない状態をいう．

一方，SIAS（表1-Ⅱ-5）の麻痺側運動評価では，共同運動という概念を用いていない．上肢近位，遠位，下肢近位（股），近位（膝），遠位の5カ所を0～5点の6段階で評価する．

②痙縮

痙縮に関しては，修正アシュワーススケール（modified Ashworth Scale；MAS）が最もよく使用される（表1-Ⅱ-7）[10, 12]．

③失調症

脳幹・小脳系の障害で，協調運動障害（四肢の失調）と平衡障害（体幹失調）が生じる．

協調運動障害の評価では，鼻指鼻試験（図1-Ⅱ-2）や，踵膝試験（図1-Ⅱ-3）で測定障害や企図振戦の有無を確認する．

平衡障害に関しては，ベルグバランススケール（Berg Balance Scale；BBS）（表1-Ⅱ-8）[10]などが

表 1-Ⅱ-9 徒手筋力テスト

5	Normal (N)	強い抵抗を加えても完全に動かせる
4	Good (G)	かなりの抵抗を加えても、なお完全に動かせる
3	Fair (F)	抵抗を加えなければ、重力にうちかって完全に動かせる
2	Poor (P)	重力を除けば完全に動かせる
1	Trace (T)	関節は動かない 筋の収縮のみが認められる
0	Zero (Z)	筋の収縮が全くみられない

(赤居, 2009)[10] (内山・他, 2003)[12]

評価法として用いられる.

④筋力低下

非麻痺側評価では, 徒手筋力テスト (manual muscle testing；MMT) を用いられる (表1-Ⅱ-9)[10,12]. 筋肉ごとに重力に抗して運動が可能かどうかを基準に評価が行われる.

⑤関節可動域制限

脳卒中では, 痙縮悪化などに伴い, 麻痺側上下肢に関節可動域 (range of motion；ROM) 制限を認めることが多い. 評価の詳細については, 資料編に記載する [参照 p341].

(3) 感覚障害

体性感覚は, 表在覚 (温痛覚) と深部覚 (振動覚, 関節位置覚) とに分かれる. 両者は脊髄において伝導路が異なっており, 別々に評価することを心がける. 左右, 中枢と末梢, 顔面と四肢体幹との間に差がないかどうかに注意する.

痛覚刺激として用いやすいのは安全ピンである. 振動覚刺激には音叉を使用する. 関節位置覚は, 他動的に関節を動かし反対側の四肢を同じ位置にする, ないし, どちらの方向に動いているか答えてもらうといった方法で調べる. 非麻痺側を10とした場合の比率 (たとえば, 麻痺側の感覚は非麻痺側の5/10程度) で評価する. 正常・軽度鈍麻・重度鈍麻・脱失・異常感覚というおおまかな尺度で表現することも多い.

(4) 高次脳機能障害

高次脳機能障害とは, 脳損傷による認知機能障害の総称であり, 大脳皮質巣症状としての高次脳機能障害 (失語, 失行, 失認) の他に, 認知機能の基盤となる注意や記憶の障害, 目的をもって計画的に行動する高次元の障害である遂行機能障害などが含まれる[13].

高次脳機能障害の評価手順は, おおよそ次のとおりとなる[13,14]. まず, 病歴, 画像所見から高次脳機能障害の種類を推測する. 医療スタッフや患者家族が観察した行動・発言・態度の異常を確認する. 脳の側性化と関係している利き手に関する情報も収集する. その後, 診察を行い, 高次脳機能障害の種類や程度に関する推論を立てる. さらに, 機能分析の裏づけのために, 神経心理学的評価を行う.

脳卒中診療でみる高次脳機能障害の種類は比較的限られている. 左半球損傷では失語と失行, 右半球損傷では半側空間無視と病態失認が大半である[14]. また, 高齢者では脳卒中発症前から認知症を合併している場合が多い. よく見かける症候を熟知することが, 診療を効率的に進めることになる.

以下, 代表的な高次脳機能障害について概略を示す. なお, 主な神経心理学的検査を表1-Ⅱ-10にまとめた.

①失語

失語とは, 脳損傷に由来する言語機能の喪失または障害と定義される. ここでいう言語機能には, 聞く・読む・話す・書くことが含まれる. 発話の流暢性, 理解, 復唱の状況により, 表1-Ⅱ-11のように分類される. 非流暢性の要因として, 発語失行 (アナルトリー) がある. 錯語 (発話における音または語の選択の誤り), ジャルゴン (意味を理解できない発話) などの用語が, 失語で用いられる.

ベッドサイドで簡便にできる検査として, 山鳥式簡易失語症検査 (表1-Ⅱ-12) がある[15]. 標準化された失語症検査としては, 標準失語症検査 (standard language test of aphasia；SLTA) とWAB失語症検査 (western aphasia battery) が主に用いられる.

②失行

失行とは, 学習された意図的行為を遂行する能力の障害と定義される. 失行の一般的検査としては, 象徴的行為, 道具使用のパントマイム, 道具

表1-Ⅱ-10　主な神経心理学的検査

スクリーニング検査	ミニメンタルステート検査（mini-mental state examination；MMSE） 改訂版長谷川式簡易知能評価スケール（Hasegawa dementia scale-revised；HDS-R） Kohs立方体組み合わせテスト（Kohs block design test） レーヴン色彩マトリックス検査（Raven's colored progressive matrices；RCPM） 仮名拾いテスト（"Kanahiroi" Multi-Cancellation Test）
失語症	標準失語症検査（standard language test of aphasia；SLTA） WAB失語症検査（western aphasia battery；WAB）
無視症候群	BIT行動性無視検査（behavioural inattention test；BIT）
記憶	リバーミード行動記憶検査（Rivermead behavioural memory test；RBMT） ウエクスラー記憶検査（Wechsler memory scale-revised；WMS-R） 三宅式記銘力検査（Miyake memory test） Rey複雑図形検査（Rey-Osterrieth complex figure Test；ROCFT）
遂行機能	遂行機能障害症候群の行動評価（behavioural assessment of the dysexecutive syndrome；BADS） ウィスコンシンカード分類課題（Wisconsin card sorting test；WCST） トレイルメイキングテスト（trail making test；TMT）
注意機能	標準注意検査法（clinical assessment for attention；CAT） ストループテスト（Stroop test）
全般的知能検査	ウエクスラー式成人知能検査第3版（Wechsler Adult Intelligence Scale-III；WAIS-III）

表1-Ⅱ-11　主要な失語型分類

	自発話	理解		復唱
失語症	非流暢	重度障害	不良	全失語
			良好	混合型超皮質性失語
		軽〜中等度障害	不良	ブローカ失語
			良好	超皮質性運動失語
	流暢	重度障害	不良	ウェルニッケ失語
			良好	超皮質性感覚失語
		軽〜中等度障害	不良	伝導失語
			良好	健忘失語

の使用が含まれる（表1-Ⅱ-13）[14]．古典的分類として観念運動失行，観念失行，肢節運動失行に大別されていたが，わが国では行為の遂行条件によってパントマイム失行と使用失行に分類する立場もある[14]．口腔顔面失行は，顔面下部，舌，喉頭，咽頭の筋を用いた意図的な動作が障害された病態である．

③半側空間無視

半側空間無視とは，大脳半球病巣と反対側の刺激に対して，発見したり，反応したり，その方向を向いたりすることが障害される病態である．半側空間無視は，急性期を除けば右半球損傷で生じる左無視がほとんどである．

左半側無視では，ADL観察上，左側の食事を見落とす，車椅子のフットレストやブレーキを見落とす，左上肢を忘れる，片麻痺無視，無関心（病態失認），衣服の上下，左右が分からない（着衣失行），運動維持困難，多幸的・多弁・注意力散漫などの症状を合併することが多く，無視症候群と表現される．

表 1-Ⅱ-12　山鳥式簡易失語症検査

検査項目	検査方法	判定
自発語	病気の経過や仕事について聞く	つまらずに 5 語以上で話せば「流暢」，4 語以下なら「非流暢」
復唱	1～17 音節の語を復唱させる*1	17 音節以上が正常
呼称	10 個の物品*2 と 10 カ所の身体部位*3 を検者が指差しして名前を言わせる	全問正解が正常
系列指示	7 個の物品*4 を並べ検者が 1 つずつ名前を言って指差しさせる（系列数 1）．次に 2 個続けて名前を言い指差しさせる（系列数 2）．系列数 4 まで調べる	系列数 4 以上が正常
文法理解	同じ 7 物品について操作を命じる*5	全問正解が正常
読字	系列指示・文法理解と同じ課題を文字を呈示して調べる	全問正解が正常
書字	呼称と同じ課題を使って字を書かせる	全問正解が正常

*1　音節数 1＝あ，2＝やま，3＝ちから，4＝くだもの，5＝ぬかにくぎ，6＝まけるがかち，7＝みからでたさび，8＝らくあればくあり，9＝うそからでたまこと，10＝おいてはこにしたがえ，11＝にくまれっこよにはばかる，12＝ちりもつもればやまとなる，13＝あたまかくしてしりかくさず，14＝ふみはやりたしかくてはもたず，17＝しずかさやいわにしみいるせみのこえ
*2　時計，歯ブラシ，百円玉，鉛筆，はさみ，かぎ，くし，鏡，ハンカチ，はし
*3　5 指すべて，手首，肘，アゴ，鼻，まつげ
*4　上記 10 物品から時計，はさみ，はしを除く
*5　操作命令は「くしで鏡にさわってください」「かぎをハンカチの上に置いてください」「鉛筆と歯ブラシの間に百円玉を置いてください」

(山鳥，1985)[15]を改変

表 1-Ⅱ-13　失行症のスクリーニングテスト

1) さようならと手を振ってください．
2) おいでおいでをしてください．
3) 兵隊さんの敬礼をしてください．
4) 歯ブラシを持ったつもりで歯を磨く真似をしてください．
5) 櫛を持ったつもりで髪の毛をとかす真似をしてください．
6) ドアに鍵をかける真似をしてください．
7) 金槌を持ったつもりで釘を打つ真似をしてください．

(石合，2012)[14]

ベッドサイドで行う左半側無視の診察法は，神経学的診察と検査［参照 p97］に記載した．標準化された検査としては，BIT 行動性無視検査 (behavioural inattention test) がある．机上テストとしては，線分抹消試験，線分二等分試験，模写試験（図 1-Ⅱ-4）や，時計，人物画などの描画試験がある．

④注意障害

総合的注意障害のテストバッテリーとしては，標準注意検査法 (clinical assessment for attention；CAT) がある．注意集中力，選択的注意，注意の配分とワーキングメモリー，持続性注意が含まれる[14]．その他，選択的注意の検査として，ストループテストがある．

⑤記憶障害

リバーミード行動記憶検査は日常生活に酷似した状況下で記憶を評価する．その他，WMS-R，三宅式記銘力検査，Rey 複雑図形が用いられる．

⑥遂行機能障害

新しい情報と以前の情報を頭にとどめ，そのセットを維持し，更新される情報の従って転換していく認知機能の柔軟性が，前頭葉の重要な機能の 1 つとされる．BADS，WCST，TMT が神経心理学的検査として使用される．

⑦認知機能全般の評価

スクリーニング検査として，MMSE，HDS-R，Kohs 立方体組み合わせテスト，RCPM がある．

Ⅱ　リハビリテーション医学総論　17

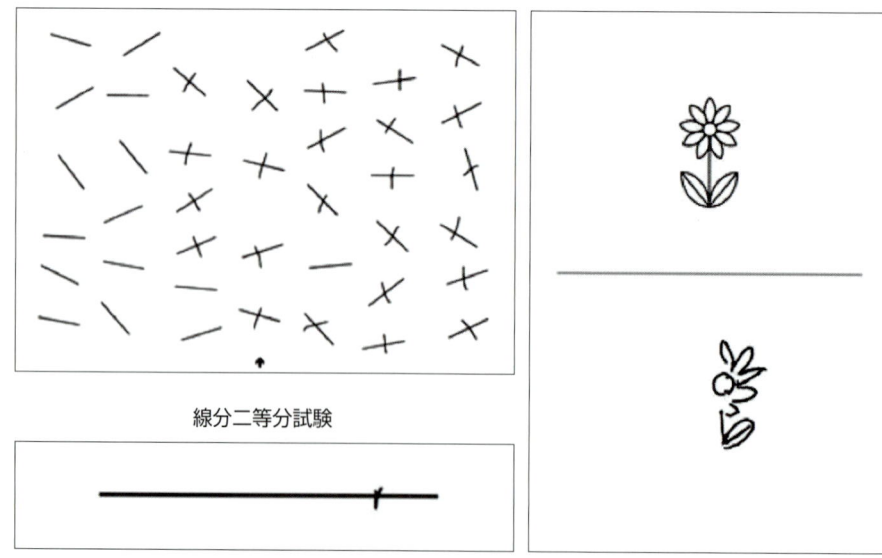

図 1-Ⅱ-4　左半側無視テスト結果

認知症スクリーニング検査として，仮名拾いテストもよく用いられる．また，知能検査として，WAIS-Ⅲがあり，言語性 IQ，動作性 IQ，全般性 IQ が測定される．

（5）言語機能障害

構音障害とは，発声・発語器官の麻痺，筋緊張異常，不随意運動などにより構音が歪んだり，置換される状態である．

失語症との鑑別に気をつける．構音障害では，言語の4要素のうち，話す機能は障害されるが，聞く，書く，読む機能は保たれている．また，構音障害では，音声変化には一貫性があり，常に容易なほうに音は歪むが，失語症に合併する発語失行では，歪み方は浮動性があり，一定しない．

（6）摂食・嚥下障害

[参照 p127「急性期の嚥下障害管理」] および，[参照 p228「嚥下障害」]．

（7）排泄機能障害

[参照 p130「尿路管理・排尿援助基準」] および，[参照 p247「排泄障害」]．

（8）うつ

[参照 p254「脳卒中後の抑うつ」] [参照 p294「認知症，うつを含む精神疾患への対応」]．

（9）その他

脳神経症状（眼球運動障害，顔面神経麻痺，聴覚障害）などの評価が必要である．[参照 p68「脳卒中の診断と治療」]．

3. 脳卒中の病態からみた重点的な評価の流れ

（1）麻痺と感覚障害を中心とする病態

ラクナ梗塞や被殻や視床の小出血では，麻痺や感覚障害の評価を中心に行う．

（2）麻痺と感覚障害に加え高次脳機能障害評価を必要とする病態

大脳皮質を含む主幹動脈梗塞や，被殻や視床の中等度以上の出血，皮質下出血では，高次脳機能障害評価を詳細に行う．

（3）脳幹部・小脳病変

脳神経症状，小脳症状，摂食・嚥下障害などの評価を意識的に行う．

（水尻強志）

2-C 【生活機能と障害の評価】活動

要　旨

　活動とは，課題や行為の個人レベルの遂行のことを示す．活動の具体的内容として，日常生活活動（ADL）と手段的ADL（IADL）があり，その評価は重要である．ADLは，主に移動動作と身の回り動作のことを指し示す．一方，IADLには公共交通機関利用や家事などが含まれる．ADL・IADLの評価は，障害重症度の評価，予後予測，プログラム選択などに用いられ，リハを進めるうえで不可欠なものである．評価尺度としては，信頼性・妥当性が検証されたものを用いることが適当である．

1. ADL・IADLを構成する要素
（表1-Ⅱ-14）

　日本リハビリテーション医学会は，日常生活活動（activities of daily living；ADL）を次のように定義している[16]．
　「ADLは，ひとりの人間が独立して生活するために行う基本的な，しかも各人ともに共通に毎日繰り返される一連の身体動作群をいう．この動作群は，食事，排泄等の目的をもった各作業（目的動作）に分類され，各作業はその目的を実施するための細目動作に分類される．リハビリテーションの過程や，ゴール設定にあたって，これらの動作は健常者と量的，質的に比較され記録される．」
　具体的には，基本的ADLは，寝返り，起き上がり，立ち上がり，移乗，歩行，階段昇降などの起居移動動作と，摂食，排泄，整容，更衣，入浴などの身の回り動作を指し示す．
　一方，手段的ADL（instrumental ADL；IADL）は，Lawtonが1969年に提案したもので，買い物・食事の支度・洗濯などの家事動作，電話の使用，外出時の公共交通機関の利用，家計管理や家屋の維持，服薬などの広義のADLと考えられる動作が含まれている[12,17]．
　ADL・IADLの評価は，障害重症度の評価，予後予測，プログラム選択などに用いられ，リハを進めるうえで不可欠のものとなっている．以下，本項ではADL評価に関する事項について扱うが，基本原則はIADLも同じである．

2. ADL評価の目的 （表1-Ⅱ-15）

（1）障害重症度の評価
　ADLを評価することでわかる活動レベルの障害重症度は，その患者が必要とする介助量の大きさを表している．片麻痺の程度は同じでも，全介助にとどまっている患者とすでに歩行自立してい

表1-Ⅱ-14　ADL・IADLを構成する要素

基本的ADL
・起居移動動作：寝返り，起き上がり，立ち上がり，移乗，歩行，階段昇降など
・身の回り動作：摂食，排泄，整容，更衣，入浴など
・認知機能：コミュニケーション（理解，表出），社会的交流，問題解決，記憶など

手段的ADL（IADL）
・買い物・食事の支度・洗濯などの家事動作，電話の使用，外出時の公共交通機関の利用，家計管理や家屋の維持，服薬など

表1-Ⅱ-15　ADL評価の目的

1）障害重症度の評価
2）経時的変化（到達レベル）の評価
3）ADLの予後予測
4）退院先の予測
5）今後必要となるプログラムの選択
6）必要な福祉用具・社会資源の選定の目安
7）各種診断書記載に必要
8）医療・介護資源の分配
9）障害像の相違点・特徴の把握

表 1-Ⅱ-16　二木の自立度と「基礎的 ADL」の区分と評価基準

〈自立度〉
- 屋外歩行：最低限，一人で，家の近所を散歩する．補装具・杖の使用は問わない．
- 屋内歩行：最低限，一人で，日中，トイレへ行く．
- ベッド上生活自立：最低限，一人で，ベッド上の起座・座位保持を行う．車椅子への移乗・操作の可否は問わない．
- 「全介助」："最高"は，「基礎的 ADL」は 3 項目とも実行しているが，起座・座位保持が介助・監視・指示（促し）～"最低"は「基礎的 ADL」が 0 項目実行（3 項目とも介助）

*評価の一般的原則
① 患者の（潜在）能力ではなく，病棟または自宅の日常生活での現実の実行の有無を評価する．
② 「自立」，「実行」とは，患者が，介助，監視および指示（促し）なしに，一人で，自発的に，安全に，安定して，各動作を行っている場合に限る．
③ 場所や時刻により，評価が異なるときは，低いほうを選択する．

〈基礎的 ADL〉
- 食事：
  - 実行：毎回，最後まで一人で食べる．食べ方は問わない．
  - 介助：経口摂取だが介助を要する．または，経口摂取不能で，点滴・経鼻栄養．
- 尿意の訴え：
  - 実行：失禁・尿閉がなく，しかも，正確に尿意を訴え，処置されるまで待てる．
  - 介助：失禁，尿閉，正確に尿意を訴えられない．または，処置されるまで待てない．
- 寝返り：
  - 実行：看護師による体位変換を必要としない程度に自分で寝返りをする．完全側臥位・腹臥位になれなくても構わない．
  - 介助：看護師による体位変換を必要とする．それが不要でも，意識障害・痴呆（認知症）などのために，体動が著しい場合（restless）も含む（監視）

（二木・他，1992）[19] を改変

る患者とでは，看護師による介助量は大きく異なる．たとえば，代表的な ADL 評価である FIM の研究では，運動項目と介助にかかる時間とは負の相関関係にある[18]．

この目的には，あまり細かい評価は必要ではない．歩行自立度予測に用いられる二木の自立度（表 1-Ⅱ-16）[19]，厚生労働省の障害高齢者の日常生活自立度（寝たきり度）（表 1-Ⅱ-17）と認知症高齢者の日常生活自立度（表 1-Ⅱ-18）の評価である．

（2）経時的変化（到達レベル）の評価

脳卒中の早期リハを行った場合，後遺障害である麻痺や失語症など機能障害に著しい改善がなくても，ADL レベルで回復が認められることが多い［参照 p150］．したがって，リハが順調に進んでいるかどうかを判断するには，麻痺の程度など機能障害を評価するだけでは不十分であり，ADL の評価が不可欠である．

（3）ADL の予後予測

ADL を一時点でなく，その変化を経時的に評価することで，ADL の予後予測が可能となる［参照 p150］［サイドメモ 3］．

また，脳卒中発症前から，すでに ADL に制限のある高齢患者は珍しくない．病前から屋外歩行ができなかった高齢者が，いくらリハを受けたからといって屋外歩行が自立するようになることはない．入院時に，発症前の ADL を把握することが不可欠である．

サイドメモ 3　ADL 指標を予後予測に用いることは妥当か？

Kirschner らは，評価尺度を「判別的尺度」「予測的尺度」「評価的尺度」の 3 つに分けた[20]．「評価的尺度」とは，経時的に点数をつけて強い医療的な介入前後の効果をみるものであり，ADL 指標も「評価的尺度」に含まれる．したがって，ADL 指標を「判別的尺度」のように用いて予後予測をすることは誤りである．確かに，発症直後と 1 カ月程度経った時点の ADL 指標は示す意味が異なる．強いて使うとなれば，発症からの時期を用いて層別化する必要があることに留意が必要である．

表1-Ⅱ-17　障害高齢者の日常生活自立度（寝たきり度）

生活自立	ランクJ	何らかの障害等を有するが，日常生活はほぼ自立しており独力で外出する 　1　交通機関等を利用して外出する 　2　隣近所へなら外出する
準寝たきり	ランクA	屋内での生活はおおむね自立しているが，介助なしには外出しない 　1　介助により外出し，日中ほとんどベッドから離れて生活する 　2　外出の頻度が少なく，日中も寝たきりの生活をしている
寝たきり	ランクB	屋内での生活は何らかの介助を要し，日中もベッド上での生活が主体であるが座位を保つ 　1　車椅子に移乗し，食事，排泄はベッドから離れて行う 　2　介助により車椅子に移乗する
	ランクC	1日中ベッド上で過ごし，排泄，食事，着替において介助を要する 　1　自力で寝返りをうつ 　2　自力では寝返りもうたない

＊判定にあたっては補装具や自助具等の器具を使用した状態であっても差し支えない．

判定にあたっての留意事項

　この判定基準は，地域や施設等の現場において，保健師等が何らかの障害を有する高齢者の日常生活自立度を客観的かつ短時間に判定することを目的として作成したものである．
　判定に際しては，「～をすることができる」といった「能力」の評価ではなく「状態」，特に「移動」にかかわる状態像に着目して，日常生活の自立の程度を4段階にランク分けすることで評価するものとする．なお，本基準においては何ら障害を持たない，いわゆる健常高齢者は対象としていない．
　4段階の各ランクに関する留意点は以下のとおりである．
　①朝昼夜等の時間帯や体調等によって能力の程度が異なる場合
　　一定期間（調査日より概ね過去1週間）の状況において，より頻回に見られる状況や日頃の状況で選択する．
　　その場合，その日頃の状況等について，具体的な内容を「特記事項」に記載する．

ランクJ　　何らかの身体的障害等を有するが，日常生活はほぼ自立し，一人で外出する者が該当する．なお"障害等"とは，疾病や傷害およびそれらの後遺症あるいは老衰により生じた身体機能の低下をいう．
　　　　　J－1はバス，電車等の公共交通機関を利用して積極的にまた，かなり遠くまで外出する場合が該当する．
　　　　　J－2は隣近所への買い物や老人会等への参加等，町内の距離程度の範囲までなら外出する場合が該当する．

ランクA　　「準寝たきり」に分類され，「寝たきり予備軍」ともいうべきグループであり，いわゆるhouse-boundに相当する．屋内での日常生活活動のうち食事，排泄，着替に関してはおおむね自分で行い，留守番等をするが，近所に外出するときは介護者の援助を必要とする場合が該当する．
　　　　　なお，"ベッドから離れている"とは"離床"のことであり，ふとん使用の場合も含まれるが，ベッドの使用は本人にとっても介護者にとっても有用であり普及がはかられているところでもあるので，奨励的意味からベッドという表現を使用した．
　　　　　A－1は寝たり起きたりはしているものの，食事，排泄，着替時間はもとより，その他の日中時間帯もベッドから離れている時間が長く，介護者がいればその介助のもと，比較的多く外出する場合が該当する．
　　　　　A－2は日中時間帯，寝たり起きたりの状態にあるもののベッドから離れている時間のほうが長いが，介護者がいてもまれにしか外出しない場合が該当する．

ランクB　　「寝たきり」に分類されるグループであり，いわゆるchair-boundに相当する．B-1とB-2とは座位を保つことを自力で行うか介助を必要とするかどうかで区分する．日常生活活動のうち，食事，排泄，着替のいずれかにおいては，部分的に介護者の援助を必要とし，1日の大半をベッドの上で過ごす場合が該当する．排泄に関しては，夜間のみ"おむつ"をつける場合には，介助を要するものとはみなさない．なお，"車椅子"は一般の椅子や，ポータブルトイレ等で読み替えても差し支えない．
　　　　　B－1は介助なしに車椅子に移乗し，食事も排泄もベッドから離れて行う場合が該当する．
　　　　　B－2は介助のもと，車椅子に移乗し，食事または排泄に関しても，介護者の援助を必要とする．

ランクC　　ランクBと同様，「寝たきり」に分類されるが，ランクBより障害の程度が重い者のグループであり，いわゆるbed-boundに相当する．日常生活活動の食事，排泄，着替のいずれにおいても介護者の援助を全面的に必要とし，1日中ベッドの上で過ごす．
　　　　　C－1はベッドの上で常時臥床しているが，自力で寝返りをうち体位を変える場合が該当する．
　　　　　C－2は自力で寝返りをうつこともなく，ベッド上で常時臥床している場合が該当する．

表1-Ⅱ-18 認知症高齢者の日常生活自立度

ランク	判定基準	みられる症状・行動の例	判定にあたっての留意事項等
Ⅰ	何らかの認知症を有するが，日常生活は家庭内および社会的にほぼ自立している．		在宅生活が基本であり，一人暮らしも可能である．相談，指導等を実施することにより，症状の改善や進行の阻止を図る．
Ⅱ	日常生活に支障をきたすような症状・行動や意思疎通の困難さが多少みられても，自立できる．		在宅生活が基本であるが，一人暮らしは困難な場合もあるので，訪問指導を実施したり，日中の在宅サービスを利用することにより，在宅生活の支障と症状の改善および進行の阻止を図る．
Ⅱa	家庭外で上記Ⅱの状態がみられる．	たびたび道に迷うとか，買物や事務，金銭管理などそれまでできたことにミスが目立つ等	
Ⅱb	家庭内でも上記Ⅱの状態がみられる．	服薬管理ができない．電話の応対や訪問者との応対など一人で留守番ができない等	
Ⅲ	日常生活に支障をきたすような症状・行動や意思疎通の困難さが時々みられ，介護を必要とする．		日常生活に支障をきたすような行動や意思疎通の困難さがランクⅡより重度となり，介護が必要となる状態である．「時々」とはどのくらいの頻度を指すかについては，症状・行動の種類等により異なるので一概には決められないが，一時も目を離せない状態ではない．
Ⅲa	日中を中心として上記Ⅲの状態がみられる．	着替え，食事，排便，排尿が上手にできない，時間がかかる．やたらに物を口に入れる，物を拾い集める，徘徊，失禁，大声・奇声をあげる，火の不始末，不潔行為，性的異常行為等	在宅生活が基本であるが，一人暮らしは困難であるので，夜間の利用も含めた在宅サービスを利用し，これらのサービスを組み合わせることによる在宅での対応を図る．
Ⅲb	夜間を中心として上記Ⅲの状態がみられる	ランクⅢaに同じ	
Ⅳ	日常生活に支障をきたすような症状・行動が意思疎通の困難さが頻繁にみられ，常に介護を必要とする．	ランクⅢに同じ	常に目を離すことができない状態である．症状・行動はランクⅢと同じであるが，頻度の違いにより区別される．家族の介護力等の在宅基盤の強弱により在宅サービスを利用しながら在宅生活を続けるか，または特別養護老人ホーム・老人保健施設等の施設サービスを利用するかを選択する．施設サービスを選択する場合には，施設の特徴を踏まえた選択を行う．
M	著しい精神症状や問題行動あるいは重篤な身体疾患がみられ，専門医療を必要とする．	せん妄，妄想，興奮，自傷・他害等の精神症状や精神症状に起因する問題行動が継続する状態	ランクⅠ～Ⅳと制定されていた高齢者が，精神病院や認知症専門棟を有する老人保健施設等での治療が必要となったり，重篤な身体疾患がみられる老人病院等での治療が必要な状態である．専門医療機関を受診するよう勧める必要がある．

表 1-Ⅱ-19　Barthel Index（バーセルインデックス）

項目	採点基準
食事	10＝自立（自助具などの装着可．標準的時間内に食べ終える） 5＝部分介助（例えばおかずを切って細かくしてもらう） 0＝全介助
入浴	5＝自立 0＝部分介助または全介助
整容	5＝自立（洗面、整髪、歯磨き、ひげそり） 0＝部分介助または全介助
更衣	10＝自立（靴、ファスナー、装具の着脱を含む） 5＝部分介助（標準的な時間内、半分以上は自分で行える） 0＝上記以外
排尿自制	10＝失禁なし（採尿器の取扱いも可能） 5＝時に失禁あり（採尿器の取扱いに介助を要するものも含む） 0＝上記以外
排便自制	10＝失禁なし（浣腸、座薬の取扱いも可能） 5＝時に失禁あり（浣腸、座薬の取扱いに介助を要するものも含む） 0＝上記以外
トイレ動作	10＝自立（衣服の操作、後始末を含む．ポータブル便器などを使用しているものはその取扱いも含む） 5＝部分介助（体を支える、衣服・後始末に介助を要する 0＝全介助または不可能
車椅子からベッドへの移乗	15＝自立（ブレーキ、フットレストの操作も含む、歩行自立も含む） 10＝軽度の部分介助または監視を要する 5＝座ることは可能であるがほぼ全介助 0＝上記以外
歩行	15＝45m 以上（車椅子・歩行器を除く補装具の使用の有無は問わない） 10＝45m 以上の介助歩行（歩行器使用を含む） 5＝歩行不能の場合、車椅子にて 45m 以上の操作可能 0＝上記以外
階段昇降	10＝自立（手すりなどの使用の有無は問わない） 5＝介助または監視を要する 0＝不能
合計	／100 点

（赤居，2009）[10]（内山・他，2003）[12]

（4）退院先の予測

リハ患者の退院先として，自宅と長期療養施設がある．退院先を予測する因子として最も影響が大きいのはADLである．ベッド上生活自立以上となれば，日中独居が可能となり，自宅退院の可能性が9割以上となる．一方，要介護状態にとどまった場合には，自宅退院が可能となるかどうかは介護条件などにより決まることになる[21-24]．

（5）今後必要となるプログラムの選択

自立している項目や到達不可能と思われるもの，将来不要と推定されるものはリハのプログラムから省かれる．ADL・IADLの自立度には，難易度があり，ADL・IADL評価をすることにより集中的に取り組む課題が明らかになる．最も簡単なのは，摂食，尿自制，便自制，寝返りである．次に移乗，排泄，整容，更衣，歩行となる．基本的ADL項目で最も難しいのが，入浴，階段

表 1-Ⅱ-20 老研式活動能力指標

1．バスや電車を使ってひとりで外出できますか	手段的自立
2．日用品の買い物ができますか	
3．自分で食事の用意ができますか	
4．請求書の支払いができますか	
5．銀行預金・郵便貯金の出し入れが自分でできますか	
6．年金などの書類が書けますか	知的能動性
7．新聞を読んでいますか	
8．本や雑誌を読んでいますか	
9．健康についての記事や番組に関心がありますか	
10．友だちの家を訪ねることがありますか	社会的役割
11．家族や友だちの相談にのることがありますか	
12．病人を見舞うことができますか	
13．若い人に自分から話しかけることがありますか	

（内山・他，2003）[12]（古谷野・他，1987）[26]

表 1-Ⅱ-21 拡大 ADL 尺度 12 項目版（細川）と通過率

項目	通過率
1．食事	97.4%
2．トイレ動作	96.6%
3．歩行	95.49%
4．整容	95.45%
5．更衣	95.24%
6．移乗	95.16%
7．入浴	94.8%
8．階段昇降	90.9%
9．日用品の買い物	86.6%
10．食事の用意	85.7%
11．預貯金の出し入れ	80.8%
12．バスや電車で外出	56.1%

（細川・他，1994）[25]

昇降となる．公共交通機関利用や家事などの IADL はさらに困難となる．

ADL・IADL の難易度は移動能力と密接な関係がある．なお，認知 ADL，排泄関連行為（特に尿自制・便自制）は，認知機能に問題がある場合には難易度が一定しない［サイドメモ4］．

（6）必要な福祉用具・社会資源の選定の目安

［参照 p328「社会資源の利用とケアマネジメント」］．

生活援助を行ううえで，ADL・IADL の正確な評価が必要となる．住宅改修や福祉用具選定，訪問・通所サービス利用などの判断に ADL・IADL 評価が用いられる．具体例として，次のような取り組みが検討される．

・入浴を含めた ADL は自立し自宅周辺程度の屋外歩行はできるが，公共交通機関利用や家事などの IADL に援助が必要．

→ヘルパー利用や介護予防のための通所介護・通所リハ利用を選択．

・屋内歩行は自立しているものの，外出はできず，入浴にも介助が必要．

→上記にトイレ，浴室，玄関などの住宅改修が加わる．屋外移動には車椅子を用いる．ヘルパーの仕事も入浴などの身体介護が中心．

・ベッド上生活で摂食以外の ADL に援助が必要．

→介護用ベッドやエアマットなどのベッド付属品が必要．訪問看護，訪問リハ，訪問入浴，訪問診療などの訪問サービスや短期入所など介護負担軽減のためのサービスの比重が上昇．

サイドメモ 4 拡大 ADL 尺度（細川）にみる ADL・IADL の難易度

細川は，65 歳以上の地域高齢者 2,591 名を対象に，在宅における機能的状態を評価する指標として拡大 ADL 尺度を構成した[25]．Barthel index（バーセルインデックス）10 項目（表 1-Ⅱ-19）[10,12] と老研式活動能力指標（表 1-Ⅱ-20）[12,26] の手段的自立因子 5 項目を合成した 1 次元階層尺度である．尿自制，便自制，請求書の支払いを除外した 12 項目版は高い内的整合性を示した．通過率からみた自立度順位は，表 1-Ⅱ-21 のようになっている[25]．拡大 ADL 尺度から除かれた尿自制（90.0%），便自制（95.41%）は，それぞれ低得点でも自立している群が少なくなかった，という特徴があった．

表 1-Ⅱ-22　FIM の 18 項目

FIM 運動項目（Motor Items）：13 項目	
セルフケア	
食事	咀嚼、嚥下を含めた食事動作
整容	口腔ケア、整髪、手洗い、洗顔、ひげ剃り（化粧）
清拭	風呂、シャワーなどで首から下（背中以外）を洗う
更衣上半身	腰より上の更衣
更衣下半身	腰より下の更衣
トイレ動作	衣服着脱、排泄後の清潔
排泄コントロール	
排尿管理	排尿の管理
排便管理	排便の管理
移乗	
ベッド・椅子・車椅子移乗	それぞれの間の移乗
トイレ移乗	便器へ（から）の移乗
浴槽・シャワー移乗	浴槽またはシャワー室へ（から）の移乗
移動	
歩行・車椅子	50m 以上の歩行もしくは車椅子での移動
階段	12～14 段の階段昇降
FIM 認知項目（Cognitive Items）：5 項目	
コミュニケーション	
理解	聴覚または視覚による理解
表出	音声または非言語による表出
社会的認知	
社会的交流	他患、スタッフとの交流、社会的状況への順応
問題解決	日常生活での問題解決、適切な決断力
記憶	日常生活に必要な情報の記憶

各項目を1点（全介助）～7点（完全自立）で評価する．合計 126 点となる．
（千野・他，2012)[9]（赤居，2009)[10]（内山・他，2003)[12]

・歩行可能な認知症．
　→問題行動に対する援助，家族の介護負担軽減のためのサービスが中心．

(7) 各種診断書への記載

身体障害者手帳，障害年金，特別障害者手当，労災，生命保険など各種診断書に ADL・IADL 評価が用いられる．また，介護保険の要介護認定の際に，主治医意見書だけでなく，一次判定基本調査の項目として ADL・IADL が含まれている．

(8) 医療・介護資源の分配

米国では，急性期疾患に対しては診断群別分類（disease related groups；DRG）を用いた包括支払い制度が使用されている．一方，急性期リハに対しては，ADL 評価法の機能的自立度評価表（functional independence measure；FIM）（表 1-Ⅱ-22）が用いられ，障害重症度別（function related groups；FRG）の支払い制度が導入されている[27]．

日本の介護保険では，要介護度ごとに区分支給限度額がある．軽度と認定された要介護者は支給限度額以上のサービスは受けることができない．また，要支援では施設入所ができないなどの制限がある［参照 p316］．

（9）障害像の相違点・特徴の把握

疾患・障害種ごとにADLの自立度は異なっている．脊髄損傷・関節リウマチなどでは，起居移動動作要介助でも認知項目の点数が高い．一方，認知症などでは，歩行可能でも認知項目が低い．疾患によって障害されるADL・IADLが異なるという点を把握し，治療プログラムや介護プランを工夫することが求められる．

ときには，ADL評価をすることで新たな病態に気づくことがある．たとえば，糖尿病患者で頻尿や尿失禁がある場合には，末梢神経障害による神経因性膀胱の存在が示唆される．

3. ADL評価上の注意点

ADLは，特別の検査や器具を用いずに，日常の生活を観察して評価するものである．そのため誰にでもすぐ行える面がある一方で，評価者が自己流で評価するのでは評価者間のずれが生じやすい［サイドメモ 5］．他の評価者による評価と一致する信頼性のある評価のためには，以下に述べるようないくつかの予備知識・注意事項が必要である．

（1）時間帯・状況・条件で変動するADL

ADLの実行度には，かなりの幅がある．日中は歩いてトイレに行っている患者でも，夜間は車椅子を使用したり，ポータブルトイレや尿器を使ったりする．日中と夜間でADLが変化することはよくある．また，洋式トイレなら排泄可能だが，和式トイレではできないということもある．杖と装具があれば屋外も歩けるが，杖だけだと屋内歩行にとどまるという場合もある．

病院では自立であった動作が，条件・環境が異なる自宅では監視レベルになったりする．逆に，環境に慣れることにより，入院中は監視でも退院後に歩行が自立する場合もある［サイドメモ 6］．

時間帯・状況・条件でADLが異なる結果を示すことは稀ではない．どんな条件でも自立できるようにプログラムを立てることが重要である．一方，本人の状況が変わらなくとも環境が変われば自立できる可能性があることを認識し，家屋調査を行って環境調整を行うことも大切である［参照 p194］．

（2）「できるADL」と「しているADL」

最大限能力を発揮している状態「できるADL」を評価するのか，日常生活で行っている状態「しているADL」を評価することが問題となる．特

サイドメモ 5　職種間の評価のずれの原因

カンファレンスのときなどに，職種間で評価にずれが生じる一因が条件によるADLの変動である．一般に，患者は医師の前では訓練時以上に頑張ってみせる一方で，PT・OTによる訓練時にはできていることさえ，病室では看護師や家族に介助を頼む傾向がある．

サイドメモ 6　ADL評価の視点の入った看護記録とは

内科病棟の看護記録でみかける「食事全量摂取」だけでは，リハ看護の記録としては不十分である．食事のときの姿勢はギャッジ座位なのか端座位なのか，使った上肢は不全麻痺の右手なのか非麻痺側の左手なのか，使ったのは箸なのかスプーンなのか，自立なのか途中から介助なのか，こぼしが目立ち監視レベルなのかなどが記録されていなければ不明である．したがって，ADL評価の視点が入った評価・記録にするには，それを読んだ人がその状況を思い描けるように時間帯や姿勢，道具，場所，条件，介助量などを詳しく記載する必要がある．また，患者の回復を願う看護師の思い入れからか，看護師の評価が「甘く」なることが見受けられるが，「たまたまできた」のを観察したのであれば，その旨と「しているADL」とを併記すればよい．

に断りがなければ，「しているADL」を，日内変動がある場合には低いレベルのほうを評価するというのが一般的である．治療プログラムを立てるときには，「できるADL」と「しているADL」の乖離に気をつけ，「しているADL」を「できるADL」に近づけることが求められる．

（3）評価基準の必要性

ADL評価の基準がないと，評価者ごとに自立と介助とに変動し得る．病院間の比較，国際比較をする意味でも，基準が定まり信頼性と妥当性が証明された評価法を用いるのが適当である．

4. 代表的なADL尺度

（1）自立度（二木）

二木が1982年に報告している自立度と「基礎的ADL」の区分と評価基準を表1-Ⅱ-16に示した[19]．自立度は，屋外歩行，屋内歩行，ベッド上生活自立，全介助の4段階で評価される．「全介助」患者をさらに細分化できるように，「基礎的ADL」として，「食事」「尿意の訴え」「寝返り」の3項目で評価する．

この基準に従って評価すれば，最終的自立度の予後を予測できる．たとえば発症後7日以内に入院しリハを始めれば，入院時に「全介助」でも「基礎的ADL」が2項目以上自立していれば，2カ月以内に屋外歩行自立すると予測可能である[参照 p150]．

これを用いるには，①評価の一般的原則に従うこと，②「尿意の訴え」は単に「失禁」の有無ではなく「失禁・尿閉がなく，しかも，正確に尿意を訴え，処置されるまで待てる」こと，③端座位が保てるだけでなく起座できないとベッド上自立にならないこと，④日中一人で起座ができていても夜間には監視が必要な場合にはベッド上生活自立にならないなど基準に従うことが重要である．

（2）日常生活自立度判定基準

障害高齢者の日常生活自立度（寝たきり度）判定基準（表1-Ⅱ-17）は，1991年に厚生省（現厚生労働省）より発表されたもので，行政関係でよく用いられる．4段階でほぼ二木の自立度に相当している．

また，認知症高齢者の日常生活自立度判定基準（表1-Ⅱ-18）は，1993年に同じく厚生省により発表されたものである．両者とも介護保険主治医意見書などに用いられている．

（3）Barthel IndexとFIM

脳卒中治療ガイドライン2009では，信頼性・妥当性が検証されたADL評価尺度として，Barthel Index（バーセルインデックス，表1-Ⅱ-19）とFIM（表1-Ⅱ-22）を推奨している[28]．

日本リハビリテーション医学会の調査では，2007年から2009年の間に，リハ関連雑誌で使用されていた評価法3,182件のうち，FIMが最も多く178件，ついでBarthel Index105件といった結果となっている[29]．

Barthel Indexは，食事，入浴，整容，更衣，排尿自制，排便自制，トイレ動作，車椅子からベッドへの移乗，歩行，階段昇降の10項目を合計100点満点で評価する．簡便で短時間に評価できるという特徴がある．評価段階は，2～4段階となっている．

FIMは，Barthel Indexをもとに開発されたADL指標である．運動項目13項目と認知項目5項目に分けられている．評価項目は1点（全介助）から7点（完全自立）までの7段階であり，最小18点，最高126点となっている．Barthel Indexにはない認知項目も評価できること，各項目が細分化されているため，より詳しい評価が可能であるといった特徴がある．

（4）老研式活動能力指標（表1-Ⅱ-20）

老研式活動能力指標は，地域在住高齢者の生活実態を測定する尺度として開発されたものである[12,26]．手段的自立，知的能動性，社会的役割の3つの下部概念がある．信頼性と妥当性が検証されているが，本人の自記ないし聞き取りで行う評価法のため，認知機能が著しく低下している場合には適用が困難である．

（水尻強志，近藤克則）

2-D 【生活機能と障害の評価】参加，背景因子

要 旨

　参加とは，生活や人生へのかかわりを示すものである．その主な内容は，職業，教育，経済生活，余暇活動である．参加の否定的側面を参加制約とよぶ．

　背景因子は環境因子と個人因子の2つの構成要素から成る．環境因子は，生活機能・障害に対する外的影響に関係するもので，物的環境や人的環境，社会制度を示す．一方，個人因子は内的影響を表すもので，性，年齢，価値観といったものである．両者とも促進因子と阻害因子がある．

　参加に関する評価と背景因子の評価は重複している．リハを行うなかで，チーム全体で評価を行い，参加レベルの目標を共有していくことが重要である．

1. 参加と背景因子の評価の重要性

　活動が個人レベルの課題・行為の遂行を示すのに対し，参加は生活・人生へのかかわりを扱う．ADLやIADLにどのように対応するかも参加に含まれる．一方，家族以外の他者とのかかわりや社会的役割をどう果たすかといった問題は，参加の評価に特有の部分である．これには，職業，教育，経済生活，余暇活動などが含まれる．家事などの家庭内役割やボランティアなどの無償労働，通所サービスなどの社会資源を利用した他者とのかかわりも参加の課題である．

　背景因子は環境因子と個人因子の2つの構成要素から成る．環境因子は，生活機能・障害に対する外的影響に関係するもので，物的環境や人的環境，社会制度を示す．一方，個人因子は内的影響を表すもので，性，年齢，価値観といったものである．両者とも促進因子と阻害因子がある．

　医学的モデルでは，診断をつける際，病歴聴取を重視する．一方，生物・心理・社会モデルでは，病歴だけではなく，生活実態や学歴，職業歴などの生活歴把握を重んじるが，この際，参加と背景因子にかかわる情報収集は区別せず行われる．

　なお，参加に関する臨床指標として，さまざまなQOL（quality of life）指標が用いられる．しかし，QOL指標には心身機能・構造，活動レベルのものが内在されており，純粋に参加レベルの評価とはいえない．また，背景因子の個人差が大きく，臨床現場での実用的な使用に問題がある．

2. チームで行う生活歴評価

　参加と背景因子の評価は，医療ソーシャルワーカー（MSW）の業務と考えられがちだが，医師，看護師，介護福祉士，理学療法士，作業療法士，言語聴覚士など，患者にかかわるすべての職種が，本人，家族などと接したときにつかむ情報や，家屋評価や職場調査で評価した情報を統合することが重要である．たった1回の面接で，参加の目標設定に必要な情報収集は困難である．共感の態度を示しながら，少しずつ空白を埋めていく手法が現実的である．医師にはいえないことも他のスタッフに告げることもある．チームでの情報共有が効果的である．

　情報収集にあたって，心理面への配慮が求められる．患者および家族が健康状態の回復や機能障害の改善を強く期待している段階で，参加や背景因子にかかわる情報を詳細に尋ねることは，不信感を覚えるようになる可能性がある．逆に復職を焦っているときには，障害の状況を丁寧に説明し現実的な対応ができるように軌道修正させる必要も出てくる．

　具体的には，表1-Ⅱ-23のような情報を収集することを心がける．

表1-Ⅱ-23 参加と背景因子に関する生活歴

1. 社会的役割
    1) 職業、ボランティア活動などの無償労働（雇用形態を含む）
    2) 家庭内役割
    3) 教育、学習
    4) 経済生活
    5) 余暇活動
2. 家族状況
    1) 同居家族、非同居家族の状況（本人を含む同居家族数、家族の仕事、健康状態、日中の生活状況、家庭内役割など）
    2) 家族関係
3. 住宅状況
    1) 所有形態（持ち家、賃貸）
    2) 住宅の形態（一戸建て、高層住宅）
    3) 家屋構造（トイレ、浴室、屋外アクセスなど）
4. 経済生活
    1) 収入（雇用、年金など）
    2) 支出、借金
5. 社会資源の利用状況
    1) 介護保険
    2) 身体障害者手帳
    3) その他
6. 退院先希望
    1) 自宅
    2) 自宅以外（長期療養施設など）

3. リハビリテーションの主目標と個別目標の設定

リハの目標は，主目標とそれを達成するための個別目標に分かれる．前者は参加レベルの目標であり，後者は主目標を達成するための健康状態，心身機能・構造，活動各レベルの目標である．リハの目標設定において，参加と背景因子の評価は不可欠である．リハを行うなかで，チーム全体で評価を行い，参加レベルの目標を共有していくことが重要である．

主目標設定のなかでも重要なのは，生活の場の確保である．大きく分けると，自宅と自宅以外（長期療養施設など）となる．高齢社会の急速な進行と家族形態の変化のなかで，サービス付高齢者住宅や有料老人ホームを選択する高齢障害者も増加している [参照 p325]．

復職も忘れてはならない課題である．本人側の因子（健康状態，機能・形態障害，活動）だけで決まるものではなく，職形態（雇用労働，自営など）や職場規模（大企業，中小企業など），傷病の原因（労災など）といったさまざまな因子で復職の可否が決まる．

たとえ，要介護状態となったとしても，介護サービスや患者会を通じた社会参加といった主目標を立てることができる．インターネットを利用した自己表現などが可能となっている．

病前の家庭，職場，地域社会での役割を確認し，背景因子の評価をしながら，達成可能なものを明らかにしたうえで，本人や家族と相談しながら主目標を決定することが重要である．

（水尻強志）

2-E 【生活機能と障害の評価】心理−障害の受容過程

要旨

「今の障害のある状態，これが自分なのだ」と認められるようになるまでに，「ショック期」「否認期」「混乱期」「解決への努力期」「受容期」を経るが，わかりにくいことが多い．詩歌や患者の手紙などによって明らかになることもある．障害は認めさせようとしてはいけない．患者の苦悩や相談したいことをとにかくよく聞くことである．「頑張ってね」と励ますことは，使い分けと使い方さえしっかりしていれば，使ってよい言葉である．

1. 障害の受容過程

障害の受容（克服）過程は「ショック期」「否認期」「混乱期」「解決への努力期」「受容期」を経て，障害を克服していくと考えられている[30]．

筆者の実態調査から[31,32]，ショック期は，重大な病気や事故を受けたことが頭でわかっていても，心のなかは意外に平穏であるが，一方で大変なことが起こっていると感じている．否認期では，医師の説明を受けてショックを受けたり，健常者に嫉妬や羨望を抱いたり，わずかな回復でも過大評価する傾向があり，奇跡を希望することも多い．混乱期では，気落ちしたり，死にたいと思ったり，何もする気がなくなったり，人生がつまらなく感じたりたりする．一方で，治るのであればどんなことでもすると思ったり，気が気でなかったり，人のいうことに腹が立ったりする．この時期は，障害が簡単に治らないとわかってきて，人に攻撃的になったり，落ち込んだりする時期でもある．

解決への努力期は，自分で努力しなければならないと悟り，落ち込んではいけないと思い，他の患者を観察学習する時期でもある．

受容期は障害を自分の個性の一部として認める時期で，「今の障害のある状態，これが自分なのだ」と認められるようになる．また，社会のなかで新しい役割や仕事を得て活動するようになる．

一般的に障害のある人はこの過程を経ると考えてしまっている人がいるが，それほど単純ではない．比較的深刻にならないで克服する人もいる一方でうつ状態に陥ったり，死にたいと思ったりする人もいる．また，この過程はしっくりこないという人もいるが，これと全く同じ経過をたどるということではなく，あくまでもこのような経過をたどるということで，すべての人がこれと同じ経過をたどるということではない．なかにはスキップする人もいる．稀に何の疑念も抱かず，社会生活に適応する人もいる．

このほか，全く落胆も苦悩もなかったいう人がいるが，家族に聞くととても悲しんでいたということもある．当初の辛いことは忘れがちであることもある．

受容の経過は短い人もいれば，長い年月がかかる人もいる．焦らずに，患者の気持ちを受けとめていくようにしなければならない．日本人はあからさまに表現しない傾向にあり，心の状態がわからないことが多い．しかし，詩歌に表現されていることがある．

症例1：俳句に見られた受容過程

80歳で脳梗塞，右片麻痺になった女性患者である．句集ができたときに，筆者は書評の依頼をされた．発症前は，夢や希望の大きい作品が多く，人生を強くたくましく何ごとにも負けないで生きてきている姿が浮き上がっていた．自分の身体のことで嘆いている作品は一句もなかった．発症後は，嘆いたり落ち込んでしまうことが多く，この麻痺がなければ，この手でなければと思い込んでいた．これは7年間も続いていた．8年目に「先生，もう私大丈夫．すっかり吹っ切れました．この状態で生きて生けるという自信がつきました．もうこだわりません」と，自らの障害を認

め，前向きに生きていこうとしたのである．

このほか，社会のなかで新しい役割や仕事を得て活動するようになる人は多くはない．しかし，人生を受容し生きがいを再発見したり，人生観が変わったりする人もいる．

症例2：パンに生き，パンに悩み，パンで死ねれば本望

北海道産の小麦ではじめてパンの製法に成功した男性患者である．65歳のとき，パンの製法の研究途上で脳梗塞，左片麻痺となった．一時期，気落ちし，パン屋をあきらめかけたことがあったが，パン屋を授産施設（知的障害者，身体障害者）に寄贈し，教官として復帰した．喜びを伝えた手紙の一部 である．

「パンは無限です．毎日わからないことばかりで，またわからないことが，つぎからつぎへと出てきて，一生Whyといい続けて死ぬのではないかと考えています．そして，そう思い続けて死ねれば，満足して死ねるのではないかと考えています」

まさに，パンに生き，パンに悩み，パンで死ねれば本望という心境である．

症例3：脳卒中になったことに感謝

42歳の男性である．事務職員で，発症前は仕事人間で仕事こそ私の命というタイプで，帰宅は夜遅く，土・日曜日も出勤していた．脳梗塞で左片麻痺となってから，身体がもたないということで役職を降り，通常の時間に帰宅し，日曜出勤もなくなった．その結果，家族とともに夕食がとれるようになり，子どもたちとの会話が生まれ，また日曜日は一緒に散歩し，公園で遊ぶようになり，一家団欒が生まれた．患者は，私に「親子の絆ってこんなに大事なものなのですね．子どもたちの喜ぶ顔をみるだけで幸せな気分になります．こういう大事なことを忘れていたのですね．このことは，脳卒中にならなければわからなかったことです．給料は安くなったけれど，むしろ，感謝しています」というようになった．まさに価値観が変わったといえる．

表1-Ⅱ-24　心理的要因と関連する因子

	年齢	上肢能力	歩行能力	Br-stage	装具
苦悩	※※	※※	×	※※	×
落胆	※※	※※	×	※	×
希死念慮	×	※	×	※※	※
個性の一部（受容）	×	※※	×	※	×

※※ $P<0.01$，※ $p<0.05$，× NS

2. 心理的要因と関連する因子

（表1-Ⅱ-24）

脳卒中発症後，多くの患者は希死念慮を抱いたり，落胆したり，精神的に辛くなったりする．これらと上肢の能力や麻痺の程度が共通して関連する要因であった．個性の一部（受容）に関しては上肢の能力が関連していた[33-35]（表1-Ⅱ-24）．外来通院患者97例の調査で，人生に満足している群57例全例が障害を個性の一部（現在の障害がある状態，これが自分であるということ＝受容）と認めていた．また，回復期脳卒中患者においては，退院時に人生に満足している群98例中83例（85％）が障害を受容していた[36]．障害を認められるようになるには，その人がどのような人生を送ってきたかが影響しているということがわかる．入院中に落胆しても精神的に辛いことがあっても，人生を受容している豊かな人生がカバーしていると考えてよい．まさに体験としての障害[37]が影響しているのである．

3. 説得して障害を認めさせてはいけない．とにかく聞くことである

リハ関連の職種から「あの患者は障害を受容していないので，先生説得してください」といわれることをよく経験する．ほとんどの場合，「否認期」や「混乱期」の段階であり，患者は精神的にとても認められない状態である．このときに，説得を通じて認めさせようとするのは，患者を否認の隠れ家から引っ張り出し，現実に対決させることは，無益であるばかりでなく，患者を破局反応

Ⅱ　リハビリテーション医学総論　**31**

に追い込むだけに終わらせてしまう[30,38,39]．あなたは否認期の段階であるとか，混乱期にあるなどと決していってはならない．

患者の医療従事者（医師，看護師，理学療法士，作業療法士，言語聴覚士）に共通して期待することは，相談相手となってくれることである[39]．患者の心にある積もり積もった悩みごとや心配ごとや悔しさなどをよく聞くことである．人それぞれに悩み方も悩みの大きさも違い，悩み方にもその人の過去の歴史，これから降りかかる厳しい試練の大きさも影響する．患者は話しているうちに，自然に気持ちの整理ができて，どうすればよいかわかり，自分で答えを出せるようになってくるものである．それも焦らず時間をかけることが大切である．障害を受容（克服）するには，家族，特に配偶者，ほかに周囲の協力が大きいことを忘れてはならない[37,40]．

障害受容における退院前訪問と家屋改造の意義については，仮に患者が改善したいとか訓練が必要だとこだわっていても退院前訪問や家屋改造のなかで，次第に現状で生活しなければならないことを自覚していくので，これらの意義は大きい．筆者の最近の調査で，家庭復帰と施設群で比較すると，受容者は家庭復帰群86例中66例（77%），家庭以外群34例中16例（47%）で家庭復帰群に障害を受容している患者が多いことが明らかとなっている（$p<0.01$）．

4．「頑張る」は使ってはならない言葉ではない

一般に，「頑張る」という言葉は，病気の人に使ってはならないといわれている．しかし，実際にこの言葉をどれくらいの人が患者さんにいっているのであろうか．私の外来通院患者の調査では，76名中71例（93%）の患者さんがいわれていた[31,37]．いわれたのは，看護師に56例，家族に50例，友人に49名，理学療法士・作業療法士・言語聴覚士に48例，医者に39例である．実際には，この言葉は，患者さんを励ますのに多くの医療従事者，家族や友人が使っている．その受け止め方であるが，「頑張ってね」という言葉でとてもうれしい49例（64%），うれしい17例（22%），どちらでもない5例（7%），うれしくない5例（7%）であった．実に87%の患者さんがうれしく受け止めているのである．

5．淡い期待，淡い否認

このときの患者の気持ちは，頑張ればよくなると思う40例（53%），一所懸命やれば何とかなる27例（22%）であった．障害の受容（克服）という視点からみると，こんなに年月が経っているのに，まだよくなるとかなんとかなると思っているのは，受容（克服）ができていなくて暗いイメージが伴いやすい．ところがこの40例と27例において，悲壮感や回復への強い期待感は感じられなかった．むしろ明るいのである．

回復しないと思っているよりも，淡い期待や淡い否認をもっているほうが，明るく前向きに生きていけるのではなかろうか．だからといってすべての患者に単純に「頑張ってね」といっていいわけではない．一方で例数は少ないが，うれしくない人もいるのである．

6．使い分けと使い方

この点では，患者の精神状態を把握し，その状態に応じて使い分けなければならない．医療現場では，「ここまで改善するとは思いませんでした．よくここまで頑張りましたね」，歩けるようになる人に「将来，歩けるようになると思いますので，頑張りましょうね」とか，家庭復帰や職場復帰を前にして，「もう一息ですね．家に帰れるように（職場復帰できるように）もう少し頑張ろうね」などの使い方をしている．

「頑張る」という言葉は，人によっての使い分けと使い方さえしっかりしていれば，十分に使える言葉であり，使ってかまわない．日本では，患者を励ます言葉でこの言葉以外に励ます言葉はほとんどないのである．

（岡本五十雄）

3-A 【リハビリテーション医学に特有の対応法】
廃用症候群

要 旨

廃用症候群は脳卒中において重要な合併症である．廃用症候群の発生は患者の活動性を低下させるために，さらに症状を悪化させるという悪循環をもたらす．現在，診療報酬にもこの「廃用症候群」が導入されている．活動-機能-構造連関という視点に立つと，廃用症候群の予防は早期介入ばかりでなく，病棟でのケアのあり方やゴール設定までも含む課題となる．

脳卒中を扱うリハ病棟では，廃用症候群への取り組みは麻痺や高次脳機能への取り組みと同等の重要性をもつ．廃用症候群は多岐にわたる変化を身体にもたらすが，ここでは代表的なものについて，その基本的事項を説明する．

1. 活動-機能-構造連関とは

才藤らは「生物の機能と構造はその活動レベルに適応して調整されている」ことを活動-機能-構造連関と称えている[41]．すなわち，筋力強化訓練を行うと筋の活動レベルが向上し筋力は強化されるが，ベッド上臥床を続けるとあたかもその状態に適応するかのように四肢の筋萎縮や関節可動域制限が生じる．中長期的な時間のなかでは身体の活動レベルと身体の機能や構造は不可分の関係をもっているということを主張している．筋力強化を行っても，その筋力を必要とする日常的な活動がないと獲得した筋力は再度低下する．リハの最終的な標的が活動レベルの設定にあることを意味している．

また，急性期から自宅まで患者の過ごす病棟環境も個別的なリハの訓練と同等に極めて重要であることも意味する．病棟でいかに廃用症候群を予防するか，全身的な筋力や体力をいかに維持するかは急性期から回復期リハの重要な課題である．

活動-機能-構造連関という視点をもつことで，廃用症候群について認識を新たにすることができる．

2. 廃用症候群

廃用症候群とは，過度の安静・日常生活の不活発に伴って起こってくる身体的・精神的諸症状の総称である．脳卒中に限らず，疾病の急性期には安静臥床にすることが一般的である．しかし，疾患が安定してもさらにベッド上臥床を続け，気付くと立位や歩行ができなくなっていることは，現在でも珍しいことではない．大きな事件が起きていないように見えて，重大な身体的変化が生じていることを肝に銘ずるべきである．

Hirschbergら[42]が「不活動による二次的障害」と指摘して以降，廃用症候群はリハの領域で基本的事項としていまだにその重要性を失っておらず，高齢者を多く対象にする現代の日本の医療においても大きな課題のひとつである．それを背景にリハの診療報酬に「廃用症候群」が導入されている．

脳卒中の治療においても廃用症候群は最も重要な合併症である．長期間の臥床の後に離床させようとすると，すぐに血圧が低下したり疲労や疼痛が容易にでるためになかなか起こせないという経験は珍しくはない．生じてから治すには時間がかかる．予防が非常に重要である．早期リハが強調される理由がここにある．

廃用症候群の臨床的留意点を表1-Ⅱ-25に示す．

3. 廃用症候群の種類

（1）廃用性筋萎縮

長期安静臥床後の障害として目につきやすいの

表 1-Ⅱ-25 廃用症候群の臨床的留意点

- 症候としてとらえる視点が必要
  廃用によって多様な身体的変化が生じるため，筋力低下など観察しやすいものばかりでなく，骨萎縮や心機能低下なども探求する必要がある．
- 高齢者で重大な問題をきたしやすい
  身体的な予備力が少なく回復に時間のかかる高齢者でより大きな影響が出やすい．
- 悪循環をきたしやすい
  筋力や体力が低下して疲れやすく，運動しにくいためにさらに廃用が進む．
- 廃用症候群は予防可能である
  本来廃用症候群は生じてから治療するのではなく，予防するものである．

は，骨格筋の萎縮と筋力低下であり，一般的に廃用性筋萎縮といわれる．

リハが十分普及していない時代には脳卒中片麻痺患者が著明な筋萎縮と屈曲拘縮により寝たきりになっている姿がみられたが，現在ではリハの普及とともにそのような患者は減少した．ところが，訓練により歩行可能となった患者でも廃用性筋萎縮がみられるという問題が提起されている．

①廃用性筋萎縮の臨床的データ

最大筋力の20〜30％の筋収縮を行うことによって筋力は保持されるといわれている．最大筋力の30％以上の筋収縮を行うと筋力は徐々に増加する．逆に，日常生活での筋収縮力が常に最大筋力の20％以下であれば筋力は徐々に低下し，絶対安静の状態で筋収縮を行わないでいると，1週間で10〜15％の筋力低下をきたすと報告された[43]．

脳卒中患者の廃用性筋萎縮については，近藤らが，脳卒中発症早期からの廃用性筋萎縮とその回復経過を継時的に検討し報告している（図1-Ⅱ-5）[44]．初発脳卒中患者20人（発症14病日以内に入院し早期から機能訓練開始）を，下肢筋活動量により「早期歩行自立群」「中間群」「全介助群」の3群に層別化し，下肢筋断面積をCTを用いて継時的に計測した．その結果，麻痺側・非麻痺側とも，「早期歩行自立群」「中間群」「全介助群」の順に筋断面積が減少した．後二者の下肢筋活動量は病前に比べ廃用状態にあること，非麻痺側でも麻痺側と同程度の筋萎縮がみられること，訓練による筋断面積の回復が両側とも同程度であることなどから，この筋萎縮は廃用性の要素が大

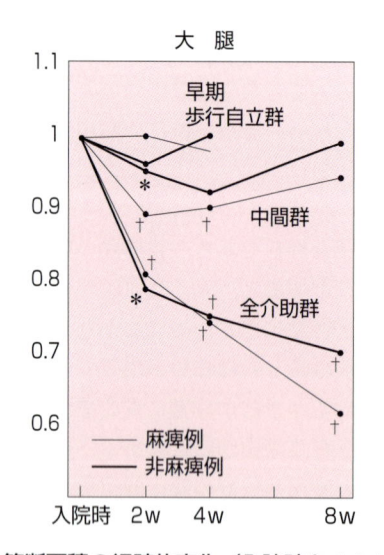

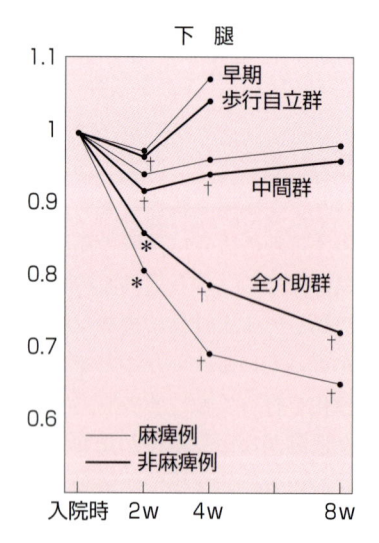

図 1-Ⅱ-5　下肢筋断面積の経時的変化（入院時を1とした比率）
　対象は，発症後14病日以内（中央値1.5病日）入院の脳卒中患者20人．大腿中央と下腿最大周径部の筋断面積を，CTを用いて経時的に追跡した．通常の訓練に加え自主訓練も施行した中間群でも，はじめの2週間に筋萎縮が進行し，その回復には8週時までの6週間かかっている．各時点の値にmedian testで有意差のあった中間群と全介助群の4部位について，入院時と各時点とのpaired t-testで検討した（*：$p<0.05$，†：$p<0.01$）．　　　　　　　（近藤・他，1997）[44]

きいと考えられた．通常の訓練に加え自主訓練も施行した中間群でも，はじめの2週間は筋萎縮が進行し，その回復に3倍以上の期間を要したことは興味深い．もし，リハの開始が遅れたり訓練量不足があれば，回復にさらに長期間かかるか，回復不十分なままとどまった危険性がある．

また，慢性脳卒中患者の歩行能力に影響する因子についての重回帰分析で，70歳以上の群では，歩行能力への寄与率の第1位は「非麻痺側下肢筋力」であったと報告されている[45]．非麻痺側下肢の廃用性筋萎縮が歩行の大きな阻害因子となっていることがわかる．

②基礎的研究データ

廃用性筋萎縮の動物実験モデルとして，後肢懸垂モデル（後肢を接地しないように懸垂し，後肢を非荷重の状態で飼育する方法）が用いられる．後肢懸垂モデルによる基礎的研究の結果，非荷重により筋萎縮と速筋化（typeI線維が減少しtypeII線維が増加）が生じることがわかっている[46]．筋萎縮で著明な筋重量現象が起こるが，遅筋では筋原線維蛋白濃度の低下も合併する（速筋では低下しない）ため，筋重量低下を上回る最大張力低下を認める．また，非加重後早期から遅筋では筋繊維のタイプ変化（typeIからtypeIIb方向へのシフト）が生じ，非荷重が長期化すると速筋においてもタイプ変化（typeIIbの増加）が生じてくる[47]．

この実験モデルによる筋萎縮・筋力低下は可逆的であり，懸垂を終了し再加重すると筋機能は回復する．しかし，若齢期ラットに比べ老齢期ラットでは筋単収縮の収縮・弛緩時間の回復が遅延した．そして，運動負荷（等尺性運動）によって回復が促進された．このことは，老齢期では廃用後の筋機能回復が遅延すること，そして筋機能回復に対してリハ訓練が重要であることを示唆している[48]．

③予防と治療

1）**早期座位・座位耐性訓練**：意識障害がないかきわめて軽く，生命徴候が安定していれば，早期に開始する．

2）**ベッド上での寝返り・起き上がり訓練**

3）**立ち上がり訓練**：座位がとれるようになった例や，陳旧例でも歩行能力が低下した例に有効である．安定して行えるよう座面の高さを調整する．

4）**歩行量増加**：歩行可能例では最も簡単で有効な手段．自主訓練で頻回に歩行することを図る．また，生活空間を広げ，日常生活における歩行量増加を図ることも大切である．

5）**ADL早期自立を目指す**：ADL動作は自立さえすれば，日常生活上の必要に応じて毎日何回でも行うようになるので，移動・食事・更衣・排泄といった全身のダイナミックな動作を繰り返すことで，筋力増強にも結びつく．そのためには，ADL動作の「コツ」を指導したり，病棟などの環境整備を行い，「しているADL」の早期自立を図ることが大切である．

（2）関節拘縮

関節可動域は関節の運動により保たれているので，不動状態を保つと関節可動域制限が生じてしまい，この状態を関節拘縮という．拘縮は運動機能やADLを低下させる重大なリハ阻害因子である．

この運動制限は，関節周囲の筋肉の短縮，関節周囲軟部組織・皮膚の瘢痕・癒着などにより起こるが，関節面が骨軟骨性に癒合したものは強直とよばれる．

①拘縮の原因

1）**関節の固定・不動**：ギプス固定により拘縮を生じることはよく知られる．固定しなくても関節の運動が不十分であれば拘縮をきたす．

2）**筋力不均衡**：末梢性麻痺や切断などで主動筋と拮抗筋の筋力に差があると筋力の強い筋が短縮しやすい．

3）**痙縮**：筋緊張亢進による反射性収縮により，筋の短縮が起きやすい．

4）**痛み，侵害刺激**：麻痺がなくても，痛みにより屈曲肢位をとり続けると屈曲拘縮を起こす．

②発生機序

組織学的研究より，発生機序は図1-II-6[49]のように考えられている．関節が固定されると，まず局所の循環障害が生じ，これが軟部組織の細胞浸潤を招き，結合織が増殖し関節腔が狭小化する．これが関節軟骨の変性壊死と重なり，関節腔内の線維性強直，骨性強直へと進展していく．

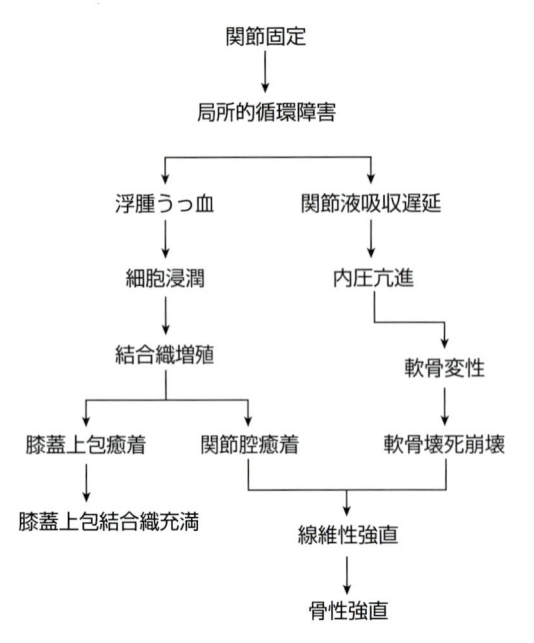

関節固定
↓
局所的循環障害
↓
浮腫うっ血 / 関節液吸収遅延
↓
細胞浸潤 / 内圧亢進
↓
結合織増殖 / 軟骨変性
↓
膝蓋上包癒着 / 関節腔癒着 / 軟骨壊死崩壊
↓
膝蓋上包結合織充満 / 線維性強直
↓
骨性強直

図1-Ⅱ-6 関節拘縮の進展 （安藤，1994）[49]

③脳卒中患者に起こりやすい拘縮

脳卒中患者では筋緊張の異常に伴い特定の姿勢や肢位をとりやすく，早期から拘縮を生じやすい．拘縮が起こりやすい部位としては，肩関節（全方向），前腕回内，中手指節（MP）関節伸展拘縮，股・膝関節屈曲拘縮，股関節外旋拘縮，尖足などである．なかでも，股・膝関節の屈曲拘縮や尖足は，立位歩行の大きな阻害因子となる．また，股関節は伸展しているようにみえても，マットレスと体重分布の影響で屈曲拘縮を起こしやすいので注意する．

④予防と治療

脳卒中では重症であっても発症早期から関節可動域訓練を行う．具体的には「関節拘縮の予防と関節可能域訓練」の項を参考のこと［参照p137］．

（3）廃用性骨萎縮

骨の正常な代謝レベルの維持には，体重負荷や，筋活動による牽引などの機械的刺激が必要である．したがって，長期臥床や関節固定，弛緩性麻痺などに伴い機械的刺激が減ると骨量の減少をきたす．これを廃用性骨萎縮という．骨萎縮は骨折を引き起こしやすくなり，重大な問題である．

①廃用性骨萎縮の特徴[50]

1）骨萎縮は可逆的変化である：他臓器の廃用性変化は細胞間物質増量や変性など質的変化を伴うが，骨萎縮は量的変化のみであり，その変化は可逆的である．

2）短時間の安静で廃用性萎縮が起きるが，初期には目立った臨床症状をきたさない：骨組織では，毎日の吸収・形成のバランスで骨量が維持されているので，廃用性骨萎縮は数日間で生じる．また，通常の骨は日常遭遇する外力の数倍まで耐えられる力学的強度をもつが，病的骨折をきたすほど骨萎縮が高度になるのは，骨のカルシウム量が健常時の40～60％に減少してからである．したがって初期には無症状である．

3）骨格の部位により廃用性萎縮の速さが異なる：海綿骨は皮質骨より廃用性萎縮をきたしやすい．骨の吸収・形成のスピードは骨の表面積に比例しており，海綿骨の表面積は皮質骨の10倍あるからである．そのため，皮質骨の多い骨幹部より，海綿骨の多い骨幹端部のほうが廃用性骨萎縮をきたしやすい．また腰椎や踵骨のように常に強い重力負荷のかかっている骨は，負荷が除かれると著しい萎縮を生じる．

4）短時間の安静で廃用性萎縮が起きる：廃用性骨萎縮は数日間で生じ，夜間臥床時でも生じ得る．骨組織では，毎日の吸収・形成のバランスで骨量が維持されているためである．

②発生機序

骨に対する圧縮力は骨組織に圧電位を生じさせ，骨にCaイオンを沈着させ骨量増加に役立つ．また，骨に対する荷重は直接骨芽細胞を活性化させ，さらに骨内血流の増加を介して骨芽細胞を活性化させる（図1-Ⅱ-7）[50]．逆に，無荷重や廃用の際にはこれらの機序が働かず，かえって骨吸収に大きな役割を演ずる破骨細胞が活性化され骨萎縮が進む．

③臨床データ

宇宙医学における研究では，比較的短期間の微小重力環境下でも骨密度が低下すること，骨組織の構成成分であるCaが尿中に漏出し生体のCaが負バランスとなることがわかっている．しかし，現段階では骨吸収亢進と骨形成抑制のどちら

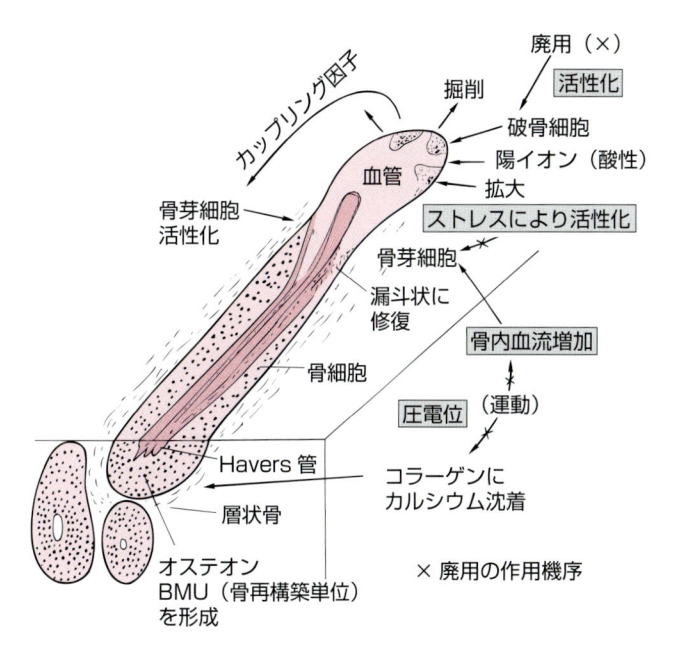

図1-Ⅱ-7　骨代謝における負荷の影響と無荷重による廃用状態で現れる骨萎縮の作用機序　　　（林，1994）[50]

が優位かは結論できないとされている[51]．

若年健常者の長期臥床の実験で，仰臥位での筋力増強訓練や座位訓練では骨萎縮を防止できず，1日3時間の立位保持が骨萎縮防止に有効であったと報告された[52]．

④予防と治療

全身性の廃用性骨萎縮に対しては，老人性骨粗鬆症と同様に食事・日光・薬剤も有用であるが，運動・生活の活性化が特に有効である．

（4）心機能低下および体力低下

廃用による全身性の影響として，心機能の低下とそれに伴う体力低下は重要な問題である．体力低下をきたすと疲れやすくなり臥床傾向に陥りやすくなるので，その結果としてさらに一層の体力低下を招来する．このような悪循環を引き起こすため，体力低下はリハの大きな阻害因子である．

①安静臥床が循環機能に及ぼす影響

Saltinらの研究では，19～21歳の健常男性に20日間の安静臥床実験を行ったところ，最大酸素摂取量（$\dot{V}O_2max$）が26.4％低下し，1回心拍出量も有意に低下したと報告されている[53]．

長期安静臥床による1回心拍出量の著しい低下は，結果として安静時や最大下運動（亜最大運動）時の心拍数の増加や運動耐用能の低下をもたらす．長期安静臥床で1回心拍出量が低下する原因として，①循環血液量の減少，②安静臥床から座位や立位への姿勢変換に対する静脈適応能力の低下，③心筋機能の低下，の3つがある[54]．

②片麻痺患者の循環機能障害

健常者の体力の指標としては$\dot{V}O_2max$がよく用いられるが，片麻痺患者では，予測最大心拍数（220－年齢）に近い心拍数を得られるような運動負荷はリスク管理上困難がある．

間嶋らは，安全に施行可能な運動負荷から得られる，$\dot{V}O_2\cdot100$（心拍数100に対応する酸素摂取量）が片麻痺患者の体力の指標となることを確認したうえで，男性片麻痺患者（40～60代で実用的屋内歩行自立）の$\dot{V}O_2\cdot100$を測定し，同年齢層の健常男性と比較し有意に体力低下があることを報告した[55-57]．

さらに男性片麻痺患者を対象に，トレッドミルを用いて最も歩きやすい速度での歩行訓練を1カ月間施行したところ，$\dot{V}O_2\cdot100$が21％改善したことが確認された．このことから，安楽な速度での歩行という最も日常的な動作を継続することで，体力が改善されることがわかる[58]．

間嶋らはさらに，4週間のATレベルの全身持久力訓練が，若年層のみならず高年齢層の脳卒中

Ⅱ　リハビリテーション医学総論　　37

患者においても体力改善に有効であったと報告している[59].

③予防と治療
①全身状態の許す範囲で，できるだけ早期に座位および立位をとらせる．

②歩行訓練：最も歩きやすい安楽な速度での歩行を継続することが体力改善に有用である．

（5）起立性低血圧

廃用による全身性の変化として忘れてならないものに起立性低血圧がある．

①臨床像および臨床的意義

起立性低血圧とは，立位などの体位変換により血圧が著しく下降し，立ちくらみ，失神，悪心，嘔吐などの症状を示す病態をいう．

Shellongの起立試験で，起立時に収縮期血圧が20 mmHg以上下降するものを陽性と判定するが，最近では30 mmHg以上下降する場合を起立性低血圧と診断するのが一般的である．起立性低血圧症状は起立時だけでなく，臥位から座位への体位変換時にも生じ得る．このような動作は，移動，食事，排泄，更衣，入浴などのあらゆる日常生活場面で必要な動作であるため，起立性低血圧はADL能力の大きな阻害因子となる．

②健常者における起立時循環調節機構

臥位から座位や立位に体位変換すると，重力の影響により血液が下半身に移行し下肢や内臓の静脈系に貯留する．そのため心臓への静脈還流量が減り，心拍出量が低下し，血圧が下降する．しかし健常者では，血圧低下に対抗して圧受容器反射が起こるため血圧が維持され，収縮期血圧が2 mmHg以上下降することはない．これは，自律神経の速やかな作働とそれに遅れてレニン-アンジオテンシン-アルドステロン系，バソプレッシン系が賦活されることによる．

③廃用に伴う起立性低血圧

高齢者が原因のいかんにかかわらず1カ月以上臥位をとり続けた場合は，起立性低血圧が必発といわれる．長期臥床後に起立性低血圧が発現するメカニズムとして，①有効循環血液量の減少，②圧受容器反射機構の障害（長期臥床に伴い慢性の刺激不足に陥り，圧受容器の感受性低下あるいは反射機構全体の機能低下が生じる），の2つがあげられる[60].

④予防と治療

1) 座位・立位訓練：漸進的座位訓練（ギャッチベッド・バックレスト使用）や起立訓練を行い，起立性低血圧に対する代償能力を獲得していく．適宜，腹帯や下肢弾力包帯・弾性ストッキングを装着する．

心疾患や脳梗塞再発のリスクを吟味したうえで，血圧が20 mmHg以上低下しても意識障害や自覚症状に全く変化がない場合には，そのまま座位や立位訓練を続ける場合もある．

2) 一般的な運動療法：残存機能の強化，全身調整訓練などの一般的リハ治療としての運動療法も，血液循環を良好にし静脈還流の改善に役立ち有用である．

3) 日常生活上の注意：
 a) 過度の安静臥床を避ける．
 b) 急激な体位変換を避け緩徐に行うよう指導する．
 c) 夜間頭位挙上（5～20°）することで，夜間仰臥位による利尿促進および朝方の相対的循環血液量減少による起立性低血圧悪化を避ける．

4) 薬物療法：メシル酸ジヒドロエルゴタミン（ジヒデルゴット®），塩酸エチレフリン（エホチール®），メチル硫酸アメジニウム，塩酸ミトドリン（メトリジン®）などを使用する．動悸や頭痛など副作用に気をつける．廃用による起立低血圧では，リハの経過で改善することがあるので，内服を継続するかどうか適宜判断する必要がある．

（6）精神機能の低下

長期臥床や低活動・低刺激が続くと精神機能が低下し，徐々に知能や情緒の荒廃をきたす．この変化は若年者では軽度だが高齢者では顕著に表れる．

①障害者における心理的退行

障害者における心理的障害は複雑である．原疾患に対する漠然とした不安に加え，身体機能の障害が残存することに気づいた後の障害の受容や心理的立ち直りは必ずしも容易ではない．こうした状況に加えて，低活動が続いたり入院期間が長くなると，精神的退行は徐々に増悪し認知症状態に陥る．

②脳卒中患者の廃用性精神機能低下

　脳卒中後遺症患者の廃用性精神機能低下では，近時記憶，時間・空間見当識，計算能力など知的機能の障害のほかに，感情の鈍化，意欲低下，注意力散漫など人格面の障害も顕著であり，健常高齢者の環境因性認知症やうつ病性仮性認知症とは異なる病像を示す[61]．

③予防と治療

1）過度の安静臥床を避ける

2）理学療法，作業療法：運動機能と精神機能は相互に深く関係しており，一方の機能が低下すると他方も低下しやすいので，身体機能回復へのアプローチは重要である．また機能訓練を通してのセラピストと患者との接触は，単に機能訓練にとどまらず精神療法的意義をも含んでいる．

　特に作業療法では，患者の趣味や好みに沿った作業種目を検討する．音楽，園芸，ペットなども積極的に活用する．

3）社会的交流を保つ：在宅患者で「閉じ込もり症候群」に陥りやすい高齢者に対しては，地域の人々との交流を促したり，デイケア，デイサービス利用などを図ることが重要である．

4）生きがいの模索：作業療法などで新たな趣味などを獲得させ生活の活性化を図ることが精神機能低下防止につながる．

〔高畠由紀，冨山陽介〕

3-B 廃用症候群の予防
【リハビリテーション医学に特有の対応法】

要 旨

廃用症候群は全身に生じるので，麻痺側だけに目を奪われず健側強化を含む全身へのアプローチが重要である．この項では，まず，その必要性を理解するために，廃用症候群防止の重要性や，防止に必要な訓練量が1日に1時間程度の歩行であることを述べる．次に，起立・歩行・階段昇降訓練の意義を述べ，起立・歩行・階段昇降訓練の実際の方法と実施上の注意を述べる．さらに廃用症候群を防止するために，理学療法士による訓練だけでは不足する分を補う方法として，「集団で行う立ち上がり（起立）訓練」と「指導下に行う自主訓練」について紹介する．後者で用いる実施量を把握するためのチェック表や処方量の目安なども述べる．

1. 廃用症候群防止に必要な訓練量

（1）廃用症候群防止の重要性

廃用症候群は，体の機能を使わないことで生じる全身の機能低下である．脳卒中のために，病前に比べて運動量が減ってしまうことで発生する二次的合併症なので，身体障害が軽度でも運動量が減少していれば例外なく発生する．また早期からリハを受けている脳卒中患者ですら，急性期には下肢筋の筋活動は減少しているため，下肢筋断面積は入院後1週間で1割も減少がみられる．特に高齢者では，もともとの体力が低いため，容易に不可逆的なレベルに至ってしまう．

これに対し廃用症候群を防止するためには，第一に廃用症候群が不可逆的な水準に至る前にリハが開始され（早期リハ），第二に十分な運動量が確保されるという2つの条件がそろうことが必要である．

表1-Ⅱ-26 日本人の平均歩数

	男性	女性	全国
30～39歳	8,278	6,669	7,410
40～49歳	7,873	6,986	7,404
50～59歳	7,684	7,184	7,412
60～69歳	7,092	6,234	6,630
70歳以上	4,890	3,872	4,325

（厚生労働省，2012）[62]

（2）健常者の歩行量（表1-Ⅱ-26）[62]

厚生労働省の調査によると，60歳代日本人の1日平均歩数は日常生活を含めて約7,000歩である．歩幅を60cmとして，これを歩行距離に換算すると4km前後に相当し，歩行時間にして1日で約1時間程度歩行していることになる．しかし，これも運動生理学的に望ましいとされる運動量（日常生活のほかに1日300kcal：ほぼ1万歩，約6km歩行に相当）には達していない．

（3）廃用症候群防止に必要な歩行量・運動量

脳卒中患者が病前の体力を回復するには，1日の運動（歩行）時間は健常人と同じくらい必要であり，日本人の1日平均歩数から推定すると1時間程度の歩行が必要と推定される．これに対し，入院してリハを受けている患者ですら，通常の運動療法で1時間を確保するのがやっとと推定され，この量では廃用症候群は防止し得ていないと思われる．実際，「指導下の自主訓練」に取り組む脳卒中リハ患者を対象に検討しても，通常の理学療法士・作業療法士による訓練に加え，1日1km，（歩行速度が落ちていることを考慮すると）時間にして1時間程度の「指導下の自主歩行訓練」が必要であった[63]．いったん落ちた体力を回復するために，健常人よりも多くの運動量が必要と考えれば不思議な数字ではない．

アメリカのリハビリテーションガイドラインでは，リハ対象患者とは，1日3時間以上の訓練に

耐えられる者とされている[64]．日本の場合，回復期リハ病棟で訓練しても通常3時間以内である．筋力やADLの回復速度が訓練量に依存していることも合わせて考えると，さらに多くの訓練が必要といえる．ただし，運動量が増えることによる過用症候群の危険が高くなることに留意が必要である．

後述する「指導下の自主訓練」を全く行わない場合，週末などに2日間訓練を休むと，その回復だけで数日かかると推定される．休日に訓練を行わない群に比べ，年間365日訓練を行うことなどで，ADL改善度が大きくなることも報告されている[65,66]．

以上のエビデンスから，休日に訓練を行うことも含め，現状よりも身体活動量を増やすことが求められている[64]．

2. 起立・歩行・階段昇降の意義

脳卒中治療ガイドライン2009[28]でも，下肢訓練の量を多くすることが，歩行能力の改善のために強く勧められている．

歩行できない場合に，他の運動種目で同等の運動量を確保するにはどの程度の訓練が必要なのであろうか．市橋らは，5秒間の下肢伸展挙上保持訓練で1日1,200回以上の訓練が必要であると推定している[67]．十分な歩行量が確保できない患者では，歩行に変わる何らかの訓練が必要である．しかも，脳卒中患者にとって歩行よりも簡単に実施でき，安全でなければならない．この条件を満たす訓練が起立（立ち上がり-着席）訓練である．また，Hirschbergら[42]や三好[68]も強調しているように，起立訓練には，後述する階段昇降訓練とともに平地歩行訓練以上に健側を含む全身の筋力増強効果が期待できることにも大きな意義がある．起立-着席訓練や歩行訓練などの下肢訓練を週5回45分行うと，1日15分の訓練に比べて20週時点で歩行能力がより改善していたという報告もある[69]．一方，Bobath法，PNF（proprioceptive neuromuscular facilitation）法などのファシリテーション（神経筋促通手技）には，通常の運動療法よりも有効であるという科学的根拠はない[28]．

やがて歩行が可能になると，患者は起立訓練よりも歩行訓練に意欲を燃やすようになる．脳卒中患者にとって，再び歩けるようになることは大きな喜びであり，ADL拡大・移動能力の獲得，生活圏の拡大やこれらによるQOLの拡大にもつながる意義をもつ．

階段昇降訓練は，平地歩行が自立した後に取り組む訓練種目であるように誤解されているが，手すりのある病院内の階段であれば，理学療法士の介助下で平地歩行と平行して訓練できる種目であり，筋力増強効果からみれば平地歩行以上の効果が期待できる[42]．入院前の生活で階段昇降が必要であった患者の場合，再び同様の生活に戻れるのか，そのためには手すりが必要なのか，あるいは退院後は階段昇降が不要な生活を考えるべきなのかなどについて，階段昇降訓練を早期から始めることで，その見極めが早くつき，ゴールやプログラムの変更や在院日数の短縮につながる意義ももつ．

3. 起立・歩行・階段昇降訓練の方法と実施上の注意

(1) 起立（-着席）訓練

車椅子やベッド上の端座位から（廊下の）手すり（あるいはベッド柵，平行棒，肋木など）につかまり，起立（立ち上がり）し，直立位となった後，再び座る動作をゆっくりと繰り返す訓練である．単調となり飽きやすいこと，膝関節症の患者には負担になることが短所である．一方，それを上回る表1-Ⅱ-27のような多くの長所をもつ．実施にあたっては，以下のことに注意する．

①座面の高さ

その人の状態に合わせ，座布団などを用いて座面を高くする．

②ゆっくりとしたスピードで行う

特に座るときに大腿伸展筋群の力を抜いてドシンと座る患者がいるが，これをゆっくり（たとえば「1, 2, 3, 4, 5」と数えながら）させることで，大腿伸展筋群の遠心性の等張性・等角度性収縮をさせることが可能となり，訓練効果が増大す

表 1-Ⅱ-27 起立(-着席)訓練の長所

①手すりなどにつかまっての起立(立ち上がり)が家人の監視下において可能になれば,歩行要介助レベルの早期から開始できる.
②下肢の筋力増強効果としては,歩行訓練よりも大きいと期待できる.
③立位バランス訓練にもなる.
④手すりにつかまって行うので安全である.
⑤手すりのあるところなら訓練室でなくとも廊下でもベッドサイドでも行える.
⑥退院後自宅でも継続できる.
⑦平行棒の両側に患者を集めれば,集団で行える,など長所が多い訓練方法である.

る.

③上肢の屈筋に頼らない

下肢の伸展筋力で起立することが重要である.一部の患者で健側上肢屈筋群の引っ張る力を利用して起立することがあるが,麻痺側上肢の屈曲パターンを促通する可能性があるので望ましくない.これを防ぐためには,踵を後ろに引き,十分に上半身を前傾させ重心を足部上に移動させること,手すりを握らず手すりの上に手を開いておくか車椅子のアームレストを用いることなどを指導する.これらに配慮しても訓練終了後に上肢の屈曲パターンが増強する場合には,上肢屈曲パターンを抑制する自己他動訓練も指導しておき,訓練終了後に実施させるなど工夫が必要である.また,手すりにつかまらなくても安全に行えるようになれば,体の前で両手を組んで,肘伸展位にして起立するように指導すればよい.

④両側下肢に荷重する

健側荷重優位のパターンで起立するのを避けることも重要である.そのためには,麻痺側の踵を非麻痺側よりも後ろに引いた位置で訓練するように指導する.この位置で起立できない(初期の)場合には,左右両側のかかとの位置が同じになるようにして行うように指導する.立位になったときに麻痺側の膝にロッキング(過伸展)がないことも確認しておく.

⑤運動強度をチェック

特に,廃用症候群や易疲労性,心疾患がある場合,起立(-着席)前後の脈拍を計測したり,表情や疲労感を観察して,運動強度をチェックすることである.不整脈が増加したり,50% $\dot{V}O_2max$ に相当する脈拍数(表 1-Ⅱ-28)を超えないように,起立(-着席)訓練の連続回数・起立速度を指導する.

これらのことは,病棟の看護師等の間で,知識

表 1-Ⅱ-28 自覚的運動強度(RPE)と年齢別心拍数による運動強度の目安

自覚的運動強度(RPE) 強度の感じ方,その他の感覚を参考に RPE 点数をきめる			$\dot{V}O_2max$ からみた強度	脈拍数からみた強度 % $\dot{V}O_2max$ に相当すると思われる脈拍数		
強度の感じ方	その他の感覚	RPE 点数	% $\dot{V}O_2max$	1分間当たりの脈拍数		
^	^	^	^	60 歳代	50 歳代	40 歳代
最高にきつい	からだ全体が苦しい	20 19	100%	155	165	175
非常にきつい	無理,100%と差がないと感じる,若干言葉が出る,息がつまる	17	90%	145	155	165
きつい	続かない,やめたい,のどがかわく,がんばるのみ	15	80%	135	145	150
ややきつい	どこまで続くか不安,緊張,汗びっしょり	13	70%	125	135	140
やや楽である	いつまでも続く,充実感,汗が出る	11	60%	120	125	130
楽である	汗が出るか出ないか,フォームが気になる,ものたりない	9	50%	110	110	115
非常に楽である	楽しく気持ちよいが,まるでものたりない	7	40%	100	100	105
最高に楽である	じっとしているより動いたほうが楽	5	30%	90	90	95

(糖尿病治療研究会編:糖尿病運動療法のてびき,第2版,医歯薬出版,1988)を改変

の共有を図っておかなければならない．

（2）歩行訓練

歩行訓練の介助の仕方については，第2章Ⅲ節で述べた．実施にあたっては以下のことに注意が必要である．

①歩容のチェック

歩容が悪くなると膝痛や杖を持つ健側手の痛みなど誤用症候を招くので，繰り返しチェックし指導する．

②運動強度のチェック

歩行速度が早くなりすぎると，心臓への負荷となるので「RPE（表1-Ⅱ-28）で13を超えない範囲」を指示する．

（3）階段昇降訓練

階段昇降の初期には，必ず手すりをもち，昇りから練習する．患者が不安を感じると階段昇降訓練をいやがったり筋緊張が高まるなど，望ましくない結果を招くので，特に初期においては，安全への配慮が必要である．

4. 集団で行う起立訓練

現在では，脳中卒のリハは回復期リハ病棟で行うことが一般的である．休日の訓練や1日3時間の訓練も普通となっている．しかし，それでも廃用症候群は回復期リハ病棟で起こり得る．理学療法のみでは解決できない問題である．これを補うために実際的な方法の1つが，集団で行う起立（-着席）訓練である．毎日決まった時間帯に，車椅子に移れる患者を集め廊下の手すりや平行棒につかまってゆっくりと起立（-着席）を繰り返す．患者自身に号令をかけてもらうと，患者のなかから号令をかける係が生まれてきたり，一人ではやりたがらない患者も集団でなら意欲が高まるなど集団で取り組むことによる意義は大きい．

5. 指導下の自主訓練

（1）指導下の自主訓練とは

①指導の必要性

廃用症候群を防止するためには，患者が理学療法士・作業療法士による訓練時間以外に運動することが必要になる．この場合に，その内容や量を患者まかせにすると，量が不足しがちとなる．逆に量や運動強度が大きすぎたり，やり方を誤ったりすると，過用症候や誤用症候を招くことになる．したがって，実施可能で安全な目標を示したり，正しいやり方を実際に行ってみてもらいながら指導する必要がある．患者・家族に，①必要性，②訓練種目と正しい方法，③チェック表への記載方法，④目標量，⑤運動強度を説明することが必要になる．特に監視レベルの患者には，家人にも必要性を説明し来院を促し，介助法を指導することが重要である．

②指導下の自主訓練の種目と方法

指導下の自主訓練の種目として用いるものには，起立（-着席）訓練，歩行訓練，階段昇降訓練などがある．どの訓練も一度にまとめて行わず，1日に何回にも分けて頻回に実施してもらう[70]．家族の介護が難しい場合には，病棟の看護師等が，分担して介助する．

1）起立（-着席）訓練

医療上の危険がなくなれば，介助で起立（-着席）訓練を始める．患者一人で行う場合には，移乗動作が自立し，車椅子で病棟内を移動できるレベルになれば，開始できる．われわれの経験では，軽症患者ははじめから（次項の）歩行訓練から始めるため，起立（-着席）訓練を実施するのは脳卒中患者全体の4割程度である[71]．一方，転倒の危険が残る患者，指示に従えない患者などには，一人では実施させない．

2）歩行訓練

監視下に歩行が可能となれば，開始できる．

使用する補装具：理学療法士とT字杖で訓練している患者でも，指導下の自主訓練時には四点杖を用いるなど，安全性を重視して選択する．

歩行量を定量的に把握する方法：（a）万歩計のカウント数による方法と（b）歩行距離とがあり，一長一短がある．

（a）万歩計は退院後や距離のわかっていないコースでも使えることが長所であるのに対し，歩行パターンにより歩数がカウントできないことがあり，万歩計をつける部位や向きを工夫する必要があること，歩幅が急速に延びる歩行開始直後に

自主訓練チェック表

担当 理学療法士

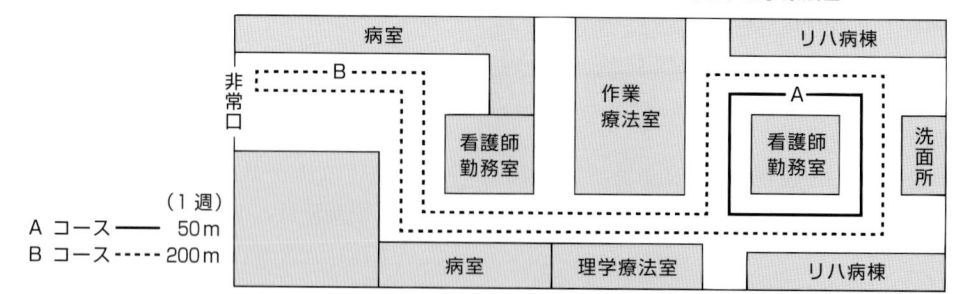

```
        (1週)
  Aコース ——  50m
  Bコース ----- 200m
```

目標　１日の起立訓練の回数　　　回　（起立訓練をした時刻に回数を記入して下さい）
　　　１日の歩行訓練の距離　　　回　（歩行訓練をした時刻に周数を記入して下さい）
　　　１日の階段昇降訓練　　　往復　（１日間の階段訓練をした往復の回数を記入して下さい）

指示内容　１人で歩行可能・家人といっしょ　　装具（有・無）　　杖（有・無）																	
月日		6時	7	8	9	10	11	12	1	2	3	4	5	6	7	8	合計	階段
	起立訓練																	
	歩行 A																	
	B																	
	起立訓練																	
	A																	
	B																	
	起立訓練																	
	歩行 A																	
	B																	

（船橋二和病院　リハビリテーション科）

図 1-Ⅱ-8　自主訓練チェック表

　船橋二和病院リハ科で用いている自主訓練チェック表．上段に簡単な訓練コース（リハ病棟のある２階病棟）の見取り図があり，リハ科の看護師勤務室を一周するAコース（50m）と２階病棟の端まで往復するBコース（200m）とが示してある．その下に，各患者に対する自主訓練の処方（内容：起立訓練か歩行訓練のA・Bコース，方法：１人でよいか，家人同伴か，装具や杖の有無，自主訓練処方量：起立訓練の回数，歩行距離など）が記入できるようになっている．下段の訓練量記録欄は，１枚に７日（１週間）分が記録できるようにしてある．

は歩行距離の増加を反映しないこと，が欠点である．

（b）歩行距離は，歩行パターンによらず測定可能で，事前に廊下など訓練コースの距離を測定しておけば退院後の通院に必要な連続歩行距離などに合わせ処方量を指示しやすいなどの長所があり，「指導下の自主歩行訓練」導入期には歩行距離のほうが用いやすい．この場合も，退院後には，距離のわからないコースを歩くようになるので，退院までには万歩計のカウント数による方法

も併用することになる．

3）階段昇降訓練

　階段昇降が可能になれば，歩行訓練だけでなく，階段昇降訓練も処方する．階段昇降が監視レベルなら家族の監視を条件とすればよい．特に，寝室が２階にある自宅やエレベーターのない集合住宅に退院する患者，通院に電車を使うため駅での階段昇降が必要となる患者では重要である．

（２）指導下の自主訓練チェック表

　指導下の自主訓練を確実に行うためには，何ら

表1-Ⅱ-29 自主訓練チェック表の意義

①自主訓練とチェック表について説明しながらチェック表を渡すことで，自主訓練を行うことが患者にとって必要な課題であることが患者・家族に明確になる．
②ベッドサイドにこのチェック表があることで，医師の回診時や看護師の検温時などに自主訓練のことが患者との話題にのぼり，励ましや訓練の必要性の教育のきっかけとなる．
③実施回数の合計の推移が一目でわかることで，実施回数を前日並みに維持したりさらに増やすことを患者が自己の目標にするようになる．
④起立訓練回数や歩行距離などが処方量に比べ不十分と思われる場合に，どの時間帯に訓練を増やすことが可能かがわかる
⑤記録の仕方，実施回数の合計があっているかなどで，高次脳機能障害の評価にもなる．さらに利き手交換をしている患者にとって，記録をつけることが必要に迫られた書字訓練となるなどの副次的効果も期待できる．

かの記録が必要である．1日のうちに何度にも分けて行うため，何らかの記録をつけないと合計でどれくらいの量を行ったのかわからなくなるので，チェック表が必要となる．図1-Ⅱ-8は実際に用いているチェック表の一例である．

チェック表は，単に備忘録としての意味のみでなく，表1-Ⅱ-29のような指導下の自主訓練を促進する積極的意義をもつものである．

(3) 指導下の自主訓練の処方量の目安

①起立（-着席）訓練の処方量[71]

上記の指示に従える訓練実施可能な患者の多くは，初日に1日30〜60回（一度に連続10〜20回×1日に3〜6度実施）の起立（立ち上がり-着席）が可能である．連続で行う回数と1日に分けて行う回数の両方を徐々に増やすことで，多くの患者で，数日以内に1日に100回くらいできるようになる．高齢であったり，軽症意識障害や知的低下，高次脳機能障害があり指導下の自主訓練の意義が理解できない患者でなければ，1日に150〜200回程度までは無理な処方量ではない．

さらに復職や屋外歩行を目指す壮年患者であれば，歩行自立する前に1日で300回は施行できる．300回は一見過激な回数にみえるが，50歳代の患者であれば1分間に6〜10回は起立（立ち上がり-着席）可能なので，途中に短い休憩を入れた50回の起立（立ち上がり-着席）訓練は10分もあれば施行できる．これを起床から就寝までの15時間のうち，理学療法・作業療法で訓練している時間や食事・検査などの時間を除いた空き時間に，1時間に1度（1日で合計1時間程度）行えば1日に300回は十分可能である．歩行が可能になり自主歩行訓練が可能になっても，起立（-着席）訓練を継続するよう指導する．

②歩行訓練の処方量[72]

歩行能力が急速に改善する過程で患者が「指導下の自主歩行訓練」で実際に歩行した距離と相関が高い因子を，年齢や下肢の麻痺の程度，Barthel Index，歩行速度などで分析してみると，相関が高いのは歩行速度であった．これに基づけば，起立訓練と同じく1日に合計で1時間程度の自主歩行訓練は，実施可能な処方量と考えられる．一方，量が多すぎると膝痛や杖をもつ健側手の疼痛の原因になる．このような患者の歩行量は1.5倍であったことから，合計で1時間程度が安全と思われる．実際には，患者の歩行速度（分速）を求め50〜60倍した距離あるいは理学療法で計測されることの多い10mの歩行速度をX（秒）とすれば，Y（1日の自主歩行訓練の目標歩行距離：m）=30,000〜36,000/X（秒）で求めた距離（m）を指示すればよい．

患者によっては理学療法のみで2時間の訓練を行い，相当量の歩行訓練を行う場合もある．このような患者の場合には，理学療法での訓練量も勘案して歩行距離を設定する．

6. 退院に向けた指導下の自主訓練の指導

（1）退院後の生活に必要な歩行距離を目標として示す

たとえば患者が通院に電車を使う場合，自宅から駅までと駅から病院までの距離がともに約600 m（健常者で8～10分）であった場合，通院に最低必要な歩行能力は片道で1,200 m（600 m + 600 m），往復で2,400 mになる．このような具体的目標を提示すると，患者は連続で600 m以上，1日に数km以上の自主歩行訓練を行う具体的必要性を理解し，訓練に励むようになる．さらに試験外泊の前に，600 m連続歩行した後，引き続き駅の階段に相当する階段昇降を行い，小休止後に600 m連続歩行を行うシミュレーションを行うと，自信をもって歩行で外泊に向かえることになる．

（2）退院後の指導下の自主訓練量の処方も忘れずに行う

退院後も体力を維持するためには，指導下の自主訓練の継続が必要である．その際目標となる処方量を示さなければ，入院中よりも訓練量を減少させてしまいがちである．これを防止するには，指導下の自主訓練の必要性についての指導とともに，入院中施行できていた訓練量の必要性についての指導とともに，入院中施行できていた訓練量の実績と退院後の訓練量を患者自身が定量的に把握できるようにする必要がある．起立（-着席）訓練なら起立回数，歩行なら入院中に万歩計をつける位置を決め，起床から就寝までの万歩計のカウント数を記録してもらい退院後も万歩計をつけてもらうと定量的に把握可能となる．このような工夫をしても雨天や季節などを理由に，退院後歩行量が減少する患者がいるので，歩行できないときには起立（-着席）訓練を行うよう指導する．

これらの訓練量については，退院前のサービス担当者会議などで通所リハや訪問リハスタッフに伝えることが望ましい．

〔近藤克則，冨山陽介〕

3-C 運動学習
【リハビリテーション医学に特有の対応法】

要旨

今後脳卒中のリハで運動学習の知識が求められる．運動制御や学習に関する神経科学の進歩，トレーニング理論など運動科学の進歩などを背景に，これらの知識を脳卒中リハに活用しようとする試みが広く行われている．スキル，フィードバック，課題特異性や課題指向型訓練など学習理論の基本的な用語について説明を加える．運動学習が有効になるためには，学習者の能動性，練習のなかでの的確なフィードバック，具体的なゴールなどが必要である．神経筋促通手技のように臨床現場で直接使える知識とはいい難いが，どのような練習がより大きな効果を生むのかについて科学的に考察する手段を得ることができる．

1. 脳卒中と運動学習

近年神経科学の一環として運動制御に関する研究が飛躍的に進歩しつつある．麻痺の改善や動作の再獲得に関して脳そのものの研究に基づく新しい解釈がなされるようになってきている．リハ領域でも，これらの研究や解釈に基づく新たな取り組みが進められている．

リハ領域における運動学習とは，神経科学の基礎的研究に加え実践的な技術を含む領域である．この実践的な部分は心理学やスポーツトレーニングなど運動科学の領域で発展したさまざまな概念を活用している．また，物理や工学で発達した概念も応用されており学際的な領域である．

正常者と脳損傷者とでは根本的な相違があるとはいえ，いかに新たな動作を獲得させるかという視点からみると多くの共通点がある．どうすればより早くADLの自立を促せるのか，歩行を獲得させられるのかと日々悩む臨床の世界では運動学習の知識が不可欠といえる．今後，ますます重要性が増す領域と考えられる．

運動学習と麻痺肢の機能回復は区別してとらえるべきではあるが，長谷は「筋再教育によって回復した機能を具体的な動作において利用できるようにする手続きは運動学習理論によって行われる．また，難易度を調整した課題を反復することで運動出力が高められ，結果として麻痺肢の機能回復を導くことが実証されている．言い換えれば，運動学習は脳卒中リハビリテーション治療において，脳機能の回復を導く重要な手段の一つとなっている．」と述べている[73]．

実証的な研究に基づく脳卒中の運動療法の進歩を理解するにあたり，運動学習の知識が不可欠である．本項では，この領域の基本的な用語の説明を行う．

2. 運動学習とスキル

運動学習（motor learning）は，訓練や経験によって生じる課題遂行能力の比較的長期な変化である[74]．この変化は動作の効率，正確さや速さの変化でとらえられる．訓練直後に患者のパフォーマンスが変化するのはある意味当然であるが，それを運動学習とはよばない．数日間隔を置いた後の保持テストで訓練効果を観察することができれば，運動学習が生じたと判断する．

麻痺の重症度や筋力に変わりないが，移乗動作ができるようになった，更衣動作が自立したなどというときには運動学習が生じたことを暗に示している．練習の直後に動作が可能になっても，翌日にはもとに戻っていれば運動学習は生じなかったと判断される．どの程度定着・保持されたか，あるいはどの程度他の動作に転移したかで運動学習は評価される．

また，このように訓練で得られた個別の能力のことをスキル（skill）という．このスキルは，具体的な目標がある，安定して正確に行える，必要

表1-Ⅱ-30 スキルの分類

環境の安定性		
閉鎖スキル	予測できる環境	体操, アーチェリー, タイプライター
開放スキル	予測できない環境	サッカー, レスリング, ウサギを追いかける
連続性		
分離スキル	開始と終了がはっきりしている	投げ矢, ボールをつかむ, ライフル射撃
系列スキル	分離スキルが連結	釘を打つ, 組み立て作業, 体操の規定種目
連続スキル	開始と終了がはっきりしない	車の運転, 水泳, 追従作業
運動と認知		
運動スキル	意思決定より運動制御が大きい	走り高跳び, 野球の投球
認知スキル	運動制御より意思決定が大きい	チェス, 料理, スポーツのコーチング

(シュミット, 1994)[75]

なエネルギーを最小化する, 最小の時間で行うなどの条件を備えている[75]. 手早く, 楽に, 正確に行えるということは, 高度のスキルを獲得しているということになる.

スキルは表1-Ⅱ-30に示すようにいくつかの次元に基づいて分類されている[75]. 同じ性格のスキルは相互に転移しやすいことが知られている. したがって, 指導者は目標とするスキルがどのようなタイプのスキルか判断できることが求められる. たとえばトイレ動作は, トイレという固定した環境なので閉鎖スキルであり, いくつかの動作の組み合わせなので系列スキルであり, どちらかといえば運動スキルに属すると考えることができる.

砂利道を歩くときに求められるバランス(開放スキル)とトイレで求められるバランス(閉鎖スキル)には共通点はあるが, 異なる性格をもっているので, 異なる運動学習の手法が必要になるだろうなどと考察するときに, このような分類を用いる.

3. 運動学習の段階

運動学習の過程は通常3段階に分けて説明される[76]. 認知段階 (cognitive stage) は行うべきことを理解し, 動作を順を追って学ぶ段階である. この認知の段階を過ぎると統合段階 (associative stage) に移る. 習得した動作をさらに効率的に安定して行うように磨きをかける. 練習ごとに新たな試みを行いあえて試行錯誤することで, さまざまな場面での一貫した動作を実現できるようになる. さらに練習をこなすと自動化段階 (autonomous stage) に至る. ここでは運動そのものに注意を多く注ぐ必要がなく, 周囲に注意を向ける余裕が出る.

脳卒中の杖歩行で最初に3動作歩行を練習するときに, 「杖, 右足, 左足」とつぶやきながら慎重に練習するのが言語認知段階である. さらに慣れてくると杖と右足を出すタイミングを意図的に変化させ2動作歩行を習得し歩行速度を向上させる段階が運動段階である. さらに練習を重ね, 真っ直ぐ前をみながら周囲の状況を確認しながら歩けるようになるのが自動化段階である.

一般論としては自動化段階を目指すべきだが, 感覚や認知に障害のある脳卒中患者の場合には必ずしもその通りにはいかない. 脳卒中患者の動作訓練において, 課題内容や教示の与え方を検討するときには, 学習者がどの運動学習の段階にいるかの理解が出発点になる. 患者の段階を勘案して目標を設定することになる.

4. フィードバック

学習にはフィードバックは不可欠である. フィードバックは目標と実際の課題遂行との差, つまりエラーについての情報である[75]. 運動学習で最も重要な概念のひとつである. フィードバックには内在的フィードバックと外在的フィードバック(付加的フィードバック)がある. フィードバックが内在的にも外在的にも与えられない場

合，学習は生じない．

内在的フィードバックとは，課題の遂行にあたって学習者自身が固有知覚や視覚，聴覚などから得る感覚情報である．つまり学習者自身が運動に対してどう感じたかの内省なしには，次に述べる外在的フィードバックが生かされない[77]．

外在的フィードバックは，学習者に外から与えられる情報である．観察者から言葉で指摘されたりビデオの再生などで得られる情報である．

運動試行後に与えられる運動の結果，特に環境目標についての情報を「結果の知識」（knowledge of result；KR）とよぶ．誤解を恐れずにいえば，成績に近い概念である．たとえば，片麻痺者の杖歩行で，10メートルを何秒で歩いたかなどがこれに当たる．あるいは目標とする大きさで文字が書けたか，一定時間に箸で何個豆を拾ったかなどもこれに当たる．KRは，目標に対して具体的にどの程度実行できたかを明確に示すので，学習者の動機付けや学習戦略を促すうえで重要である．

さらに運動の施行後に与えられる情報に「パフォーマンスの知識」（knowledge of performance；KP）がある．KRが外的目標との関係について情報であるのに対して，KPは学習者の運動のフォームやパターンについての観察者からの指摘である．たとえば，リーチ動作時の姿勢の指摘や歩行時の膝の過伸展の指摘などがこれに当たる．日常的にはKRより頻度が高く使用されている．

学習者が能動的に行動し，その結果（エラー）を知ることで学習が生じるという原則を忘れてはならない．学習者がエラーを検出できる，あるいは検出できるようなエラーを提示するということも大切である．学習者自身が内的フィードバックとエラーについての外的フィードバックをつきあわせながら試行錯誤することが運動学習ともいえる．

5．課題の与え方

（1）動機付け

リハの訓練では「患者の能動性」が要求される[78]．そのための動機付けを訓練の前に考慮し

表1-Ⅱ-31　ゴールの4つの性格

Challenging	やりがいがある
Attainable	達成できる
Realistic	実際的である
Specific	はっきりと具体的である

(Schmidt et al, 2008)[79]

なければならない．訓練を行うことで得られる報酬が患者にとって具体的に明らかであることが望ましい．

リハの世界では，患者の意欲の低下に悩まされることは多々ある．それを解決する決定的な方法はないが，賞賛は基本的に非常に有効である．特に主治医が，改善の程度や努力の程度に驚いて喜ぶというような，ややわざとらしい対応も有効である．賞賛や励ましの内容は具体的であることが必要である．褒めることで訓練の能率があがるのは多くの臨床家が実感しているところである．

患者自身も課題を達成することそのもので，満足を得やすい．患者自身が成し遂げたという満足感が得られるような課題の選定も必要となる．また療法士の結果の与え方も重要となる．

（2）ゴール設定

リハにおいてゴールが重要であるのは常識だが，運動学習の効果を高めるためにも必須のものである．ゴールは以下の4つの性格をもつとよい[79]．すなわち，やりがいがある（challenging），達成できる（attainable），実際的である（realistic），はっきりと具体的である（specific）といった性格である（表1-Ⅱ-31）．

さらに，パフォーマンスの最終的な結果についてのゴール（outcome goals），学習者の過去との比較におけるゴール（performance goals），運動生成の質についてのゴール（process goals）に分けられる．

上記のゴールを得るために獲得すべきスキルを標的スキル（target skills），標的スキルを達成するためできるようにならなければならない動作を標的動作（target behaviors），また標的スキルを行うべき状況を標的状況（target contexts）とよぶ（表1-Ⅱ-32）．

表1-Ⅱ-32 ゴールまでの流れ（トイレ動作）

Activity	Outcome goals	Performance goals	Process goals	Target skills	Target behaviors	Target contexts
トイレ動作	自宅でのトイレ動作が自立する	今まで介助されていた下衣動作が自立して可能になる	健側上肢で下衣を操作する	安定した立位バランス	患側下肢の効果的な体重支持	自宅のトイレ

脳卒中患者のトイレ動作について表1-Ⅱ-32に例示する．日常臨床では，通常ここまで分析的に検討することは少ないと思われるが，実際の訓練と獲得すべき目標とが矛盾しないかどうかを検討するうえでは重要な概念的分類である．

（3）難易度

課題は学習者の能力に応じて選択されなければならないが，その達成の難易度も重要な因子である．

たとえば回復期の重症の片麻痺患者を考えてみる．歩行の再獲得を最終目標と設定しても，最初からそれは実現できない．立位の保持，左右の下肢への交互の体重移動，足の振り出しなど，歩行の動作はいくつかに分離することが可能である．実現可能なそれぞれの課題を個別にあるいは段階的に加えながら練習して，最終的にそれを統合する形で歩行の再獲得を図るのが一般的であろう．その際に，すでに潜在的に難易度の検討がされているといえるが，それをより意識的に操作することが求められる．現実的な target skill や target behavior を積み重ねることになる．

簡単すぎると学習は生じにくく，達成できない程困難な課題は練習として適切とはいえない．才藤らは「療法士の難易度設定能力が最も治療成績を左右する部分だと考えている」とさえいっている[78]．

ここでの難易度設定能力にはゴール設定能力も含まれることを理解しておく必要がある．目標もなく容易な課題を続けてもスキルの向上は見込めない．達成可能なスキルや動作をどのように積み上げて最終的な目標に達するかという戦略が必要となる．

（4）フィードバックの与え方

フィードバックには内在的フィードバックとKRやKPといった外在的フィードバックがある．外在的フィードバックの与え方が訓練の効率に影響を与える．どのような内容のフィードバックをどの時期に与えるかについては健常人を対象とする数多くの実験的研究がある．それらによると，外在的フィードバックは必ずしも詳細かつ正確である必要はないことが示されている．さらに迅速に，頻繁に与えられたほうがよいとは限らないことも示されている[76]．

脳卒中患者では，麻痺や感覚障害の影響で正確な内在的フィードバックを得ることが困難で，さらにエラーの修正が困難で，また多くの情報を処理することが困難な場合も多い．必要なフィードバックは与えられるべきであるが，困難を有するからといって必要以上に与えないように慎重に配慮すべきである．

自動化段階で単純にKRを与えすぎるとむしろKRに頼ることを学習してしまう．運動学習の段階に応じてKR（おそらくKPも）を与える量や頻度を減らすことを常に考慮する必要がある．外在的フィードバックに依存しすぎないようにしなければならない．

ここでも，学習者自身の能動的な情報処理をいかに支援するか，という視点が重要である．

6. 課題特異性と転移

ある特定の課題の練習は，その課題に最もよい効果を示すという当然の傾向がある．それを課題特異性という．すなわちボールを投げる練習をすればボール投げは上手になるが，歩行には影響しない．上肢の筋力強化訓練は巧緻動作にそれほど影響しないだろう．これは訓練の効果のおよぶ範囲は限定されているという事実も示している．

一方，テニスのスイングの練習をするとバドミントンのスイングもある程度は上達するかもしれない．このように他のスキルに影響する場合に転移という．似たスキルの間では転移が起きやすい．そういう意味でスキルの性質を理解する必要がある．分離スキルの練習は連続スキルには転移しにくいと考えるのが自然である．一方，分離スキルとして複数の種目を練習しそれをつなげて系列スキルとして習得することはあり得る．たとえばトイレ動作を，手すりを使っての起立，立位での下衣動作，拭く動作などに分割してそれぞれを練習し，その後それらをつなげて一連の動作として練習するのは有効な訓練だろう．

　現在行っている練習は何につながる練習なのか，標的スキルに転移し得る練習なのかと練習のゴールについては常に意識する必要がある．

（1）多様訓練，ランダム訓練

　たとえば，ボールを投げる練習を考えると，投げるという動作はひとつだが，標的は近いこともあれば遠い場合もある．したがって最初の練習では近くて大きい標的を使って練習するが，ある程度，動作を習得すると距離を伸ばしたりして練習することになる．この場合，一定の条件で行う練習を一定練習，投げる距離をさまざまに変更して練習する場合を多様練習という．パターンとしては同じ動作でも，多様練習を経ることでどんな距離でも正確に投げることができるようになる．

　また，投球に加えて捕球や打球など複数の課題を練習する場合，同じ課題のみを集中して練習するブロック練習と，複数の課題をランダムに与えるランダム練習がある．練習期間中または直後のパフォーマンスはブロック練習のほうが優れているが，時間をおいて評価する保持テストにおいては，ランダム練習のほうが学習効率がよいことが知られている．種目や練習量が同じでも課題の与え方で学習効果が変わるためこれを文脈干渉効果という．脳卒中患者上肢運動課題でランダム練習がブロック練習より有効であったとする研究もある[80,81]．この文脈干渉効果はどのようなタイプのスキルにも常に期待できる訳ではないので注意しなければいけないが，複数のスキルを学習する場合には留意すべきである．

　一般的に，脳卒中のリハの場面では理学療法や作業療法などで同時並行的に複数の課題を練習している場合がほとんどである．そういう意味ではあまりランダム練習にこだわる必要はないだろう．しかし，セルフケアでトイレ動作のみが課題となっているような場合に，理学療法や作業療法のすべての時間を使って同じ内容でトイレ動作のみを繰り返す場合には，戦略的には必ずしも効果的でないことも理解されるであろう．

（2）課題指向型訓練

　練習の効果には課題特異性がある．課題そのものは患者の状況やどのような場面で行うかなど場合によってその意味合いが異なる．たとえば移乗動作においても「夜間，自宅のトイレで排泄できるか」などそれぞれ特有の環境と文脈のなかで検討される．

　同じ課題でも，環境や状況に応じて難易度や意味合いが変わり得る．これらはある課題を達成するには，患者の身体というシステム以外にも，環境というシステムが大きな意味をもつことを示している．さらに四肢や体幹など身体も，脳の制御だけでなく筋力や骨格構造など多くのシステムから構築されている．

　課題は達成されてこそ意味がある．課題の達成とはこれら複数のシステムの動員であるという立場の考え方がある．ここで重要なのは，神経システムも動員されるシステムのひとつにすぎないということである．与えられた状況に応じて，人間の運動戦略はおのずと変化するということを課題を提供する側が知っている必要がある．

　このような立場から，現実的な環境を前提として，具体的な課題に対する処理能力を高めることを狙いとする介入手法を課題指向型アプローチという[82]．したがって，ここでも課題特異性が重視される．現実的な場面（実際的な意味のある環境）での課題特異的訓練においてさまざまな環境条件を設定し，機能障害のみでなく運動戦略にも習熟することを目指す．

　課題指向型アプローチの場合，患者の身体機能の評価と改善，患者の用いることが可能な運動戦略の開発，課題の達成や遂行状況という3つの水準からの評価と訓練計画がなされる．これらは段

階的に進めるのではなく，包括的な評価に基づきながら課題の練習のなかで同時に並行して進められる[82]．たとえば歩行においては，痙縮と共同収縮系の影響を減少するテクニック（機能障害レベル），立脚期での患側下肢への荷重を改善し対照的歩行パターンを目指すテクニック（戦略レベル），ベッドからトイレまでの距離を歩ける（課題達成遂行レベル）を練習のなかで並行的に取り組んでいくということになる．

機能障害が改善することが見込めれば正常な戦略を当初から指導しても構わないかもしれないが，多くの場合機能障害を残す患者が多い．その際，代償的な戦略をどの程度用いるかが課題となる．課題指向型アプローチでは代償戦略を必ずしも否定しない．当然正常な戦略が可能ならそちらを優先するが，機能障害の残存が確定的ならより適切な代償運動や代償手段を指導し課題達成の効率性をあげることを目標にする．歩行でも装具を使用すれば歩行訓練が可能なら早期から利用するし，自立して歩けても裸足より速く，より長く効率的に歩けるのなら装具を選択する．代償的介入も通常の機能回復訓練と同等に扱う考え方は，課題指向型アプローチの特徴ともいえる．

（冨山陽介）

3-D 【リハビリテーション医学に特有の対応法】
支援工学

> **要 旨**
>
> リハは工学的手段を多く用いる．支援工学とは環境や道具を用意することで活動障害を克服する方法論である．治療や訓練に用いる用具や装置以外の工学的アプローチを指す用語である．リハ専門家はその種類や用途を知るばかりでなく，その日常生活での適用における留意点について知っておく必要がある．

1. 支援工学とは

才藤らによると，支援工学とは，環境や道具を用意することで活動障害を克服する方法論である[78]．実際の臨床では，克服できない問題を前もって予測して，遅れることなく支援工学を導入することが求められる[41]．義肢，装具，車椅子，座位保持装置，杖・歩行器，自助具，環境制御装置，家屋の環境整備や介護用品などがこれに含まれる．才藤らの定義によると，介護保険を申請し退院後の支援体制を調整することも支援工学に入る．患者の身体に直接働きかける治療や訓練以外のほぼすべてを包括する用語である．

2. 支援工学使用の視点

脳卒中では，装具，車椅子，杖・歩行器，環境調整などが日常的によく用いられる．装具や車椅子は別項で述べられるので，具体的内容はそこに譲るが，一般論に関しては簡単に論じる．

支援工学を活用する際には，治療として患者の身体機能を改善させるという治療的視点と同等の重さで，簡便で安全確実に目的を達成するという効率的視点が求められる．最終的な生活のイメージ，すなわちゴールの意識が必要である．

日常的に段差を乗り越えるほうが下肢の筋力強化になるのだから，自宅に段差を意図的に残しておいたほうがよい，と考える治療者はいない．目的の場所に行けないかもしれない，あるいは転倒し怪我をする危険性が高いので極力段差はないほうがよいと考えるのが自然である．

下肢装具の使用には治療的視点と効率的視点の両方が共存する場合が多い．急性期には早期からの立位や歩行のために治療的視点から装具を用いるかどうか判断するのが常識である．慢性期には装具なしで歩けたとしても，装具で転倒の危険性が低下しかつ安定して速く歩けるなら装具を装着するほうがよりよいという判断になる．装具なしで 50 m 歩くより，装具を装着して 1 km 歩けるほうがよい ［サイドメモ7］．

同様のことが，自助具などにも求められる．機能障害の改善にこだわりすぎると，リハらしい支援工学の活用が遅れたり不十分となる場合があるので注意が必要である．機能障害についての教科書的な知識とは異なる，経験による洞察が求められる．ゴールをもたない介入は支援工学使用が不

サイドメモ7　平行棒も装具も支援工学

やや遠方の回復期リハ病棟で訓練したが，通院は自宅近くの当院にしたいと受診した患者がいた．話を聞くと驚くべきことに装具を装着することなく歩行訓練を行い，最終的に歩行不能と判断されて退院していた．患者によると座位や臥位で筋肉をいろいろ触られ，平行棒で立位や下肢の振り出しの練習はしたが，麻痺が改善しないので歩行も無理といわれたとのことだった．早速外来で装具を作製し，通院訓練をしてもらった．その患者は現在，自宅内の歩行が可能となりトイレまでの移動が自立している．平行棒を活用しても装具を使わないのは支援工学としては片手落ちである．積極的に支援工学を活用する視点の有無が，患者の能力をも左右する．

十分になりやすい．

3. 環境への視点

　機能的電気刺激など治療的利用の場合には問題にしないが，能力の補助や代償のために支援工学を使用する場合には，どのような場面で使用するかという文脈や環境への配慮が必要となる．あるいは本人のニーズの確認も重要となる．

　病院では装具を装着してトイレ歩行自立という目標で訓練しても，実際に自宅では夜間装具を装着するのに手間がかかるので装着しないでトイレまで歩いているという場合がある．自宅に帰ってから患者がおのずとその方法をとるようになるという場合が多いが，一面的に装具使用のみを指導しても不十分な場合があるということでもある．道具の使用には，どの場面で，どのタイミングで使用するのか，それは患者の側からすると自然な要求に沿うのかという視点から検討する必要がある．

　退院直後から開始する訪問リハでは，この視点から在宅生活をチェックすることが非常に重要である．

4. 家屋評価 [参照 p194]

　中等度以上の障害を残して自宅退院する場合には，家屋評価を行うのが通常である．入院中のどの時期に行うべきかについては種々議論がある．可能であれば入院当初と退院前の2回行えればよいが理想的に行えない場合が多い．

　家屋評価の前提には支援工学の活用がある．道路から玄関までのアクセス，玄関の段差，屋内移動の経路，トイレや入浴の問題などすべてに支援工学的な視点が求められる．家屋評価を行う前に，どのような生活をするかの議論が必要である．介助者が必要と思われる場合には，誰がその動作の介助を行うのかという点まで具体的に検討しておく必要がある．多くの場合は，家屋評価をしながら，家族やケアマネジャーと協議するが，いずれにせよ自宅をみることで多くの問題を具体的に解決することができる［サイドメモ8］．

　道具は多く準備すればよいというわけではない．実際に生活してみないと使用するかどうか分からないことも多い．退院後の生活のなかで必要なものを整えていくほうがよいので，退院時には最低限の物品を用意するのがよい．手すりなどもせっかく設置しても使わない場合も珍しくない．

　特にリフターや環境制御装置などの操作を要する機器を導入する場合には，本当にそれを使用するのかどうかを綿密に検討しなければいけない．たとえば，リフターでは手順が多く時間もかかるので，結局家族が身体的につらくとも力づくで移乗介助してしまう場合も多い．生活の流れのなかで本当に実用的かどうかを吟味する必要がある．

（冨山陽介）

サイドメモ 8 **支援工学は包括的リハと表裏一体**

　東日本大震災の被災地では，仮設住宅への退院で苦慮する場合が多い．ある重症の左片麻痺患者は，全盲の妻と仮設住宅に住んでいる．当初から2人で仮設住宅で生活することを本人が明確に希望していた．初回カンファレンスの後に家屋評価を行い，二つの部屋の間の壁を取り除くしかないと判断した．再度訪問しベッドやポータブルトイレの配置などを検討したうえで，どの範囲に手を加えるか提案内容を具体化して行政に提案．これらを入院当初からの機能訓練と平行して行った．機能障害の予後予測，明確なゴール，患者の生活環境の具体的イメージは支援工学の活用の基本である．

文献 Reference

1) 千野直一：リハビリテーション医学総論. 現代リハビリテーション医学（千野直一編），金原出版，2009，pp1-25.
2) Kottke FJ：Physical Medicine and Rehabilitation：Past, Present, and Future. リハ医学 34：20-33, 1997.

3) Krusen FH：Historical development in physical medicine and rehabilitation during the last forty years. Walter J. Zeiter Lecture. *Arch Phys Med Rehabil* **50**：1-5, 1969.
4) 高取吉雄：肢体不自由児の療育−三人の夢．リハ医学 **49**：67-72, 2012.
5) 村田 茂：高木憲次（シリーズ福祉に生きる），大空社，1998.
6) 上田 敏：目でみるリハビリテーション医学，第2版，東京大学出版会，1994.
7) 上田 敏：基調報告：WHO国際障害分類改定の経過と今後の課題．リハ研究 **110**：2-10, 2002.
8) 厚生労働省：「国際生活機能分類−国際障害分類改訂版−」（日本語版）の厚生労働省ホームページ掲載について：http://www.mhlw.go.jp/houdou/2002/08/h0805-1.html
9) 千野直一・他：脳卒中患者の機能評価—SIASとFIM（基礎編），金原出版，2012.
10) 赤居正美：リハビリテーションにおける評価法ハンドブック−障害や健康の測り方，医歯薬出版，2009.
11) Brunnstrom S：Movement Therapy in Hemiplegia, Harper & Row Publisher, New York, 1970（佐久間穣爾・他訳：片麻痺の運動療法，医歯薬出版，1974）.
12) 内山 靖・他：臨床評価指標入門 適用と解釈のポイント，協同医書出版社，2003.
13) 原 寛美：高次脳機能障害ポケットマニュアル，第2版，医歯薬出版，2011.
14) 石合純夫：高次脳機能障害学，第2版，医歯薬出版，2012.
15) 山鳥 重：神経心理学入門，医学書院，1985.
16) 伊藤利之，江藤文夫：新版 日常生活活動（ADL）—評価と支援の実際，医歯薬出版，2010.
17) Lawton MP et al：Assessment of older people: self-maintaining and instrumental activities of daily living. *Gerontologist* **9**：179-186, 1969.
18) Granger CV et al：Functional assessment scales: a study of persons after stroke. *Arch Phys Med Rehabil* **74**：133-138, 1993.
19) 二木 立，上田 敏：脳卒中の早期リハビリテーション，第2版，医学書院，1992.
20) Kirshner B et al：A methodological framework for assessing health indices. *J Chronic Dis* **38**：27-36, 1985.
21) 二木 立：脳卒中患者が自宅退院するための医学的・社会的諸条件．総合リハ **11**：895-899, 1983.
22) 中村桂子・他：脳血管疾患患者の自宅復帰に及ぼす社会生活因子の影響．公衆衛生 **53**：427-432, 1989.
23) 近藤克則・他：脳卒中リハビリテーション患者の退院先決定に影響する因子の研究多重ロジスティックモデルによる解析．日公衛誌 **46**：542-550, 1999.
24) 植松海雲・他：高齢脳卒中患者が自宅退院するための条件—Classification and regression trees（CART）による解析．リハ医学 **39**：396-402, 2002.
25) 細川 徹・他：拡大ADL尺度による機能的状態の評価：(1) 地域高齢者．リハ医学 **31**：399-408, 1994.
26) 古谷野亘・他：地域老人における活動能力の測定—老研式活動能力指標の開発．日公衛誌 **34**：109-114, 1987.
27) 吉田清和：米国リハビリテーションの現状と将来，医歯薬出版，2002.
28) 篠原幸人・他：脳卒中治療ガイドライン2009，協和企画，2009.
29) 日本リハビリテーション医学会 評価・用語委員会：リハビリテーション関連雑誌における評価法使用動向調査8．*Jpn J Rehabil Med* **49**：57-61, 2012.
30) 上田 敏：リハビリテーションを考える，青木書店，1983.
31) 岡本五十雄：ゆらぐこころ，日本人の障害と疾病の受容・克服，医歯薬出版，2004.
32) 岡本五十雄，塩川哲男：脳卒中患者の障害受容（克服）．北海道リハ会誌 **34**：9-19, 2008.
33) 岡本五十雄・他：脳卒中後の「希死念慮」—機能障害，能力障害，社会的不利，QOLなどとの関係．OTジャーナル **36**：221-227, 2002.
34) 岡本五十雄・他：脳卒中患者の苦悩と希死念慮に影響する要因．看実践の科学 **30**：68-73, 2005.
35) 岡本五十雄・他：脳卒中患者の障害受容（克服）—受容過程，苦悩要因と障害を個性の一部と認める時期と要因．北海道リハ会誌 **34**：9-19, 2007.
36) 岡本五十雄：障害受容（克服）—脳卒中患者のこころのうち．リハ医学 **50**：951-956, 2013.
37) 岡本五十雄・他：「頑張る」という言葉の受けとめかた．北海道リハ会誌 **29**：47-52, 2001.
38) 岡本五十雄：復活の朝 札幌発リハビリテーション物語，集英社，2000.
39) 江端広樹：疾患における障害受容1. 脳卒中．臨床リハ **11**：498-501, 2002.
40) 岡本五十雄：脳卒中患者の心理的側面への継続的援助の方法．*MB Med Reha* **83**：203-209, 2007.
41) 才藤栄一，園田 茂：FITプログラム，医学書院，2003.
42) Hirschberg GG et al：Rehabilitation, 2nd ed, JB Lippincott, Philadelphia, 1976.（三好正堂訳：リハビリテーション医学の実際，日本アビリティーズ協会，1980）

43) Muller EA : Influence of training and of inactivity on muscle strength. *Arch Phys Med Rehabil* **51** : 449-462, 1970.
44) 近藤克則・他：脳卒中早期リハビリテーション患者の下肢筋断面積の経時的変化―廃用性筋萎縮と回復過程. リハ医学 **34** : 129-133, 1997.
45) 佐藤秀一・他：重回帰分析による慢性期脳卒中患者の歩行能力に影響する諸因子の検討. PT ジャーナル **27** : 93-99, 1993.
46) Thomason DB, Booth FK : Atrophy of soleus muscle by hindlimb unweighting. *J Appl Physiol* **68** : 1-12, 1990.
47) 山内秀樹・他：長期非荷重に伴う筋萎縮とミオシン重鎖分子種の発現変化. リハ医学 **39** : 236-244, 2002.
48) 山内秀樹・他：老齢期の廃用性筋萎縮の機能回復に及ぼす運動負荷の影響：ヒラメ筋の変化. リハ医学 **34** : 212-217, 1997.
49) 安藤徳彦：関節拘縮の発生機序. リハビリテーション基礎医学（上田 敏・他編），第2版，医学書院，1994, pp213-222.
50) 林 泰史：廃用性骨萎縮の発生機序. リハビリテーション基礎医学（上田 敏・他編），第2版，医学書院，1994, pp222-229.
51) 重松 隆：骨の廃用症候群. 総合リハ **25** : 143-148, 1997.
52) Issekutz B et al : Effect of prolonged bedrest on urinary calcium output. *J Appl Physiol* **21** : 1013-1020, 1966.
53) Saltin B et al : Response to exercise after bed rest and training. *Circulation* **38** (Supple) : 1-78, 1968.
54) 間嶋 満：循環系の廃用性変化. 総合リハ **19** : 795-798, 1991.
55) 間嶋 満・他：脳卒中片麻痺患者の体力に関する検討. リハ医学 **22** : 64-72, 1985.
56) 間嶋 満：脳卒中患者の体力. リハ医学 **25** : 168-169, 1988.
57) 間嶋 満：脳卒中片麻痺患者の循環機能障害. PT ジャーナル **24** : 13-18, 1990.
58) 間嶋 満・他：脳卒中片麻痺患者の体力に関する検討（第9報）：短期間のトレッドミルによる歩行訓練の $VO_2 \cdot 100$ の改善に対する効果について. リハ医学 **25** : 225, 1988.
59) 間嶋 満・他：脳卒中患者におけるATレベルでの全身持久力訓練の効果―若者群と老年群における検討. リハ医学 **35** : 485-490, 1998.
60) 井上和宏・他：起立性低血圧. 総合リハ **19** : 787-793, 1991.
61) 田中恒孝：廃用性の痴呆状態. 脳卒中の精神医学―リハビリテーションの立場から（田中恒孝編），金剛出版，1989, pp158-175.
62) 厚生労働省：平成22年国民健康・栄養調査報告，2012.
63) 近藤克則・他：脳卒中リハビリテーション患者の下肢筋断面積変化（第2報），下肢 Brunnstrom Stage・自己訓練一日歩行量との関連について（抄）. リハ医学 **30** : 829, 1993.
64) 近藤克則：訓練量とリハビリテーションの効果. リハ医学 **41** : 849-853, 2004.
65) 永井将太・他：The Full-time Integrated Treatment (FIT) program の効果. 総合リハ **31** : 175-183, 2003.
66) 長谷川泰弘：脳卒中急性期におけるリハビリテーションの実態，適応及び評価に関する研究（12公-10）. 平成12年度採択循環器病研究委託費研究報告，2003.
67) 市橋則明・他：大腿四頭筋の廃用性筋萎縮を防止するために必要な下肢の運動量について. 体力科学 **42** : 461-464, 1993.
68) 三好正堂：早期リハビリテーションをめぐる議論. 総合リハ **23** : 1045-1050, 1995.
69) Kwakkel G et al : Intensity of leg and arm training after primary middle-cerbral-artery stroke : a randomized trial. *Lancet* **354** : 191-196, 1999.
70) Warren MW : Activity in advancing years. *Br Med J* **2** : 921-924, 1950.
71) 近藤克則・他：脳卒中リハビリテーション患者における自己起立訓練の経験. リハ医学 **33** : 811-812, 1996.
72) 笹井俊彦・他：脳卒中早期リハビリテーションにおける「指導下の自主訓練」の1日歩行距離と関連する因子の検討. 総合リハ **26** : 873-879, 1998.
73) 長谷公隆：脳卒中. 総合リハ **38** : 649-655, 2010.
74) 千田富義：リハビリテーションへの応用. 総合リハ **38** : 451-456, 2010.
75) リチャード・A・シュミット：運動学習とパフォーマンス, 大修館書院, 1994.
76) 関矢寛史：運動学習における付加的情報と注意. 運動行動の学習と制御, 杏林書院, 2006.
77) 長谷公隆：運動学習理論に基づくリハビリテーションの実践, 医歯薬出版, 2008, pp35-41.
78) 才藤栄一・他：運動療法の計画・実施のための基本的要素―とくに治療的学習について. 総合リハ **33** : 603-610, 2005.
79) Schmidt RA, Wrisberg CA : Motor Learning and Performance, 4th ed, Human Kinetics, 2008, pp191-193.
80) Hanlon RE : Motor learning following unilateral stroke. *Arch Phys Med Rehabil* **77** : 811-815, 1996.
81) 瀬見泰藏：脳卒中に対する課題指向型アプローチの概要. 理学療法 **27** : 1386-1391, 2010.
82) Shumway-Cook A, Woollacott MH（田中 繁，高橋 明監訳）：モーターコントロール, 医歯薬出版, 2009, p149.

III 脳卒中地域医療連携の特徴

要旨

脳卒中診療は，病期により急性期・回復期・維持期に分かれ，治療方法や必要な人的・物的医療資源が異なる．そのため，医療機能を分化させ連携を強化する脳卒中地域医療連携の構築が求められる．機能分化は患者や家族には転院や転棟の負担となり，施設間の情報共有など連携に必要な課題も大きい．地域により医療等資源にばらつきがあるため，地域の実情に立脚して連携体制が構築される．連携は常に見直しが必要であり，施設間の会議の開催が地域連携診療に関する診療報酬上の要件となっている．

予防活動から，発症時の迅速な救急搬送・救急受診による速やかな専門治療の開始，急性期から維持期まで継ぎ目ない医療・リハが求められる[5]．

急性期では臓器別疾患の病巣に対する専門的治療と全身状態の安定化が目的であり，回復期における主たる治療の課題は急性期後の障害の改善であり，維持期は生活そのものが課題となり，生活の安定化とQOLの向上となるように，急性期・回復期・維持期においてそれぞれ主となる視点が異なる．医療機関は機能分化が求められ，急性期治療・リハ・ケアのそれぞれの機能向上とともに脳卒中地域医療連携システムの構築が課題となる（図1-III-1）．

1. 脳卒中診療の課題

脳卒中の総患者数は約134万人と推計され[1]，1年間に救急車によって搬送される急病患者の約10％，約31万人が脳卒中を含む脳疾患である[2]．年間約12.4万人が脳血管疾患で亡くなり，人口10万人対死亡率は98.2，死亡総数に占める割合は約10％で2011年は死亡順位の第4位である（2010年までは死亡順位の第3位であった）[3]．脳血管疾患による入院の平均在院日数は104.7日で全病床37.4日に比べ3倍近く[1]，介護が必要となった者の第1位は脳卒中が主な原因であり，21.5％を占める[4]．脳卒中は今なお死亡の原因となる救急疾患であり，生命が助かっても入院治療が長期にわたり必要となる．また，後遺症が残り要介護となると患者は日常生活に支障をきたし影響は家族にも及ぶ．

脳卒中は救急疾患であるとともにリハ医療が重要である．脳卒中診療は病期により①予防・啓発，②救急医療システム，③脳卒中急性期治療，④急性期リハ，⑤回復期リハ，⑥介護，⑦在宅，⑧再発予防が取り組まれる．すなわち，脳卒中の

2. 機能分化と連携の課題

医療施設の病期による機能分化は，患者や家族にとっては転院・転棟が求められ大きな負担となる．患者・家族は急性期治療を受けた主治医・病院に治療を続けてもらうことを望み，転院先で提供される医療に不安をもち，転院先ではスタッフと信頼関係を再構築する必要がある．このため，機能分化により医療の質の向上と効率を目指す医療者側と患者・家族側との間の認識のずれを埋める作業が必要となる．

一方で，医療施設間でも機能分化に伴う課題がある．急性期施設から回復期施設へ適切な時期に転院ができない場合には待機期間が生じ，待機入院により急性期病院の救急受け入れに支障がでたり，患者が適正な時期に回復期リハを受けることができなくなる恐れがある．また，医療機能の施設間の相互理解が不十分であると，併発症の治療や転院時期の判断などで相互不信に陥る危険がある．患者情報の共有がうまくいかないと情報のギャップによりリハの進捗に支障が生ずる．

このような機能分化に伴う問題を克服するため

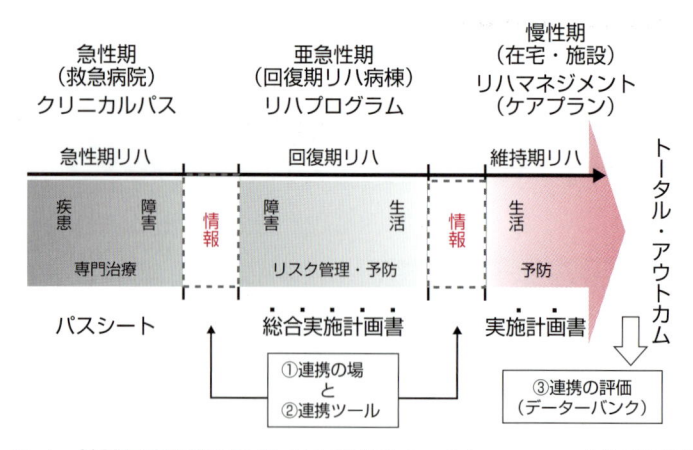

図 1-Ⅲ-1　地域医療連携の視点 (全国回復期リハビリテーション病棟連絡協議会)[9]

には，急性期・回復期・維持期の継ぎ目のない脳卒中診療体制を構築する必要がある．診療体制には連携が必須であり，施設間の相互理解，患者・家族への十分な説明と理解，多職種による情報の共有，ホットラインなどが内包されている必要がある．「脳卒中地域連携パス」はその道具となる．

3. 脳卒中クリティカルパスから脳卒中地域連携パス

「クリティカルパス」(クリニカルパスともいう)とは，良質な医療を効率的かつ安全，適正に提供するための手段として開発された診療計画のことである．もともとは，1950年代に米国の工業界で導入され，1980年代に米国医療界で使われはじめ，1990年代に日本の医療界でも一部導入された．クリティカルパスの導入により，診療の標準化，根拠に基づく医療 (Evidence Based Medicine；EBM)，インフォームドコンセントの充実，業務の改善，チーム医療の向上などが期待される．

急性期病院におけるクリティカルパスは疾患の治療計画をタスクごとに時系列で表記し，各職種の役割を明確にすることで患者・家族，医療スタッフ間の理解を助け，協働することで効率よく質の高い治療を担保する．クリティカルパスを導入することにより，医療資源の節約，医療の質の向上，患者満足度の向上が期待される[6]．

わが国の脳卒中診療にクリティカルパスの概念を最初に導入したのは，熊本市立熊本市民病院の「脳梗塞安静度拡大マニュアル (1995)」によるものであった．当時は急性期の安静度について離床時期に意見の相違があり，早期離床・早期リハなどを目的に同院の看護師が中心となり作成された．その後済生会熊本病院において「脳梗塞急性期クリニカルパス」が1999年に作成されている．また，2000年に第37回日本リハ医学会学術集会において，リハパスのセッションが設けられた．2001年には「Clinical Rehabilitation 別冊 リハビリテーション クリニカルパス実例集」が出版されている[7]．この成書に掲載されたパスの特性は，各職種 (他科医・主治医，リハ医，理学療法士，作業療法士，言語聴覚士，看護師，医療ソーシャルワーカー) 別に，時系列に沿って何をすべきかチェックリスト形式で記載されている点である．リハを行うにあたり，各職種の役割を明示し，どの時期にどのような訓練を進めるか，脳卒中リハをデザイン化する内容となっている．

2000年は「介護保険制度」が始まった年であるが，同年「回復期リハビリテーション病棟入院料」が新設された．以後，急性期治療後のリハ治療を担う回復期リハ施設が急速に増加した．2006年には急性期のチーム医療を推進すべく「脳卒中ケアユニット入院医療管理料」が新設されるなど医療機関の病期による機能分化がすすめられた．2006年に大腿骨頸部骨折に対して新設された「地域連携診療計画料」が2008年には脳卒中にも適応疾患が拡大され，診療報酬上も脳卒中診療に地

域連携が位置づけられた．そうして全国の多くの地域で「脳卒中地域連携パス」がつくられるようになっていった．

4. 脳卒中地域連携パスのツール

「脳卒中地域連携パス」には以下のようなツールが必要となる．

患者家族が最終ゴールに向けた治療経過や地域連携を理解できることや，各施設の多職種スタッフが共通のゴールに向けて各々の役割分担を明確にすることを目的とした「全体連携図（オーバービューパス）」．そして，適切な患者情報の共有と統一フォーマットによるデータベース化した，「連携シート（脳卒中診療情報用紙）」である[8]．

5. 全体連携図（図1-Ⅲ-2）

全体連携図（オーバービューパス）は患者家族に治療経過全体を説明するために用いられる．急性期病院では入院早期に全体連携図を用いて説明を行い，回復期や維持期の施設に説明した内容を文書添付する．急性期病院が「地域連携診療計画管理料」を算定する要件として「患者の同意を得て，入院後7日以内に地域連携パスに基づく患者個別の診療計画を作成し，患者又は家族に説明するとともに，その診療計画を文書で提供した場合」とされる．この全体連携図は回復期や維持期施設でも説明に用いられる．全体連携図は医療者側にも最終ゴールや各病期の治療の流れを明示し，各施設の多職種の役割分担を明確にする．また，急性期施設から回復期施設や維持期施設への転院の基準および回復期施設の退院基準を明確にする．

6. 連携シート

連携シート（脳卒中診療情報用紙）と従来の診療情報提供書との違いは，第1に急性期の治療情報よりも回復期・維持期施設が必要とする情報に重きが置かれること，第2に多職種による情報であること，第3に統一された記載内容であることが

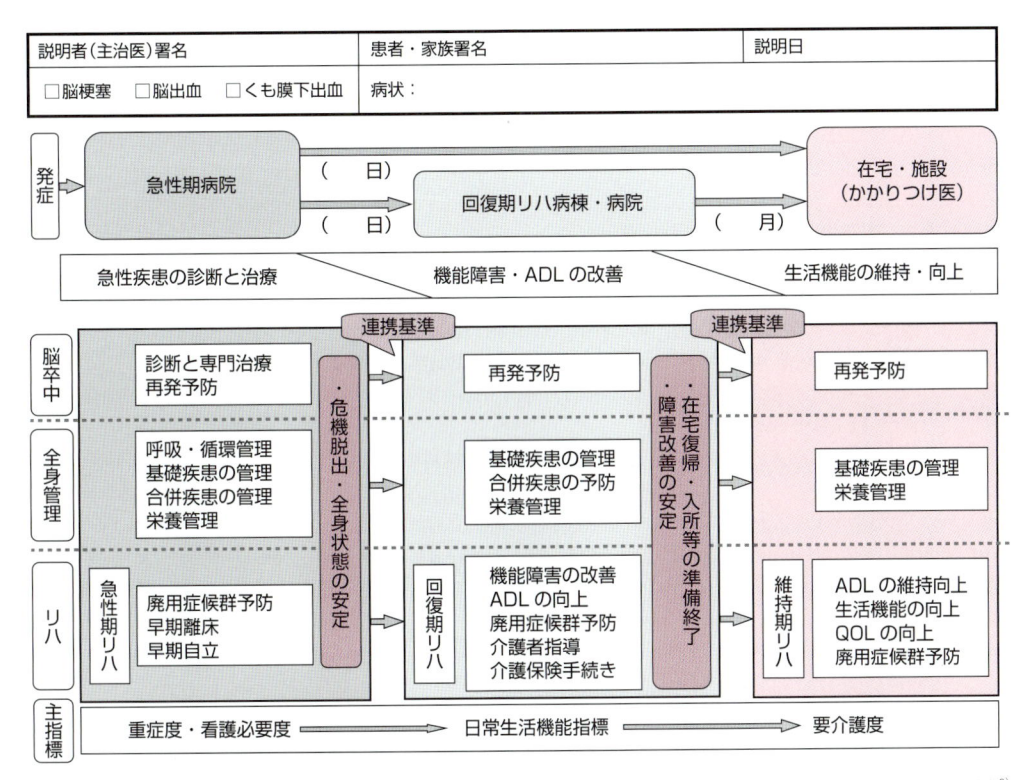

図1-Ⅲ-2 脳卒中地域連携診療計画　　　　　　　　　　（全国回復期リハビリテーション病棟連絡協議会）[9]

あげられる．そこには，個人情報，社会的背景，治療経過，医学的管理状況，リハの進捗状況，ADL，介護状況など多岐にわたる．記載者の業務量が過重にならないよう配慮が必要である．

7. 患者情報の共有化と face-to-face の連携

脳卒中の診療にかかわる各施設の多職種が切れ目なく効率的な治療・リハを継続するためには，必要な情報が円滑に伝達され共有される仕組みが必要である．連携シートは紙媒体や CD-ROM などの記録が用いられるが，IT 技術の進捗に伴いネットワーク上で患者情報のデータベースが構築されるなど地域連携パスへの IT 技術の応用が検討されつつある．IT 技術により即時性双方向性が高くなり情報共有の垣根が低くなることが期待されるが，患者個人情報の漏洩や情報共有のルール化，運営費用など新たな課題も出てきている．

連携に最も大切なのは，脳卒中診療に携わる多施設の多職種のコミュニケーションが十分に図られることである．同じ施設内の多職種間連携は当然のことであるが，施設間のコミュニケーションを，情報共有ツールのみに頼ることなく，face-to-face の関係で行えることが極めて重要となってくる．脳卒中地域連携協議会など，日常から互いの顔を知り相談や報告がしやすい関係を地域として保証する取り組みが求められている．診療報酬上も年 3 回の連携会議が要件となっている．

8. 連携パスにおけるアウトカム評価

「脳卒中地域連携診療」により脳卒中医療の質や効率が達成されたかどうか，アウトカムが評価される必要がある．急性期の重症度によって層別化を図り，帰結を回復期の終わりまたは維持期でみるような評価が望ましい．評価項目や評価時期は地域の事情も考慮し選択される[8]．疾患の回復（NIH Stroke Scale[10]），機能障害の改善（運動麻痺，高次脳機能障害，摂食・嚥下障害），自立度や ADL の到達（FIM[11]，Barthel Index[12]），入院期間（急性期・回復期），自宅退院率などがあげられる．QOL の評価も重要である．

（鎌倉嘉一郎）

文献 Reference

1) 厚生労働省：平成 20 年患者調査．
2) 消防庁：平成 23 年版 救急・救助の現況．
3) 厚生労働省：平成 23 年人口動態統計（確定数）．
4) 厚生労働省：平成 22 年国民生活基礎調査．
5) 日本脳卒中協会：脳卒中対策基本法要綱案，2009．
6) 日本リハビリテーション医学会：脳卒中リハビリテーション連携パス，医学書院，2007．
7) 米本恭三・他：臨床リハ別冊 リハビリテーション クリニカルパス実例集，医歯薬出版，2001．
8) 日本リハビリテーション医学会診療ガイドライン委員会：脳卒中リハビリテーション地域連携パスに関する指針（ダイジェスト版）．リハ医学 **47**：420-442，2010．
9) 全国回復期リハビリテーション病棟連絡協議会：脳卒中地域連携診療計画についてのご提案：http://www.rehabili.jp/sourcebook.html
10) Lyden PD, NINDS rtPA Stroke Study Group：A modified National Institutes of Health Stroke Scale for use in stroke clinical trials：preliminary reliability and validity. *Stroke* **32**：1310-1317，2001．
11) 千野直一監訳：FIM：医学的リハビリテーションのための統一データセット利用の手引き，第 3 版，慶応義塾大学医学部リハビリテーション教室，1997．
12) Mahoney FI, Bartel DW：Functional evaluation：the Barthel Index. *Maryland State Med J* **14**：61-65，1965．

IV リハビリテーション医療の質の評価とデータベース

要旨

リハ医療は多くの治療法や訓練の組み合わせで成り立っている．したがって，部分や要素の質とともに，それら総体としての質の高さが求められる．本項では，医療の質を考えるときに必要な枠組み（ストラクチャー，プロセス，アウトカムや環境，患者要因）と評価基準（効果，効率，公正・公平），これらの多面的な評価に必要なデータベースの一例として，日本リハビリテーション・データベース協議会のものを紹介する．

1. はじめに

専門職は，患者に「質の高い医療」を提供するために，効果的な医療に関するエビデンス（科学的な根拠）づくりに励み，その到達点を学び，自らの技術のレベルを高めたいと願っているはずである．また，2008年の診療報酬改定で，回復期リハ病棟に，「医療の質に基づく支払い」制度が導入され，その後基準が見直されつつも定着してきた．つまり，内発的にも報酬の面からも，リハ医療の質に対する関心は高い．

では，リハ医療の質とは何であろうか．診療報酬の「医療の質に基づく支払い」制度の基準では，①新規入院患者のうち30％以上が重症患者で，②退院患者のうち在宅や福祉施設への退院（他の保険医療機関へ転院した者等を除く）者の割合が70％以上，③重症患者の30％以上が退院時に日常生活機能評価で3点以上改善していること，が用いられている．果たしてリハ医療の質は，この3項目で評価できるものなのだろうか，医療の質はどのような要素から成り，どのような枠組みのもと，どのような基準で評価されるのだろうか．また，評価に必要なデータベースはどのようなもので，エビデンスづくりにどのように活用されるのか，本項では，日本リハビリテーション・データベース協議会のものを例に紹介する．

2. プログラム総体としての医療の質

リハは多くの治療法や訓練の組み合わせで成り立つプログラムとして提供されている．かかわる専門職種からみても，入院中にかかわる医師，看護師，理学療法士，作業療法士，言語聴覚士，医療ソーシャルワーカー，義肢装具士だけでなく，退院後にはケアマネジャーを始め多くの福祉職もかかわっている．また，ある職種に限定しても，提供される技術は，意識障害がある超急性期から離床期，回復期，退院準備期まで，一連のプログラムになっている．さらに国際生活機能分類（ICF）の枠組みで考えても，健康状態，機能・形態，活動，参加，環境・個人因子まで，多くの要素があり，それぞれに対するアプローチがうまくかみ合うことが必要である．これらの多くの要素や部分のうち，ある技術レベルが高くても，他の要素や部分のレベルが著しく低ければ，そのチームが提供するリハビリテーション・プログラム総体としての質は下がってしまう．つまり，部分や要素の質とともに，それら総体としての質の高さが求められる．部分や要素に限定するほど，その評価は容易である．しかし，リハ医療などのように多くの部分や要素が複雑に絡み合うものほど，全体を評価するのは難しくなり，どう捉えるかという枠組みから考える必要がある．

3. 医療の質の枠組み

リハ医療の質に関連する3要素としては，図1-IV-1[1]の①②⑤の3つがあげられる．Donabedian[2]が用いたストラクチャー（構造），プロセス（過程），

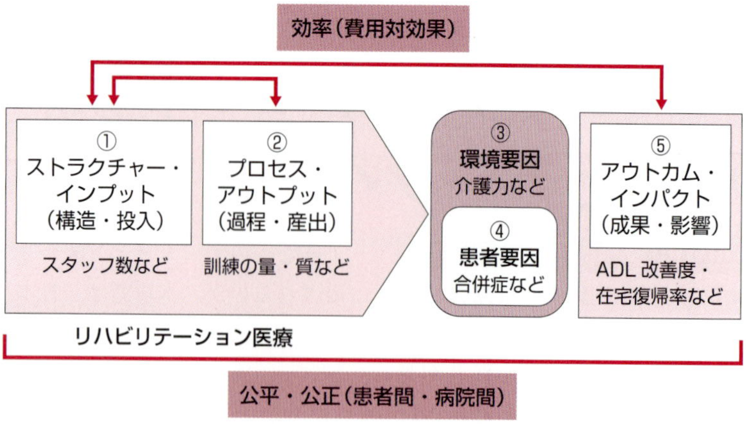

図1-Ⅳ-1 医療の質評価の要素と評価基準

効率（費用対効果）

① ストラクチャー・インプット（構造・投入） スタッフ数など
② プロセス・アウトプット（過程・産出） 訓練の量・質など
③ 環境要因 介護力など
④ 患者要因 合併症など
⑤ アウトカム・インパクト（成果・影響） ADL改善度・在宅復帰率など

リハビリテーション医療

公平・公正（患者間・病院間）

(近藤, 2012)[1]を改変

アウトカム（成果・結果）という表現が使われることが多いが，インプット（投入），アウトプット（産出），インパクト（影響）などの言葉が用いられることもある．また，図1-Ⅳ-1の③環境要因と④患者要因もリハ医療のプロセスや成果に影響を与える．

①ストラクチャー・インプット（構造・投入）とは，医療提供のために投入する資源にあたるもので，スタッフの数や技量，予算，設備などである．②プロセス・アウトプット（過程・産出）は，投入された資源が活用され産出されたサービスとして提供される過程である．⑤アウトカム・インパクト（成果・影響）は，リハ医療によって，患者がどのように変化し期待した成果をあげられたのかに着目する．ADL改善や在宅復帰がどの程度達成できたかなどである．③環境要因とは，家族介護力の大きさや居住環境などの患者を取り巻く環境の要因のことで，これらが違えば提供されるリハ医療は同じでも，自宅退院率などのアウトカムは異なってしまう．④患者要因とは，患者の入院前のADLや合併症・認知症の有無などであり，同じ医療を提供していてもその違いよってADL改善の程度（アウトカム）は異なってくる．

①②⑤の3要素は，相互に関連しつつも独立性をもっている．たとえば，同じスタッフ数（ストラクチャー）でも，提供される訓練の量や質などのプロセスが同じとは限らないので，①とは別に評価が必要となる．また，スタッフ数を増やしても，訓練量や質（プロセス）が変わらなければ，ADL改善などの「成果（アウトカム）」にはつながらない．医療の効果はアウトカムを評価しないとわからず，それが十分でないとわかった場合に，その原因がストラクチャーにあるのかプロセス（あるいは両方）にあるのかを分析して，必要な手立てをとることになる．

従来，アウトカム評価があまりなされていなかったため，アウトカム評価の重要性を強調するあまり，「最も大事なのはアウトカム評価」という意見がある．しかし，アウトカム評価だけで，ストラクチャーやプロセスの要素も評価して分析しなければ，原因が分析できず，適切な対策もとれない．つまり医療の質を改善するためには3つの要素すべての評価が必要である．また，医療の質を評価しようとするとき，環境要因や患者要因の影響も受けるので，図に示した要素・要因をすべて考慮して評価する必要がある．

「医療の質に基づく支払い」制度の基準をみると，在宅や福祉施設への退院者の割合が高いこと，重症患者の日常生活機能評価の改善というアウトカムがリハ医療の質が高いと見なされている．新規入院患者のうち30％以上が重症患者という基準は患者要因であり，在宅や福祉施設への退院割合が高い軽症患者ばかり選んで入院させることを抑制する条件となっている．ストラクチャーはスタッフ数やリハ室の面積などの施設基

準で，プロセスは訓練単位数や嚥下機能療法などの算定で評価されているといえるが，アウトカムとして評価される退院先に大きく影響する環境要因（介護力）は考慮されていない．

4. 評価基準

医療の質を評価するには，どのような医療の質を「よい」と判断するのか，その物差しとなる「基準」が必要である．その答えには価値観が含まれ，何を重視するのかという立場により，答え（基準）は異なる．医療分野では，いずれも Eで始まる「効果（Effectiveness）」，「効率（Efficiency）」，「公平・公正（Equity）」の「3E」が評価基準として受け入れられている[1]．

まず，効果とは，その介入によりもたらされた結果である．そのなかにも期待されていたものと意図していなかったもの（副作用など）もある．「根拠に基づく医療（EBM）」の重要性が叫ばれるようになったのは，広く行われている治療法のなかにも，評価をしてみると効果が実証できないものが少なくなかったからである．

効率とは，ストラクチャー（インプット）とプロセス（アウトプット）またはアウトカム（インパクト）とを同時に測定し，それらの比率で表現されるものである．効率をよくする方法には，インプットを小さくするか，アウトプットやアウトカムを大きくする方法がある．

公平・公正とは，必要な人に必要な医療が提供されているかどうかの評価基準である．質が高く効率的な医療でも，それが一部の患者や病院でのみ提供されているとすれば，患者集団や社会全体の公平・公正の基準からみれば，望ましい状態ではない．ただし公平・公正も，必要，投入，効果，効率など，どの下位基準を重視して価値判断するかで評価は異なってくる．

以上の3つの基準以外にも，インフォームドコンセントのような「選択プロセスへの患者の参加」「エンパワメント（Empowerment）」も評価基準に加えられようになってきている[1]．

これらの評価基準のどれか1つではなく，すべての基準を使ってバランスよく評価することが重要である．

5. 質評価のためのデータ・マネジメント・システムの必要性

「医療の質に基づく支払い」制度による診療報酬の要件を満たしているかどうかを評価するためにも，図1-IV-1に示したような，より多面的な評価を行うためにも，1人の患者について多くの項目のデータを収集し，かつそれを多数例の患者について蓄積したデータベースが必要となる．また，多数の病院のデータが蓄積されることが望ましい．なぜならば，ある病院で評価したある指標の数字が40％だとしても，それがよいのか悪いのかの判断はこの数字だけでは難しい．他の病院の数字を比べ（ベンチマークして）相対比較することで，その数字のもつ意味がわかりやすくなる．そのためには，多くの病院で収集するデータ項目とその様式を統一して，なおかつそれらを結合して分析できるデータベースが必要となる[1]．

そこで，日本リハビリテーション医学会では，データマネジメント特別委員会を設置して，データ・マネジメント・システムを開発してきた．開発の狙いは，①多施設共同による質の高いエビデンスづくり，②リハ医療の実態把握，③診療報酬改定への要望の基礎資料づくりなどに役立つ基盤となるシステムの整備である．先行する急性期脳卒中データバンクとの結合可能性も追求し，1,300万人のリハ患者データが蓄積されている米国UDSMRも参考に参加施設へのフィードバックによるリハ医療の質向上支援なども目的とした．その到達点を踏まえ，2012年9月には，日本理学療法士協会，日本作業療法士協会，日本言語聴覚士協会も参加する日本リハビリテーション・データベース協議会（Japan Association of Rehabilitation Database；JARD）が設立された．以下では，同協議会のもとになった日本リハビリテーション医学会のデータ・マネジメント・システム[3]の到達点と概要[4]を紹介する．

図1-Ⅳ-2　データ・マネジメント・システム　　　　　　　　（近藤，2012）[4]

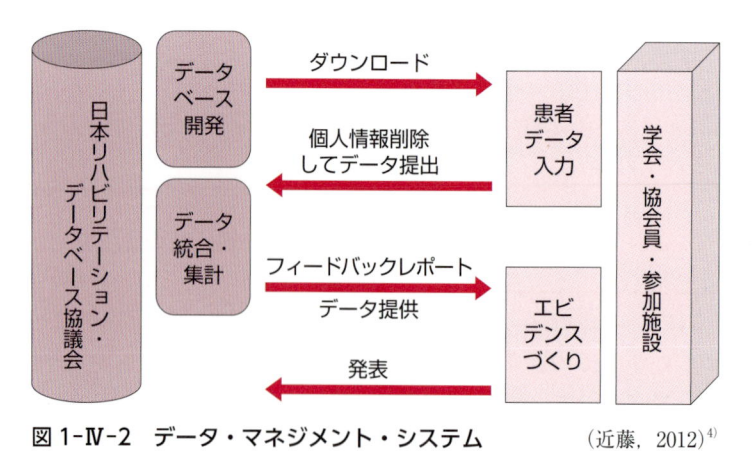

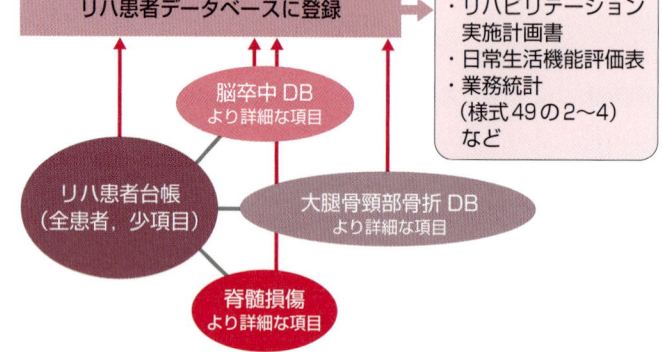

図1-Ⅳ-3　リハビリテーション患者台帳作成機能と各データベース　　　　　　　　　　　　　　　　　　　　　　（近藤，2012）[4]

6. データ・マネジメント・システムの概要

データ・マネジメント・システムとは，リハ患者の症例登録用のデータベースにデータを蓄積し，それを活用するシステムのことである[4]．それは，図1-Ⅳ-2に示すように，①データベース開発，②患者データ入力と提出，③データ結合と集計，④参加施設へのフィードバック，⑤結合データを活用したエビデンスづくり[5]などから成る．

2012年6月現在，①脳卒中（急性期）入院用，②脳卒中転入院用，③大腿骨頸部骨折用，④脊髄損傷用，⑤その他すべてのリハ患者を登録できるリハ患者台帳機能をもつデータベースがダウンロード可能である．データベースに登録したデータを使えば，リハ実施計画書や診療報酬の請求にも活用できる（様式49の2〜4などの業務統計も比較的簡便に作成できる（図1-Ⅳ-3）[4]．

それぞれの疾患・障害別のデータベースは，表1-Ⅳ-1に示したような患者情報，基本情報，リハ環境，ADL評価，合併症／既往症，退院時情報など15領域の計37〜83項目から成る．

表1-Ⅳ-2に，リハ患者台帳（脳卒中）の各領域の入力項目を示した．

厚生労働科学研究費補助金を得てプロトタイプを開発し，2009（平成21）年度から運用を学会の委員会が担当することになり，厚生労働省から老人保健事業推進費等補助金などを得て，参加施設を会員から募ってデータベース開発および改良，運用を進めてきた．図1-Ⅳ-4に示すように登録患者数は増えて，2012年6月15日現在，脳卒中（一般病棟）患者データは23施設，5,158人分，脳卒中（回復期リハ病棟）患者データは27施設，3,189人分，大腿骨頸部骨折患者データは21施

表 1-Ⅳ-1　リハビリテーション患者データベース Ver 2.0 の項目

	全患者	脳卒中 一般病棟	脳卒中 回復期リハ病棟	大腿骨頸部骨折	脊髄損傷
項目数	37	64	66	53	83
患者情報	4	4	4	4	4
基本情報	6	17	19	6	49
ADL	4	4	4	4	4
日常生活機能評価	1	1	1	1	1
合併症・既往症	2	2	2	2	2
リハ環境	10	10	10	10	10
訓練	3	3	3	3	3
退院時入力	7	7	7	7	7
意識障害	-	2	2	-	-
認知障害	-	2	2	-	-
JSS&NIHSS	-	1	1	-	-
片麻痺機能障害	-	11	11	-	-
受傷前状況/手術/合併症	-	-	-	14	-
リハ評価	-	-	-	2	-
機能評価	-	-	-	-	3

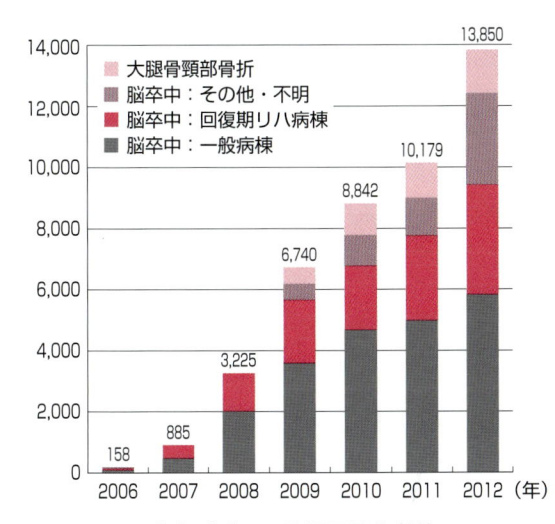

図 1-Ⅳ-4　疾患別データ登録累積患者数

設，1,203 人分，その他を合わせると 14,000 人分近くの患者データが登録されるに至っている．

7. 得られた知見と今後の課題

これまでに蓄積されたデータを活用した分析によって，リハ医療の質に関連する要因として，リハ科専門医の関与や訓練量が多いこと，訓練室以外での病棟スタッフ訓練や指導下の自主訓練の実施[6][参照 p43]や早期からの作業療法士の関与[7]などが報告されている．また，リハ医療の実態把握と質の向上を目指して，参加施設に全施設とその病院の指標を比較できるレポートをフィードバックしている．そのなかには，入院時の患者情報から予測される退院時 FIM と実際の退院時 FIM の値を比べた治療成績なども含まれている．これらの施設間比較の経験からは，用いる指標によって質が高いと見なされる病院が異なってきてしまうので，少数項目によるランキングなどの表示方法は医療の質評価には相応しくない．診療報酬改定への要望の基礎資料づくりでは，介護力が乏しい独居者では在宅復帰率は 2 割低くなることなどを明らかにし，診療報酬改定に向けて在宅復帰率計算式の分母から独居者を除外することを要望する基礎資料になった（詳しくは日本リハビリテーション医学会ホームページ参照[3]）．

表 1-Ⅳ-2　リハビリテーション患者データベースの入力（脳卒中）

【脳卒中（回復期リハ病棟）用】

区分	No	項目名	区分	No	項目名
患者情報	1	患者ID	リハ環境	31	主治医の診療科
	2	性別		32	主たる入院病棟の種別
	3	生年月日		33	リハ医の関与の仕方
	4	登録区分		34	カンファレンスの実施状況
基本情報	5	入院区分		35	非請求分・自主訓練
	6	発症/受傷日		36	一週間以上の訓練中断の有無
	7	来院日		37	MSWの関わりの有無
	8	入院中発症		38	心理療法処方の有無
	9	発症前居所		39	装具の処方
	10	保険請求上の疾患別リハビリテーションの請求疾患名		40	装具の処方ありの場合
			訓練	41	PT/PT(数)
	11	紹介元		42	OT/OT(数)
	12	前院でのリハ実施有無		43	ST/ST(数)
	13	脳卒中既往歴	退院時入力	44	退院日（終了日）
	14	脳卒中家族歴		45	退院先（終了時転帰）
	15	確定診断名		46	主治医の診療科
	16	心房細動		47	種別
	17	高血圧		48	身体障害者手帳の有無
	18	糖尿病		49	介護保険申請の有無
	19	抗凝固療法等		50	介護力
	20	m-Rankin Scale 発症前	意識障害	51	JCS(入院時/退院時)
	21	m-Rankin Scale 入院時		52	GCS(入院時/退院時)
	22	m-Rankin Scale 退院時	認知障害	53	HDS-R(入院時/退院時)
	23	脳卒中再発		54	MMSE(入院時/退院時)
ADL	24	寝たきり度	JSS&NIHSS	55	JSS&NIHSS
	25	認知症高齢者の日常生活自立度	片麻痺機能障害	56	Modified Ashworth scale
	26	Barthel Index		57	障害側
	27	FIM		58	肩手症候群の有無と病期
日常生活自立度	28	日常生活自立度		59	失語の有無
合併症・既往症	29	発症後の合併症の有無		60	失行の有無
	30	リハの経過に影響を与えた既往症の有無		61	半側無視の有無
				62	使用Scale
				63	片麻痺12グレード
				64	Brunnst stage
				65	SIAS
				66	Fugl-Meyer Assessment

※赤字は全患者共通項目

　リハ医療の質の向上は，多くの専門職と患者の願いである．それを評価する取り組みは始まったばかりで，まだ評価しやすい側面（の一部）を評価しているに過ぎない．より信頼性と妥当性の高い評価尺度の開発や関連要因の解明，リハ医療の質のモニタリングとより質の高い医療の普及のため，多くの関係者が日本リハビリテーション・データベース協議会などが取り組むデータマネジメント事業への参加と活用が期待される．

（近藤克則）

文献　Reference

1) 近藤克則：「医療クライシス」を超えて―イギリスと日本の医療・介護のゆくえ．医学書院，2012
2) Donabedian A: Basic approachs to assessment: Structure, Process, and Outcome. The difinition of quality and approaches to its assessment, Health Administration Press, 1980, pp77-128.
3) 日本リハビリテーション医学会：リハビリテーション患者データベース：http://square.umin.ac.jp/jarm-db/index.html
4) 近藤克則：データ・マネジメント・システムの概要と課題．*Jpn J Rehabil Med* **49**：73-78, 2012.
5) 近藤克則：リハビリテーション患者データベースの二次分析―プロセス，可能性と限界―．*Jpn J Rehabil Med* **49**：142-148, 2012.
6) Jeong S et al: An evaluation of the quality of post-stroke rehabilitation in Japan. *Clinical Audit* **20**：59-66, 2010.
7) 德本雅子・他：脳卒中急性期リハビリテーションにおける作業療法の意義．日職災医誌 **59**：276-280, 2011.

第2章

脳卒中リハビリテーションの進め方

I 脳卒中の診断と治療

1 脳卒中の病型と重症度および画像診断

要旨

はじめに脳卒中の分類，脳卒中データバンクなどによる統計学的事項を述べる．次に脳卒中の診断や病態理解に必要な事項，重要な画像診断法について概説する．また，主にインターベンション時代の脳卒中学（改訂第2版）を参考に，各病型について画像診断のポイントを述べ，脳卒中治療ガイドライン2009に基づいた治療法や外科的治療の適応，リハに影響を及ぼす画像所見，予後予測について解説する．

表2-I-1 脳卒中の分類

A．無症候性［サイドメモ9］
B．局所性脳機能障害
　1．一過性脳虚血発作
　2．脳卒中
　　a．時間経過：略
　　b．脳卒中の型
　　　1) 脳出血
　　　2) くも膜下出血
　　　3) 動静脈奇形からの頭蓋内出血
　　　4) 脳梗塞
　　　　a) 機序
　　　　　(1) 血栓性
　　　　　(2) 塞栓性
　　　　　(3) 血行力学性
　　　　b) 臨床カテゴリー
　　　　　(1) アテローム血栓性
　　　　　(2) 心原性塞栓性
　　　　　(3) ラクナ性
　　　　　(4) その他
　　　c) 部位による症状と徴候：略
C．血管性認知症
D．高血圧性脳症

(Committee established by the Director of the National Institute of Neurological Disorders and Stroke, 1990)[1] を改変

1. 脳卒中の分類と頻度

脳卒中の分類は1990年に発表されたNational Institute of Neurological Disorders and Stroke (NINDS) の分類[1]（表2-I-1）が使用されている．しかし，画像診断の進歩や概念の変遷のため，実情に合わない点も多くなっている．急性期脳梗塞では1993年に発表され，2000年に改訂されたTOAST (Trial of ORG 10172 in Acute Stroke Treatment) 分類[2]がある．それには5つの大分類があり，CTやMRIの検査結果を評価して細分化されるため，より現在の臨床の場に即している．

日本脳卒中データバンク (Japan Standard Stroke Registry Study；JSSRS) 2009では47,782例が登録されているが，脳卒中病型別頻度はアテローム血栓性脳梗塞24.1%，ラクナ梗塞22.7%，心原性脳塞栓症19.2%，その他の脳梗塞5.1%，一過性脳虚血発作5.8%，高血圧性脳出血13.7%，その他の脳出血3.0%，くも膜下出血6.4%で，虚血性脳卒中が全体の76.9%を占める[3]．欧米と比較するとラクナ梗塞や高血圧性脳出血はまだ多いが，以前のデータと比較すると減少している[4,5]．

久山町研究では年代ごとの病型別の発症頻度の推移が示されている[6,7]．1960年代の第1集団，

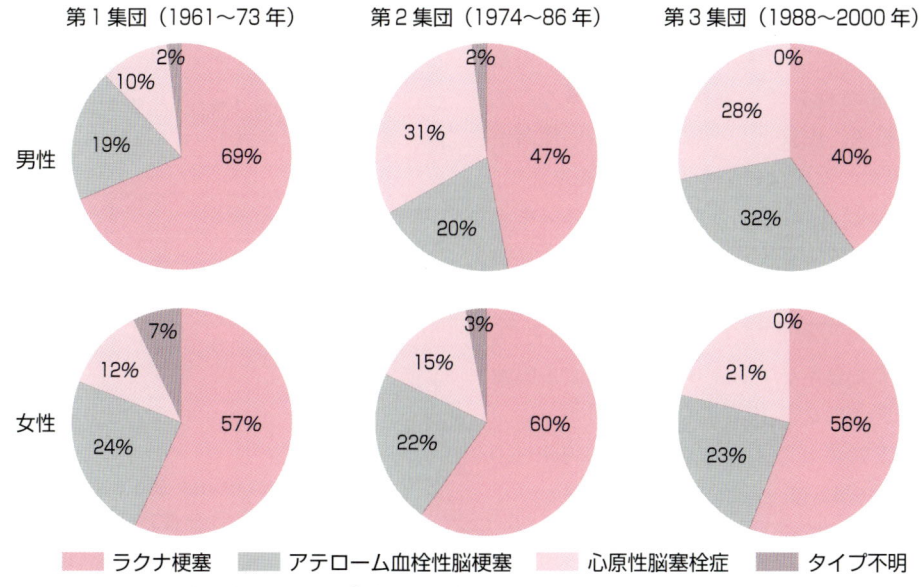

図 2-I-1 脳梗塞発症例のタイプ別内訳の時代的推移

（Kubo et al, 2006）[7]

74年からの第2集団，88年からの第3集団における脳卒中発症率を比較すると，第1集団から第2集団にかけて脳梗塞は1/2，脳出血は1/3に減少したが，第3集団では減少傾向はみられなくなっており，くも膜下出血では時代変化を認めない．脳梗塞のなかで過去に最も多かったラクナ梗塞は主に高齢者において時代とともに減少している．80歳以上ではアテローム血栓性脳梗塞の発症は減少しておらず，心原性脳塞栓症はむしろ増加している．また，脳梗塞病型の時代による大きな変化は主に男性において認められている．すなわち，第1集団で69％を占めたラクナ梗塞は第3集団では40％まで減少したのに対し，アテローム血栓性脳梗塞は19％から32％に増え，心原性塞栓症は10％から28％へ3倍増を示している．女性ではラクナ梗塞は56〜60％で変化はなく，心原性塞栓が12％から21％へと増加している（図2-I-1）．80歳以上では心房細動の有病率が上昇するため，心原性脳塞栓症が脳梗塞のなかで最も頻度が高くなる[8]．

一方，脳出血は特に男性で第1集団から第2集団にかけて発症率が60％減少し，その後第3集団へは横ばいである[6,7]．脳出血の部位は被殻出血が30〜40％と最も多く，次いで視床が25〜

サイドメモ 9

無症候性脳梗塞

明らかな脳卒中の既往がないにもかかわらず，CT・MRIで脳に虚血病変を認めることがある．これを無症候性脳梗塞とよぶ．その多くは大脳基底核や深部白質のラクナ梗塞である．日常生活上明らかな神経障害がないと考えられる脳ドック受診者での頻度は約15％前後であり，年齢とともにその頻度は増加する．無症候性脳梗塞は臨床的意義も高く，これがある群では，ない群に比べ，脳卒中の発症が2〜4倍高く，認知症の発症も約2倍高いことが示されている．

なお，脳ドックガイドライン2009では無症候性の小病変のうち，ラクナ梗塞は3mm以上の病巣で，MRIの画像ではT2やプロトン密度強調画像では明瞭な高信号，T1では低信号，FLAIRでは等信号〜高信号を呈すると規定され，いわゆる大脳白質病変と混同しないことが強調されている．また無症候性脳梗塞において抗血小板剤の投与は出血性合併症を惹起する可能性があり，無用な投与は慎むよう，注意喚起されている．

35％，皮質下 10〜20％，脳幹 5〜10％，小脳 5〜10％の順である[9-11]．年齢により好発部位が異なり，50歳未満では被殻，脳幹（橋）に多く，50歳以上では視床，皮質下，小脳出血に多い傾向がある[9]．脳出血の原因は82％が高血圧性脳出血で，次いで脳動静脈奇形2.2％，アミロイドアンギオパチーなどである．部位別では皮質下出血で高血圧性脳出血が少なく46.2％である．50歳未満では脳動静脈奇形の占める割合が高く13％である[9]．高齢者ではアミロイドアンギオパチーによる脳葉型出血や皮質下出血が10数％を占める[9,12]．

性別による特徴として男性が脳出血で1.4〜2.0倍，脳塞栓症では1.5〜2.0倍多いのに対し，くも膜下出血では女性が1.5〜2.0倍多い[5,9,13]．

2. 脳卒中の重症度

久山町研究における脳卒中の死亡率[14]は，脳出血では第1集団から第3集団にかけては着実に減少し，第3集団は第1集団の1/10にまで減少したが，脳梗塞における死亡率は有意に減少しているものの，第3集団では減少率が鈍っている．くも膜下出血ではほぼ横ばいで明らかな時代変化は認められない（表2-I-2）．入院後28日以内の死亡率でみた研究では，脳出血では16％，脳梗塞で6％，くも膜下出血で27％である[15]．

脳出血のなかでは橋出血が生命予後，機能予後ともに最も不良である．機能的予後が比較的良好なのは，脳出血のなかでは皮質下出血と小脳出血である[10]．

くも膜下出血では全体の約40％が死亡あるいは寝たきり，全介助の状態であり，破裂脳動脈瘤の外科的治療は進歩してはいるが予後不良例の占める割合がいまだに多い[13]．

3. 重症度の評価

発症急性期の重症度の評価法には Japan coma scale（JCS；3-3-9度方式）[16]（表2-I-3），グラスゴー昏睡尺度（Glasgow coma scale；GCS）[17]（表2-I-4），NIH stroke scale（NIHSS）[18]，Japan stroke scale（JSS）[19]が主なものである．JCS，

表2-I-2 脳血管障害死亡率の時代的変化
（死亡率：対1,000人/年）

死因	第1集団 (1961〜69年)	第2集団 (1974〜82年)	第3集団 (1988〜96年)
脳梗塞	1.8	0.8	0.5
脳出血	2.0	0.5	0.2
くも膜下出血	0.6	0.2	0.4
脳卒中全体	4.8	1.6	1.1

（藤島，1999）[14]を改変

表2-I-3 Japan coma scale 急性期意識障害の分類（3-3-9度方式）

Ⅲ 刺激しても覚醒しない．
　300 全く動かない．
　200 少し手足を動かしたり，顔をしかめる（除脳硬直を含む）．
　100 払いのける動作をする．
Ⅱ 刺激すると覚醒する．
　30 辛うじて開眼する．
　20 痛み刺激で開眼する．
　10 よびかけで容易に開眼する．
Ⅰ 覚醒している．
　3 名前，生年月日が言えない．
　2 見当識障害あり．
　1 清明とはいえない．
　0 意識清明．
附）R：不穏　　I：尿失禁　　A：自発性の喪失

（太田・他，1975）[16]

GCSは意識障害の程度の評価法で，開眼，言語反応，運動反応の3つの項目を採点して数値化するもので，広く一般に用いられている．

NIHSS，JSSは意識障害の他，運動，知覚，言語，視野などの神経脱落症状を総合的に数値化して評価する尺度である．脳梗塞に対するt-PA治療ではNIHSS評価が必須となっている．

くも膜下出血の重症度はHunt and Kosnik（H&K）grade[20]，World Federation of Neurological Surgeons（WFNS）grade[21]で評価される．H&K gradeは頭痛や意識障害の程度で5段階に，WFNS gradeはGCSと運動麻痺の有無から5段階に分類されている．くも膜下出血のCT所

表2-Ⅰ-4 グラスゴー昏睡尺度 (Glasgow coma scale : GCS)

E. 開眼	V. 発語	M. 運動機能
4：自発的に開眼	5：指南力良好	6：命令に従う
3：音声により開眼	4：会話混乱	5：疼痛部認識可能
2：疼痛により開眼	3：言語混乱	4：四肢の逃避反応
1：開眼せず	2：理解不能の声	3：四肢の異常屈曲反応
	1：発語せず	2：四肢伸展反応
		1：まったく動かず

E＋V＋M＝3〜15点　　　　　　　　　　　　　(Teasdale et al, 1974)[17]

表2-Ⅰ-5 FisherのCT分類

Group 1	くも膜下血腫を認めない.
Group 2	くも膜下血腫を認めるが，血腫の厚さは1mm以下である.
Group 3	広範囲にくも膜下出血を認め，大脳縦裂，シルビウス裂，迂回槽に1mm以上の厚い血腫を認める.
Group 4	脳内血腫や脳室内血腫を伴っている.

(Fisher et al, 1980)[22]

表2-Ⅰ-6 Glasgow outcome scale

Good Recovery (GR)	日常社会生活が自立している（軽度の神経学的脱落症状が残っている場合もある）.
Moderately Disabled (MD)	神経学的脱落症状や高次脳機能低下が残るが，家庭生活は自立している.
Severely Disabled (SD)	意識レベルはある程度保たれているが，日常生活に介助を要する.
Vegetative Survival (VS)	植物状態.
Dead (D)	死亡.

(Jennett et al, 1975)[23]

表2-Ⅰ-7 modified Rankin Scale

Grade 0	全く症状なし.
Grade 1	症状があっても明らかな障害がない．通常の勤めや活動が遂行できる.
Grade 2	軽度の障害．以前の活動がすべて遂行できるわけではないが，介助なしに自分の身の回りのことはできる.
Grade 3	中等度の障害．何らかの介助を要するが，補助なしに歩くことができる.
Grade 4	中等度から重度の障害．補助なしに歩くことができず，介助なしに自身の身体的要求を世話することができない.
Grade 5	重度の障害．ベッド臥床で持続的な看護と監視が必要.
Grade 6	死亡.

(van Swieten et al, 1988)[24]

4. 脳卒中の画像診断[26]

見はFisherの分類（表2-Ⅰ-5）[22]があり，予後と相関する．

また，脳卒中の転帰の重症度評価にはGOS (Glasgow outcome scale)（表2-Ⅰ-6）[23], mRS (modified Rankin Scale)（表2-Ⅰ-7）[24]がよく用いられる．

なお，脳卒中の病態を理解するうえで最低限必要な脳解剖模式図を図2-Ⅰ-2に示す[25]．

CTやMRI，脳血流SPECT，超音波診断などの検査機器が年々進歩し，広く普及している．CTは多くの医療機関に導入され，安全・簡便・迅速に検査できる．脳卒中急性期の診断では，出血性病変は高吸収域 (high density area ; HDA)，脳梗塞は低吸収域 (low density area ; LDA) を示すため一目で鑑別でき，また血腫周囲の脳浮腫も淡いLDAで判別可能で画像診断法の第一選択である．しかし最近ではMRI装置の性能が向上し，撮像時間が短縮されて救急時の診断に使用されるようになっている．3T-MRIでは必要最低限の画像はMRAを含め数分〜10分程度で撮影可能となっており，MRIを第一選択として行う施設も増えている．MRIにはT1強調画像，T2強調画像，FLAIR (Fluid-Attenuated in-

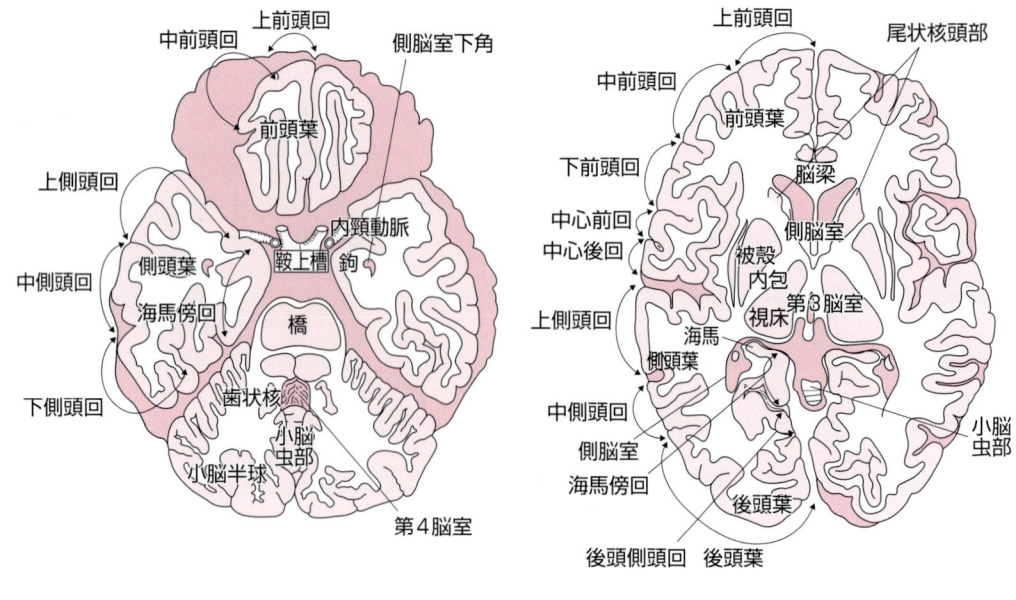

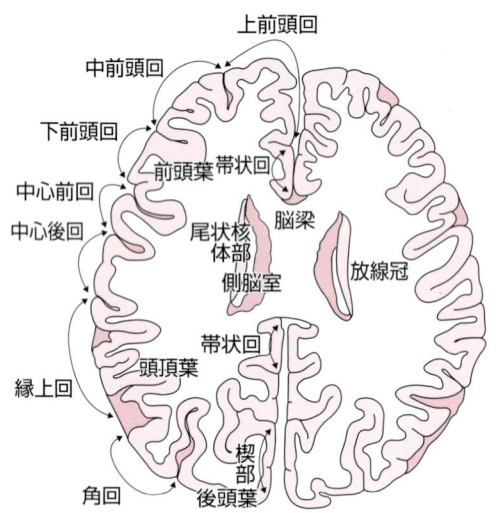

図 2-I-2　画像診断に必要な脳解剖模式図

(早川，1998)[25]を改変

version recovery）法，拡散強調画像（DWI；Diffusion-weighted Imaging），T2*（T2スター）強調画像，拡散テンソル画像などさまざまな撮像法があり，これらを組み合わせて診断に用いる．

拡散テンソル画像は白質線維の走行を描出でき，錐体路と脳出血や脳梗塞病巣との位置関係を推測できる[27]．脳出血や脳梗塞の亜急性期以降に患側の大脳脚がwaller変性のために萎縮し，MRI（FLAIR）で高信号変化を示すよう場合がある（図2-I-3），このような患者では片麻痺の回復が不良である．拡散テンソル画像は運動麻痺の回復予測の一助になるとされている．

脳血管撮影は脳動脈瘤や脳動静脈奇形などの脳血管病変の診断，脳梗塞における血管狭窄・閉塞部位や側副血行路の診断などに必要である．以前は専らカテーテル検査であったが，現在はCT，MRIで可能である．CTはマルチスライスCTが普及しつつあり，造影剤の静脈内投与は必要であるが，脳血管の詳細な立体画像（CTA）が作成できる．単純CTでくも膜下出血を認めた場合，引き続いてCTAを行うことで脳動脈瘤の診断が可能である（図2-I-4a, b）．また高性能のマル

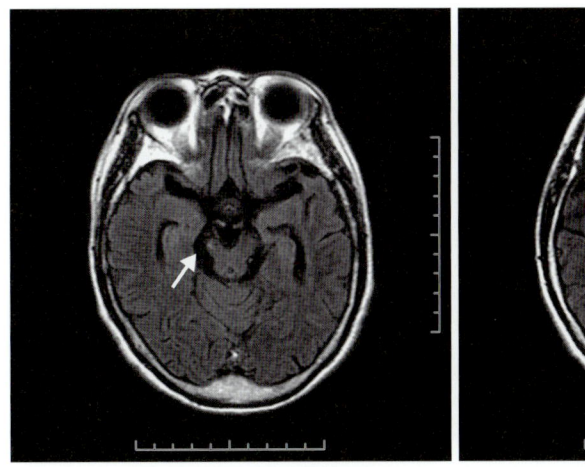

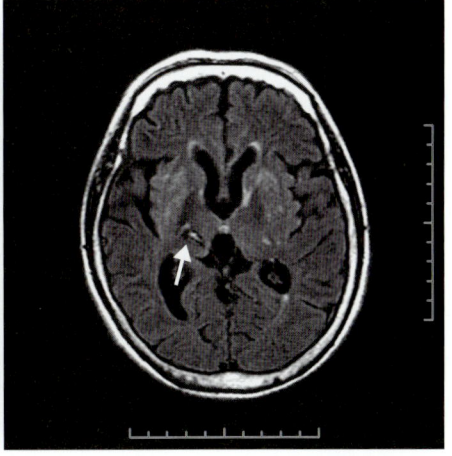

図2-Ⅰ-3　脳出血後の大脳脚変性
　右視床出血後6カ月のMRI．右大脳脚の萎縮と高信号変化を認める．重度の左片麻痺が残っている．

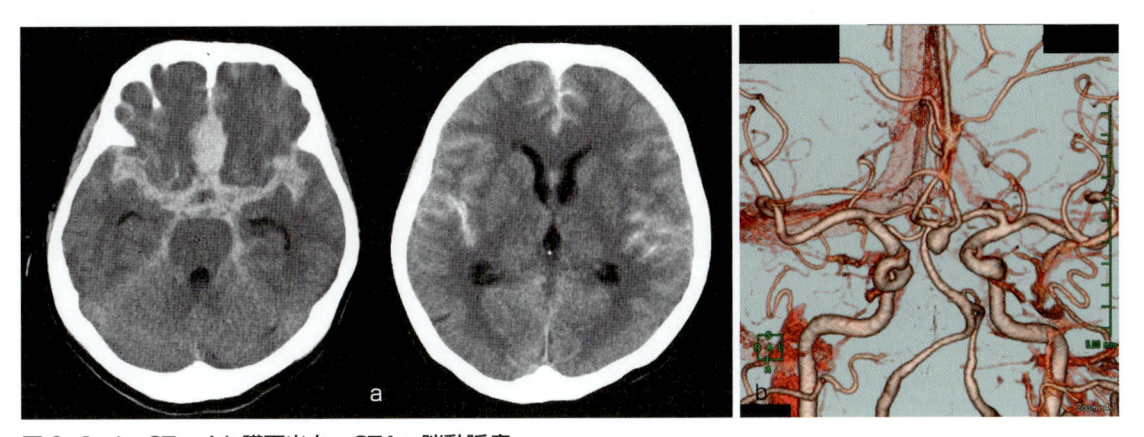

図2-Ⅰ-4　CT；くも膜下出血，CTA；脳動脈瘤
　くも膜下出血の単純CT．Fisher 3のくも膜下出血を認め（a），CTAでは前交通動脈瘤を認める（b）．

チスライスCTでは4D-CTAで側副血行路の診断が可能である．MRIによる脳血管撮影（MRA）は造影剤投与が必要なく，腎機能障害例や造影剤アレルギーのある症例でも施行可能である（図2-Ⅰ-20b, p88参照）．ただし撮影に最短でも2，3分以上かかるため不穏の強い患者では十分な沈静が必要である．

　脳循環の評価も脳卒中の診断に必要で，特に脳梗塞では重症度や予後予測のうえで重要である．脳循環検査にはSPECT（Single Photon Emission CT），PET（Positron Emission Tomography），パフュージョンCT，パフュージョンMRI（Perfusion-weighted Image；PWI）などがあるが，SPECTやPETは救急対応が困難である．パフュージョンCTは高性能のマルチスライスCTで施行でき，救急対応も可能である．rCBF（regional cerebral blood flow；局所脳血流量），rCBV（regional cerebral blood volume；局所脳血液量），MTT（mean transit time；造影剤の平均通過時間），TTP（time to peak；局所脳灌流がピークに達するまでの時間），TTD（time to drain；造影剤が最も早くwash-outされる時間）などを測定して脳循環動態を評価するとともに，脳代謝もある程度推測できる（図2-Ⅰ-5）．

　MRIではPWIによる脳灌流低下領域とDWIによる脳梗塞領域の差からischemic penumbra（可逆的な虚血領域）が視覚化できる．すなわち

Ⅰ　脳卒中の診断と治療　73

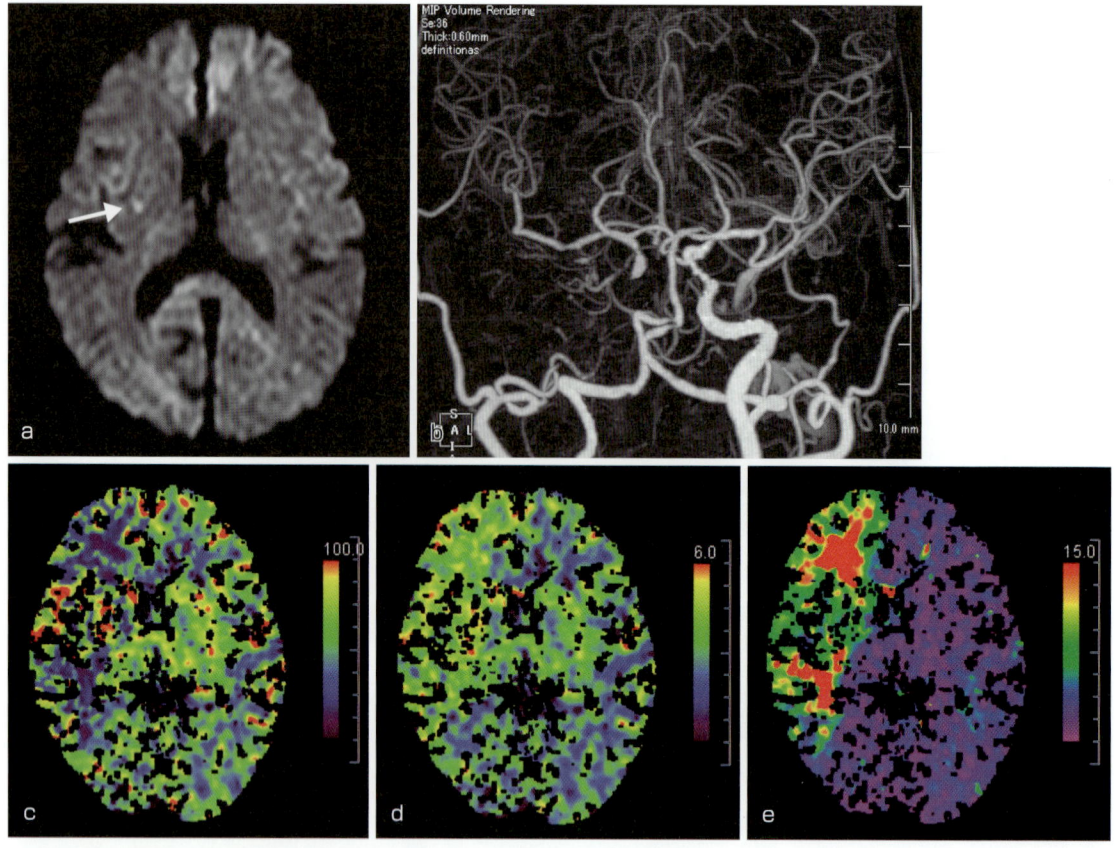

図 2-I-5　TIA；CTA，パフュージョン CT

　TIA（一過性の左片麻痺）症例．MRI（DWI）(a) では右大脳基底核部の小さなラクナ梗塞のみだが，CTA (b) では右頸動脈閉塞を認める．側副血行は比較的良好で，前交通動脈を介して右前大脳動脈・中大脳動脈が描出されている．しかし，パフュージョン CT では右中大脳動脈領域の rCBF（局所脳血流量）の低下 (c)，rCBV（局所脳血液量）の増加 (d)，TTP（局所灌流がピークに達するまでの時間）の延長 (e) を認める．脳血流低下による酸素摂取低下を，脳血管床を拡張し局所脳血液量を増加することで補っているが，脳循環予備能が低下した状態である（misery perfusion）．

　DWI で示される部位は非可逆性変化を示すが，それ以外の灌流低下領域は今後生き残り得る部位も含まれており，後者が大きい場合には，その差・ミスマッチ部分が ischemic penumbra に相当すると考えられる［サイドメモ10］．

　超音波検査も脳卒中の現場で活用されている．

> **サイドメモ10**
> ### ぜいたく灌流と貧困灌流
> 　脳血流量は，灰白質で 70〜100 ml/100 g/分，白質で 20〜25 ml/100 g/分である．ぜいたく灌流（luxury perfusion）は脳代謝量が低下しているが，閉塞血管の再開通・側副血管の拡張・血管新生などにより脳血流量が増加している状態である．一方，貧困灌流（misery perfusion）は，脳血流が低下しているにもかかわらず，脳代謝量の低下はごく軽度あるいはむしろ増加している状態である．これは脳動脈狭窄に伴う灌流圧の低下・脳血流量の低下の場合，脳血管を拡張させることで脳血液量を増加させて酸素代謝を保つ代償機構が働くが，さらに灌流圧が低下したときに脳酸素摂取率を増加させ，脳酸素代謝量を一定に保とうとする状態である．貧困灌流状態は脳梗塞の前段階である．

血管エコーは侵襲なく動脈壁の状態，プラークの有無や性状，狭窄の有無，血流の状態を評価可能である．頸動脈エコーは脳梗塞には必須の検査で，外来で繰り返し検査がしやすいため経過観察に適しており，脳ドックや地域の検診に取り入れているところもある．頸動脈エコーでは頸動脈プラークの性状を評価できる．高輝度プラークは石灰化病変が多く，等輝度プラークは線維性部分が多いとされる．低輝度プラークは粥状部分が大きく，他に比べて塞栓源になりやすい．

経頭蓋ドップラー（transcranial doppler；TCD）も最近用いられる検査法であるが，中大脳動脈の血流や微小塞栓の有無（microembolic signal）の診断に用いられる．ベッドサイドで検査が可能で，重症くも膜下出血例の遅発性脳血管攣縮の経過や，頸動脈血栓内膜剥離術後の血流速度の過度の上昇（過灌流状態）の評価にも有用である．

心エコーは最近特に高齢者で増加している心原性脳塞栓症の塞栓源の診断に用いられる．そのほか最近注目されている奇異性脳塞栓症（心臓の右左シャント）の診断や心機能の評価に有用である．心内血栓や右左シャントは経胸壁エコーよりも経食道エコーで検出率が高い．

5. 脳出血の臨床所見と重症度

脳出血の原因に高血圧が関与する頻度は橋出血で90％と最も高く，以下視床，被殻，小脳と続き，皮質下出血では46.2％で最も低い[9,10]．したがって高血圧のない症例や原因に高血圧が占める割合が低い部位の出血では，脳血管病変による脳出血か否かの原因検索が必要となる．脳出血の予後は，出血量が多いほど予後不良であり，5cm以上の大出血では半数以上が死亡するのに対し，3cm以下では死亡率は4％に過ぎない[28]．脳室穿破や水頭症も機能予後を悪化させる因子である．JSSRS2009では，脳室穿破を合併するとどの部位の脳出血でも退院時の予後はmRSで1～2悪化し，水頭症合併例ではmRSが2～3悪化することが示されている[29]．外科的治療に関しては明確な適応基準はないが，脳卒中治療ガイドライン2009で推奨基準が示されている[30]．状態により血腫除去術が行われることがあるのは被殻出血，小脳出血，皮質下出血の三者であり，これらでは血腫量や意識状態の把握が特に重要である．

（1）被殻出血（図2-I-6）

内科的治療が優れる限界は意識レベルJCSで30，血腫径3cm，血腫量30mlである．症例の70～80％程度がこの範囲に入る出血である．これを超える量の出血では血腫除去術を検討する．予後不良因子を表2-I-8に示す．運動麻痺の転帰については，内包や上方の放線冠への進展の程度が重要である．これらへの進展がなければ重度の運動麻痺を呈することはなく予後は良好である．ADL自立限界の血腫量は30ml前後である．

（2）視床出血（図2-I-7）

血腫による圧排が強い場合には定位的あるいは内視鏡下に血腫吸引除去が行われることもあるが，普遍的な手術適応はない．血腫が外側に伸展

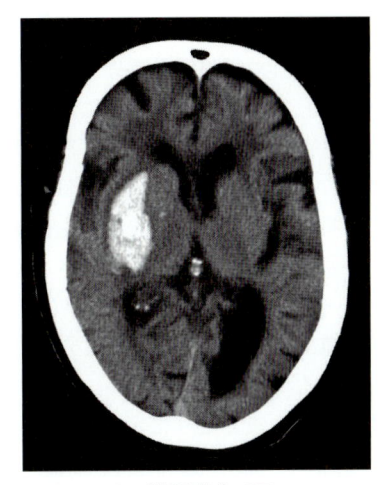

図2-I-6 被殻出血CT
右被殻出血．保存的治療で左片麻痺は回復し，ADLは自立した．

表2-I-8 被殻出血の予後不良因子

①脳室穿破あり
②血腫径3～4cm以上
③第3脳室偏位6mm以上
④上下への進展4cm以上
⑤鞍上槽や第3脳室の消失

し，内包を損傷すると運動麻痺が高度になる．視床出血は第3脳室や側脳室に穿破しやすく，髄液の循環を障害して水頭症を起こすことがあり，その場合は脳室ドレナージが行われる．脳室ドレナージにより水頭症が緩和され意識障害が改善されると食事摂取が可能となり，リハを積極的に行い得る効果があり，生命予後を改善させる．しかし機能予後を改善させるという結果は出ていない．視床出血では視床痛を伴うことがあり，機能予後に影響する．

予後不良因子を表2-I-9に示す．10 ml以下の小血腫が全体の50〜60％を占める．血腫径1.5 cm以下は全例生存し，血腫量10 ml以下ではADL自立以上が半数を超えるのに対し，血腫径3 cm以上，血腫量10 ml以上では死亡例が出るようになり機能予後も不良となる．

（3）皮質下出血（図2-I-8）

血腫量30 ml以上で，脳表からの深さが1 cm以下のものは手術を考慮する．意識レベルのよい症例が多く，重度の麻痺を合併することが少ないため，全体としての機能予後は脳出血のなかでは最も良好である．

原因は高血圧性出血が最多であるが，他の部位の出血と異なり，動脈瘤，脳動静脈奇形，脳腫瘍，アミロイドアンギオパチー［サイドメモ11］，血管炎などによることも少なくないため脳血管系の精査が必須である．アミロイドアンギオパチーは病理組織学的診断が診断確定に必要であるが，T2*における大脳皮質・皮質下の多発性微小脳出血（microbleeds；MBs）が診断の一助となる[31]．

（4）小脳出血（図2-I-9）

頭痛，嘔吐・めまい，小脳失調の三徴候がそろ

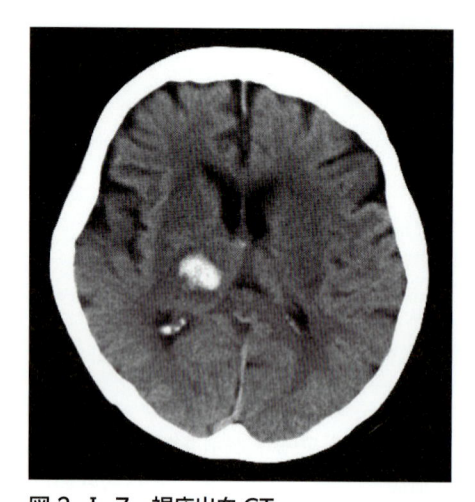

図2-I-7　視床出血CT
右視床出血．約20 mm大の血腫で保存的治療した．内包も障害されており，中等度の左片麻痺が残った．

表2-I-9　視床出血の予後不良因子

①脳室穿破あり
②血腫量10 ml以上
③血腫径3 cm以上
④70歳以上
⑤視床下部への進展

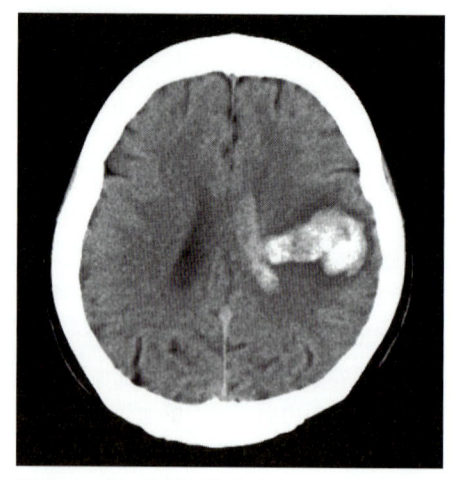

図2-I-8　皮質下出血CT
左前頭葉の皮質下出血．脳血管撮影の結果，もやもや病による脳出血であった．

サイドメモ11　アミロイドアンギオパチーとは？

脳血管壁にアミロイド（多くはβ蛋白）が沈着した状態をアミロイドアンギオパチーとよぶ．加齢に伴い頻度が増加し，血管が脆弱になるために出血を起こしやすい．大きな皮質・皮質下出血を起こしやすく，多発・再発の傾向がある．確定診断は病理組織学的検索によるが，高齢者の大葉性の脳出血では本症の可能性が高い．

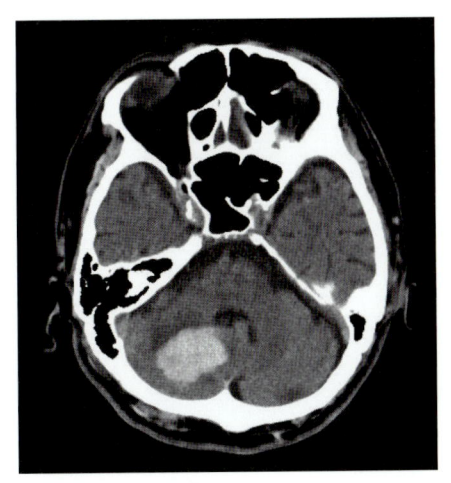

図 2-I-9 小脳出血 CT
右小脳出血．長径 25 mm の血腫で保存的に治療した．

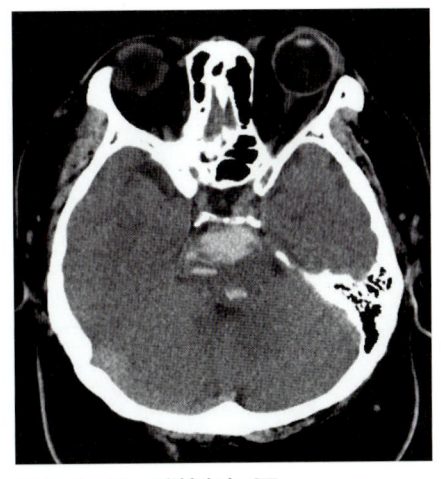

図 2-I-10 脳幹出血 CT
脳幹出血（橋出血）．搬送直後に呼吸停止し，翌日死亡した．

表 2-I-10 小脳出血の保存的治療の限界

①血腫径 3 cm 以下
②血腫量 10〜15 ml 以下
③意識 2 桁のレベルよりよい
④側脳室に及ぶ脳室穿破がない
⑤脳幹周囲の脳槽が消失していない

表 2-I-11 脳幹出血の予後不良因子

①血腫径 2.5 cm 以上
②血腫量 6 ml 以上
③脳室穿破あり
④四肢麻痺あるいは除脳硬直肢位
⑤中枢性過高熱（来院時 39℃以上）
⑥眼球正中固定

えば診断は比較的容易であるが，めまい・嘔吐が主で，四肢の失調症が目立たない病型があることを忘れてはならない．小脳出血は歯状核付近に好発する．最大径が 3 cm 以上で神経症状が悪化する場合，脳幹圧迫が認められる場合は速やかな血腫除去術の適応である．圧迫所見が強く閉塞性水頭症を伴う場合は脳室ドレナージや必要に応じて後頭蓋窩の減圧開頭術を併せて行う．圧迫所見が重度でも脳幹障害が可逆性である段階で外科治療が行われると，機能回復が比較的良好である．小脳出血はテント上出血に比べて機能予後はよい．ADL 自立以上の症例は皮質下出血に次いで多い．保存的治療の限界を表 2-I-10 に示す．

（5）脳幹出血（図 2-I-10）

脳幹出血は手術治療の適応はなく，生命予後，機能予後ともに不良である．予後不良因子を表 2-I-11 に示す．血腫により中脳水道や第 4 脳室を圧迫し閉塞性水頭症を合併するときは脳室ドレナージを行うこともある．なお，海綿状血管腫に

よる脳幹出血の場合には再出血防止のため，慢性期に血管腫の摘出術が考慮される．

6. 脳出血の画像所見[11,32]

CT で急性期脳出血は HDA を示す．発症 2 日目以降は血腫周辺の浮腫が LDA として認められる．脳浮腫の LDA は次第に強くなり，1 週間後がピークとなる．この時期には，血腫と浮腫による周辺への圧排効果（mass effect）が認められる．10 日目ごろから血腫の吸収が始まり，1 カ月過ぎには等吸収域となり，脳浮腫も減弱する．数カ月以上経過すると境界明瞭な LDA となる．

読影上のポイントは以下のような点である．①部位を同定する（高血圧性脳出血好発部位か，手術適応がある部位か，周囲へ進展しているか），②大きさを計測する（体積は血腫の最大横径×最大前後径×最大上下径×1/2 で概算可能），③脳

I 脳卒中の診断と治療

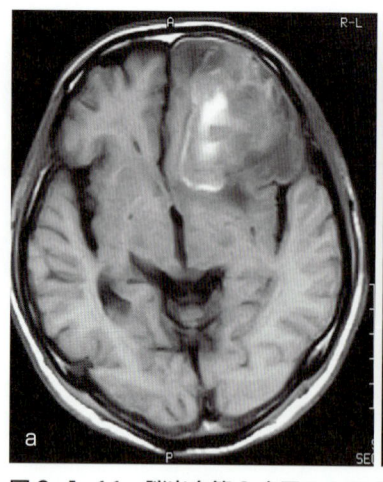

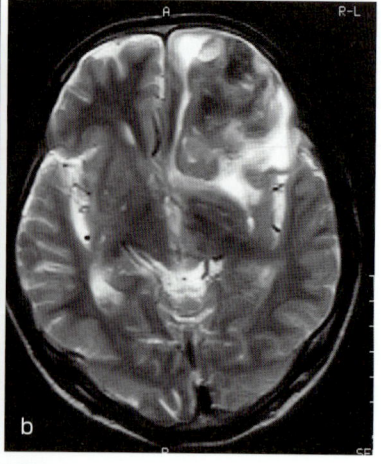

図2-Ⅰ-11 脳出血第3病日のMRI画像
67歳,男性.左前頭葉皮質下出血.
a:T1強調画像　血腫内に一部高信号を認める.
b:T2強調画像　血腫内にまだらに低信号を,血腫周囲に高信号域を認める.

室穿破や圧迫があるか［サイドメモ12］，④正中偏位や脳底部くも膜下腔の閉塞といった圧排所見の有無や程度，⑤輪郭が整っているか（さらに好発部位であり高血圧があれば，高血圧性脳出血と診断してよい．逆に不規則な形状，血腫の局在の偏り，血腫周辺に石灰化などがあれば他の原因を考える）．

読影上特に重要な点は脳組織の圧排所見である．圧排所見の有無，程度は外科的治療の緊急性や生命予後の診断に重要である．正常で認められるはずの脳室，トルコ鞍上部や中脳周囲の脳槽の描出を判読し，脳ヘルニアの有無や脳ヘルニアに移行する危険性を判断する．同程度の血腫サイズでも，脳萎縮の程度により脳の圧排所見は異なる．

また，特に皮質下出血，脳室内出血では脳動静脈奇形，脳動脈瘤，もやもや病などの脳血管異常が原因となっている頻度が比較的高いため，脳血管系の精査が必要である．

脳出血のMRI所見では，血腫は発症後数時間までは酸素結合型のオキシヘモグロビン優位でT1，T2値に影響を与えないため，T1，T2強調画像とも等信号を示す（超急性期にはCTのほうがわかりやすい）．その後デオキシヘモグロビンに変化するにつれてT1強調画像で等信号，T2強調画像は血腫周辺部から低信号となる．3日目以降は周辺部からメトヘモグロビンになるため，T1強調画像で高信号となる（図2-Ⅰ-11）．慢性期にはT1強調画像で等〜低信号，T2強調画像で血腫内部は高信号，辺縁は低信号を示す．

T2*は磁性体を強調して描出する撮像法であるが，血液の分解産物であるヘモジデリンを検出し，他の撮像法に比べ血腫部分を明瞭な低信号として描出する．脳出血例では数mm大のMBsを伴っていることが多く，T2*はMBsを明瞭に描出できる（図2-Ⅰ-12）．末梢性めまいと思われる患者のなかに小脳のMBsの症例があり，治りにくいめまいの場合にはT2*を施行してみる必要がある［サイドメモ13］．

> **サイドメモ12**
> **脳室穿破は重症のサイン**
>
> 中等度以上の脳室穿破がみられる場合は，どのタイプの脳出血であっても生命予後，機能予後ともに不良である．特に鋳型状の脳室内血腫の場合は重症である．脳卒中データバンク2009では脳室穿破群のmRSは4.3，一方非穿破群は2.7で，1以上穿破群の転帰が不良であった．

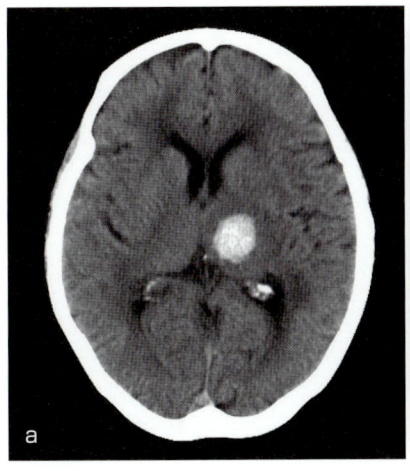

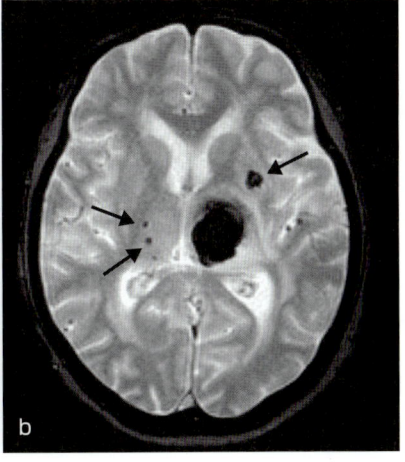

図 2-I-12　T2*；MBs
単純 CT で左視床出血を認める (a)．MRI（T2*）では視床出血のほか数 mm 大の微小脳出血（microbleeds；MBs）が散在している (b)．

7. くも膜下出血の臨床所見[13]と重症度

　くも膜下出血（Subarachnoid hemorrhage；SAH）はわが国では人口 10 万人当たり年間約 20 例の発症率である．性別では女性が男性の約 2 倍，男性は 50 歳代，女性は 70 歳代に発症のピークがある．原因としては脳動脈瘤破裂が全体の 85％，非動脈瘤性中脳周辺くも膜下出血 10％，残り 5％が脳動脈解離，脳動静脈奇形，硬膜動静脈瘻などである．特徴的な症状は突発する（何時何分ごろと発症時間を特定できる）上背部から後頭部，後頭部の激しい痛み，嘔気，嘔吐で，重症化すると意識障害，運動麻痺などの症状を示す．動脈瘤の部位によって患側の動眼神経麻痺による眼瞼下垂や眼球運動障害を認め，眼の奥の痛みを示す．また比較的軽微な頭痛が先行することがあり，warning sign（警告徴候）とよばれる．

　軽度のくも膜下出血では独歩で受診されることがあり，見逃される場合がある．突発する頭痛を訴える患者では，頭痛の程度にかかわらず常にくも膜下出血を念頭に診察すべきである．くも膜下出血が見逃されて再出血した場合，重症化し死亡率が上昇する．脳神経外科学会の調査では CT が行われずに診断されなかった軽症のくも膜下出血が 5～8％あり，このうち再出血のため約 15％が死亡している[33]．見逃された場合の病名では片頭痛が多く，その他緊張型頭痛，高血圧性脳症，感冒などがみられる[34]．

　くも膜下出血の重症度は Hunt and Kosnik

サイドメモ[13]　微小脳出血

　微小脳出血（microbleeds；MBs）は MRI の T2*（T2スター）強調画像で，脳実質内に 2～5mm 大の丸い低信号（無信号）域として認められるものである．70 歳前後の健常人の調査では 5～7％に認められる．脳実質内の細動脈のフィブロヒアリノーシス，アミロイドアンギオパチーが進行した結果，細動脈周囲に微小出血を生じたものである．MBs の最大の危険因子は高血圧で，高血圧が数年以上放置された場合に出現しやすい．通常無症候であるが，頭痛やめまいの原因となることも報告されている．

　MBs は脳出血やラクナ梗塞の発症リスクといわれており，数カ所以上認められる場合は特にリスクが高い．2011 年の Bokura らの報告では，平均 3.6 年の経過観察で MBs 認めない場合に比べ脳出血は 50.2 倍，ラクナ梗塞は 4.48 倍の発症率である（Stroke 42：1867-1871, 2011）．また認知症の原因となることも報告されている．MBs に対する治療は厳重な血圧コントロールである．

I　脳卒中の診断と治療

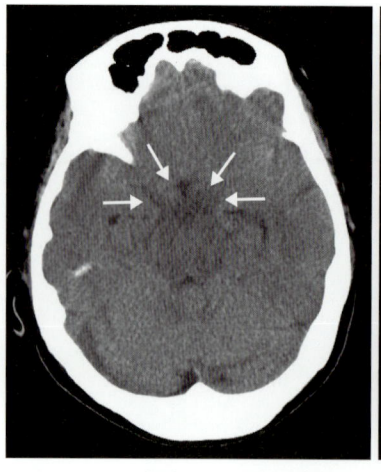

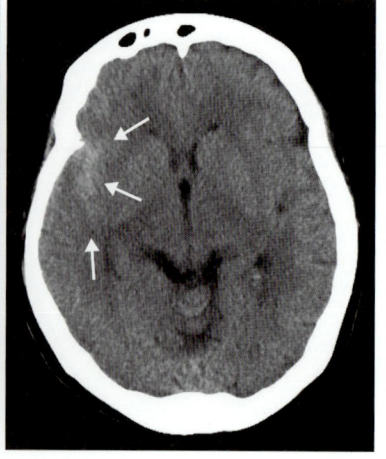

図2-Ⅰ-13 軽度のくも膜下出血
　拍動性頭痛を訴え，独歩で受診した症例の単純CT．右シルビウス裂に軽度のHDAを認め，脳底部くも膜下槽は脳組織と同じ吸収域（isodensity area）を示している．軽度のくも膜下出血の所見である．脳底部くも膜下槽がLDAを示さないのもくも膜下出血の所見である．

(H&K) grade, World Federation of Neurological Surgeons (WFNS) gradeで評価される．入院時のgradeでは，心肺停止を含めた深昏睡症例の割合は約15％である[35]．病院に搬送されるまでに出血を繰り返すと重症化しやすい．現在破裂脳動脈瘤の手術は，適応があれば発症72時間以内の急性期に施行することが原則である[36]．

　くも膜下出血の予後に影響する因子は年齢，入院時のgrade，CTのくも膜下出血所見（Fisherの分類）[22]，脳動脈瘤の部位，脳動脈瘤の大きさ，再出血の有無，水頭症の合併，遅発性脳血管攣縮などである．80歳超，入院時のgradeがⅣ・Ⅴ，Fisher分類の4，15 mm以上の脳動脈瘤例は死亡や全介助となる率が有意に高い[37]．脳動脈瘤の再出血は発症24時間以内が多く，特に発症早期が多い．再出血をきたすと脳内血腫や脳室内血腫を合併し意識障害が悪化することが多く，予後不良例が多い．再出血の防止のため十分な安静と鎮痛，鎮静，積極的な降圧が推奨される[38,39]．

　手術後の治療上のポイントは遅発性脳血管攣縮対策である．脳血管攣縮はくも膜下出血発症後4日から14日に出現し，通常7日から10日がピークである．脳血管攣縮が重度になると脳梗塞を合併して予後不良となる．JSSRS 2009の登録例では症候性脳血管攣縮は一過性，永続性を合わせて25.4％である[40]．また文献のレビューでは，わが国の発症後72時間以内の早期手術例における脳血管攣縮の発生頻度は脳血管撮影上では79.4％に認め，症候性脳血管攣縮を呈したものは41.1％，画像上脳梗塞が出現したものは17.6％である[41]．これらは欧米の頻度より高値で，くも膜下出血後の脳血管攣縮が日本で特に問題となっていることがうかがわれる．術中，術後のくも膜下血腫の洗浄法やいろいろな薬物治療が報告されているが，いまだ決め手になる治療法はない[42,43]．

8. くも膜下出血の画像所見[44]

　CTでは脳底部の脳槽や脳溝などのくも膜下腔にHDAを認める．特にトルコ鞍上部から中脳前部，両側シルビウス裂に星型のHDAが典型的である（図2-Ⅰ-4a）．原因の85％が脳動脈瘤破裂であるが，出血部に近い脳槽のHDAが強い．出血を繰り返すと脳槽のHDAが強くなり，脳内血腫や脳室内血腫，脳腫脹を認めるようになる．このような症例では生命予後，機能予後の不良例が多い．また，重症例では急性水頭症を伴うことがあり，脳動脈瘤治療を含めた緊急の対応が必要である．

　一方，ごく軽度のくも膜下出血では脳槽や脳溝

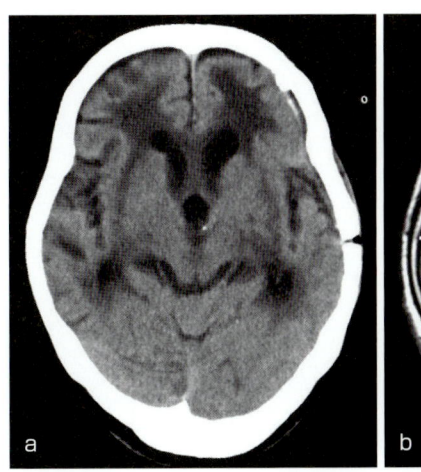

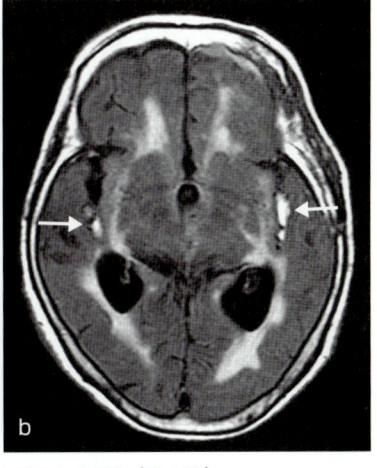

図 2-I-14 くも膜下出血亜急性期の CT と MRI（FLAIR）
くも膜下出血発症 4 週後．単純 CT では HDA は消失しているが（a），MRI（FLAIR）では両側シルビウス裂に高信号所見（残存したくも膜下血腫）を認める（b）．

が明らかな HDA を示さない場合があり注意を要する（図 2-I-13）．脳槽や脳溝が LDA でないこともくも膜下出血の所見である．また，発症から日数が経過すると脳槽のくも膜下血腫が洗い流されるため，CT で異常所見が認められなくなることも稀ならず経験することである．

くも膜下出血が疑われるが CT で異常を認めない場合，早急に MRI や MRA・CTA で軽微なくも膜下出血，脳動脈瘤の有無を調べる．MRI では FLAIR や T2* が軽度のくも膜下出血の診断に有用とされる[45]．FLAIR では髄液と血清髄液の T1 緩和時間の差を利用してくも膜下出血を高信号に検出し，くも膜下出血発症直後から亜急性期まで高信号を呈する．発症後 4〜14 日のくも膜下出血における検討では，異常所見の検出率は CT では 30〜60％であるのに対し，FLAIR では 50〜100％（ここ数年以内の報告では 80％以上）である．また CT で異常を指摘できなかったくも膜下出血のうち FLAIR では 17％に異常を認めている（図 2-I-14）．しかし，髄液中のヘマトクリット値が低下すると検出感度が低下する．T2* も軽度のくも膜下出血を検出するのに有用であり，シルビウス裂や円蓋部の脳溝，脳室内の血腫は FLAIR よりも検出感度が高いとの報告もある．

臨床的にくも膜下出血が疑われる場合，画像上くも膜下出血を認めなくても MRA・CTA で脳動脈瘤が認められればくも膜下出血として対応する．これらの画像診断の進歩によりくも膜下出血診断における髄液検査（腰椎穿刺）の施行頻度は以前よりは減少している．

くも膜に癒着した動脈瘤が破裂すると脳内血腫を形成することがある．CT で脳内出血主体の所見であっても，多少でもくも膜下出血を伴う場合は脳動脈瘤破裂を想定し，精査が必要である．

9. 脳梗塞の分類，臨床所見と重症度

脳梗塞の NINDS の病型分類ではアテローム血栓性脳梗塞，ラクナ梗塞，心原性脳塞栓症，その他の脳梗塞に分類される．それぞれの病型により臨床経過に特徴があり，治療薬の選択に相違があるため，画像診断を含めた早期診断が重要である．

（1）アテローム血栓性脳梗塞[46]

大動脈弓部，頸動脈，頭蓋内主幹動脈に形成された粥状動脈硬化が進行するもので，内膜の脂肪沈着と細胞増殖が主体の病変である．これはプラークとよばれ，プラークが増大すると血管内腔の狭小化をきたす．

アテローム血栓性脳梗塞は血流低下をきたす前大脳動脈，中大脳動脈，後大脳動脈のそれぞれの血管領域により特徴的な神経学的所見を呈する．

〈前方型〉　　　　　　　　　　　　〈後方型〉

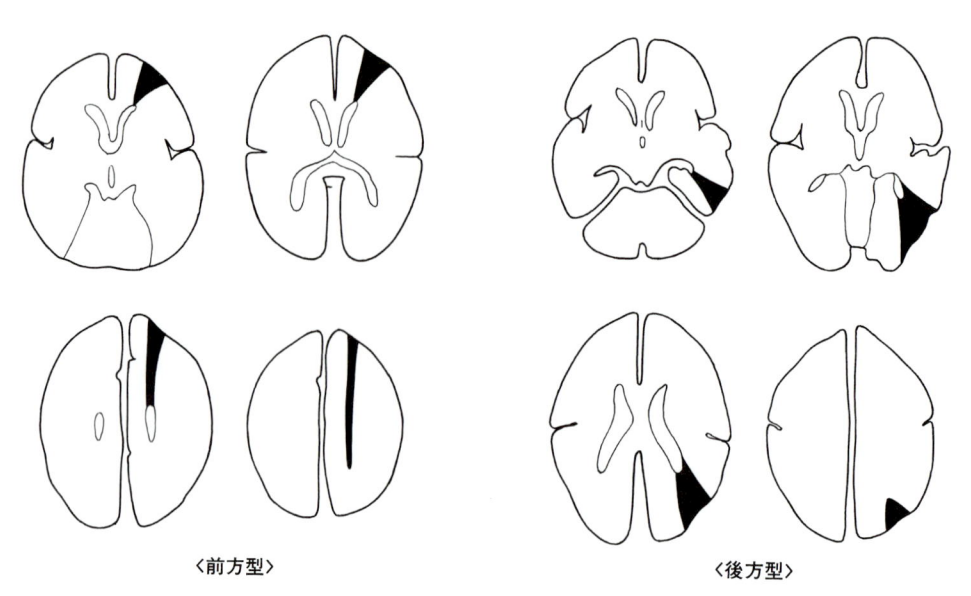

図 2-Ⅰ-15　表層型境界領域梗塞の出現部位
　前方型は ACA，MCA の境界領域梗塞を示す．後方型の右下は ACA，MCA，PCA3 者の境界領域梗塞を示し，他の 3 つは MCA，PCA の境界領域梗塞を示す．

(Bogousslavsky et al, 1986)[47]

　これらのうち中大脳動脈の皮質枝は大半の症例において島で上方枝と下方枝に 2 分岐し，シルビウス溝を上方へ走行する．上方枝の閉塞では対側の上肢優位の運動麻痺と感覚障害を示す．優位半球障害では非流暢型の失語症や失行を示す．劣位半球障害では運動維持困難（motor impersistence）［参照 p16］や注意障害などを生じる．下方枝の閉塞では麻痺や感覚障害はみられないことが多く，高次脳機能障害が中心となる．優位半球障害では流暢型の Wernicke（ウェルニッケ）失語や Gerstmann（ゲルストマン）症候群などを呈する．劣位半球障害では左半側空間無視，着衣失行などを生じる．

　アテローム血栓性脳梗塞の発症機序には①血栓性（thrombotic），②血行力学性（hemodynamic），③塞栓性（artery to artery embolism）がある．特に頸動脈病変では TIA を繰り返しながら脳梗塞に移行することも特徴的である．一過性脳虚血発作症例では 30～80％に頸動脈病変が存在するといわれているが，微小血栓が剥離して末梢に飛ぶ，塞栓性要因が主体とされる．

①血栓性機序

　これは頸部の内頸動脈や頭蓋内の主幹動脈にプラーク形成，粥状硬化が起こり，引き続いて血栓が形成され血管内腔が狭窄，閉塞することで遠位部の血流が低下をきたし発症するものである．プラーク内出血やプラーク部での内膜解離で狭窄が急激に進むこともある．頸動脈狭窄では内径が 75％以上の狭窄で脳血流の低下をきたすとされるが，実際の臨床の場では 80％以上の狭窄でも無症候のことが珍しくなく，脳循環動態の検査でも異常を認めない場合もある．また，狭窄が徐々に進行すると側副血行が発達し，脳血流が維持されて無症候で経過することもある．

②血行力学性機序

　これは狭窄・閉塞のある状態で側副血行路が形成され，代償的に血流が保たれている状態において灌流圧が低下して脳血流が減少し，脳梗塞に陥るものである．灌流圧が低下する原因としては，血圧の低下（過剰な降圧，起立性低血圧など），心疾患（うっ血性心不全，高度の徐脈，頻脈，洞不全症候群など）による心拍出量の低下，循環血漿量の低下（脱水，消化管出血，大腿骨骨折などの外傷性出血など），側副血行路の動脈硬化による血流低下などがある．

　この代表的な脳梗塞は分水嶺梗塞（watershed

表2-I-12 ラクナ症候群の症状と責任部位

ラクナ症候群	症　　状	責任病巣（すべて反対側の）
①純粋片麻痺	一側顔面・上下肢の麻痺 他覚的感覚障害はない	内包後脚，放線冠，橋底部，延髄腹側
②純粋感覚型脳卒中	一側顔面・上下肢の異常感覚 軽度の感覚低下	視床後腹側核，放線冠，視床外側〜内包後脚
③失調性片麻痺	一側上下肢の軽い不全麻痺と同側の運動失調，麻痺は下肢優位 運動失調は麻痺の程度に比べ強い	内包後脚，内包後脚〜放線冠，橋底部
④構音障害・拙劣手症候群	一側上肢の動作拙劣，重度構音障害，下部脳神経麻痺	放線冠，橋底部
⑤感覚運動型脳卒中	一側顔面・上下肢の麻痺と感覚障害	内包，放線冠，視床後腹側核，基底核

infarction）あるいは境界領域梗塞（borderzone infarction）とよばれるものである．前大脳動脈，中大脳動脈，後大脳動脈のそれぞれの灌流域の境界部が灌流圧の低下の影響を受けやすく，虚血に陥りやすい．逆に境界領域梗塞をみた場合には，内頸動脈閉塞や中大脳動脈主幹部閉塞などを疑う必要がある．このタイプの梗塞は脳梗塞の10％前後を占め，内頸動脈閉塞の20％程度が境界域梗塞を示す．大脳皮質における境界領域梗塞には，図2-I-15に示す3型がある[47]．

また，中大脳動脈から分枝する穿通枝動脈は終末動脈であり，脳灌流圧の低下により側脳室の近傍の深部白質に脳梗塞を生ずる．これは終末域梗塞（terminal infarction）とよばれる．

③塞栓性機序

これは形成された血栓が剥脱し，末梢の血管が閉塞する機序である．Artery to artery embolismが発生しやすい状況は，プラーク内の出血が表層に破裂して塞栓子になる場合やプラークの表面に潰瘍を形成する場合などである．プラーク内出血の診断は脳梗塞の予測に重要とされ，最近MRIでプラーク内出血の有無やプラークの性状を画像化する診断法（black blood法）[48]が開発され，臨床に用いられるようになっている．

(2) ラクナ梗塞[49]

脳内の小動脈の末梢部がlipohyalinosisやfibrinoid necrosisによって閉塞し，出現した小梗塞で15 mm以下の病巣である．そのほか心原性や大血管からの塞栓症，主幹動脈の血流低下なども ラクナ梗塞の原因になるとされる．病巣部位は主に主幹動脈から分岐した穿通枝動脈領域で，大脳基底核や視床，脳幹部などに病巣が出現する．また，主幹動脈皮質枝の髄質枝領域では大脳深部白質に小梗塞巣が出現することがある．

ラクナ梗塞の臨床的特徴は以下のような点があげられる．①脳深部の限局した領域（15 mm以下）に病巣を形成する，②大脳皮質症状は示さない，③機能予後も生命予後も良好である，④高血圧性脳出血と共通の危険因子をもつため，脳出血を前後して合併することがある，⑤再発や多発が多く，その場合にはパーキンソニズム，仮性球麻痺，認知症などを呈する．

穿通枝動脈の小梗塞巣を責任病巣とする病型には以下の5病型がある．① pure motor hemiparesis（PMH）：純粋片麻痺，② pure sensory stroke（PSS）：純粋感覚型脳卒中，③ ataxic hemiparesis（AH）：失調性片麻痺，④ dysarthria-clumsy hand syndrome：構音障害・拙劣手症候群，⑤ sensorimotor stroke（SMS）：感覚運動型脳卒中である．このなかではPMHが最も多く，SMSと合わせると全体の70〜80％を占める．これら5病型の症状と責任病巣を表2-I-12に示す．内包と放線冠（図2-I-2参照）の病変が多く，これらの病変ではいずれの病型も起こり得る．

ところで穿通枝動脈領域の脳梗塞で15 mmより大きな梗塞巣が出現するものがある．穿通枝動脈の分岐部付近で主幹動脈のアテローム血栓症が進行し，穿通枝動脈が根元で閉塞するとその走行

I　脳卒中の診断と治療

に沿って 15 mm より大きな梗塞巣が出現する．これは分枝粥腫型梗塞（branch atheromatous disease；BAD）とよばれ，外側レンズ核線条体動脈（lateral lenticulostriate artery；LSA）や脳底動脈の傍正中枝（paramedian pontine artery；PPA）に多い．LSA では頭尾方向に 20 mm 以上の梗塞巣（前後，左右は数 mm 大）を，PPA では橋の傍正中で腹側からに背側に細長い梗塞巣を形成する．BAD は主幹動脈の 50% 以上の狭窄・心房細動・膠原病・血液疾患・脳動脈解離がないこととされ，J-BAD registry では全脳梗塞の 8.8% と報告されている．また数日にわたって症状が進行することが多く，治療はアテローム血栓性脳梗塞に準じて行うとする意見もあるが，まだ一定の見解はない[50,51]．

LSA 領域の脳梗塞では，1984 年に Bladin らにより報告された線条体内包梗塞（striatocapsular infarction）がある．LSA の閉塞により，線条体から内包付近に生じたラクナ梗塞より大きな病巣で，コンマ様の特異な形が特徴である[52]．本症の発症機序は心原性塞栓による中大脳動脈起始部の閉塞によるもの，頭蓋外の頸動脈病変に伴う artery to artery による塞栓や血行力学的機序によるもの，中大脳動脈閉塞に伴い複数の LSA が閉塞したものなどが考えられている．テント上の脳梗塞の約 6% と報告されている．

（3）心原性脳塞栓症[53]

心臓内で形成された栓子あるいは心内を経由した栓子が脳血管を閉塞することで発症する．原因として非弁膜症性心房細動（non-valvular atrial fibrillation；NVAF）が過半数を占め，急性心筋梗塞，心室瘤，リウマチ性心疾患，弁形成術後などがある[54,55]（図 2-I-16）．心原性脳塞栓症の診断の参考となる特徴を表 2-I-13 に示す．

出血性梗塞の出現頻度が高く 24% に合併する（アテローム血栓症では 4～8%，ラクナ梗塞では 0.8% に合併）．出血性梗塞の出現時期は脳梗塞発症後 48 時間以内が多いが，2～3 週間後にも比較的認められる[56,57]．最近は血栓溶解療法や抗凝固療法との関連で ECASS 分類（表 2-I-14）[58] が用いられている．出血性梗塞が生じた場合，症状が悪化する症候性の場合と無症候性の場合がある

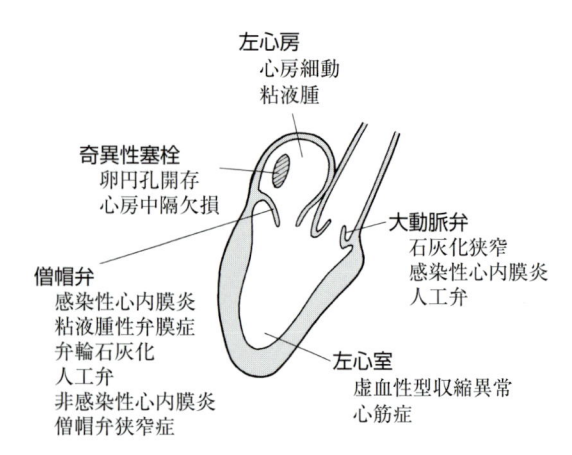

図 2-I-16　心原性脳塞栓症の原因心疾患
図のようにたくさんあるが，最もよくみられるのは心房細動と僧帽弁狭窄症である．
(Hart, 1992)[54]を改変

表 2-I-13　心原性脳塞栓症の特徴

①症状の突然完成
②塞栓源となる心疾患の存在：弁膜症，不整脈，細菌性心内膜炎，心筋梗塞
③他臓器塞栓症の既往
④特徴的 CT 所見
a）閉塞血管領域に比較的境界明瞭な梗塞巣
b）ある血管領域に小梗塞が同時多発
c）中心線偏位
d）出血性梗塞
⑤血管撮影所見
a）蟹のツメ様の栓子
b）栓子の移動
c）CT で予想される部位に閉塞がない（再開通）

表 2-I-14　出血性梗塞の ECASS 分類

HI 1：梗塞辺縁部に小さな点状出血
HI 2：梗塞内部に融合性点状出血があるが，圧排所見は認めない．
PH 1：梗塞領域の 30% 以内に血腫がみられ，軽い圧排所見を伴う．
PH 2：梗塞領域の 30% を超える血腫がみられ，著明な圧排所見を伴う．

出血性梗塞：hemorrhagic infarction；HI
実質性出血：parenchymal hemorrhage；PH
(Larrue et al, 2001)[58]

表 2-I-15 CHADS2 スコア

C	うっ血性心不全／左室機能障害（LVEF ≦ 40%）	1点
H	高血圧	1点
A	年齢（75歳以上）	1点
D	糖尿病	1点
S	脳卒中／TIA／血栓塞栓症	2点

非弁膜症性心房細動における年間脳梗塞発症率はCHADS2スコア 0点：1.9％, 1点：2.8％, 2点：4.0％, 3点：5.9％, 4点：8.5％, 5点：12.5％, 6点：18.2％である．2点以上では抗凝固療法が推奨される．

(Gage et al, 2001)[60]

表 2-I-16 CHA2DS2-VASc スコア

C	うっ血性心不全／左室機能障害（LVEF ≦ 40%）	1点
H	高血圧	1点
A	年齢（75歳以上）	2点
D	糖尿病	1点
S	脳卒中／TIA／血栓塞栓症	2点
V	血管疾患	1点
A	65～74歳	1点
Sc	女性	1点

これはCHADS2スコアで0～1をより明確に細分化できるスコア．非弁膜症性心房細動の年間脳梗塞発症率は0点：0％, 1点：1.3％, 2点：2.2％, 3点：3.2％, 4点：4.0％, 5点：6.7％, 6点：9.8％, 7点：9.6％, 8点：6.7％, 9点：15.2％である．2010年のESC（European Society of Cardiology）のガイドラインではCHA2DS2-VAScスコアが1点以上で抗凝固療法が推奨されている．CHADS2スコア1点はCHA2DS2-VAScスコアでは1～2点となり，抗凝固療法の対象となっている．CHADS2スコアで0点でも多くが1点となり，抗凝固療法の対象である．

(Lip et al, 2010)[62]

が，95％は無症候性である[57,58]．ECASS分類では実質性出血に症候性が多い．

心原性脳塞栓症で内頸動脈や中大脳動脈を閉塞した栓子が超早期に末梢へ移動する場合，症状が24時間以内に劇的に軽快あるいは消失することがある．このような脳梗塞を spectacular shrinking deficit とよぶ[59]．MRIでは異常所見のない場合もあれば，皮質枝の末梢領域や大脳基底核に小梗塞巣が散在性に認められる場合もある．

ところでJSSRS2009ではNVAFに伴う脳塞栓症において発症前に抗血栓薬（抗血小板剤あるいは抗凝固薬）を内服していたものは38.0％，抗凝固薬内服は19.1％で，予防的内服は低頻度であった[8]．NVAFによる脳梗塞をさらに減らすためには抗血栓薬の内服をさらに徹底する必要がある．最近NVAFの脳卒中リスクと抗血栓療法の選択基準としてCHADS2スコア（表2-I-15）[60]が推奨されている．このスコアが2点以上は脳梗塞発症リスクが高いとされ，抗血栓療法が必要である．なおNVAFによる脳梗塞に対する予防効果は抗血小板剤よりも抗凝固薬が優れていることが明らかとなっている[61]．ところで最近の調査ではCHADS2スコア0, 1が約半数を占め，特にCHADS2 1点が35％存在し，これに対する抗凝固療法の適応が問題となっている．そこでCHA2DS2-VAScスコア（表2-I-16）[62]発表され，より細かなリスク管理が提唱されている．なお日本循環器病学会ではCHADS2＝1点に対してダビガトラン投与を推奨している．

奇異性脳塞栓症は若年者の脳梗塞や原因不明の

表 2-I-17 奇異性脳塞栓症の診断基準

1) 画像診断における脳梗塞巣の確認．
2) 右左シャントの存在．
3) 静脈血栓の存在．
4) 塞栓機序を示す発症様式や神経放射線学的特徴．
5) 他の塞栓源や責任主幹動脈の高度狭窄がない．
6) Valsalva負荷のかかる動作や長期の座位姿勢での発症．

確定診断：1＋2＋3＋4＋5
議事診断：1＋2＋3＋4，1＋2＋3＋5もしくは1＋2＋4＋5
参考所見：6
項目6：Valsalva負荷のかかる動作や長期の座位姿勢は定義を聞けることが容易ではないため，参考所見にとどめる．

(崎間・他, 2006)[63]

脳梗塞の原因として最近注目されている[63]．静脈で形成された栓子が右左短絡路を通過して左心室内に流入し，脳動脈塞栓症を起こすものである．右左短絡路としては卵円孔開存が最も多く，その他心房中隔瘤，肺動静脈瘻，心房中隔欠損，心室中隔欠損などがある[64]．奇異性脳塞栓症の診断基準を表2-I-17に示す．

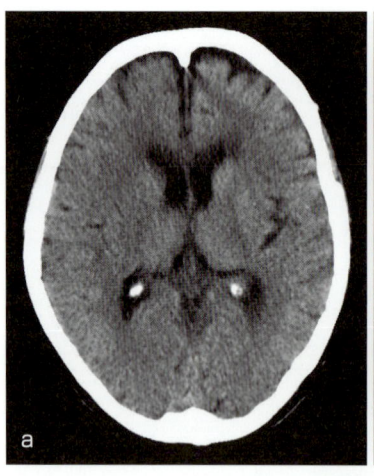

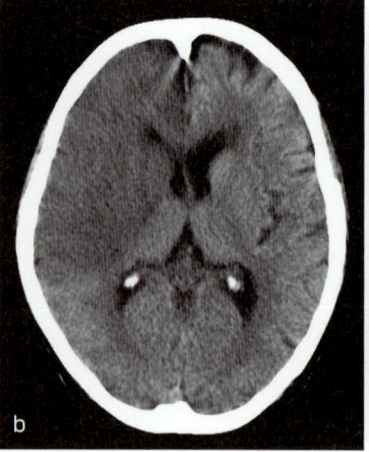

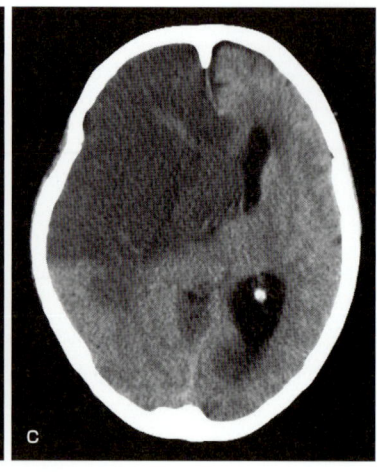

図 2-I-17　early CT sign，脳浮腫
a) 脳梗塞発症 3 時間後の単純 CT．early CT sign（皮髄境界の不明瞭化，脳溝の狭小化）を認める．
b) 発症翌日の CT．中大脳動脈領域の LDA が明瞭となり，軽度の脳浮腫が認められる．
c) 発症 5 日後の CT．脳浮腫が進行し，右側脳室が圧迫閉塞され，高度の正中偏位を認める．

（4）その他の脳梗塞
①椎骨動脈解離

　脳動脈解離は MRI の普及により一般に診断されるようになった疾患である．欧米では内頸動脈系の解離が多いが，わが国では頭蓋内の椎骨動脈系に多いのが特徴である．わが国では 1995 年から 1996 年にかけて頭蓋内解離性動脈病変の全国調査が行われ 357 例の報告があった[65,66]．発症様式はくも膜下出血 58％，脳梗塞 33％，頭痛 7％，偶発的発見 7％である．解離部位は内頸動脈系が 7％に対し椎骨脳底動脈系は 93％であった．うち椎骨動脈が圧倒的に多数を占め，出血性では 85％，非出血性では 77％であった．年代別には 40 歳代，50 歳代の比較的若年層に多く，出血例では 67％，非出血例では 58％であった．性別では男性に多く，特に非出血例では女性より 2.6 倍多く発症していた．

　椎骨動脈解離による脳梗塞は延髄外側梗塞が有名である．解離部位から分岐する穿通枝の閉塞による．また，前駆症状として片側の後頸部から後頭部にかけての頑固な疼痛もしばしばみられる．その他，解離部位に形成された血栓が末梢部で閉塞（artery to artery embolism）することにより小脳梗塞や後大脳動脈領域梗塞を発症することもある．予後は比較的良好で，全国調査では 79％で GOS が GR であった．脳梗塞の再発は 4.2％に認められ，また，解離の再発で SAH をきたしたものが 3.4％報告されている．

②もやもや病[67]

　もやもや病は小児期の脳卒中の原因として有名であるが，成人発症もあり，5 歳前後と 35 〜 40 歳の二相性の発症年齢のピークがある．発症形式は TIA が多く，次いで脳梗塞，脳出血の順である．白人やアフリカ人では少なく，東アジアの日本，韓国や中国で頻度が高い．わが国では 1 万人に 1 人の頻度で，女性が約 1.8 倍多い．原因はいまだに十分解明されていないが，15％に家族内発症が認められ，RNF213 遺伝子変異が大きな要因として同定された．

10. 脳梗塞の画像所見[26]

　CT で梗塞巣が LDA として現れるのは通常発症後 5 〜 6 時間以降である．24 時間経過するとはっきりした LDA の脳梗塞巣が認められる．また脳主幹動脈閉塞症では，発症 3 〜 4 時間以内に早期 CT 所見（early CT sign）[68,69]（図 2-I-17a，表 2-I-18）が認められることがある．また，閉塞部分の血栓が HDA として認めることがあり，特に中大脳動脈の血栓では hyperdense MCA sign，M1 dot sign，M2 dot sign といわれる[70]（図 2-I-18）．脳実質に脳梗塞の変化が出ていな

表 2-I-18 脳塞栓の早期 CT 所見

①レンズ核境界の不鮮明化
②皮質・皮質下境界の不鮮明化
③白質・灰白質全体の淡い低吸収域
④大脳皮質脳溝の不鮮明化

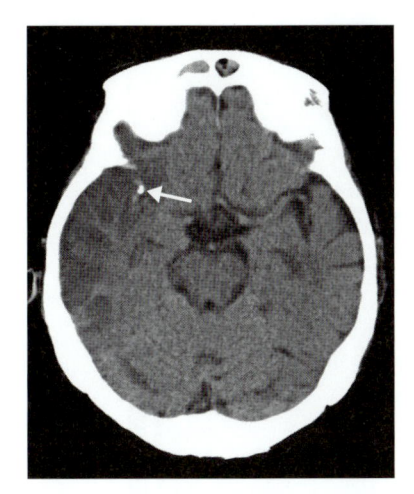

図 2-I-18 M1 dot sign
発症 10 時間後の単純 CT. 脳梗塞の LDA がすでに認められ，右中大脳動脈内の血栓が点状の HDA で認められる．

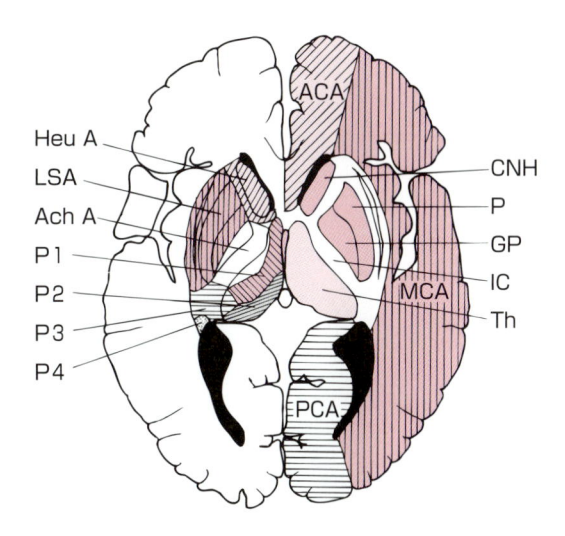

図 2-I-19 大脳水平断での動脈支配
右半球には皮質枝の支配を，左半球に穿通枝の支配を図示する．ACA：前大脳動脈，MCA：中大脳動脈，PCA：後大脳動脈，HeuA：Heubner 動脈，LSA：レンズ核線条体動脈，P1：視床穿通動脈，P2：内側後脈絡叢動脈，P3：視床膝状体動脈，P4：外側後脈絡叢動脈，AchA：前脈絡叢動脈，CNH：尾状核頭，P：被殻，GP：淡蒼球，IC：内包，Th：視床．

(後藤・他，1993)[71]を改変

い超急性期でもこのような所見があれば，主幹動脈閉塞による脳梗塞と診断できる．図 2-I-19 に大脳水平断での動脈支配を示す[71]．大脳では前大脳動脈（ACA），中大脳動脈（MCA），後大脳動脈（PCA）が主要動脈であり，これらから分岐する穿通枝が基底核などを，髄質動脈が半卵円中心を灌流している．梗塞病変は原則として各動脈の支配域か境界域のいずれかに生じる．

脳梗塞発症後 4〜5 日間は脳浮腫が進行する．CT では LDA が拡大し圧迫所見が認められるようになるが，1 週間から 10 日経過すると浮腫は消退し始める．脳浮腫が高度に進行すると脳ヘルニアに陥り，致死的状態となるが，特に中大脳動脈領域の場合，悪性中大脳動脈梗塞（malignant MCA infarction）とよばれる[72]（図 2-I-17b, c）．

MRI は脳梗塞の超急性期診断に非常に有用である．特に拡散強調画像（Diffusion-weighted Imaging；DWI）は発症後 30 分〜1 時間程度の脳梗塞病巣を検出可能である（図 2-I-20a）．ま

た，DWI では拡散係数を調べることにより，発症から何日くらい経過しているかを推定することも可能である．MRA は造影剤を使用することなく動脈閉塞部位の診断が可能で，病型の把握やその後の病状の進行予測に有用である．なお MRI（FLAIR）でも急性期に動脈の血栓所見（intraarterial high signal）や，血流低下による動脈分枝（皮質枝）の高信号（hyperintensity vessels sign）も認められ，診断上重要である[73]（図 2-I-20b, c, d）．

発症からの時間により，まず DWI で高信号が明らかになり，その後 FLAIR 画像や T2 強調像で高信号となり，次いで T1 強調像で低信号となる．出血性梗塞を伴うと出血部分は T1 で高信号，T2・FLAIR は低信号を示し，病巣全体では高信号と低信号が混在した所見となる．

亜急性期には大脳皮質壊死が進行し，T1 で皮質に沿ったリボン状の高信号を示すようになる．また DWI では高信号部分が等信号〜低信号に変化する．しかし虚血の程度が重度の場合には 2, 3 カ月以上高信号が認められることもある．

I 脳卒中の診断と治療

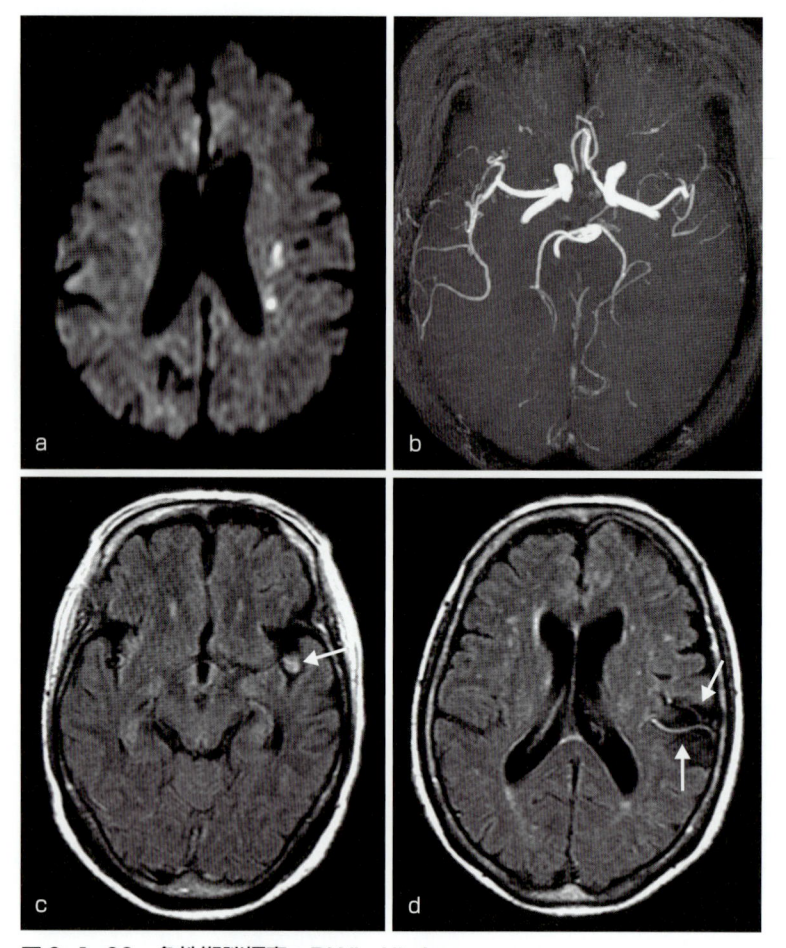

図2-Ⅰ-20 急性期脳梗塞；DWI・HI sign
　発症1時間半後の脳梗塞のDWI（a），MRA（b），FLAIR（c, d）．
a）左中大脳動脈領域の大脳白質に高信号（急性期脳梗塞所見）を認める．
b）左中大脳動脈の分枝の閉塞を認め，末梢部の描出が不良である．
c）左シルビウス裂に高信号を認める．左中大脳動脈内の血栓所見（intraarterial high signal）である．
d）左中大脳動脈皮質枝が高信号で認められる（hyperintensity vessels sign）．血流速の低下（slow flow）の所見である．

　慢性期には病変部は萎縮しT1で低信号，T2で高信号，FLAIRでは低信号を示すようになる．
　ところでDWIの高信号病変は脳梗塞急性期の特徴的所見であるが，それ以外にも高信号変化が出現する疾患があるので注意を要する（表2-Ⅰ-19）[71, 74]．

11. 一過性脳虚血発作 [75, 76]

　虚血性脳血管障害のなかで「24時間以内（多くは15分以内）に神経症状が消失するもの」が一過性脳虚血発作（TIA；Transient Ischemic Attack）と定義される．しかし，画像診断の進歩により臨床的にはTIAでも画像上TIAの症候に一致した異常所見が検出されるようになった．従来CTでは22.7%に症候に一致した異常所見を認めている[77]．MRIでは特にDWIによる脳虚血病巣の検出率が高く50%前後と報告され，TIAの時間が長いほど検出率が高い[78]．脳虚血の程度が軽度の場合，DWIの高信号所見が数日以内に消失するとの報告もあり，超急性期，急性期に行うとさらに検出頻度が増加する可能性も指摘さ

表 2-I-19 拡散強調画像で高信号を呈する頭蓋内疾患

1) 急性期脳梗塞.
2) 脳膿瘍：脳腫瘍との鑑別に有用.
3) 脳腫瘍では類表皮のう腫，悪性リンパ腫，髄膜腫．その他，胚細胞腫瘍・髄芽腫・肺がんの小細胞がんの脳転移・悪性脳腫瘍の中心性壊死部で高信号となる傾向がある.
4) 脈絡叢のう腫：病的所見ではない.
5) プリオン病.
6) ヘルペス脳炎などのウイルス性脳炎の活動期に高信号となることがある.
7) 脳出血：酸化ヘモグロビンが高信号となる.

(佐々木, 2005)[74]

表 2-I-20 ABCD2 スコア

A 年齢 ≧ 60 歳 1 点.
B 血圧：収縮期血圧 > 140 mmHg あるいは 拡張期血圧 > 90 mmHg 1 点.
C 臨床的な特徴：片麻痺 2 点．言語障害 1 点.
D 症状の持続時間：60 分以上 2 点.
　　　　　　　　　10 ～ 59 分 1 点.
D 糖尿病 1 点.

TIA 後 2 日以内の脳梗塞発症率は，ABCD2 スコアが 0 ～ 3 点：1.0 %（low risk），4 ～ 5 点：4.1 %（moderate risk），6 ～ 7 点：8.1 %（high risk）である．なお，2009 年に発表された米国心臓協会と米国脳卒中協会の Scientific Statement では，発症後 72 時間以内の TIA で ABCD2 スコアが 3 点以上の場合には緊急入院を推奨している.

(Johnston et al, 2007)[79]

れている．なお最近このような画像所見を背景として，TIA の定義を「症状が 1 時間以内に消失し，画像上脳梗塞が認められないもの」と改定することも提唱されており，今後の論議によっては TIA の定義が変更される可能性もある.

TIA は内頸動脈系 TIA が 80 %，椎骨脳底動脈系 TIA が 20 %で，内頸動脈系では大脳半球内の症状が 63 %，一過性黒内障が 17 %である．運動知覚障害や言語障害のほか，一過性黒内障や同名半盲などの視野障害，複視といった眼症状の TIA に稀ならず遭遇するので診察上注意が必要である.

TIA の原因には脳梗塞と同様に塞栓性，血行力学性などがある．塞栓性には心原性もの，大動脈弓部や頸動脈の粥状動脈硬化病変を基盤とした動脈原性塞栓（artery to artery embolism）がある．その他，ラクナ梗塞の前駆症状としての穿通枝の TIA や，もやもや病，脳動脈解離，血液凝固異常に伴った TIA も存在する.

TIA は脳梗塞の主要危険因子のひとつであり，TIA 後 90 日以内に 10 ～ 15 %が脳梗塞を発症するとされる．そのなかでも TIA から 2 日以内の脳梗塞発症が約 1/4，7 日以内が約半数を占める．TIA 後に脳梗塞を生じる危険性の高いものは，60 歳以上，持続時間が 10 分を超えるもの，糖尿病の既往があるもの，短期間に発作を繰り返すもの，発作の症状がだんだん強くなるもの，頸動脈狭窄率 70 %以上，心臓に塞栓源がある TIA など

である．最近 TIA 後の脳梗塞発症リスクについて，その判断に ABCD2 スコア（表 2-I-20）[79]が用いられている．4 点以上は 1 週間以内の脳梗塞の発症リスクが高い．また，画像所見と TIA の持続時間の要因から，DWI で異常所見を認めかつ持続時間が 1 時間を超えるものではそれ以外よりも脳梗塞発症が 4 倍高いことも報告されている.

TIA では脳梗塞発症を防ぐため，早急に頸部，頭蓋内の主幹動脈狭窄の有無，不整脈や心原性塞栓症の危険性の有無など原因となり得る要因の精査が必要で，原因に合わせた早期の治療開始が重要である.

12. 一過性全健忘

一過性全健忘（transient global amnesia；TGA）も一過性の症候を呈するもので，外来診療においてときどき経験する．1956 年に Fisher and Adams により命名され，臨床的特徴は中高年に多く，発作中は新しいことが覚えられず何度も同じことを聞き直す（前向き健忘），意識障害やそのほかの神経学的異常は認めない．発作中および発作直前の記憶は欠落したままだが発作中にみられる逆行性健忘は発作が治ると回復する．通常数時間以内，長くても 24 時間以内に消失する．80 %は 1 回の発作で再発なく経過する．病因は不

明であるが，最近の画像診断では脳血流 SPECT における側頭葉内側の一過性血流低下や，MRI の DWI で海馬の一過性の高信号変化（虚血変化）の報告がみられる[80]．しかし，現時点では TGA における普遍的な画像所見は明確となっていない．

13. 脳血管性認知症

この臨床病型には，①多発梗塞性（皮質性脳血管性）認知症，②小血管病変による（皮質下性脳血管性）認知症，③単一病変による認知症，④低灌流性認知症，⑤脳出血性認知症，⑥遺伝性・家族性認知症がある[81]．

これらのなかで最も頻度が高いのは，②小血管病変による（皮質下性脳血管性）認知症である．大脳皮質下・白質を灌流する小動脈の虚血により生じ，多発ラクナ梗塞性認知症とビンスワンガー（Binswanger）病の２つの型がある．ビンスワンガー病は慢性的虚血による白質のびまん性脱髄を生じる病態である．高血圧との関連が強く，小・細動脈硬化が重要な役割を演じている．広汎な虚血性白質病変にラクナ梗塞を伴い，MRI の普及

表 2-Ⅰ-21　ビンスワンガー型脳梗塞の特徴

①緩徐進行性，時に階段状の経過
②精神症状：人格変化，認知症
③仮性球麻痺
④片麻痺，パーキンソニズムを初期に呈し，末期には無動無言状態となる
⑤CT では対称性の白質低吸収域，脳室拡大，脳萎縮，基底核の小梗塞を認める

で画像診断が容易になった．その臨床的特徴を表 2-Ⅰ-21 に示す．④低灌流性認知症は頸部・頭蓋内主幹動脈閉塞や高度狭窄による脳血流の低下が原因である．分水嶺梗塞や境界域梗塞を呈するが，脳血流検査を行うと脳梗塞巣より広範囲の血流低下を呈することが多い．このような例では画像上の脳梗塞巣は軽度でもリハの効果があがらない可能性がある．また，MRI で明瞭な脳梗塞を認めない場合もあるが，脳血流検査を行うことで脳の機能低下（脳循環予備能の低下）を明らかにすることができる．⑥遺伝性・家族性認知症には CADASIL，CARASIL，遺伝性アミロイドアンギオパチー（HCHWA）などがある．

〔北原正和，牛山雅夫〕

2 問　診

> **要　旨**
>
> 脳卒中に関する問診で大切なことは，①患者が本当に脳卒中であるかどうか，②脳卒中であればその病型は何であるかである．脳梗塞の可能性があれば，t-PA治療の適応となるか否かを常に念頭に置く．疾患だけでなく障害にもアプローチするリハ医療では，脳卒中に関する問診に加え，障害の評価や予後推定，退院後の目標や生活設計のための情報も必要となる．
>
> ここでは，①脳卒中に関する問診（発症日時，発症様式，既往歴，リスクファクター），②リハ医学的問診（病前のADL，脳卒中が再発か否か，合併症，社会的環境）のポイントについて述べる．

1．脳卒中に関する問診

①いつ，どのような症状が生じ，どのような経過であったのか，②これまでに脳卒中の既往がないか，③高血圧，糖尿病，脂質異常症，心疾患（特に心房細動などの不整脈）の既往歴や治療歴がないか，④喫煙やアルコール，外傷，薬物使用の有無，⑤家族歴に脳卒中や脳卒中に関係する危険因子がないか，などをすばやくつかむことが大切である．

（1）発症日時

脳卒中では発症日時を特定できる場合が多い．発症時間は治療の選択やその後の経過を推測するうえで大切な情報である．現在，脳梗塞では発症3時間以内のt-PA投与が治療上推奨されている（2012年8月に発症4時間半まで適応が拡大された）［参照 p112］．したがって，いつ発症したかの確認が重要で，発症1，2時間以内であればt-PA治療を念頭に対応する必要がある．脳内出血でも発症からどのくらい経過しているかは，血腫の増大を予測するうえで重要である．発症数時間以内，特に2時間以内は血腫の増大の危険が高く，積極的な降圧治療が重要である．また発症数時間以内は病状の変化が起こりやすいため，病状説明のうえでも大切である．

なおJSSRS2009の登録例では脳内出血，くも膜下出血，脳血栓症，心原性脳塞栓症のいずれも朝7～8時と夕方5～6時に発症のピークが認められている[82]．

（2）発症様式

脳卒中は突然発症が多く，くも膜下出血では激しい頭痛，脳内出血や脳梗塞では片麻痺や失語などの神経学的巣症状が突発する．そのなかで軽症のくも膜下出血は見逃されやすいので注意が必要である．軽症でも突然の頭痛では常にくも膜下出血を念頭に置いて問診を行うことが重要である．

脳梗塞では，頸部内頸動脈や頭蓋内主幹動脈の狭窄，閉塞では徐々に症状が進行し，数日で明らかな巣症状を呈するようになる場合もある．またTIAを何回か繰り返して脳梗塞を発症する場合もある．BADも3，4日の経過で症状が進行することが多い．BADは穿通枝領域の脳梗塞であるが，ラクナ梗塞より病巣が大きい．

（3）既往歴

外傷歴は硬膜下血腫などの頭蓋内出血の鑑別，薬物・アルコール歴はこれらの中毒の鑑別，糖尿病の治療歴は高血糖や低血糖性昏睡の鑑別に重要である．なお低血糖発作で片麻痺を伴う場合，DWIで大脳白質や内包などに高信号変化を認めることがあり，低血糖脳症とよばれる[83]．この所見は低血糖が補正されると消失する可逆的変化である．

（4）リスクファクター

リスクファクター（表2-Ⅰ-22）のチェックは脳卒中のタイプ別の診断・症状の増悪や再発防止に重要である．リスクファクターが全くない場合は他の疾患の鑑別や特殊な原因による脳卒中（表2-Ⅰ-23）を考えなければならない．普段の血圧

値を知ることは至適血圧の設定上も重要である．なお，表2-Ⅰ-24に脳卒中と鑑別を要する疾患をまとめた．

2. リハビリテーション医学的問診

リハ医療では疾患レベルの問診のみならず，障害レベルにアプローチし，社会復帰を目標とするので，障害を分析する視点，目標を設定する視点からの情報が必要である．重要なポイントは，①発病前のADL，②脳卒中が再発か否か，③合併症の有無，④社会的環境の4点である．

表2-Ⅰ-22　脳卒中のリスクファクター

1. コントロール可能なもの
   高血圧，耐糖能異常，脂質異常症，肥満，アルコール，喫煙，脱水，血小板凝集能亢進，頸動脈雑音（bruit），TIA
2. コントロール不可能あるいは困難なもの
   性（男性），家族歴，眼底異常，心電図異常（心房細動，ST-T変化）

（1）病前のADL

高齢者の場合，今回の脳卒中発作以前からADLの制限があることが稀ではない．この場合，リハを行っても，病前のレベル以上の能力に回復することは期待できない．したがって病前のADLは，予後の推定やそれに基づく治療目標の設定上重要である．

この点を明らかにするための問診では，「倒れる前は元気でしたか？」という抽象的質問の仕方では不十分である．なぜなら，1人で移動できる範囲が屋内に限られていても，家族が「年寄りだから当たり前」と考えており，「元気でした」と答える家族は稀ではないからである．これを避けるためには，移動能力と排泄，食事について，表2-Ⅰ-25のように具体的に質問するとよい．

（2）脳卒中が再発か否か

特に高齢者の場合，脳卒中の再発には明らかな再発，穿通枝領域の多発性脳梗塞の再発［参照 p154］，無症候性脳梗塞［参照 p69］に加わった脳梗塞など，再発であることがしばしばある．再発の場合，純粋な片麻痺とは障害像が異なり，麻

表2-Ⅰ-23　特殊な原因による脳卒中

1. 脳出血を起こすもの（主に皮質および皮質下出血，時に脳幹部出血）
   脳腫瘍内出血（下垂体卒中を含む），血管奇形からの出血（動静脈奇形，海綿状血管腫など），アミロイドアンギオパチー（高齢者），細菌性動脈瘤の破裂（敗血症や細菌性心内膜炎）など
2. 脳塞栓を起こすもの
   心筋症，僧帽弁逸脱症，僧帽弁輪石灰化，心房粘液腫，非細菌性血栓性心内膜炎，奇異性脳塞栓症など
3. 治療に関連するもの
   抗凝固療法，抗血小板療法，抗生物質（ビタミンK欠乏），経口避妊薬など
4. 抗リン脂質抗体症候群
5. 血液疾患
   多血症，貧血症，血小板増多症，血小板減少症（播種性血管内凝固症候群，特発性血小板減少性紫斑病など），白血病，血友病，AT-Ⅲ欠乏，プロテインC欠乏，プロテインS欠乏，マクログロブリン血症など
6. 血管炎
   側頭動脈炎，高安病，全身性エリテマトーデス，結節性多発動脈炎，Wegener（ウェゲナー）肉芽腫症，中枢神経の肉芽腫性血管炎など
7. 特殊な血管病変
   解離性動脈瘤（大動脈，内頸動脈，椎骨動脈），もやもや病，線維筋形成不全，頸部の放射線治療後の血管閉塞など
8. 先天異常
   ホモシスチン尿症，Ehlers-Danlos（エーラス-ダンロス）症候群，弾力線維性偽黄色腫，Marfan（マルファン）症候群，Fabry（ファブリ）病，神経線維腫症，Sturge-Weber（スタージ-ウェーバー）症候群，結節性硬化症など
9. 片頭痛

表 2-Ⅰ-24　脳卒中と鑑別を要する疾患

1. 器質的な脳疾患
   慢性硬膜下血腫，硬膜外血腫，頭部外傷，脳腫瘍，脳膿瘍，髄膜炎，脳炎，脳症
2. 脊髄・末梢神経疾患
   頸椎症，頸髄腫瘍，Guillain-Barré（ギラン-バレー）症候群，絞扼性神経障害（橈骨神経麻痺，腓骨神経麻痺など）
3. 代謝性脳症
   糖尿病性昏睡，低血糖，肝性脳症，肺性脳症（PO_2↓，PCO_2↑），尿毒症，甲状腺機能亢進症あるいは低下症，Wernicke（ウェルニッケ）脳症，急性ポルフィリア，電解質異常（Na↓，K↓，Ca↑など）
4. 中毒性疾患
   アルコール中毒，薬物中毒，一酸化炭素中毒
5. てんかん発作
6. 全身性疾患
   心筋梗塞（心卒中），Adams-Stokes（アダムス-ストークス）症候群，胸部大動脈瘤解離，椎骨脳底動脈解離，ショック（敗血症など），脱水，発熱
7. その他
   頭痛，めまい

表 2-Ⅰ-25　具体的問診の仕方

〈移動能力〉
・電車・バスは1人で使っていたか
・1人で買い物，散歩，通院できていたか
・歩行速度が遅くなったり，チョコチョコと小刻みに歩いたりしなかったか
・以前に比べ動作が緩慢になってきてはいなかったか
・杖歩行，つたわり歩行ではなかったか
・転倒したことはないか

〈排泄〉
・排泄はどこでしていたか
　→（ポータブル）トイレかおむつか
・1人で（監視介助なしに）できていたか
・失禁（「ちびる」こと）はなかったか
・頻尿・尿閉など排尿障害はなかったか

〈食事〉
・食事は，どこでしていたか
　→椅子か畳の部屋か，ベッド上か
・食事中に，むせることはなかったか
・ろれつが回りにくくなっていなかったか

痺は軽微でもバランス障害や知的低下が加わるため，ADLは低いレベルにとどまりやすい．

表 2-Ⅰ-25に示すような問診でパーキンソニズム，神経因性膀胱［参照 p247］仮性球麻痺の徴候多発病変の可能性を聞き出すことが重要である．

（3）合併症

高齢者の場合，何らかの既往歴，合併症をもつことが多い．運動負荷の制限（心疾患や慢性呼吸不全），既存の運動障害（整形外科的疾患），認知症の有無，その重症度を念頭に置いて問診する．

（4）社会的環境

表 2-Ⅰ-26のような問診用紙に沿い情報を集める．

①家族構成図

介護者として期待できる家族はだれかという視点で，同居者，主介護者の健康状態，就労状況（常勤か非常勤か，休日はいつか），車免許の有無，などを問診する．家族構成図を書き，同居家族を丸で囲むとよい．

②住環境

外泊・退院時に問題となりやすい点（トイレ・食卓は洋式か和式か，寝室は1階か2階か，ベッドか布団か）を明らかにしておく．

③経済的見通し

復職の可能性（現業部門がデスクワークか，勤務先の規模，病気休暇の期間，通勤経路）や傷病手当金の出る健康保険か（国民健康保険にはない），年金の受給資格の有無，住宅ローンの有無（重度障害では生命保険会社に診断書を提出し支払い免除になることがある）などを尋ねる．

（門 祐輔，北原正和，牛山雅夫）

Ⅰ　脳卒中の診断と治療

表 2-Ⅰ-26 脳血管障害問診用紙の一例

					入院　　　年　　　月　　　日	
氏　名			男・女	住所　　　　　　　　　電話		
生年月日	年　　月　　日生（　歳）			緊急連絡先　ヒル　　　　ヨル		
				職歴		
病　名主　訴障　害				家屋状況・持ち家　　賃貸・一戸建　　平屋　　2階建・集合住宅　アパート　マンション　　　　　　　エレベーター　有・無　　　　　　　何階（　　階）・トイレ　　　（和式・洋式）・食卓　　　　（和式・洋式）・ベッドの有無（有・無）・浴室		
現病歴						
				病前の ADL　起居移動動作　食事　排泄	入院時の状況一般状況ADL	
既往歴		アレルギー		知的障害		
		薬剤過敏		日常生活・食事（規則・不規則）内容（　）味付け（　）・睡眠（　時〜　時）平均（　時間／日）・排泄　尿（　回／日）排尿障害（有　無）　　　　　便（　回／日）便秘（有　無）・生理　　（有　無）　閉経（　　歳）		
家族歴（同居者を囲む）　　　　　兄弟　　　　　　子供父　　　　　　　　　　母				問題リスト・義歯（有　無）・視力障害（有　無）・聴力障害（有　無）・その他	公共の乗り物等の状況無職の人，家庭での役割	
				性格	病気の認識度・本人・主介護者	
	キーパーソン	主介護者	副介護者			
続　柄						
就　労						
来院日				入院にあたって心配なこと	医療費の支払いで・困る　・困らない	
保険の種別	最終学歴	宗教				
				聴取日（　　月　　日）　サイン（　　）		
趣味	嗜好品　酒　　　タバコ					

（船橋二和病院リハビリテーション科）

3 神経学的診察と検査

要 旨

脳卒中の診療で大切なことは，①患者が本当に脳卒中であるかどうか，②脳卒中であればその病型は何であるか，③重症度，治療上緊急性を要するか否か，④その病型に応じた適切な治療のルートに乗せる，⑤急性期からリハを意識した治療を行う，ということである．診察，検査はこうしたことを考えながら行わなければならない．急性期には症状の動揺がみられることがある．その場合特に注意してみなければならないのは意識レベルと麻痺の程度である．

表2-Ⅰ-27 神経学的診察項目

①意識レベル	⑦感覚障害
②高次脳機能	⑧失調
③眼所見	⑨ROM・筋トーヌス
④脳神経所見	⑩項部硬直
⑤運動機能	⑪ADL
⑥反射	

1. 神経学的診察

脳卒中の重症度の判定，障害部位，病型の診断，予後推定の目的で表2-Ⅰ-27の11項目に対して診断する．ただし重度の意識障害例では治療に緊急性があるため，診察は迅速でなくてはならない．

(1) 意識レベル

重度の意識障害はまず間違えることはないが，軽度の意識障害（JCSの1桁の意識障害）を見落とさないように注意することが大切である．名前，年齢（生年月日），時・場所・人の見当識（「今日は何月何日ですか」「ここはどこですか」「（一緒に来た人を指して）この人はどなたですか」）を調べる．はっきりしない場合は7シリーズをテストしてみる［サイドメモ14］．もともと認知症がある場合には判断に迷うことが多い．問診や診察をできるだけ本人のことをよく知った人と行うと"いつもと違う"ことに気づき，軽度の意識障害を診断できることがある．意識障害が全くない場合は穿通枝病変による脳梗塞（ラクナ梗塞）か小さな脳出血であることが多い．この場合，保存的治療で予後は良好ある．例外としては視床内側あるいは脳幹背側のラクナ梗塞で意識障害が生じる．

JSSRS 2009では初診時に意識障害がない患者のほうが多く，出血性脳卒中では約60％，脳梗塞では病型により差があるが心原性脳塞栓症では63％，アテローム血栓性脳梗塞では85％で明らかな意識障害がなかった[84]．特に意識障害のないくも膜下出血は運動知覚障害や言語障害などの巣

サイドメモ14 7シリーズ

100から7を連続して引かせる問題は，長谷川式テストにも使用されている．軽度の意識障害の際は100－7は正答するが，「そこからまた7を引くといくつでしょう」という問いでつまずくことが多い．ただし緊張すると健常者でもよく間違える．間違えた場合（たとえば87と答えた場合）は，「87ですか」というように再度答えを促す．それでも平然としている場合は軽度の意識障害か認知症があると考える．恥ずかしがったりあわてたりする態度がみられるのが普通である．

なお100から7を順番に引く作業を繰り返し，9－7＝2までにどれだけの時間がかかるかを調べてみたところ，健常者ではほぼ1分以内にできることがわかった．この時間を記載しておけば，JCSのⅠレベルの意識障害患者の定量的評価になる．肝性脳症など他の疾患にも応用できる．

症状を通常伴わないため，見逃されやすいので注意を要する．

脳卒中により意識障害が生じる機序としては，脳実質への直接的障害，圧排効果（mass effect）で生じる脳ヘルニア，髄液の循環障害による水頭症などが考えられる．テント上（大脳）病変による脳ヘルニアでは初期に鉤ヘルニア（テント切痕ヘルニア）が起こり，病巣側の動眼神経麻痺が生じる．したがってテント上病変患者で，意識レベルが3桁に低下してきたときには，手足の麻痺とは反対側の瞳孔（散大・対光反射消失）に注意を払う必要がある．

（2）高次脳機能障害

高次脳機能障害としては，失語，失行，失認があるが，急性期では右麻痺では失語症を，左麻痺では左半側空間無視の評価を中心に行う．

失語症は問診の際に気づくことが多いが，はっきりしない場合は「左手で右耳を触ってください」という口頭命令をしたり，「（晴れの日に）今日は雨が降っていますよね」と言って相槌を求めたり，「雨が降り続いているので今日も散歩に行けません」という文句を復唱させたりするとはっきりする．

左半側空間無視は右へ眼球が偏位し，首も右を向いているような極端な場合（図2-Ⅰ-21a：右向き徴候）から，診察しないとはっきりしないごく軽度の場合まである．聴診器を患者の前で左右に延ばし真ん中を指さしてもらうと，空間無視があれば患者から向かって聴診器の右側を指す（図2-Ⅰ-21b）．感覚障害がないか軽度の場合には消去現象がみられるか否かも空間無視と同様の意義がある（図2-Ⅰ-21c, d）．高次脳機能障害の存在は意識障害と同様，皮質を含む病巣ないし皮質下でも広範な病巣の存在を意味し，まったくない場合はラクナ梗塞か小出血を示唆する．

（3）眼所見

眼所見は①眼位，②瞳孔，対光反射，③視力，④眼瞼下垂，⑤Horner（ホルネル）症候群，⑥眼球運動障害，⑦眼振，⑧視野をみる．主な眼所見を図2-Ⅰ-22に示す[86]．

①眼位

共同偏視（図2-Ⅰ-22a）は，テント上の場合には病巣は偏視している側にあり，テント下の場合はその逆にある．テント上の場合は広範な病巣のことが多い．テント下の場合も脳幹部から小脳の大きな病巣のことが多いが，脳幹背側の小病巣でも出現し得る．鼻先を見る目（図2-Ⅰ-22b）はときに視床出血でみられる．斜偏視（skew deviation）（図2-Ⅰ-22c）は脳幹部に病巣があることを示す．

②瞳孔，対光反射

瞳孔不同は動眼神経麻痺やHorner症候群で認められる．テント上の脳出血や脳梗塞が原因で重度の意識障害と片側の動眼神経麻痺（瞳孔不同）があれば，鉤ヘルニアの徴候で切迫した状態である．手術適応の有無について脳神経外科への迅速なコンサルトが必要である．瞳孔が両側散大し，対光反射が消失している場合は，一般的には手術適応はなく，生命予後が不良である．また中脳出血では動眼神経核の損傷により瞳孔散大をきたす．

脳動脈瘤では部位により片側の眼瞼下垂，瞳孔散大をきたすことがある．このような動眼神経麻痺をきたす脳動脈瘤は内頸動脈－後交通動脈分岐部動脈瘤と脳底動脈－上小脳動脈分岐部動脈瘤である．

対光反射には直接反射と間接反射がある．直接反射は光を当てた眼の反射，間接反射は光を当てた反対側の眼の反射で，正常では直接，間接反射ともに認められる．動眼神経麻痺では直接反射，間接反射ともに消失するが，外傷などによる視神経損傷では直接反射は消失するが間接反射は保たれる．

重症脳卒中の急性期では瞳孔の所見，対光反射の有無は患者管理のうえで重要なポイントである．なお，高齢者では白内障，緑内障の術後などのため瞳孔変形，左右差，対光反射消失があるので注意する．

③視力

頸動脈狭窄例でartery to artery embolismにより眼動脈が閉塞すると片眼の視力低下をきたす（黒内障）．重度の障害では患側の対光反射は直接反射が消失する．

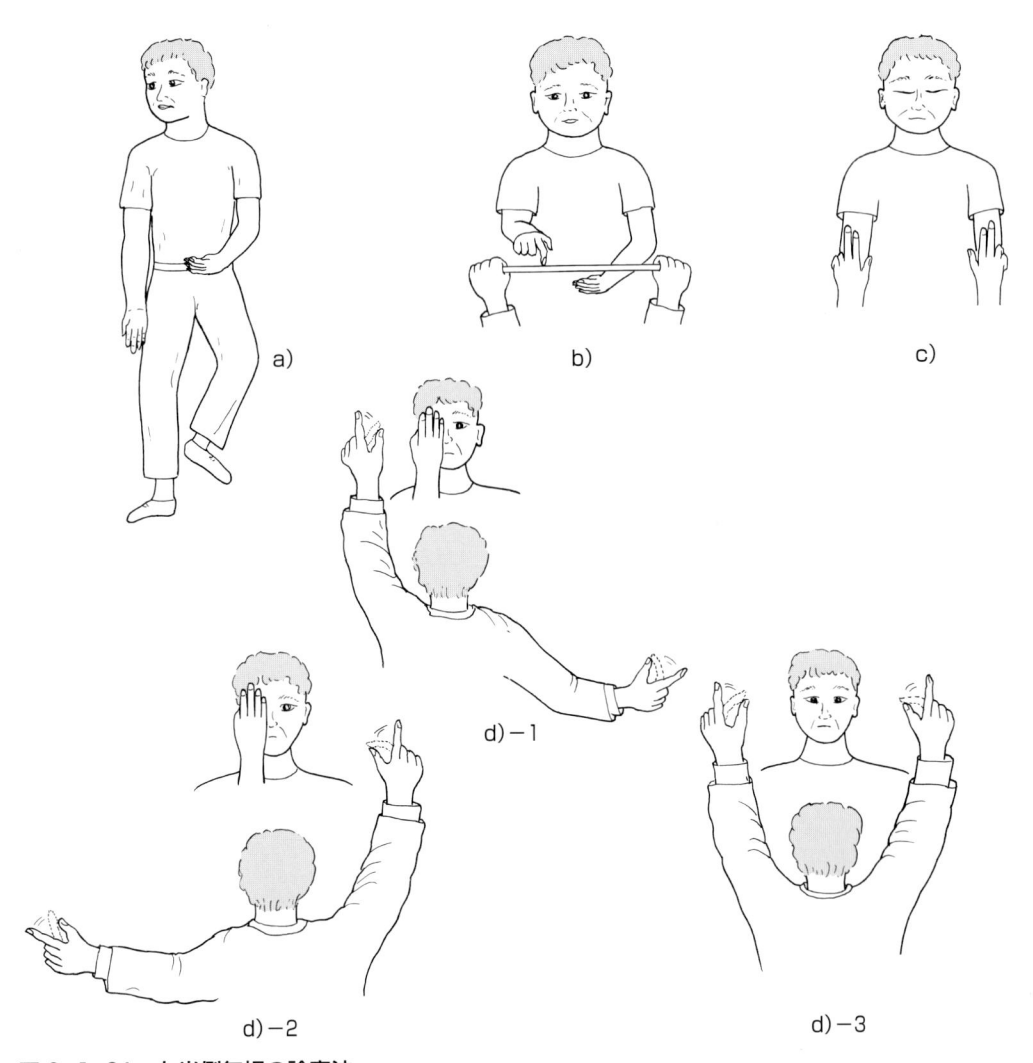

図 2-I-21　左半側無視の診察法

　a）重度：右へ眼球は偏位し，首も右を向いている．左からよびかけてもさらに右を向いて答えようとすることが多い（右向き徴候）．
　b）軽度：患者の目の前で聴診器を左右にのばし，「この真ん中を指してください」と命ずる．同名半盲があっても左半側空間無視がなければ，真ん中は指せる．空間無視があれば患者からみて真ん中より右側を指す．
　c）触覚性消去現象（tactile extinction）：患者を閉眼させ，両側の同じ部位を同程度に同時に触っているのに，右しか触っていないと答えたら左の触覚性消去現象がある．ただし左の感覚障害がないかごく軽度のときのみ有効である．
　d）視覚性消去現象（visual extinction）：対座法で視野を調べるときに同時に調べておく．検者の鼻を注視するよう命じ，検査中眼球が動いていないかどうか監視しておく．患者の前で検者の手を左右にのばし，1/4 ずつ視野が保たれているか調べる（1．で右手の第1指と第2指をパチパチ動かし刺激→左手で刺激．2．で右手で刺激→左手で刺激）．こうして片眼ずつ同名半盲がないことを確認した後，3．で同時に刺激し，右しか動いていないと答えたら左の視覚性消去現象があると考える．なお 1/4 盲の場合は障害されていない視野を使えば，消去現象があるかどうかの判定はできる．

I　脳卒中の診断と治療

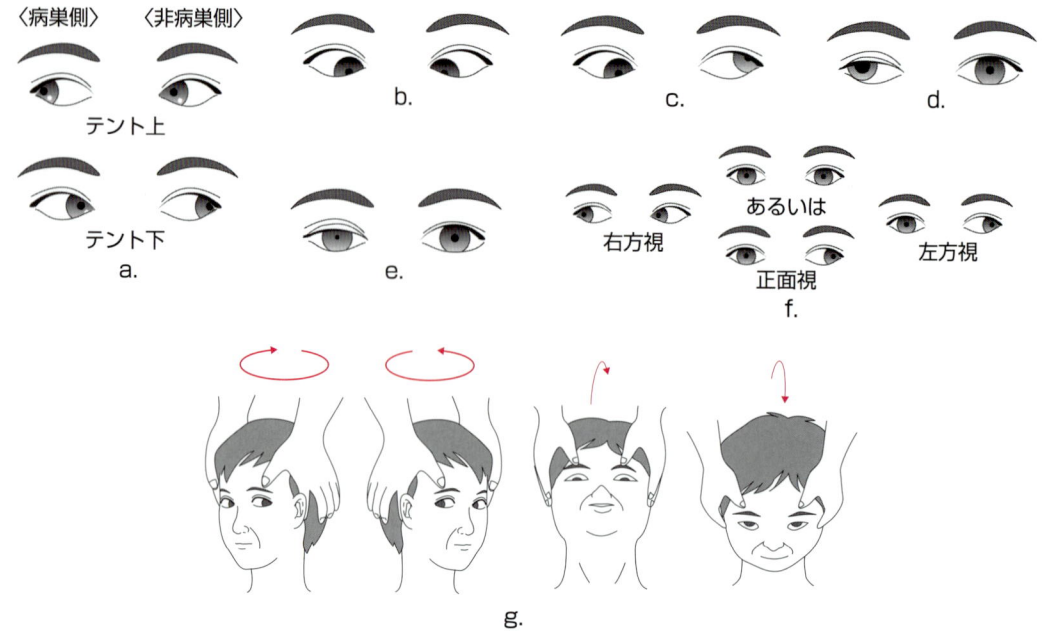

図 2-Ⅰ-22　主な眼所見

　a）共同偏視：病巣がテント上（大脳）にあれば，病巣側を向く．テント下（脳幹・小脳）であれば病巣と反対側を向く．したがって，共同偏視している側が麻痺側であればテント下の病巣を疑い，共同偏視と反対側が麻痺していればテント上の病巣を疑う．
　b）鼻先を見る目：視床出血でときにみられる．実際の頻度は少ない．
　c）斜偏視（skew deviation）：左右で眼位の高さが異なる状態をいう．脳幹部に病巣があることを示すが，病巣側が左右いずれであるかは断定できない．
　d）動眼神経麻痺：右動眼神経麻痺を示す．著明な眼瞼下垂（たいてい閉眼している）がありその目は外転しかできない．そのため急性期にはやや外転位をとっていることが多い．たいてい瞳孔は散大し，対光反射は消失している（厳密にいえば，これは髄内や髄外の動眼神経線維が障害された場合である．上転筋は対側の核から線維を出しているため動眼神経核が障害された場合は対側眼の上転も障害される．また部分損傷のこともあり，不全麻痺であることもしばしばである）．
　e）Horner 症候群：右 Horner 症候群を示す．眼瞼下垂，縮瞳，眼球陥凹，同側顔面の発汗低下を呈する．眼瞼下垂の程度は動眼神経麻痺よりも軽度である．対光反射は保たれる．すべての所見を伴わない不全型も多い．
　f）MLF 症候群：右 MLF 症候群を示す．障害側（右）の内転障害と対側眼の単眼性の眼振がみられる．左方視で内転できなくても輻輳は可能というのが原則であるが，特に高齢者の場合はもともと輻輳ができないという人も少なくない．急性期には正面視，とりわけ障害側（右）の眼で固視させると，反対側（左）の眼が外転していることが多く，non-paralytic pontine exotropia といわれる．
　g）頭位変換眼球反射（oculocephalic reflex）：頭部を左右に回旋させる，あるいは前後させると目は逆向きに動く人形の目現象（doll's head eye movement）．図は正常例である．両眼が共同して動かなければ脳幹部に病巣があると判断する．この手技で動眼神経麻痺や MLF 症候群が判明することがある．共同偏視が強ければ反対側へは動かない．なお前屈位で脳ヘルニアを生じることがあるので，急性期には左右の回旋のみで判断するのが無難である．

（高木・他，1994）[86]を改変

④眼瞼下垂

　動眼神経麻痺，交感神経障害，重症筋無力症などによる筋病変が眼瞼下垂の原因となる．著明な眼瞼下垂があり同側の眼が外転位を示し，内転不能の場合は動眼神経麻痺（図 2-Ⅰ-22d）である．動眼神経麻痺の原因には脳動脈瘤（内頸動脈-後交通動脈分岐部および脳底動脈-上小脳動脈分岐部），中脳出血，糖尿病性神経障害などがある．脳動脈瘤や中脳出血では同側の瞳孔は散大し対光反射は消失していることが多い．軽微なくも膜下出血（脳動脈瘤破裂）や脳動脈瘤増大では，動眼神経麻痺が主症状の場合があるので注意が必要で

ある．糖尿病性動眼神経麻痺では瞳孔の異常は通常認めない．

⑤Horner 症候群

軽度の眼瞼下垂と同側の縮瞳があれば Horner 症候群（図 2-I-22e）である．この場合，対光反射は保たれている．同側の内頸動脈閉塞や視床（下部），脳幹の障害を示す．

⑥眼球運動障害

両眼が共同して動かないのはすべて脳幹部の病巣を示す．特によくみられるのが MLF（medial longitudinal fasciculus；内側縦束）症候群（図 2-I-22f）である．一側あるいは両側の内転が障害されている．動眼神経の部分損傷としての内転筋麻痺と間違えないようにすべきである．急性期には病巣の反対側の外斜視を伴うことが多く，non-paralytic pontine exotropia といわれるが，MLF 症候群急性期の 75% にこの徴候が認められる[85]．

頭蓋内圧亢進の場合，片側あるいは両側の外転神経麻痺を生ずることがある．脳実質障害で外転神経麻痺のみを呈することは通常みられない．

意識障害などで随意的に眼球を動かせないときは頭位変換眼球反射（図 2-I-22g）をみる．両眼が共同して動かなければ脳幹部の病巣を示す．共同偏視が強い場合は反対側へは動かない．意識障害患者で眼球が緩やかに左右に動くのがみられることがある．眼球彷徨（roving eye movement）とよばれ，脳幹障害がないことを示す．

⑦眼振（図 2-I-23）[87]

先天性眼振やフェニトイン中毒などを除けば，末梢迷路，脳幹，小脳の障害を示す．両側注視方向性眼振，非注視下での垂直性眼振は中枢（小脳や脳幹）の障害を示す．定方向性の水平あるいは水平・回転混合性の眼振は末梢性といわれているが，中枢性のこともあるので他の所見と合わせて総合的に判断する必要がある．

⑧視野

後大脳動脈領域の虚血で後頭葉のみの障害では視野欠損（同名半盲）が唯一の症状となる．対座法（confrontation test）で視野検査を行う（図 2-I-21d）．この際，消去現象も調べておく．ときに両側の後頭葉の脳梗塞のため，視野欠損が極

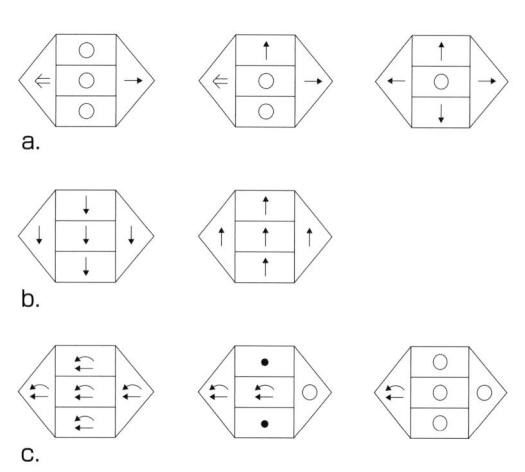

図 2-I-23　主な眼振
a）両側注視方向性眼振：小脳や脳幹部に病巣がある．フェニトイン中毒の際にもみられる．
b）垂直性眼振：やはり小脳や脳幹部の病巣を考える．稀である．
c）定方向性の水平あるいは水平・回転混合性の眼振：末梢性といわれているが，Wallenberg（ワレンベルグ）症候群や小脳出血など中枢性のことがあるので，他の所見と合わせて総合的に判断することが必要である．

（小松崎，1975）[87]を改変

めて高度となることがある．この場合には日常動作の遂行に影響を及ぼし，離床が進まないことが多い．その他，視放線を含んだ脳組織障害では上 1/4 盲，下 1/4 盲などの視野欠損を生じる．

トルコ鞍部腫瘍では両耳側半盲が有名であるが，脳卒中ではこのパターンの視野障害はきたさない．

（4）脳神経所見

脳卒中による脳神経障害では，眼動脈の虚血による視神経障害，脳幹障害による眼症状（前述）や顔面の運動知覚障害，下位脳神経麻痺が生じる．顔面の筋力の評価は中枢性（核上性）か末梢性（核性および核下性）かの鑑別上重要である（図 2-I-24）[88]．挺舌の偏位は中枢性か末梢性かの鑑別には役立たない（図 2-I-25）．軟口蓋・咽頭の動き，反射の有無，構音障害の有無を調べる．下顎反射の亢進は仮性球麻痺を示す所見として重要である（図 2-I-26）．

（5）運動機能

運動機能は，a）中等度以上の意識障害を伴う場合は dropping test（図 2-I-27）で評価する．

I　脳卒中の診断と治療　99

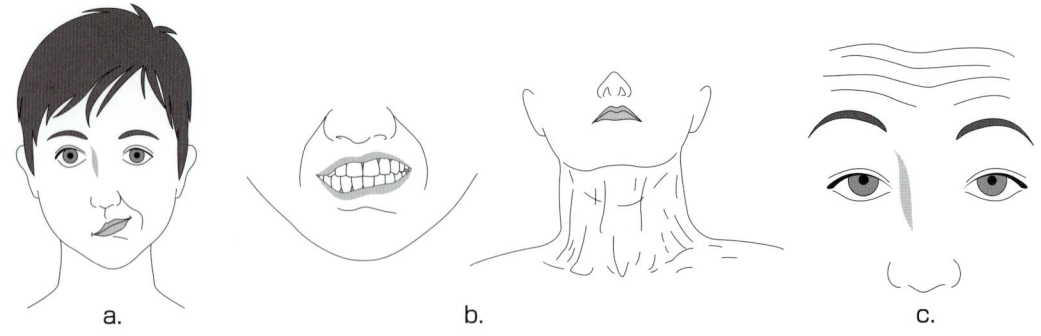

図 2-I-24 顔面神経麻痺
a）麻痺側の鼻唇溝は浅くなり，口角は下がり，眼裂は開大する．
b）「イー」と言わせると口角や広頸筋の動きの左右差が明らかになる．
c）上方視させて，図のように額に左右対称性にしわがよれば中枢性である．麻痺側のしわがよらなければ末梢性の麻痺である．
（田崎・他，1994）[88]を改変

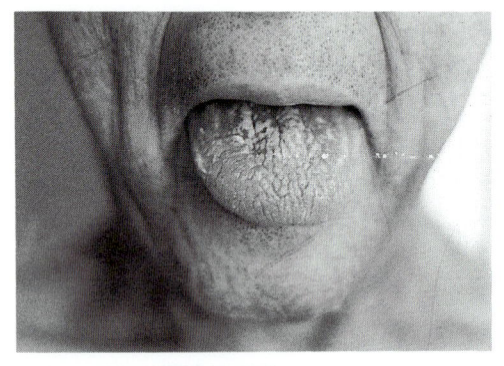

図 2-I-25 舌下神経麻痺
中枢性では麻痺側へ偏位することもあれば目立たないこともある．このため偏位だけでは中枢性か末梢性かの鑑別はできない．ただし脳卒中で上下肢の麻痺を伴う場合，中枢性であれば麻痺側へ偏位し，末梢性であれば（Déjérine〈デジェリーヌ〉症候群）上下肢の麻痺と反対側へ偏位するので他の所見とあわせて判断することになる．

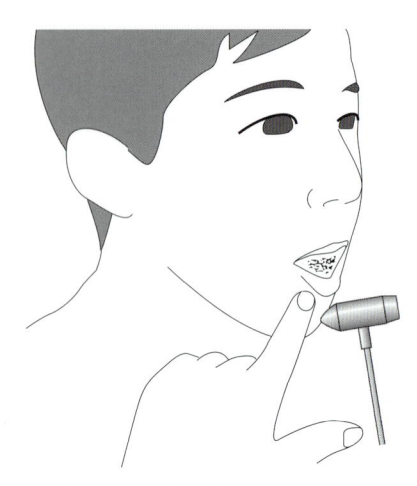

図 2-I-26 下顎反射
橋より上位の両側の錐体路が障害されていることを示す．嚥下障害，構音障害があるときは仮性球麻痺を示す所見である．

b）は指示に従える場合で，一見してわかる麻痺のときは，中枢神経麻痺の評価である Brunnstrom-stage（ブルンストロームステージ）[参照 p13]，あるいは上田の片麻痺機能テスト [参照 p337] で評価する．急性期でも臥位で，短時間でおおまかなステージの評価は可能である（上田の片麻痺機能テストでは，上肢は③④⑥⑩，下肢は③④⑤⑧を使用する．上肢の④⑥⑩は原則的には座位で行うが臥位で行ってもほぼ同様の結果が得られる）．慣れれば意識障害が強い場合でも，痛み刺激に対する麻痺側の上下肢の動きのパターンでステージの推測ができる．起居移動動作の予後を予測するうえで重要なので，定量的な評価として必ず調べておく．c）ごく軽度の麻痺を調べる方法として Barré（バレー）徴候や第5指徴候がある（図2-I-28）．肩関節や股関節の筋力を評価するのも軽度の左右差を発見する方法である（図2-I-29）．

（6）反射
深部反射および病的反射を評価する（図2-I-30）．なお Hoffmann（ホフマン），Trömner（トレムナー）反射は深部反射が亢進している人は正常でも陽性になる．左右差がある場合は深部反射

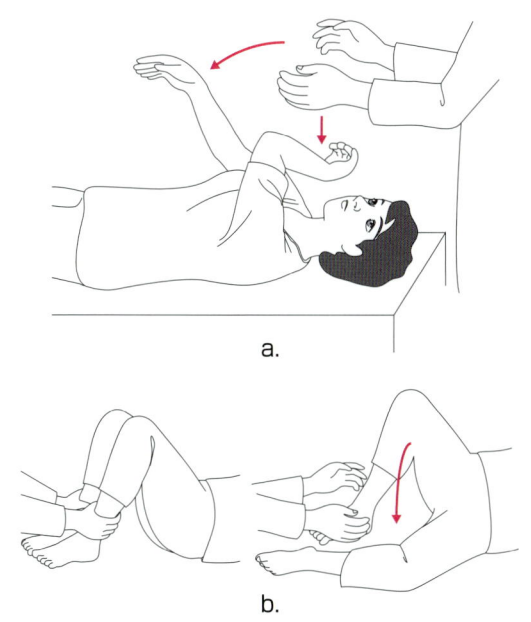

図 2-I-27 dropping test
a. arm-dropping test：患者の上肢を持ち上げて放すと，非麻痺側では顔面を避けてゆっくり落下するが，麻痺側は急速に落下する．
b. knee-dropping test：膝を立たせて，支えていた手を放すと麻痺側の下肢は外側に倒れるか，伸展し外旋・外転位をとる．

（高木・他，1994）[86]を改変

や下肢の反射と併せて評価する．Babinski（バビンスキー），Chaddock（チャドック）反射は明らかな錐体路徴候である．

（7）感覚障害
顔面，体幹，上下肢の温痛覚，触覚，深部感覚を評価する．ただ，急性期の診察では時間が限られるので大雑把に知覚障害の有無を調べる．表在知覚は四肢・顔面で障害がないか，中等度か，重度障害か程度をみておく．深部知覚は母指・母趾の位置覚をみておく．なお，NIHSS（t-PA 静注療法で必要）では感覚障害の項目があり表在知覚・2 点識別覚のチェックを行うことになっている．

（8）失調
四肢の失調は鼻指鼻試験，踵膝試験で評価する（体幹失調は後述）．

（9）ROM（関節可動域）・筋トーヌス
今後のリハに支障のあるような筋萎縮，ROM 制限（最低，肩・膝・足）の有無，筋トーヌスの変化も調べておく［参照 p341］．

（10）項部硬直
項部硬直の有無はくも膜下出血の診断上重要で

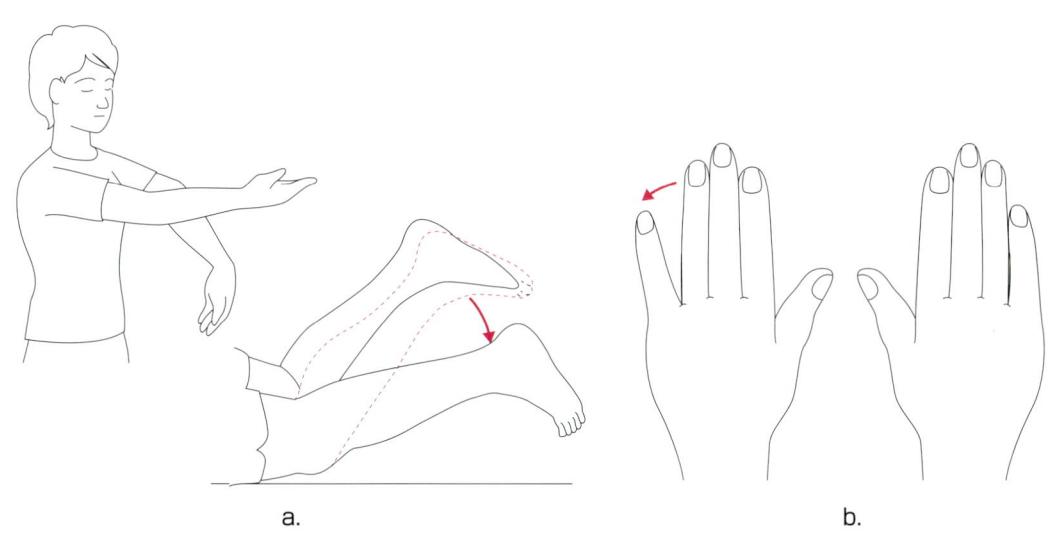

図 2-I-28 Barré 徴候と第 5 指徴候
a）Barré 徴候：上肢を手掌を上にして前方に挙上させ閉眼させる．麻痺側の上肢は回内し，手指は屈曲し，肘は屈曲し，上肢全体は下に落ちてくる．ごく軽度の場合，これらの一部のみがみられる．
下肢は腹臥位で両側の下腿を膝関節約 135°位に保たせる．このとき両側の足が触れないように注意する．麻痺側の下肢は落ちてくる．
b）第 5 指徴候：上肢を手掌を下にして前方に挙上させる．麻痺側の小指（第 5 指）は外転し，第 4 指と離れる．なお，この徴候は尺骨神経麻痺においてもみられる．

I　脳卒中の診断と治療

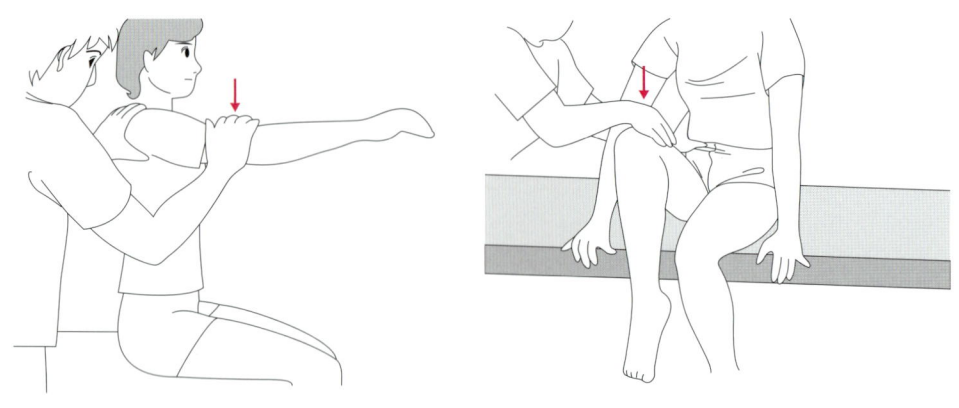

図 2-Ⅰ-29　筋力テスト
肩関節や股関節の筋力は肘や膝など他の筋力よりも左右差がとらえやすい．慣れればごく軽度の筋力の低下もわかる．Barré 徴候や第5指徴候ではっきりしない左右差をとらえることも稀ではない．ただし肩関節周囲炎などで関節の痛みがある場合は評価できない．

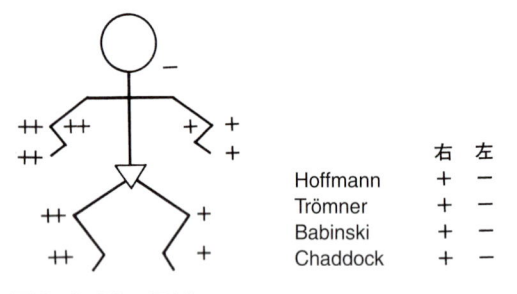

	右	左
Hoffmann	＋	－
Trömner	＋	－
Babinski	＋	－
Chaddock	＋	－

図 2-Ⅰ-30　反射
深部反射は下顎反射，上腕二頭筋反射，腕橈骨筋反射，上腕三頭筋反射，膝蓋腱反射，アキレス腱反射を，病的反射は Hoffmann，Trömner，Babinski，Chaddock 反射を最低限調べる．Babinski，Chaddock 反射は明らかな錐体路徴候であるが，他は左右差や他の神経徴候とあわせて意義づけをする必要がある．図は右片麻痺の一例を示す．

あるが，急性期にははっきりしない場合が多い．高齢者では判断に迷うことも多いが，回旋時にも硬ければ髄膜刺激症状ではなく固縮である．

(11) ADL

ADL は起居移動動作を中心に可能なものは評価しておく．寝返り，起座，座位保持，移乗，歩行などである．軽度の体幹失調やバランスの障害は閉脚立位バランス，片足立ち，push test，継足歩行（tandem gait）などで明らかとなる．

なお，以上の神経徴候は急性期には刻々と変化する．経時的に評価する必要があるが，意識レベルと運動麻痺については定量的に評価できるので特に注意して経過をみる．

2. 内科的診察

①バイタルサイン，②心機能，③全身所見，④血管所見を調べる．

(1) バイタルサイン

呼吸，血圧，脈拍，体温を調べる．重度の意識障害がある場合は，呼吸状態は特に重要である．脳幹出血では失調性呼吸を呈し，重度くも膜下出血では中枢性肺水腫を合併することがある．また，脳卒中発症時に誤嚥性肺炎を併発していることもある．いずれも重症では気道確保や人工呼吸器管理が必要となる．

血圧は脳卒中の急性期には上昇しているのが普通である．低い場合は心脳卒中やショックなどの病態を考えなければならない．不整脈があれば心原性脳塞栓症あるいは心脳卒中，Adams-Stokes 症候群を考える．著明な体温の上昇は重篤な脳卒中でもみられるが，他疾患や感染症の合併なども考えなければならない．

(2) 心機能

脳卒中は動脈硬化を基盤として生じていることが多く，虚血性心疾患などで心機能も低下していることが多い．また，弁膜症に伴って心原性脳塞栓症を生じることもある．バイタルサインとともに心音にも注意する．重症くも膜下出血ではたこつぼ型心筋症を合併する場合も報告される．

(3) 全身所見

腹部所見で腹膜炎，胆嚢炎がみつかり敗血症性

ショックによる意識障害と判明することもある．全身所見のとり忘れのないようにしたい．

（4）血管所見

全身の血管の評価に頸部，腹部の血管雑音（bruit）の聴取，足背動脈や後脛骨動脈の触診（もし触れなければ膝下動脈，大腿動脈の触診）はしておきたい．頸動脈雑音は頸動脈の狭窄や反対側の頸動脈閉塞に基づく脳梗塞の疑いがある．下肢の血管の触知が不良であれば下肢の閉塞性動脈硬化症の合併を疑う．その際は下肢（特に足先）の色調に注意する．

3. 脳卒中に必要な検査

（1）頭部 CT，頭部 MRI，脳血管撮影，脳循環 [参照 p71]

（2）頸動脈エコー

頸動脈エコーは動脈硬化の診断のひとつであり，非侵襲的検査で比較的簡便に施行できる．IMT（総頸動脈の内膜中膜の厚さ：正常は 0.9 mm 以下），プラークの診断，狭窄の有無，血管径，血流速度の診断ができる．

（3）心電図，心エコー

心機能の評価は脳卒中の全身管理上必要である．さらに脳梗塞との関連では，心房細動などの不整脈，弁疾患や心内血栓の有無の検索は必須の検査である．

（4）血液検査

脳梗塞のリスクである多血症，脂質異常症，耐糖能異常など一般的な検査を行う．また，凝固線溶系マーカーは脳梗塞の病型の鑑別が一定可能であり，特に TAT（thrombin-antithrombin Ⅲ complex），D-dimer は有用性が高い．Takano ら[89]によれば（カッコ内の数値は論文中の図表から判断），脳塞栓では発症 2 日以内で TAT（10 ng/ml 以上：正常 3 ng/ml 以下），D-dimer（400 〜 500 ng/ml 以上：正常 150 ng/ml 以下）が著しく増加するのに対し，ラクナ梗塞ではこれらは有意な上昇を示さない．一方，アテローム血栓性脳梗塞では両者の中間の値を示すことが多い．

通常のリスクファクターのない脳梗塞では血液凝固異常症，膠原病などに関連する血液検査が必要である．最近は高ホモステイン血症と脳梗塞発症との関連が指摘されている[90]．

（5）髄液検査

くも膜下出血が疑われるが画像所見ではっきりしない場合は，腰椎穿刺で髄液検査を行う．髄液が淡血性，キサントクロミーであればくも膜下出血と確定できる．しかし，現在は MRI（FLAIR 法）や MRA・CTA で軽度のくも膜下出血や脳動脈瘤の診断が可能となる場合が多い．画像上明らかな出血所見を認めなくても臨床的にくも膜下出血が疑われ，画像所見で脳動脈瘤を認めればくも膜下出血として治療する．くも膜下出血診断目的の髄液検査は減少しているが，画像検査でくも膜下出血が否定できなければ迷わず，早急に行うことが大切である．

（門　祐輔，北原正和，牛山雅夫）

4 脳卒中急性期の管理

要 旨

　脳血管障害の発症急性期は症状の変化が起こりやすいため注意が必要である．また多くのリスクファクターを基礎に発症するため，中枢神経系だけでなく，全身状態に目を向けた診断・治療が求められる．バイタルサインで特に重要なのは意識，呼吸，血圧である．この項では，急性期の血圧管理の基本は「むやみに下げないことである」ことを強調したい．脳血管障害の合併症は脳卒中の重症例ほど高率にみられ，それがさらにリハの阻害因子となることから，全身管理は急性期治療の大きな柱のひとつである．「脳卒中治療ガイドライン2009」が出版されており，全身管理の参考にする．脳血管障害の急性期にみられる主な合併症について病態，予防，診断，治療について述べる．これらを理解したうえで全身管理を行い，スムーズに早期訓練を開始することが重要である．

1. 意識レベルの判定 [16, 17]

　脳卒中発症急性期は意識レベルの判定が重要である．特に発症後数時間はくも膜下出血の再出血，脳出血の血腫増大，脳梗塞の出血性梗塞，急性水頭症など，意識レベルの悪化要因が特に多い．その後も脳浮腫の進行，破裂脳動脈瘤の手術後の遅発性脳血管攣縮などが意識レベルを悪化させる要因となる．これらの要因を予測して意識レベルをこまめに把握し，病状悪化に対する対処が遅れないようにすることが大切である．

2. 脳圧管理

　脳卒中急性期で脳圧管理は治療上の大きな柱である．脳圧亢進の要因は脳内血腫による占拠性要因以外に脳浮腫の進行と急性水頭症があり，この2点について解説する．

（1）脳浮腫対策 [91]

　脳梗塞のうち頸動脈閉塞や頭蓋内主幹動脈閉塞例では3，4日の経過で脳梗塞巣の脳浮腫が進行し，圧排所見を呈する．また，脳出血でも血腫周囲の脳浮腫により圧排所見が増悪することがある．このような場合には浸透圧利尿剤（グリセオール®，マンニトール®）の点滴が用いられる．臨床試験のメタアナリシスではグリセオール®は脳卒中急性期の死亡をわずかに減少させ，脳梗塞に限ると有意に減少させることが示された．しかし，長期的な機能予後には有意な差はなかった．マンニトール®に関しては有効とする根拠はないが，外科治療前の緊急時に使用されることがある．なお，過度の脳圧下降は血腫の増大をきたす危険があり，不要な浸透圧利尿剤の投与は避けなければならない．

　また，副腎皮質ホルモンの脳卒中急性期の脳浮腫に対する有効性のメタアナリシスでは，死亡率，機能予後ともに有意差は認められなかった．

　なお，脳浮腫が進行しヘルニアが予想される場合や脳ヘルニアに陥っている場合は，機能予後，生命予後の観点から緊急に外科的治療が行われる．特に悪性中大脳動脈梗塞（malignant MCA infarction）といわれる一側の大脳半球の広範囲の脳梗塞の場合，適応を満たせば減圧開頭術が推奨される [72]．このような症例では手術時期を逃さず減圧開頭術を施行することで，1年後の生存率，mRSが改善されることが報告されており，意識レベルやCT所見をこまめに把握することが重要である．

　小脳梗塞でも脳浮腫により脳幹部が圧迫され，重度の意識障害が認められる場合には後頭蓋窩の減圧開頭術が推奨される．

（2）急性水頭症対策

　急性水頭症は重症くも膜下出血，視床出血に伴う第3脳室の圧迫や脳室穿破による髄液循環障

害，小脳出血や小脳梗塞に伴う第4脳室圧迫などで出現し，放置すれば致死的要因となる．JSSRS2009では急性水頭症の合併頻度はくも膜下出血で42.6%であり[92]，脳動脈瘤の根治術と一緒に脳室ドレナージが行われることが多い．脳内出血では血腫の脳室穿破を伴う場合に急性水頭症が合併することが多く，尾状核出血46.1%，小脳出血31.6%，視床出血18.8%，脳幹出血17.9%，被殻出血11.3%，皮質下出血8.3%の合併頻度である[29]．脳内出血では適応があれば血腫除去術や吸引術のほか，急性水頭症に対して脳室ドレナージが行われる．視床出血では登録例の6.4%に脳室ドレナージが施行され，他の脳出血より施行頻度が高い[92]．

小脳梗塞では脳室ドレナージのほかに脳浮腫による脳幹部の圧迫を緩和する目的で前述のような後頭蓋窩の減圧開頭術が併せて行われることがある．

急性期を過ぎてからも水頭症が持続する場合には髄液のシャント手術（通常は脳室腹腔シャント術）が行われる．

3. 全身管理

（1）血圧管理[93]

脳卒中急性期における血圧管理は非常に重要なポイントである．発症急性期には病型にかかわらず血圧が高値を示すのが一般的である．急性期の血圧上昇は昇圧中枢の刺激，頭痛，脳圧亢進や神経学的巣症状などのストレスなどによる交感神経の過剰反応が主な原因とされる．鎮痛，鎮静，呼吸管理，脳圧降下薬の投与などによって血圧が安定してくることが多い．急性期は脳循環の自動調節能［サイドメモ15］が障害されており（図2-I

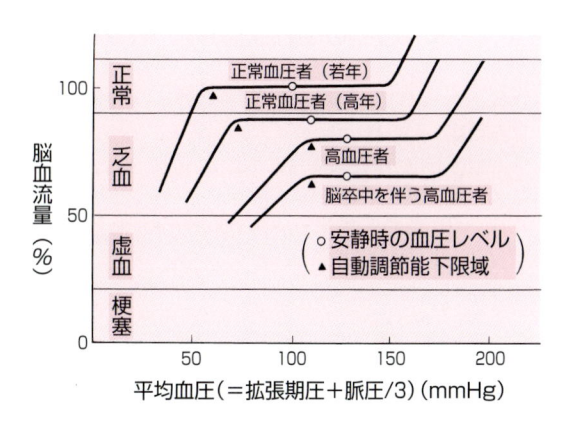

図2-I-31 正常血圧者，高血圧者，脳卒中を伴う高血圧者の脳血流量と自動調節能

脳卒中を伴う高血圧者では，自動調節能下限値が110 mmHg程度に上昇するため，わずかな降圧でも下限値を割り込み脳血流が低下する．

-31），わずかな降圧でも脳血流が急激に低下し，特に脳虚血巣周囲のペナンブラ領域も不可逆的虚血に至らしめる危険性がある．脳卒中治療ガイドライン2009では，急性期脳梗塞は収縮期血圧220 mmHg，拡張期血圧120 mmHgを超える高血圧が持続する場合や，大動脈解離，急性心筋梗塞，心不全，腎不全を合併している場合に慎重な降圧が推奨されている．また，t-PA静注療法を施行する場合は収縮期血圧185 mmHg以上，拡張期血圧110 mmHg以上は投与禁忌となっている．T-PA投与後も24時間以内は時間ごとに厳重な血圧測定が規定されており，収縮期血圧180 mmHg超あるいは拡張期血圧105 mmHg超の場合は降圧が必要である．

一方，出血性脳卒中では多少対応が異なる．くも膜下出血や脳出血では脳動脈瘤の再出血や血腫増大を防止するために，ある程度積極的な降圧が求められる．くも膜下出血では脳動脈瘤の再出血予防のため収縮期血圧120 mmHgを目標に積極

サイドメモ15　脳循環の自動調節能

自動調節能（autoregulation）とは，血圧の変動に対して脳血流を一定に保とうとする機構である．正常では自動調節能の上限は平均動脈血圧150〜160 mmHgで，下限は平均動脈血圧50〜60 mmHgの範囲である．この自動調節能の範囲は加齢とともに高血圧側にシフトする．また高血圧症でも高血圧側にシフトする．脳梗塞急性期で，特に脳主幹動脈狭窄例では下限域が高血圧側にシフトし，くも膜下出血急性期では自動調節能が消失して血圧依存性に脳血流が変動することが知られている．高CO_2血症では上限と下限の幅が狭くなる．

表 2-I-28 病型別の降圧開始基準値（収縮期血圧）

① 脳出血：180 mmHg（あるいは平均血圧 130 mmHg）
② 脳梗塞：220 mmHg
　血栓溶解療法実施の場合は 180 mmHg
③ くも膜下出血：120 mmHg
　①②での降圧目標値は 180/100 mmHg あるいは前値の 85 ～ 90% 以内であり，急激に下げないのが原則

表 2-I-29 降圧療法を行う前にチェックする事項

① 脳浮腫，脳圧亢進に対する治療は十分か
② 尿閉，便秘がないか
③ 痛み，呼吸困難などのストレス因子がないか
④ 痙攣，嘔吐，咳嗽などの直後ではないか

的な降圧を行う[94]．しかし頭蓋内圧が亢進している重症例では，過度の降圧は脳灌流圧の低下をきたし脳虚血を増悪させ，予後不良となる場合があるので注意を要する．

高血圧性脳出血急性期において降圧の有無，程度と予後を検討した前向き臨床試験はないが，後ろ向き調査では降圧の良好なものでは血腫の増大が少ないこと，予後がよいことが報告されている．しかし脳出血の場合も過度の降圧は脳血流を低下させることがわかっており，脳卒中治療ガイドライン 2009 では，収縮期血圧 180 mmHg 未満あるいは平均血圧 130 mmHg 未満を目標とすることが推奨されている．表 2-I-28 に病型別の降圧を考慮する基準値を示す．

内服困難な場合や内服薬では効果が不十分な場合には，注射薬の持続静脈内投与が行われる．高血圧性緊急症に適応がある注射薬はペルジピン®やヘルベッサー®があるが，即効性や徐脈などの副作用の観点から臨床の現場ではペルジピン®を使用することが多い．わが国ではペルジピン®などの Ca 拮抗薬は脳出血の急性期には原則禁忌で，止血が確認されたものにのみ使用可能とされている．なお，欧米ではペルジピン®の使用制限はなく，脳出血急性期における主な推奨薬剤とされている．

なお，ニフェジピン徐方剤の舌下投与は急激な降圧をもたらすことがあるので使用禁忌である．

降圧薬を投与する前に確認すべきポイントを表 2-I-29 に示す．これらに該当する事項がある場合には，まずそれを是正する．

（2）鎮静

脳卒中急性期には激しい頭痛，不穏，せん妄を伴うことがある．持続する場合は血圧上昇や脳動脈瘤の再出血，脳内血腫の増大の危険性があるため，鎮静剤の投与を行う．特にくも膜下出血では積極的，十分な鎮静が推奨されている．鎮静にはジアゼパムやペンタゾシンを使用し，効果が十分得られない場合は呼吸管理を行いながらミダゾラム（ドルミカム®），プロポフォール（ディプリバン®）などを考慮する[95]．

（3）呼吸管理

意識障害がある場合には，舌根沈下，気道内分泌物や吐物による気道閉塞と，呼吸中枢の障害による呼吸パターンの異常に注意する．気道閉塞に対しては，痰の吸引のほかに体位（頸部に枕を入れ，頭を背屈させる），エアウェイ，気管内挿管，状態をみながら気管切開などの対策を選択する．SpO_2 が 95% を下回るようなら酸素投与を行う．

重症くも膜下出血では中枢性肺水腫を合併することがあり，湿性ラ音，チアノーゼ，ピンク状泡沫痰を認める．人工呼吸器管理や利尿剤投与を行い，適応があれば破裂脳動脈瘤の根治手術を早期に行う[38]．

脳卒中急性期にみられる異常呼吸パターンとしては，Cheyne-Stokes（チェーン・ストークス）呼吸（図 2-I-32）が最も多くみられる．Cheyne-Stokes 呼吸は大脳半球や間脳の障害でみられ，他の異常呼吸と比べると重篤度は低いが，正常パターンから移行した場合は慎重に経過を追う必要がある．なお，PCO_2 の上昇は脳血管を拡張させて脳圧をあげることにつながり，PO_2 の低下は脳虚血・壊死の拡大につながるため，血液ガスのモニターとその補正に留意する．

また，急性期には脳動脈瘤の再出血，脳内血腫の増大など急に呼吸状態が悪化する場合があり，常に気管内挿管などの対応ができるように準備しておく必要がある．

（4）心機能の管理

脳卒中では基礎疾患として心不全を合併してい

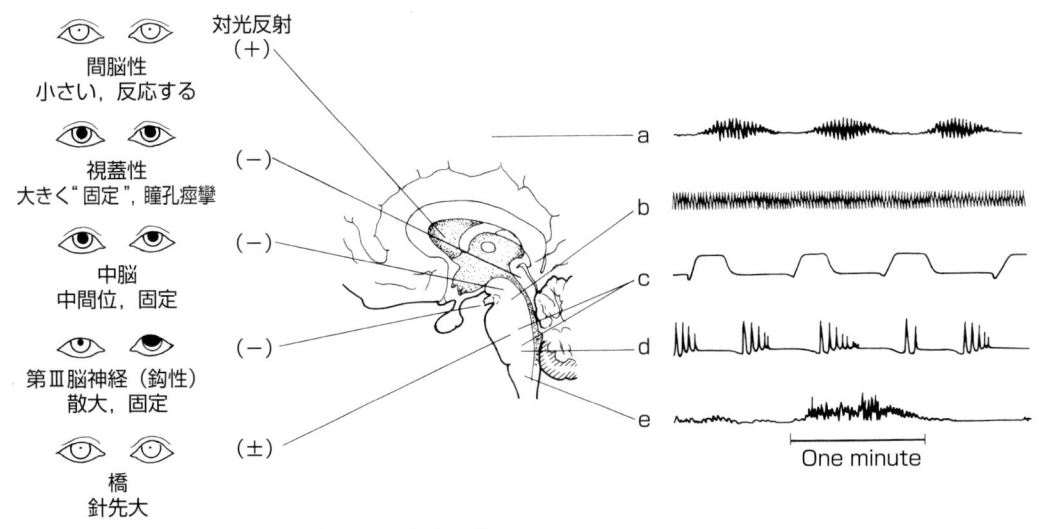

図 2-I-32 脳の病変部位と瞳孔および呼吸パターン
a）Cheyne-Stokes 呼吸，b）中枢性神経原性過換気，c）吸気時休止性呼吸，d）群発性呼吸，e）失調性呼吸

る症例が稀ならずある．脳梗塞では発症時に心筋梗塞を併発している場合があり，脳塞栓症では心房細動などの不整脈や奇異性脳塞栓症，稀ではあるが左房粘液腫があるので，早めの心エコーが必要である．

また，重症くも膜下出血では異常 T 波や U 波，QT 延長，頻脈，多原性心室性期外収縮など多彩な心電図異常が認められる．また，たこつぼ型心筋症とよばれる左室壁の運動障害を合併することも報告されている[38]．低血圧や肺水腫，心電図で虚血性変化を認めるときは循環器科的専門的な対応が必要である．

(5) 消化管出血対策
①上部消化管出血[96]
脳卒中急性期にはしばしば上部消化管出血が出現し，予後不良の大きな要因であったが，H_2 受容体拮抗薬が開発された以降は激減している．最近の報告では脳卒中急性期の上部消化管出血の合併は 3％で，その半数は重症であった．上部消化管出血を合併した症例の予後は不良のため，抗潰瘍薬の予防的投与は急性期には重要で，特に意識障害を伴う場合は必須である．わが国では H_2 受容体拮抗薬の注射薬の予防的投与が認められている．

②下部消化管出血
このなかには，抗生物質投与後にみられる偽膜性腸炎（Clostridium difficile による）と出血性腸炎（両者を包括して抗生物質起因性大腸炎とよぶ），動脈硬化を基礎に発症する虚血性腸炎が含まれる．下痢や下血がみられた場合には，便培養，便 CD テスト（Clostridium difficile，毒素を検出する検査法），大腸内視鏡検査を行い診断を確定する．治療としては，①抗生物質投与中止，②脱水・電解質の補正，③経口摂取中止，④偽膜性腸炎ではバンコマイシン内服を行う．

なお，安易に止痢薬や抗コリン薬を強力に使用すると便塊が貯留し，毒素などが排泄されなくなり状態が悪化することがあるので注意を要する．

(6) 栄養管理[97]
入院時の低栄養は肺炎などの合併症を有意に増加させる．また，入院 1 週間後の低栄養は独立した予後不良因子である．経口摂取不能例では早期の経管栄養開始が，死亡率減少に寄与することが報告されている[98]．

(7) 感染症対策
脳卒中発症後の感染症（stroke-associated infection；SAI）は，入院 4 週間以内の合併症のなかでは最も頻度が高い．そのなかでも 3 日以内の早期合併例が 20〜30％を占め，呼吸器感染症，

尿路感染症がほぼ半々に出現している[99]．前者は吐物や口腔内細菌の誤嚥，臥床による気道分泌物の沈下により生じ，後者は無緊張性膀胱などの神経因性膀胱による残尿と，留置カテーテルにより生じやすい．肺炎の場合は細菌培養提出と同時に痰のグラム染色を行い，起炎菌の推測を行い抗菌剤を選択する．誤嚥性肺炎が疑われる場合は，嫌気性菌が起炎菌になっている可能性があり，クリンダマイシン（ダラシンS®）やアンピシリンナトリウム・スルバクタムナトリウム配合剤（ユナシンS®）を投与する．尿路感染に対しては，細菌培養提出後にニューキノロン系か第一世代セフェムなどの抗菌剤を投与する．これらの予防として，尿道留置カテーテルの早期抜去や早期座位・歩行訓練開始が重要である．悪寒戦慄を伴うspike状の高熱が出現した場合（特に血管確保をしている場合）は，菌血症の可能性が高い．こうした熱型をみた場合は速やかに血液培養や，播種性血管内凝固症候群（disseminated intravascular coagulation；DIC）合併の早期発見のための血液検査を行う．

SAIは予後不良因子のひとつで，特に早期SAI合併例では生命予後，機能予後が不良であることが示されている．SAIの防止には栄養状態の改善や口腔ケア，排尿管理が必要である．最近SAIに対し入院早期からの抗生剤の予防的投与について報告がみられる．これらのメタアナリシスでは脳卒中急性期の感染症は減少するが，生命予後の改善は得られていない[100]．また，機能予後に関しては発症3カ月後のmRS 5，6が減少，mRS 3，4が増加し改善が認められるとの報告もあるが[101]，さらなる検討が必要である．

（8）深部静脈血栓症および肺塞栓症の予防[102]

脳出血では運動麻痺を伴う急性期症例では深部静脈血栓症や肺塞栓症が合併しやすく，1.6%で臨床的に深部静脈血栓症と診断されたとの報告がある．予防法として弾性ストッキングや間欠的空気圧迫法，両者の併用が推奨されている．最近の報告では弾性ストッキング単独よりも両者の併用が有効との結果が示された．

脳梗塞では弾性ストッキングや間欠的空気圧迫法の有効性を証明した報告はない．下肢麻痺のある脳梗塞症例ではヘパリンあるいは低分子ヘパリンの皮下投与が有効とされる．しかし，頭蓋内外の出血性合併症頻度を上昇させるため，すべてに投与することは推奨されない．なお，脳塞栓症ではアスピリン投与が肺塞栓症に対する予防効果として示されている．

4. 痙攣対策[103,104]

痙攣発作は脳卒中発症時の初発症状としてはいずれの病型も1%前後でそれほど多い症状ではないが[84]，脳卒中急性期に痙攣発作を発症することは稀ではない．脳出血の検討では急性期に4.2%で痙攣発作を認め，これは脳梗塞の約2倍であり，30日以内に8.1%で認めている[105]．脳卒中治療ガイドライン2009では痙攣発作の危険因子として出血性脳血管障害や病巣が大脳皮質を含んでいること，大きな病巣，頭頂側頭葉の病巣，高齢，錯乱，神経学的・内科的合併症があげられており，痙攣は入院中の死亡に関する独立した因子とされる．そのため高齢者で頭頂葉を侵す大きな出血性梗塞では数日間予防的に抗てんかん薬を投与してもよいとされる［参照 p257］．

発症14日以降に初発した遅発性痙攣では繰り返しやすく，一方14日以内に初発した早発性痙攣は再発する率は低く，予後にも影響しない．

早発性痙攣は，脳梗塞では脳塞栓症に比較的多く，約10%に出現する．脳内出血では皮質下出血で約30%に認められるが，その他の部位の脳内出血では1〜2%である．くも膜下出血では約15%に早発性痙攣が認められ，脳動脈瘤破裂直後から数時間以内が多い．また，脳動脈瘤の再出血時や脳血管攣縮時に出現することがある．

急性期の痙攣発作時には，通常ジアゼパム5〜10 mgの静脈内投与で対応する．1回のジアゼパム投与で治まることが多いが，痙攣の再発予防を目的にフェニトインの静脈内投与を行うこともある．また，ジアゼパム投与後も痙攣を繰り返す重積発作時はフェノバルビタール（ノーベルバール®）の静脈内投与が推奨されるが，呼吸抑制に注意が必要で，半減期が長いため意識レベルの判

定が困難となる.

　経過中に痙攣発作が出現したときは,脳動脈瘤の再出血,脳内血腫の増大,脳梗塞の再発,出血性梗塞の出現などの可能性があり,CT,MRIの再検査も考慮する.

　ところで何らかの理由で抗てんかん薬を服薬していた場合に,脳卒中発症による意識障害や嘔吐,消化管出血の合併などで服薬が中断されると痙攣発作を起こすことがあり,注意を要する.内服が困難な場合には,状態に応じて注射薬や経管投与で補い,場合によっては坐薬を検討する.

5. その他の合併症

(1) 脱水, 電解質 (Na) 異常

　脳卒中急性期の患者は絶食,グリセオールなどの高張液の使用などのために脱水傾向になっていることがある.こうした理由から急性期には高Na血症を呈しやすい.高Na血症をみた場合には,高血糖のチェックをしたうえで補液を行う.

　低Na血症もしばしばみられ,その原因としてはADH分泌異常症(syndrome of inappropriate secretion of antidiuretic hormone;SIADH)によることが多い［サイドメモ16］.水制限と食塩投与が原則であるが,急速な補正は中心性橋脱髄症(central pontine myelinolysis;CPM)[106)]を惹起する危険性があるため,数日かけてゆっくり補正することが大切である［サイドメモ17］.

(2) 血糖値

　糖尿病患者だけでなく,既往に糖尿病が明らかでない症例でも,脳卒中急性期には耐糖能の低下や高張液投与のために高血糖・高浸透圧性昏睡をきたすことがある.この場合には十分な補液と速効型インスリンの持続点滴を行うが,脳卒中急性期の場合には補液量は少なめにし,血糖値は200 mg/dl前後と多少高めを目標にコントロールするほうが無難である.なお,高カロリー輸液が急速に滴下してしまい,点滴をやめた場合には,インスリン使用中でなくても低血糖を起こすことがあるので注意を要する.

(3) 中枢性疼痛および筋骨関節系の疼痛[107)]

　脳卒中後に障害側の四肢,顔面,体幹に耐えがたい痛みが出現することがある.特に視床の障害で出現する視床痛が有名であるが,知覚路のどの部位の障害でも出現し,中枢性疼痛とよばれる.中枢性疼痛は脳卒中発症後数日から数カ月に約8%の症例に認められ,1カ月以内に59%が発症すると報告されている[108)].離床やリハを進めるうえで障害となることも多い.中枢性疼痛は急性期では通常投薬治療となるが,なかなか決め手になる薬剤がないのが現状である.保険適応外ではあるがアミトリプチリン(トリプタノール®)や

サイドメモ16　ADH分泌異常症(SIADH)とは？

　脳・肺疾患や悪性腫瘍などで抗利尿ホルモン(antidiuretic hormone;ADH)の分泌が増加し,体液量増加→Na利尿ホルモン増加により著しい低Na血症をきたす病態である.Naが120 mEq/l以下ではまず本症を疑い以下の検査を行う.
　①血漿浸透圧(270 mOsm/l以下)
　②尿浸透圧(尿浸透圧＞血漿浸透圧)
　③尿中Na排泄量(20 mEq/日以上)
　④甲状腺機能,副腎機能(これらは正常)
　⑤浮腫や脱水所見(認めない)

サイドメモ17　低Na血症に急速補正は禁忌

　低Na血症を急速に補正すると,2日〜1週間後に意識障害,四肢麻痺,眼筋麻痺,仮性球麻痺などが生ずることがある.CTやMRIで橋中央部に病変を認め,central pontine myelinolysis(中心性橋脱髄症)とよばれる.

ラモトリギン（ラミクタール®）が有効との報告がある．従来比較的使用されてきたカルバマゼピン（テグレトール®）は有効性が証明されなかった．

また，入院経過中に肩手症候群や偽痛風をはじめとする関節・筋肉痛が 15 ～ 30％の患者でみられる[109]．脳卒中急性期では比較的稀であるが，変形性関節症の急性増悪が生じ発熱を呈することも経験する．感染症との鑑別が必要であり，離床やリハを進めるうえで障害とならないよう対応が必要である．

（4）急性無石胆嚢炎

牛山ら[110]によれば脳卒中急性期に 1％の患者で本症を合併するが，典型的な病像を呈さないこともあり，本症を疑わないと見逃す可能性がある．脳卒中に合併する本症の特徴は，①絶食中や食事開始 1 週間以内に起こることが多く，大半が脳卒中発症 1 カ月以内に発症する，②中等症以上の比較的重症な患者に起こりやすく，80％は男性である，③腹部症状を呈することが少なく，症状では発熱が最多，④検査で全例に異常が認められたのは，CRP 上昇と腹部エコーでの胆嚢の異常所見であった．予防としては，禁忌でなければ可能な限り早期から経管栄養を含め食事摂取を開始することが重要である．脳卒中急性期で原因不明の発熱があるときには積極的に腹部エコーや CT を行う必要がある．本症では容易に胆嚢穿孔が生じるため，ドレナージや手術の時期を逃さないきめこまかな観察を行う．

〔北原正和，牛山雅夫〕

5 脳卒中病型別の治療

要 旨

脳卒中急性期の治療は，発症からの時間経過，病状の変化や重症度により臨機応変に選択する必要がある．それぞれの病型について「脳卒中治療ガイドライン2009」をもとに，外科的治療の適応を念頭に置きながら，治療上の注意点，治療内容を述べる．特に脳梗塞では超急性期のt-PA静注療法について最近の知見を含め，解説する．

表 2-I-30 脳外科手術の必要な脳卒中

a．原則的適応
　くも膜下出血，小脳出血（直径3cm以上）
b．相対的適応
　被殻出血，脳室穿破を伴う視床出血，皮質下出血，小脳出血（直径3cm以上），脳室内出血による水頭症，水頭症を伴う小脳梗塞，中大脳動脈灌流域を含む一側大脳半球梗塞（進行例）（意識レベルの低下など増悪傾向にある場合）
c．適応なし
　視床出血，脳幹部出血，脳梗塞

1. 外科的治療が必要な脳卒中

（表 2-I-30）

脳卒中であることが明らかであれば，まず外科的治療の適応があるか否かの判断が重要である．くも膜下出血や意識障害を伴った脳出血は外科的治療の適応となる場合が多く，脳神経外科へのコンサルトが必要である．急性期の脳梗塞はほとんどが内科的治療であるが，なかには外科的治療が必要となる場合がある．

（1）脳出血

原則的に外科的治療が考慮されるのは，中等度の被殻出血，脳室穿破を伴う脳室拡大の強い視床出血，意識障害を伴う（JCS20～100）皮質下出血，最大径3cm以上で症状が増悪する小脳出血，脳室内出血による急性水頭症などである．いずれにせよ脳出血では，脳浮腫や血腫の増大により症状の増悪がみられることがある．発症当初は手術適応でない場合でも，手術のタイミングを見逃さないように症候（意識レベルや麻痺の程度など）や画像所見を慎重にフォローする必要がある．

（2）くも膜下出血

外科的治療を前提とする．原因として多い脳動脈瘤に対する開頭手術や血管内治療（コイル塞栓術）を考慮する．転送する場合は再出血を防止するための十分な降圧と鎮静が必要である．

（3）脳梗塞

脳梗塞で急性期に外科的治療が必要となる場合は，脳浮腫の増悪に対する減圧開頭術や小脳梗塞に伴った水頭症に対する脳室ドレナージである．またt-PA治療後などの出血性梗塞においても，血腫に対する外科的治療が必要となる場合がある．

2. 各病型の治療

（1）脳出血

JSSRS2009の登録例では85.5%に保存的治療が行われ，血腫除去や脳室ドレナージなどの外科的治療が行われたものは14.5%である[111]．保存的治療では血圧管理，脳浮腫に対する浸透圧利尿剤の投与，栄養管理，合併症対策，リハを総合的に行う[112]．なお，止血剤の投与は有効であるとの報告はない[113]．しかし，血小板や血液凝固異常を伴う場合はそれぞれの病態に合わせて血液製剤の投与が行われる場合もある．また，抗血小板薬，抗凝固薬内服中の脳出血では服薬を中止する．ワルファリン内服例ではビタミンKや血液製剤を投与し，PT-INRを1.35以下にすることが推奨される[105]．

外科的治療が行われる症例はそれほど多くないが，適応があれば時期を逸することなく施行する

ことが大切である．意識レベルの変化，血腫の増大，水頭症の合併の有無に注意して，経時的なCTを行いながら経過をみることが重要である．血腫除去は，以前は専ら開頭術であったが，最近は定位的な血腫吸引術や内視鏡を用いた血腫除去術のように穿頭術の手術も増加している．

ところで脳内出血は高血圧性脳出血が最も多いが，脳動静脈奇形，脳動脈瘤などの脳血管異常による脳内出血もある．特に50歳未満，皮質下出血例では高血圧以外の原因が比較的多く，脳血管病変の精査が必要である．脳血管異常があれば再出血防止のため，それに対する治療を行わなければならない．

（2）くも膜下出血

くも膜下出血の85%が脳動脈瘤の破裂であり，その多くが外科的治療の対象となる．くも膜下出血を繰り返すと予後不良となるため，鎮静や血圧管理などを行い脳動脈瘤の再出血を極力防止する．現在は破裂脳動脈瘤の手術は，適応があれば発症72時間以内の急性期に施行することが原則である[34]．JSSRS 2009では破裂脳動脈瘤の登録例の79%に手術が施行されている[114]．最近は血管内治療の進歩や周術期管理の向上により手術適応が拡大され，高齢者や重症度の高い症例の手術件数が増加している．脳神経外科学会の調査[115]によれば，わが国では2010年の1年間に約18,000件の破裂脳動脈瘤の手術が行われており，75.5%がクリッピング術，24.5%が血管内治療によるコイル塞栓術であった．2001年と比較すると手術総数は約1,000件減少しているが，クリッピング術が減少傾向の一方でコイル塞栓術の件数が2.4倍となり，年々コイル塞栓術の占める割合が増加している．

脳動脈瘤破裂以外でも脳動脈解離，脳動静脈奇形，硬膜動静脈瘻，もやもや病などの脳血管異常が原因となるため，脳血管病変の診断を早急に行い，適応があれば外科的治療を行う必要がある．

くも膜下出血そのものや合併する脳内血腫，脳腫脹が原因の深昏睡例では通常外科的治療の適応はないため，血圧，呼吸管理が主体となる．ただし若年者や，急性水頭症例では外科的治療の対象となるものが含まれており，脳神経外科へコンサルトが必要である．

（3）脳梗塞
① t-PA（アルテプラーゼ）静注療法

t-PA（tissue plasminogen activator）静注療法は脳梗塞急性期における効果的な治療法として米国で1996年に承認され，わが国でも2005年10月より使用可能となった[116]．t-PAはフィブリンに特異的に結合して血栓上のプラスミノーゲンをプラスミンに変換することで血栓溶解作用を発揮する．適応（表2-Ⅰ-31）を満たせば特殊な手技が必要なく静脈内投与で使用可能であり，どの病型の脳梗塞にも適応がある（ただし，もやもや病の脳梗塞には投与禁忌である）．わが国で発売後2年間の使用成績調査[117]では約8,000例に使用され，解析された7,492例では機能予後良好例（発症3カ月後のmRS 0～1）は33.1%を占め，海外の治療成績や国内治験とほぼ同等の治療効果であった．t-PAは出血性合併症が多いとされるが，頭蓋内出血は16.2%に認めた．うち症候性頭蓋内出血例は4.4%，頭蓋内出血による死亡例は0.9%で，いずれも国内治験の頻度を下回った．その後のJSSRS2009の報告でも，同等の治療成績である[118]．

t-PAの使用に関して一番のハードルは，発症後3時間以内の投与開始である．3時間以内に投与を開始するためには，発症後1時間半から2時間以内に病院に搬送される必要がある．日本脳卒中学会の調査[119]によると，2007～2009年の3年間では月に400～450件（年間約5,000件）の使用があり，65歳以上の人口10万人当たり57.6件の使用頻度である．同年代の脳梗塞発症数から概算すると1～2%と推計され，かなり限られた使用例数である．JSSRS2009でもt-PAの使用は脳梗塞登録例の1.5%である[118]．t-PAの使用を拡大していくためには地域の医療連携のさらなる推進や住民の啓発が重要である．

脳梗塞に対し認められているt-PAはアルテプラーゼ（グルトパ®，アクチバシン®）のみである．具体的にはアルテプラーゼを溶解液で希釈し，0.6 mg/kgの10%を1～2分で急速静注，残りの90%を1時間で静注する．投与後はt-PA静注療法指針部会の管理指針（表2-Ⅰ-32）に基づ

表2-I-31 t-PA（アルテプラーゼ）静注療法のチェックリスト

1) 確認事項
　発症時間（最終未発症確認時間）.
　治療開始（予定）時刻（発症3時間（4.5時間）以内）.
　症状の急速な改善がない.
　軽症（失調，感覚障害，軽度の麻痺のみを呈する）ではない.

2) 禁忌
　<既往歴>
　　頭蓋内出血の既往.
　　3カ月（1カ月）以内の脳梗塞（TIAは含まない）.
　　3カ月以内の重篤な頭部脊髄の外傷あるいは手術.
　　21日以内の消化管あるいは尿路出血.
　　14日以内の大手術あるいは頭部以外の重篤な外傷.
　　大動脈解離.
　　治療薬の過敏症.
　<臨床所見>
　　痙攣.
　　くも膜下出血（疑い）.
　　出血の合併（頭蓋内出血，消化管出血，尿路出血，後腹膜出血，喀血）.
　　頭蓋内腫瘍・脳動脈瘤・脳動静脈奇形・もやもや病.
　　収縮期血圧（適切な降圧療法後も185 mmHg以上）.
　　拡張期血圧（適切な降圧療法後も110 mmHg以上）.
　<血液所見>
　　血糖異常（＜50 mg/dl，または ＞400 mg/dl）.
　　血小板 10万/mm³以下.
　　ワルファリン内服中の場合 PT-INR＞1.7.
　　ヘパリン投与中の場合 APTTの延長（前値の1.5倍以上，または正常範囲を超える）.
　　重篤な肝障害.
　　急性膵炎.
　<画像所見>
　　CTで広汎な早期虚血性変化.
　　CT/MRI上の圧排所見（正中構造の偏位）.

3) 慎重投与
　<既往歴>
　　10日以内の生検・外傷.
　　10日以内の分娩・流早産.
　　3カ月（1カ月）以上経過した脳梗塞（特に糖尿病合併例）.
　　蛋白製剤アレルギー.
　<臨床所見>
　　年齢 75歳（81歳）以上.
　　NIHSSスコア 23（26）以上.
　　JCS 100以上.
　　消化管潰瘍・憩室炎・大腸炎.
　　活動性結核.
　　糖尿病性出血性網膜症・出血性眼症.
　　血栓溶解薬，抗血栓薬投与中（特に経口抗凝固薬投与中）.
　　※抗Xa薬やダビガトランの服薬患者への本治療の有効性と安全性は確立しておらず，治療の適否を慎重に判断せねばならない
　　月経期間中.
　　重篤な腎障害.
　　コントロール不良の糖尿病.
　　感染性心内膜炎.

＊注意事項
　1. 確認事項は完全に満足する必要がある.
　2. 一項目でも「禁忌」に該当すれば実施しない.
　3. 一項目でも「慎重投与」に該当すれば，適応の可否を慎重に検討し，治療を実施する場合でも「リスクとベネフィット」を患者本人・家族に正確に説明し同意を得る必要がある.

rt-PA（アルテプラーゼ）静注療法適正治療指針第二版（脳卒中34：443-480，2012）では，治療開始が4.5時間まで拡大されたほか，禁忌・慎重投与の項目のうち下線部分が変更・追加された．また，大動脈解離，痙攣は慎重投与になっている．

（日本脳卒中学会脳卒中医療向上・社会保険委員会 rt-PA（アルテプラーゼ）静注療法指針部会，2005）[116]

いて経過観察する．

　なお，最近t-PAの適応拡大のため，発症4時間半以内の投与に関する治験が行われ，比較的良好な結果が報告された[120, 121]．欧米ではt-PAの適応はすでに発症後4時間半まで拡大されており，わが国でも2012年8月に適応拡大が承認された．なお，それに伴って適応基準が一部変更さ

れた（表2-I-31）．

②その他の薬物治療
　脳梗塞急性期には病型に応じて抗血小板剤や抗凝固薬を選択する．

1) 脳血栓症
　発症48時間以内のアテローム血栓性脳梗塞では選択的トロンビン阻害薬のアルガトロバン（ノ

I 脳卒中の診断と治療

表 2-Ⅰ-32　t-PA（アルテプラーゼ）静注療法後の管理指針

1）神経学的評価
　A．投与開始から1時間（t-PA投与中）：15分ごとの評価
　B．1～7時間：　　　　　　　　　　30分ごと
　C．7～24時間：　　　　　　　　　 1時間ごと
　頭痛，悪心・嘔吐，急激な血圧上昇を認めた場合は緊急CTスキャンを実施する．
　t-PA投与中の場合は，投与を中止する．

2）血圧モニタリング
　A．投与開始から2時間：15分ごとの測定
　B．2～8時間：　　　　　　　　　　30分ごと
　C．8～24時間：　　　　　　　　　 1時間ごと
　収縮期血圧が180 mmHgまたは拡張期血圧が105 mmHgを超えた場合，測定回数をふやし，これ以下の血圧値を維持するため降圧療法を開始する．降圧薬の選択については，米国ではラベタロールが推奨されているが，国内では未承認のため，日本高血圧学会高血圧治療ガイドライン作成委員会による高血圧治療ガイドラインの高血圧緊急症の項を参照すること．

3）その他の注意事項
　A．CT（MRI）が24時間撮像可能な施設のSCU（ICU）またはそれに準じる病棟に収容する．
　B．経鼻胃管，膀胱カテーテル，動脈圧モニターカテーテルの挿入は遅らせる．
　C．治療後24時間以内の抗血栓療法の禁止．発症24時間以降にヘパリンを投与する場合，APTTが前値の2倍を超えない．
　D．最短でも治療後36時間（24時間）まではSCU（ICU）またはそれに準じる病棟での観察を継続する．
　E．CT（MRI）で出血性梗塞を認めた場合はより厳重に経過の観察を行い，抗血栓療法の開始時期を決定する．
　F．症状増悪の場合，速やかにCT（MRI）を施行，増悪の原因を明らかにし，処置を行う．

4）症候性頭蓋内出血の処置
　初期治療
　A．血圧管理：出血の増大を防ぐために，正常範囲まで下降させる．
　B．呼吸管理：呼吸・換気障害があれば，気管内挿管にて気道を確保し，適宜呼吸を補助する．
　C．脳浮腫・頭蓋内圧管理：抗脳浮腫薬を投与する．
　D．消化性潰瘍の予防：抗潰瘍薬を投与する．
　神経症候の進行性増悪および以下のCT所見を認めた場合，外科治療を考慮する．
　A．局所圧迫徴候．
　B．被殻あるいは皮質下の中等度血腫（＞50 ml）．
　C．径3 cmを超える小脳出血．
　D．脳幹圧迫，水頭症．

rt-PA（アルテプラーゼ）静注療法適正治療指針第二版では，下線部分が変更された．
（日本脳卒中学会脳卒中医療向上・社会保険委員会 rt-PA（アルテプラーゼ）静注療法指針部会，2005）[116]

バスタンHI®，スロンノンHI®）が推奨される．フィブリン形成や血小板凝集，血管収縮を抑制し脳虚血の拡大を防ぐ．

発症急性期（5日以内）のラクナ梗塞ではオザグレルナトリウム（カタクロット®，キサンボン®）が推奨される．トロンボキサンA2合成酵素の選択的阻害薬で，二次的な血小板血栓の出現を防止し，脳虚血の悪化を防ぐ．

内服薬では唯一アスピリン160～300 mg（発症後48時間以内）のみが急性期に有効性が証明されている．アスピリンはシクロオキシナーゼ（cycloxygenase-1；cox-1）を阻害してトロンボキサンA2（thoromboxane A2；TXA2）の生成を抑制し，抗血小板作用を発揮する．

2）心原性脳塞栓症

心原性脳塞栓症では抗血小板剤は無効とされ，通常ヘパリンの持続静注が行われる．しかし，再開通による脳浮腫や出血性梗塞を助長する危険性

があるため，発症後の時間経過や病巣の範囲などを考慮して個々に判断する．

3）エダラボン

脳保護薬であるエダラボン（ラジカット®）は発症24時間以内の脳血栓症，脳塞栓症のどの病型にも適応がある．虚血に伴い生じるフリーラジカルを消去し，血管内皮細胞，神経細胞の酸化的障害を抑制するとされる．ただし重篤な腎不全症例には投与禁忌であり，腎機能障害，肝機能障害，心疾患のある症例には慎重投与となっている．投与4，5日後に血液・生化学データを再検することが望ましい．

4）その他の注射薬

ウロキナーゼは急性期（発症5日以内）の脳血栓症の治療として考慮してもよいが，十分な科学的根拠はない．なお，わが国で発症6時間以内の中大脳動脈閉塞例に対し，ウロキナーゼを用いた経動脈的線溶療法の臨床試験が行われ，有効性が報告されている（MELT Japan）[122]．

低分子デキストランは血液希釈療法として考慮してもよいが，十分な科学的根拠はない．

5）急性期の内服薬

意識障害が軽度で内服可能な患者や注射薬から切り替えていく場合に，脳血栓症では前述のアスピリンの他，クロピドグレル（プラビックス®）やシロスタゾール（プレタール®）が用いられる．心原性脳塞栓症では抗凝固薬であるワルファリンや2011年より使用可能となったダビガトラン（プラザキサ®）が使用される．

クロピドグレルは消化管で分解されて吸収され，肝臓で代謝されて血小板ADP受容体P2Y12に特異的に結合し抗血小板作用を示す．その作用機序から効果を発揮するまでに3〜5日かかる．クロピドグレルはチクロピジンと同様チエノピリジン系薬剤で血小板凝集抑制機能には差がないが，肝障害や腎障害，無顆粒球症などの副作用頻度が有意に少ないため，チクロピジンに代わって用いられている．なおクロピドグレルの薬剤耐性として，日本人では約20％に耐性の遺伝子多型を有していること，プロトンポンプ阻害薬（PPI）による効果の減弱などが報告されている[123]．

シロスタゾールはわが国で脳梗塞症例を対象に行われたCSPS（Cilostazol Stroke Prevention Study）[124]や2010年3月に公表されたCSPS II [125]で有効性が示された．アスピリンに比べ脳梗塞再発が有意に低下し，出血性合併症も半数以下であったことから，最近使用頻度が増加している．シロスタゾールの特徴は抗血小板作用以外に脳血管に直接的に作用し，血管内皮の修復作用，血管平滑筋増殖抑制作用，血管拡張作用を有する．頸動脈狭窄や頭蓋内主幹動脈狭窄例で有効性が報告されている．また，嚥下にかかわる神経伝達物質サブスタンスPを回復させ，嚥下機能を改善し誤嚥性肺炎の予防効果が報告されている．

心原性脳塞栓症ではワルファリンあるいはダビガトランを用いる．ワルファリンは効果を発揮するのに数日かかるため，ヘパリンから切り替える場合はヘパリンと重ねていくのが一般的で，PT-INRをチェックしながら投与量を調整する．

ダビガトランはトロンビンに直接作用して抗血栓作用を示す．食事などの影響がないためワルファリンのように容量調整に採血の必要はない．通常の投与量は300 mg・分2/日であるが，高齢者では220 mg・分2/日が安全である．また，腎機能障害患者では投与禁忌である．効果発現が早く，また半減期が短いため中止後1日で効果がなくなる．

なお，最近新規抗凝固薬として第Xa因子阻害薬が3種類発売され，有用性が期待されている．

また，心房細動に伴う脳塞栓症では，脳塞栓症発症予防に関する抗血小板剤の明らかな有効性は報告されていない[61]．

ところで抗血栓薬には出血性合併症のリスクがあり注意しなければならない．わが国で行われたBAD研究[126]では，年間の頭蓋内出血を含む重症の出血性合併症頻度（頭蓋内出血のみの頻度）は1剤の抗血小板剤で1.21（0.34）％，2剤の抗血小板剤では2.00（0.60）％，ワルファリンでは2.06（0.62）％，抗血小板剤とワルファリンの併用では3.56（0.96）％であった．特に抗血小板剤の2剤併用やワルファリンとの併用は出血リスクを増加させるので注意しなければならない．なお，この研究では出血性合併症が少ないとされるシロスタゾール服用例はほとんど含まれていない．

表 2-Ⅰ-33　脳卒中急性期の注射薬の実例

1) 脳梗塞超急性期
- アルテプラーゼ（発症 3 時間以内に投与開始）；溶解液に溶解して 34.8 万 IU/kg（0.6 mg/kg）を投与，総量の 10%を急速静注（1〜2 分間）・残りの 90%を 1 時間で静脈内投与（シリンジポンプを使用）．

2) 脳梗塞急性期
- エダラボン（発症 24 時間以内のすべての病型に適応）：30 mg を生理食塩水 100 m*l* に溶解し 30 分で点滴静注・14 日間（投与開始から 4〜5 日後に腎機能や肝機能をチェックすることが望ましい）．
- オザグレルナトリウム（発症 5 日以内の脳血栓症；主にラクナ梗塞）：1 回 80 mg を輸液に溶解し 2 時間で点滴静注・1 日 2 回・14 日間（なお，グリセオールに溶解しても可）．
- アルガトロバン（発症 48 時間以内の脳血栓症；主にアテローム血栓症）：最初の 2 日間は，1 日 60 mg を輸液に溶解し 24 時間で持続点滴静注（輸液ポンプ使用）．3 日目以降は，1 回 10 mg を輸液に溶解し 3 時間で点滴静注・1 日 2 回・5 日間．合計で 7 日間．
- ヘパリン（発症 48 時間以内の脳塞栓症）：8,000 単位〜10,000 単位（1,000 単位/m*l*）を輸液に溶解し 24 時間で持続点滴静注（輸液ポンプ使用）．
- 意識障害に対して：シチコリン 1,000 mg＋生理食塩水 20 m*l*，1 日 1 回静注・14 日間．

3) 脳出血急性期
- 止血剤：カルバゾクロムスルホン酸ナトリウム（アドナ®）100 mg＋トラネキサム酸（トランサミン®）1,000 mg，輸液に溶解，発症日に 1 回，点滴投与（なお，止血剤が脳出血増大防止に有効とのエビデンスはない）．

4) 脳卒中全般
- 脳浮腫に対して：グリセオール 200 m*l*（2 時間），脳浮腫の程度により 1 日 2 回〜4 回・7〜14 日間．
- 上部消化管出血の防止：ガスター 1A（20 mg）＋生理食塩水 20 m*l*，1 日 2 回静注・7〜14 日間．
- 運動麻痺に対して：シチコリン 1,000 mg＋生理食塩水 20 m*l*，1 日 1 回静注・7〜14 日間（あるいは生理食塩水 100 m*l*，輸液，グリセオールに溶解しても可）．

＊なお，以上の投与量や投与期間は，重症度・年齢などを考慮して減量する．

心房細動に対する抗凝固療法では HAS-BLED スコア[127]，ATRIA リスクスコア[128]などの重症の出血性合併症の予測スコアが発表され，活用され始めている．

最後に脳卒中急性期に用いられる注射薬の実例を示す（表 2-Ⅰ-33）．

（北原正和，牛山雅夫）

6 脳卒中発症急性期の地域連携

要旨

脳卒中発症急性期治療には，地域住民による迅速な救急要請，ドクターヘリや救急隊による病院前救急システム，脳卒中治療チームへの医療資源の集約，リハとの連携などが重要である．最近の急性期脳梗塞治療に関する全国調査やJSSRS2009，t-PAの治療実態に関する調査などから，これらに関する問題点を述べる．

1. 脳卒中急性期治療の実態

2008年の診療報酬改定で，脳卒中地域連携パスに対する地域連携診療計画管理料，退院時指導料が認められた．その後，全国に脳卒中地域連携パスが浸透し，地域によってはこれまでの二次医療圏を超えたパスも使用されている．この目的は，脳卒中治療が発症早期に開始されること，それにより予後を改善すること，さらに急性期から慢性期，維持期の治療がスムーズに連携して行われ，入院期間を短縮し早期に在宅復帰を目指すことである．

まず，超早期の治療開始にかかわる要因は以下の点であると考えられる．①地域住民（患者および患者家族）の脳卒中に対する知識や理解，②プレホスピタルにおけるトリアージ，脳卒中医療機関への搬送，③病院初診段階における診察，検査および脳卒中治療チームへの連絡，④脳卒中治療チームによる診断，治療開始，⑤脳卒中治療病棟への収容，これらの点がスムーズに行われるか否かである．

（1）発症から医療機関受診までの時間

脳卒中は予後改善のため，発症早期から治療されなくてはならない．特に2005年10月にわが国でも脳梗塞超急性期のt-PA治療が認可されて以降，発症3時間以内の治療開始という点が強調されてきた．発症3時間以内に治療を開始するためには発症2時間以内には病院に搬送される必要があるが，JSSRS2009[129]ではNIHSS 15点以上の重症例では過半数が2時間以内に受診している．しかし軽症になるほど受診までの時間が長くなり，NIHSSが9点以下では2時間以内の受診は約1/4である．

（2）受診方法

2000年度の脳梗塞急性期（発症7日以内）患者を年間50例以上治療している病院を対象とした脳梗塞急性期医療に関する調査[130]（2000年度調査）では43.4%が，JSSRS2009[129]では脳卒中全体の55.9%が救急車で搬送されていた．重症度別にはNIHSS 15点以上では90%以上が救急車搬送であった．病型別では出血性脳卒中において救急車搬送率が高く，くも膜下出血では87.5%，脳出血では82.6%であった．救急車で搬送される患者の割合が一番多いため，救急隊によるトリアージ，救急搬送患者の受け入れシステムの整備が重要となる．

（3）初期対応

病院での初診医は，2000年度調査[130]では脳神経外科医40%，神経内科医31%，その他の内科医21%などである．その後，急性期治療を担当した診療科は脳神経外科が約50%，神経内科が43%，脳卒中診療科が7%である．特に北海道では脳神経外科が90%以上であり，東北地方でも70%以上を占める．2009年度の超急性期脳梗塞患者の救急搬送及び急性期病院受け入れ体制に関する実態調査（2009年度調査）[131,132]でも初診医は脳神経外科医が最多で40%近くである．また，2009年度調査では脳梗塞急性期（発症1週間以内）の治療を行っている病院のうち脳卒中専門医数2名以下が56.7%，専門医が1人もいないところは27.0%であった．2003年より日本脳卒中学会認定の脳卒中専門医制度が開始された．2012年5月時点で約3,200名の専門医が誕生しているが，大半が脳神経外科医である．脳卒中の80%近く

が脳梗塞であり，その急性期のほとんどが内科的治療であるにもかかわらず，全国的に内科系の脳卒中専門医の不足が顕著である．

脳卒中急性期治療を行っている病院のパラメディカルの体制では，NIHSSを評価できる看護師が24時間勤務している病院は28.1％，薬剤師が24時間常駐している病院は44.5％，緊急採血可能病院は83.1％である．急性期治療に対するパラメディカルスタッフもマンパワー不足である[131]．

受診後，CTあるいはMRI施行までの時間は2000年度調査では30分以内に64.7％の病院が可能であった[130]．2009年度調査ではCTは15分以内に81.8％，30分以内に97.5％が可能で，MRIは15分以内に32.6％，30分以内に61.9％が可能であり[131]，約10年の間に初期対応の迅速化が図られている．

（4）脳卒中チーム医療

脳卒中の治療はstroke care unit（SCU），stroke unit（SU）で行うことが推奨されている[133]．SCUは脳卒中急性期にintensiveな治療を行う脳卒中集中治療室を指し，SUは多職種で構成する脳卒中専門チームが脳卒中急性期からリハを含めた治療を一貫して行う病棟である．これまでの検討では，SUにおける治療は入院72時間以内の急変時の対応に優れ，合併症の発生率，急性期の死亡率を低下させる．また在院期間の短縮，退院時の予後の改善に効果がある．さらに長期的な機能予後の改善や死亡率の低下に有効と報告されている．

2009年度調査ではSCUあるいはSUがある医療機関は約25％で[131,132]，脳卒中専門医の不足や看護師体制，病棟の体制などハードルが高い．

t-PA治療の分析[119]からみると地域差が大きく，二次医療圏別の統計では承認3年後の時点で10例以上施行している医療圏が66.8％，30例以上が27.4％ある一方で，1例もt-PAが使用されていない医療圏が18.7％存在した．2009年度調査[131,132]ではt-PA使用率は，人口5万人以上の行政単位にある病院で，病床数が201以上あり，医師総数51名以上勤務する病院において，それ以下の病院より約3倍使用率が高かった．また，脳神経系医師が対応可能病院で使用率が高く，特に時間外は3倍以上の開きがあった．脳卒中専門医が多い医療機関ほどt-PA治療例数が多く，専門医が2名以下になると治療例が大きく減少する調査結果であった．脳梗塞超急性期の治療には都市部の病院で，病床数や医師数はある規模以上であり，専門医のマンパワーが不可欠であることが明らかとなった．

2. よりスムーズな連携のための課題

以上の事柄を解決し，超急性期治療を推進していくためにはまず地域住民の脳卒中症状に対する理解をさらに深めることであろう．明らかな意識障害や運動麻痺の場合には発症2時間以内の受診例が多いが，軽症例ではすぐに受診するものは限られる．軽症のくも膜下出血では少し我慢しているうちに改善し，その後再出血して重篤化することや，TIA（一過性脳虚血発作）をそのままにして脳梗塞を発症することも稀ではない．したがって地域での講演会や学習会，保健師活動が重要である．また，介護施設職員や介護ヘルパーに対する啓発が患者の早期受診に関して有効との報告や，小学校や中学校での脳卒中教育が地域の脳卒中知識の普及に有効との報告[133]がある．発症時に「これは脳卒中かもしれない」と認識し，早期に専門医療機関に搬送してもらえるように地域での啓発活動をさらに力を入れる必要があろう．

次に急性期治療病院への搬送である．救急車による受診が最も多いので，救急隊による疾患の理解，トリアージが重要である．一方で，すべての患者を限られた病院で治療することは困難であり，発症からの時間経過や全体的な重症度，発症前のADLなどを総合的に判断して，集約化を図るべきであろう．超急性期の治療対象か，一般的な急性期治療の対象か，発症後の日にちの経過や重症度から多少ゆっくりした対応でよいのかを判断し，トリアージすることも必要と思われる．そのためにはPCEC（prehospital coma evaluation and care）[135]やPSLS（prehospital stroke life support）[136]のシステムをさらに推進していく必

要がある.

搬送方法では,治療可能な医療機関から離れているような地域では,地元の医療機関と専門病院とを結ぶ画像電送システムの構築やドクターヘリの活用などがさらに推進されるべきであろう[137].
t-PA治療では,地方病院と専門医療施設を電送システムで結ぶことで,t-PAを投与しながら患者を搬送するdrip and ship方式が推奨されている[138].

患者の受け入れ体制の整備もさらに必要である.全国調査結果からは脳卒中の急性期治療にかかわるマンパワーの不足が顕著である.専門的な初期対応から脳卒中チーム医療を構築していくためには脳卒中専門医や脳卒中救急に対応できる看護師の養成が急務である.また,すべての病院でこのような体制を構築することは不可能であるため,医療圏内で機能分担して集約化することが必要である.

（北原正和,牛山雅夫）

文献 Reference

1) Special report from the National Institute of Neurological Disorders and Stroke : Classification of cerebrovascular diseases Ⅲ. *Stroke* **21** : 637-676, 1990.
2) Adams HP Jr et al : Classification of subtype of acute ischemic stroke. Definitions for use in a multicenter clinical trial. TOAST. Trial of Org 10172 in Acute Stroke Treatment. *Stroke* **24** : 35-41, 1993.
3) 荒木信夫・他：病型別・年代別頻度.脳卒中データバンク2009（小林祥泰編）,中山書店,2009,pp22-23.
4) 鈴木一夫：世界および我が国の脳卒中発症率,死亡率の変遷と将来予測.日本臨床 **64**（増7）：32-37, 2006.
5) 清原 裕：脳卒中発症率・病型別頻度の時代的変遷とその背景－久山町のデータを中心に－.日本臨床 **64**（増7）：38-42, 2006.
6) Kubo M et al : Trends in the incidence, mortality, and survival rate of cardiovascular disease in a Japanese community : the Hisayama study. *Stroke* **34** : 2349-2354, 2003.
7) Kubo M et al : Decreasing incidence lacunar vs other types of cerebral infarction in a Japanese population. *Neurology* **66** : 1539-1544, 2006.
8) 福田 準・他：心房細動の年代別・性別頻度および発症前抗血栓薬服用頻度.脳卒中データバンク2009（小林祥泰編）,中山書店,2009,pp64-65.
9) 脊山英徳・他：脳出血の原因別・部位別・年代別・性別頻度.脳卒中データバンク2009（小林祥泰編）,中山書店,2009,pp130-131.
10) 鈴木一夫・他：脳内出血の臨床疫学的研究.日本臨床 **64**（増8）：315-319, 2006.
11) 佐々木真理：脳内出血のCT画像.日本臨床 **64**（増8）：325-328, 2006.
12) 針谷康夫・他：脳アミロイドアンギオパチー.日本臨床 **64**（増8）：755-759, 2006.
13) 梅村 淳・他：くも膜下出血の臨床統計的研究.日本臨床 **64**（増8）：546-549, 2006.
14) 藤島正敏：高齢者の心血管病－久山町研究から.日老医誌 **36**：16-21, 1999.
15) 鈴木一夫：秋田県脳卒中発症登録の疫学研究.ナビゲーター・7 脳卒中ナビゲーター（小林祥泰監修）,メディカルレビュー社,2002,pp42-43.
16) 太田富雄・他：急性期意識障害の新しいgradingとその表現法（いわゆる3-3-9度方式）.第3回脳卒中の外科講演集,にゅーろん社,1975,pp61-69.
17) Teasdale G et al : Assessment of coma and impaired consciousness. A practical scale. *Lancet* **2** : 81-83, 1974.
18) Brott T et al : Measurement of acute cerebral infarction : A clinical examination scale. *Stroke* **20** : 864-870, 1989.
19) 日本脳卒中学会Stroke Scale委員会：日本脳卒中学会・脳卒中重症度スケール（急性期）.Japan Stroke Scale（JSS）.脳卒中 **19**：2-5, 1997.
20) Hunt WE et al : Timing and perioperative care in intracranial aneurysm surgery. *Clin Neurosurg* **21** : 79-89, 1974.
21) Report of World Federation of Neurological Surgeons Committee on a Universal Subarachnoid Hemorrhage Grading Scale. *J Neurosurg* **68** : 985-986, 1988.
22) Fisher CM et al : Relation of cerebral vasospasm to subarachnoid hemorrhage visualized by computerized tomographic scanning. *Neurosurgery* **6** : 1-9, 1980.

23) Jennett B et al : Assessment of outcome after severe brain damage. A practical scale. *Lancet* **305** : 480-484, 1975.
24) van Swieten JC et al : Interobserver agreement for the assessment of handicap in stroke patients. *Stroke* **19** : 604-607, 1988.
25) 早川 功：脳病変の形態診断法 1.CT．脳卒中の画像診断（山口武典・他編），中外医学社，1998，pp3-12．
26) 畑澤 順・他：画像機器・診断の進歩．日本臨床 **64**（増7）：308-431, 2006．
27) 青木茂樹・他：MRI 拡散テンソル画像：最近の進歩．*No Shinkei Geka* **39**：935-946, 2011．
28) 山﨑正博・他：脳出血予後に関する予知因子．脳卒中データバンク2009（小林祥泰編），中山書店，2009，pp146-148．
29) 石原秀行・他：脳室穿破，水頭症の頻度と出血部位，危険因子との関係．脳卒中データバンク2009（小林祥泰編），中山書店，2009，pp142-143．
30) 篠原幸人・他：高血圧性脳出血の手術適応．脳卒中治療ガイドライン2009, 協和企画，2009，pp152-158．
31) 緒方 絢・他：高血圧性脳内出血の発生機序と病理．日本臨床 **64**（増7）：107-110, 2006．
32) 菊池陽一：脳内出血（高血圧性脳出血）総論 脳内出血の画像診断 脳内出血のMR画像．日本臨床 **64**（増8）：329-331, 2006．
33) 脳神経外科学会報告（2008年6月22日新聞報道）．
34) Vermeulen MJ et al : Missed diagnosis of subarachnoid hemorrhage in the emergency department. *Stroke* **38** : 1216-1221, 2007.
35) 柿вид俊介・他：くも膜下出血の重症度分類と部位別・CT所見別頻度．脳卒中データバンク2009（小林祥泰編），中山書店，2009，pp150-151．
36) 篠原幸人・他：脳動脈瘤の治療－治療法の選択．脳卒中治療ガイドライン2009, 協和企画，2009，pp193-196．
37) 宮崎 寛・他：くも膜下出血の予後の関する予知因子．脳卒中データバンク2009（小林祥泰編），中山書店，2009，pp154-155．
38) 鈴木倫保：重症くも膜下出血の病態と早期管理の重要性．日本臨床 **64**（増8）：566-570, 2006．
39) 篠原幸人・他：クモ膜下出血－初期治療．脳卒中治療ガイドライン2009, 協和企画，2009，pp187-192．
40) 松原俊二・他：脳血管攣縮の頻度と予後．脳卒中データバンク2009（小林祥泰編），中山書店，2009，pp164-166．
41) Mocco J et al : Racial differences in cerebral vasospasm : a systematic review of the literature. *Neurosurgery* **58** : 305-314, 2006.
42) 小野成紀：脳血管攣縮に対する集学的治療：ウロキナーゼによる線溶療法と血管内治療．日本臨床 **64**（増刊号8）：633-638, 2006．
43) 佐々木達也・他：脳血管攣縮に対する薬物療法．日本臨床 **64**（増8）：645-649, 2006．
44) 松角宏一郎・他：くも膜下出血の画像診断．日本臨床 **64**（増8）：554-558, 2006．
45) 橋本祐治・他：クモ膜下出血軽症例における非急性期のFLAIR画像．*Jpn J Neurosurg* **20** : 671-677, 2011.
46) 織田雅也・他：アテローム血栓性梗塞の成因と頻度．日本臨床 **64**（増8）：104-107, 2006．
47) Bogousslavsky J et al : Unilateral watershed cerebral infarcts. *Neurology* **36** : 373-377, 1986.
48) Yuan C et al : Carotid atherosclerotic plaque : noninvasive MR characterization and identification of vulnerable lesions. *Radiology* **221** : 285-299, 2001.
49) 西丸雄也：ラクナ梗塞の概念と発生機序．日本臨床 **64**（増8）：130-133, 2006．
50) Caplan LR : Intracranial branch atheromatous disease : a neglected, understudied, and underused concept. *Neurology* **39** : 1246-1250, 1989.
51) 星野春彦・他：Branch atheromatous disease における進行性脳梗塞の頻度と急性期転帰（J-BAD registry）．脳卒中 **33**：37-44, 2011．
52) Bladin PF et al : Striatocapsular infarction : large infarcts in the lenticulostriate arterial territory. *Neurology* **34** : 1423-1430, 1984.
53) 高嶋修太郎：心原性脳塞栓症の病因と臨床像．日本臨床 **64**（増8）：166-170, 2006．
54) Hart RG : Cardiogenic embolism to the brain. *Lancet* **339** : 589-594, 1992.
55) 豊田一則：心原性脳塞栓症における塞栓源心疾患の検出．日本臨床 **64**（増8）：175-180, 2006．
56) 山本紘子：出血性梗塞．日本臨床 **64**（増8）：250-254, 2006．
57) 坂田修治・他：出血性梗塞：頻度・重症度・血栓溶解療法との関係．脳卒中データバンク2009（小林祥泰編），中山書店，2009，pp70-71．
58) Larrue V et al : Risk factors for severe hemorrhagic transformation in ischemic stroke patients treated with recombinant tissue plasminogen activator : a secondary analysis of the European-Australasian Acute Stroke Study

（ECASS Ⅱ）. *Stroke* **32** : 438-441, 2001.
59) Minematu K et al : 'Spectacular shrinking deficit' : rapid recovery from a major hemispheric syndrome by migration of an embolus. *Neurology* **42** : 157-162, 1992.
60) Gage BF et al : Validation of clinical classification schemes for predicting stroke. Results from national registry of atrial fibrillation. *JAMA* **285** : 2864-2870, 2001.
61) Hart RG et al : Adjusted-dose warfarin versus aspirin for preventing stroke in patients with atrial fibrillation. *Ann Intern Med* **147** : 590-592, 2007.
62) Lip GY et al : Refining clinical risk stratification for predicting stroke and thromboembolism in atrial fibrillation using novel risk factor-based approach : the Euro Heart Survey on atrial fibrillation. *Chest* **137** : 263-272, 2010.
63) 崎間洋邦・他：奇異性脳塞栓症．日本臨床 **64**（増 8）：199-203, 2006.
64) 伊藤康幸・他：卵円孔開存の頻度と発症病型．脳卒中データバンク 2009（小林祥泰編），中山書店，2009, pp66-67.
65) 山浦 晶・他：非外傷性頭蓋内解離性動脈病変の全国調査（第 1 報）．脳卒中の外科 **26**：79-86, 1998.
66) 山浦 晶・他：非外傷性頭蓋内解離性動脈病変の全国調査（第 2 報）．脳卒中の外科 **26**：87-95, 1998.
67) Wakai K et al : Epidemiological features of moyamoya disease in Japan : findings from a nationwide survey. *Clin Neurol Neurosurg* **99** (suppl 2) : S1-S5, 1997.
68) Tomura U et al : CT finding in cerebral infarction : obstruction of the lentiform nucleus. *Radiology* **18** : 463-467, 1988.
69) von Kummer R et al : Detectability of cerebral hemispherie ischaemic infarcts by CT within 6h of stroke. *Neuroradiology* **38** : 31-33, 1996.
70) Launes J et al : Dense middle cerebral artery sign : an indicator of poor outcome in middle cerebral artery area infarction. *J Neurol Neurosurg Psychiatry* **50** : 1550-1552, 1987.
71) 後藤 昇・他：脳血管系の解剖学－ CT, MRI 時代の脳卒中学．日本臨床 **51**（増）：30-45, 1993.
72) Vahedi K et al : Early decompressive surgery in malignant infarction of the middle cerebral artery : a pooled analysis of three randomized controlled trials. *Lancet Neurol* **6** : 215-222, 2007.
73) Samossian N et al : Angiography reveals that fluid-attenuated inversion recovery vascular hyperintensities are due to slow flow, not thrombus. *AJNR* **30** : 564-568, 2009.
74) 佐々木真理：頭部領域での拡散強調画像の臨床．日獨医報 **50**：621-628, 2005.
75) 山田健太郎・他：TIA の成因・発症機序．日本臨床 **64**（増 8）：284-288, 2006.
76) 脳卒中合同ガイドライン委員会（篠原幸人・他）編：TIA の急性期治療と脳梗塞発症防止．脳卒中治療ガイドライン 2009, 協和企画，2009, pp78-84.
77) Evans GW et al : Cerebral infarction verified by cranial computed tomography and prognosis for survival following transient ischemic attack. *Stroke* **22** : 431-436, 1991.
78) 稲富雄一郎・他：DWI の病変検出率と TIA 症候の責任病巣．日本臨床 **64**（増 8）：293-296, 2006.
79) Johnston SC et al : Validation and refinement of scores to predict very early stroke risk of stroke after transient ischaemic attack. *Lancet* **366** : 283-292, 2007.
80) Barsch T et al : Selective affection of hippocampal CA-1 neurons in patients with transient global amnesia without long-tem sequelae. *Brain* **129** : 2874-2884, 2006.
81) Roman GC et al : Vascular dementia : diagnostic criteria for research studies. Report of the NINDS-AIREN International Workshop. *Neurology* **43** : 250-260, 1993.
82) 三浦一之・他：病型別，男女別にみた発症の週内・日内変動．脳卒中データバンク 2009（小林祥泰編），中山書店，2009, pp26-27.
83) Aoki T et al : Reversible hyperintensity lesion on diffusion-weighted MRI in hypoglycemic coma. *Neurology* **63** : 392-393, 2004.
84) 青木志郎・他：病型別にみた初発神経症状の頻度．脳卒中データバンク 2009（小林祥泰編），中山書店，2009, pp32-33.
85) 門 祐輔・他：paralytic pontine exotropia と non-paralytic pontine exotropia の臨床的検討．神経内科 **40**：36-44, 1994.
86) 高木康行・他：脳卒中ビジュアルテキスト，第 2 版，医学書院，1994.
87) 小松崎 篤：眼振の検査法とその診断的意義．脳と神経 **27**：369-378, 1975.
88) 田崎義昭・他：ベッドサイドの神経の診かた，第 15 版，南山堂，1994.
89) Takano K et al : Makers of a hypercoagulable state following acute ischemic stroke. *Stroke* **23** : 194-198, 1992.

90) Madonna P et al : Hyperhomocysteinemia and other inherited prothrombotic conditions in young adults with a history of ischemic stroke. *Stroke* **33** : 51-56, 2002.
91) 篠原幸人・他：脳卒中一般の管理：脳卒中超急性期の呼吸・循環・代謝管理−抗脳浮腫療法．脳卒中治療ガイドライン 2009，協和企画，2009，p10．
92) 久保田 司・他：水頭症の合併頻度と予後に与える影響．脳卒中データバンク 2009（小林祥泰編），中山書店，2009，pp167-169．
93) 篠原幸人・他：脳卒中一般の管理：脳卒中超急性期の呼吸・循環・代謝管理−血圧．脳卒中治療ガイドライン 2009，協和企画，2009，pp7-8．
94) 井上正純・他：破裂脳動脈瘤の術前管理．特に初診病院からの転院時の配慮について．脳卒中の外科 **23**：305-309，1995．
95) 池田一美・他：くも膜下出血の管理．救急・集中治療 **23**：1199-1203，2011．
96) 篠原幸人・他：脳卒中一般の管理：合併症対策−消化管出血．脳卒中治療ガイドライン 2009，協和企画，2009，p12．
97) 篠原幸人・他：脳卒中一般の管理：脳卒中超急性期の呼吸・循環・代謝管理−栄養．脳卒中治療ガイドライン 2009，協和企画，2009，p9．
98) Dennis MS et al : Effect of timing and method of eternal tube feeding for dysphagic stroke patients (FOOD) : a multicenter randomized controlled trial. *Lancet* **365** : 764-772, 2005.
99) 篠原幸人・他：脳卒中一般の管理：合併症対策−合併症一般（特に感染症）．脳卒中治療ガイドライン 2009，協和企画，2009，p11．
100) van de Beek D et al : Preventive antibodies for infections in acute stroke : a systematic review and meta-analysis. *Arch Neurol* **66** : 1076-1081, 2009.
101) Schwartz S et al : Effects of prophylactic antibiotic therapy with Mezlocillin plus Sulbactam on the incidence and height of fever after severe acute ischemic stroke ; the Mannheim Infection in Stroke Study (MISS). *Stroke* **39** : 1220-1227, 2008.
102) 篠原幸人・他：脳梗塞・TIA：脳梗塞急性期―深部静脈血栓症および肺塞栓症への対策．脳卒中治療ガイドライン 2009，協和企画，2009，pp66-68．
103) 篠原幸人・他：脳卒中一般の管理：対症療法−痙攣．脳卒中治療ガイドライン 2009，協和企画，2009，p14．
104) 篠原幸人・他：脳出血：高血圧性脳出血の非手術的治療−痙攣の管理．脳卒中治療ガイドライン 2009，協和企画，2009，p144．
105) Passero S et al : Seizures after spontaneous supratentorial intracerebral hemorrhage. *Epilepsia* **43** : 1175-1180, 2002.
106) Adams RD et al : Central pontine myelinolysis. *Arch Neurol Psychiatry* **81** : 154-172, 1959.
107) 篠原幸人・他：リハビリテーション：主な障害・問題点に対するリハビリテーション―中枢性疼痛に対する対応．脳卒中治療ガイドライン 2009，協和企画，2009，pp316-317．
108) Andersen G et al : Incidence of central post-stroke pain. *Pain* **61** : 187-193, 1995.
109) 眞木崇州・他：脳卒中急性期に合併する偽痛風の検討．臨床神経 **48**：563-567，2008．
110) 牛山雅夫・他：脳血管障害急性期に合併する急性胆嚢炎の検討−急性無石胆嚢炎に注目して．臨床神経 **37**：218-223，1997．
111) 小沢義典・他：脳出血重症度別頻度・外科的治療頻度・手術群と保存的加療群の予後比較．脳卒中データバンク 2009（小林祥泰編），中山書店，2009，pp134-135．
112) 篠原幸人・他：脳出血：高血圧性脳出血の非手術的治療−血圧の管理．脳卒中治療ガイドライン 2009，協和企画，2009，pp138-140．
113) 篠原幸人・他：脳出血：高血圧性脳出血の非手術的治療−止血剤の投与．脳卒中治療ガイドライン 2009，協和企画，2009，pp136-137．
114) 堀江幸男・他：脳動脈瘤の直達手術と血管内治療の頻度と予後．脳卒中データバンク 2009（小林祥泰編），中山書店，2009，pp160-161．
115) 宝金清博・他：脳血管障害疾患の外科的治療の現状と今後の課題−第 40 回日本脳卒中の外科学会特別企画報告−．脳卒中の外科 **40**：1-6，2012．
116) 日本脳卒中学会脳卒中医療向上・社会保険委員会 rt-PA（アルテプラーゼ）静注療法適正治療指針部会：rt-PA（アルテプラーゼ）静注療法適正治療指針．脳卒中 **27**：327-354，2005．
117) Nakagawara J et al : Thrombolysis with 0.6 mg/kg intravenous alteplase for acute ischemic stroke in routine clinical practice. The Japan post-Marketing Alteplase Registration Study (J-MARS). *Stroke* **41** : 1984-1989, 2010.

118) 稲富雄一郎・他:rt-PA 静注療法. 脳卒中データバンク 2009（小林祥泰編）, 中山書店, 2009, pp92-93.
119) 端 和夫・他:我が国における脳梗塞 rt-PA（アルテプラーゼ）静注療法の普及～日本脳卒中学会脳卒中医療向上・社会保険委員会適正使用部会の取り組みと成果～. 脳卒中 **32**:1-11, 2010.
120) Hacke W et al : Thrombolysis with alteplase 3 to 4.5 hours after acute ischemic stroke. *N Eng J Med* **359** : 1317-1329, 2008.
121) Del Zeppo GJ et al : Expansion of the time window for treatment of acute ischemic stroke with inravenous tissue plasminogen activator : a science advisory from the American Heart Association/American Stroke Association. *Stroke* **40** : 2945-2948, 2009.
122) Ogawa A et al : Randomized trial of intraarterial infusion of urokinase within 6 hours of middle cerebral artery stroke : the middle cerebral artery embolism local fibrinolytic intervention trial (MELT) Japan. *Stroke* **38** : 2633-2639, 2007.
123) 西川政勝・他:アスピリンおよびクロピドグレルレジスタンス. 医学のあゆみ **231**:513-519, 2009.
124) Gotoh F et al : Cilostazol Stroke Prevention Study : A placebo-controlled double blind trial for secondary prevention of cerebral infarction. *J Stroke Cerebrovasc Dis* **9** : 147-157, 2000.
125) Shinohara Y et al : Cilostazol for prevention of secondary stroke (CSPS 2) : an aspirin-controlled, double-blind, randomized non-inferiority trial. *Lancet Neurol* **9** : 959-968, 2010.
126) Toyoda K et al : Dual antithrombotic therapy increases severe bleeding events in patients with stroke and cardiovascular disease : a prospective, multicenter, observational study. *Stroke* **39** : 1740-1745, 2008.
127) Pisters R et al : A novel user-friendly score (HAS-BLED) to assess 1-year risk of major bleeding in patients with atrial fibrillation : the Euro Heart Survey. *Chest* **138** : 1093-1100, 2010.
128) Fang MC et al : A New Risk Scheme to Predict Warfarin-Associated Hemorrhage. The ATRIA (Anticoagulation and Risk Factors in Atrial Fibrillation) Study. *J Am Coll Cardiol* **58** : 395-401, 2011.
129) 山田 猛・他:病型別・重症度別入院方法と発症－来院時間. 脳卒中データバンク 2009（小林祥泰編）, 中山書店, 2009, pp30-31.
130) 山口武典:脳梗塞急性期医療の実態に関する研究. 平成12年厚生科学研究補助金, 健康科学総合研究事業研究報告書（2001年）.
131) 木村和美:超急性期脳梗塞患者の救急搬送及び急性期病院受け入れ体制に関する実態調査研究. 厚生労働科学研究補助金, 循環器疾患等生活習慣病対策総合研究事業, 平成19年～21年度総合研究報告書.
132) 井口保之・他:急性期脳卒中患者受け入れ体制に関する全国病院実態調査研究（J.TEAMs study）. 脳卒中 **31**:141-147, 2009.
133) 篠原幸人・他編:脳卒中一般の管理:Stroke Care Unit（SCU）・Stroke Unit（SU）. 脳卒中治療ガイドライン 2009, 協和企画, 2009, pp18-20.
134) 天野達雄・他:中学生に対する脳卒中啓発活動:Act FAST. 脳卒中の外科 **39**:204-210, 2011.
135) 意識障害に関する病院前救護の標準化委員会編:PCECコースガイドブック, へるす出版, 2009.
136) 脳卒中病院前救護ガイドライン検討委員会編:改訂PSLSコースガイドブック, へるす出版, 2009.
137) 川原一郎・他:長崎県離島にて発症した高血圧性脳内出血患者の現状～遠隔画像システムとヘリコプター搬送～. *No Shinkei Geka* **39** : 963-968, 2011.
138) Schwamm LH et al : A review of evidence for the use of telemedicine within stroke systems of care : a scientific statement from the American Heart Association/American Stroke Association. *Stroke* **40** : 2616-2634, 2009.

II 早期リハビリテーション

1 早期離床

要 旨

できるだけ発症後早期より積極的なリハを行うことが強く勧められる．早期離床のための座位耐性訓練は，急性期嚥下治療や排尿援助と並び，脳卒中早期のリハ看護の重要な位置を占めている．最近では，リスク管理を行いながら，発症直後からより積極的な座位・立位・歩行訓練を行うことが推奨されている．

1. 急性期リハビリテーションの重要性

脳卒中治療ガイドライン2009[1])において，急性期リハは次のように記載されている．

「廃用症候群を予防し，早期のADL向上と社会復帰を図るために，十分なリスク管理のもとにできるだけ発症後早期から積極的なリハを行うことが強く勧められる（グレードA）．その内容には，早期座位・立位，装具を用いた早期歩行訓練，摂食・嚥下訓練，セルフケア訓練などが含まれる」

脳卒中の早期リハの導入期に行われるリハ看護の3本柱は，早期離床のための座位耐性訓練，急性期嚥下訓練 [参照 p127, p228]，排尿援助 [参照 p130] である．

本項では，座位耐性訓練について紹介をした後，早期離床訓練に関する最近の状況について示す．

2. 座位耐性訓練と脳卒中の再発・進行

わが国では，脳卒中急性期の数日間には，再発・進行が2〜5割の患者にみられ，座位により誘発される危険があるので発症後2週間は座位（頭部挙上位）を避けるべきであるという見解が1990年代前半に主張されていた[2])．

これに対し，近藤らは，第1病日から座位にした群としなかった群で，再発・進行頻度には差はなく，安静を保っていても症状増悪は避けられないことを報告した[3-5])．近藤らの用いた座位耐性訓練基準を表2-II-1に示す．

座位耐性訓練を進めた場合，全患者の8割は入院後1週以内に，入院時意識障害が2, 3桁の患者でも，入院2週後までに座位耐性訓練が開始でき，大半は1週間以内に30分以上の車椅子座位耐性が獲得できる[6])．

3. より積極的な早期離床訓練

最近では，より積極的な早期離床訓練が提唱されている．日本離床研究会では，早期離床を「手術や疾病の罹患によっておこる臥床状態から，可及的早期に座位・立位・歩行を行い，日常生活動作の自立へ導く一連のコンセプト」と定義している[7])．

早期離床の流れを表2-II-2に示す．

（1）離床計画の立案

段階的離床という概念を意識し，少しずつ活動性をあげていくことを計画する．具体的には，背

表 2-Ⅱ-1　座位耐性訓練基準

1. 安静度・座位訓練開始時期
   ①脳卒中急性期には，2〜5割の確率で増悪がみられ，稀に座位による血圧下降が増悪の誘因になるので，数日間は安静が無難であることを患者・家族に説明する．
   ②意識障害と麻痺の程度により，（増悪の危険率は異なるので）安静期間を区別する．
      a．意識が2・3桁例は1桁に回復するまでは安静．
      b．意識が1桁でBS Ⅳ以下の（中等度〜重度）麻痺は，4割増悪するので3日間は床上安静．
      c．意識が1桁でBS Ⅴ以上の（軽度）麻痺や意識清明例は，増悪頻度は5％程度．
         ・すでに発症後数日経過しており症状が安定していた場合　　　には入院初日から可能．
         ・患者が座位での排泄・食事を強く希望する場合
         ただし，上記①について説明し，（座位による血圧下降が増悪の誘因になり得るので）軽症例でも初回は，血圧・症状の観察下で行う．
   ③全身状態が安定していること．増悪がみられた場合，停止を確認してから開始する．

2. 訓練方法
   ①来院時あるいは医師の診察時に起座・歩行可能なものは，はじめから端座位でよい．
   ②上記（①）以外は，30°，45°，60°，最高位（80〜90°）のギャッチ座位，車椅子の5段階とし，30分可能となれば，次の角度にあげる．
   ③患者・家族に以下の説明をしてから開始する．
      a．増悪の危険が高い時期が過ぎたので座る訓練を開始する．
      b．稀に頭部挙上で症状増悪が誘発されるので，血圧や症状などの観察下で行う．
   ④訓練は，可能なら午前と午後の2回行う．

3. 観察項目
   ①患者の意識レベル，話しかけに対する反応，顔貌，座位バランス．
   ②血圧と脈拍：開始前，直後，5分後，10分後，15分後，30分後．
   ③患者の自覚症状（気分不良，嘔気，めまい，疲労感など）を問いながら行う．

4. 中止基準
   ①意識や反応が鈍くなったときには中止する．
   ②血圧低下が30 mmHg以上のときには中止する．
   ③血圧低下が30 mmHg未満のときには，自覚症状やその後の回復で判断する．
   ④血圧上昇時は，脳梗塞では自覚症状なければ続行してよい．脳出血時には，30 mmHg以上の上昇，180 mmHg以上になった場合には中止．
   ⑤自覚症状を訴えたときには，他覚症状をみて総合的に判断する．

BS：Brunnstrom stage（ブルンストロームステージ）（船橋二和病院リハビリテーション科）　　　　（近藤・他，1995）[5]

臥位→ヘッドアップ→端座位→車椅子座位→立位→歩行へと進む流れを意識する．座位耐性訓練はヘッドアップの部分に相当する．個々の患者の評価に基づいた適切な目標を立てる．

（2）インフォームドコンセント

　離床の必要性を十分に説明し，同意を得る．廃用症候群の危険性を説明したうえで，リスク管理を行いながら実施することを説明する．予知できない臨床的増悪をきたす患者が数％は存在する．患者・家族に説明を怠ると，訓練を急いだために悪化したかのような誤解を招き，不要なトラブルを生じる可能性がある．

（3）リスク管理

　離床に伴う血圧調整機能を理解する．起立性低血圧症，心拍数反応，自覚症状に注意する．血圧上昇，不整脈，酸素飽和度にも注意する．早期離床において，血圧計，パルスオキシメーター，心モニターなどの機材をリハスタッフが携帯して訓練におもむくなどの対応を行うと，効果的で安全に離床訓練を実施できる[8]．個々の病態に応じた

Ⅱ　早期リハビリテーション　**125**

表 2-Ⅱ-2 早期離床の流れ

1. 離床計画の立案
2. インフォームドコンセント
3. リスク管理
4. 環境整備
5. 離床の準備
6. 離床訓練の実施とモニタリング
7. 計画の修正

中止基準を定めておく．具体的には，表 2-Ⅱ-1 に記載されている中止基準が参考になる．

（4）環境整備

各種ドレーン，点滴類の閉塞，抜去事故が起きないようにラインの長さや位置を調整する．足底接地を意識したベッドの高さ調節，移乗用手すりの利用などベッド周辺環境整備を行う．

（5）離床の準備

効率的な呼吸法の指導，リラクゼーション，疼痛コントロールを行う．深部静脈血栓症予防のため，血管エコー，D-dimer 測定などの評価を行い，必要に応じて，弾性ストッキング使用などの予防対策を講じる [参照 p143]．

（6）離床訓練の実施とモニタリング

ボディメカニクスに基づいた起居移動動作訓練を行う．かかわるスタッフ間で調整を行い，方法を統一する．状態の変化をモニタリングし，タイミングよく訓練方法を変更する．

（7）計画の修正

全身状態の変化や離床段階に応じ，離床目標と訓練内容を変更する．早期歩行訓練が可能と判断した場合には，長下肢装具作成も検討する．

A Very Early Rehabilitation Trial for Stroke (AVERT)[9, 10] というランダム化比較試験が進行中である．この研究では，脳卒中発症後 24 時間以内に，血圧，脈拍，酸素飽和度，体温をモニタリングしながら，座位，離床を最低 1 日 2 回行った群を早期離床群と定義し，訓練効果を検証している．この群を通常ケア群と比べた場合，死亡率や，脳卒中進行・再発，肺炎，心筋梗塞，心房細動，転倒などの重篤な副作用に差がなかった．また，早期離床群は通常ケア群と比べ訓練量が多かった．さらに，早期離床群は，より早く歩行が自立した．

早期離床の意義を理解し，チーム医療の一環として適切な医学的管理を行えば，早期離床は決して危険ではないことが示されている．残念ながら，わが国では積極的な早期離床訓練は一般的とはなっていない．リハ医療の最重要課題のひとつである．

（水尻強志）

2 急性期の嚥下障害管理

> **要 旨**
>
> 急性期脳卒中は嚥下障害を伴っていることが多い．嚥下障害はさまざまな障害の複合体であり症候群である．疾患の特徴から嚥下障害の特徴を見出すことができる．嚥下障害の対策は一様ではない．嚥下造影，嚥下内視鏡を用いると肺炎や窒息のリスクを大幅に軽減できる可能性がある．回復を目指すうえで安全な栄養ルートの確保が重要である．対策が困難な場合は回復期病棟など地域との連携が解決策となり得る．

1. 疫学

　脳卒中急性期では，約8割の患者に嚥下障害を認めるといわれる．急性期嚥下障害患者は特に，対策をとらない場合38％に肺炎を認めたと報告がある．同時に低栄養のリスクが高く，発症早期からの栄養管理が重要になる．流動食の経管栄養では胃食道咽頭逆流に起因する肺炎と下痢が出現しやすい．

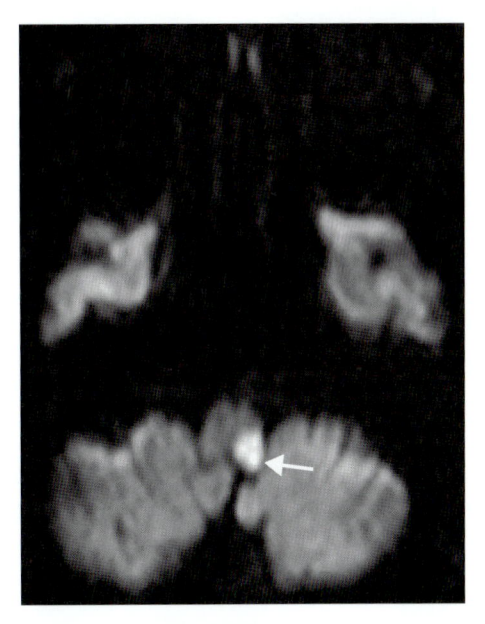

図2-Ⅱ-1　延髄外側梗塞

2. 画像診断

(1) 延髄外側梗塞（図2-Ⅱ-1）

　病変と同側の喉頭，咽頭の麻痺により重度の嚥下障害を引き起こす可能性がある．見かけ上嚥下がスムーズであっても，咽頭喉頭に麻痺がみられることが多い．嚥下治療を専門とする機関にコンサルトする必要がある．

(2) 下部運動野を巻き込んだ病変（図2-Ⅱ-2）

　中枢性に咽頭喉頭の麻痺が生じることがある．球麻痺に比べると重症嚥下障害は少ない．意識障害や知覚障害を伴うことが多いため，誤嚥してもむせない症例がある．嚥下内視鏡で慎重に診断すると喉頭麻痺に気がつくことがある．

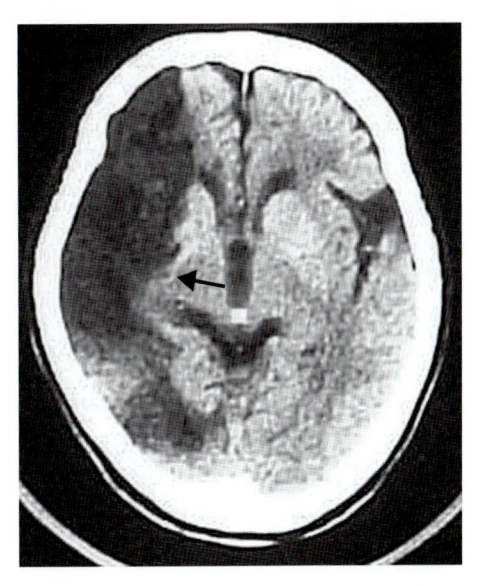

図2-Ⅱ-2　下部運動野を障害した脳塞栓症

(3) 両側多発脳卒中（図2-Ⅱ-3）

　両側に多発する脳卒中は，舌の運動不全を主体とした偽性球麻痺を生じることがある．呂律障害が合併することが多い．口腔内に食物が残ってい

Ⅱ　早期リハビリテーション　**127**

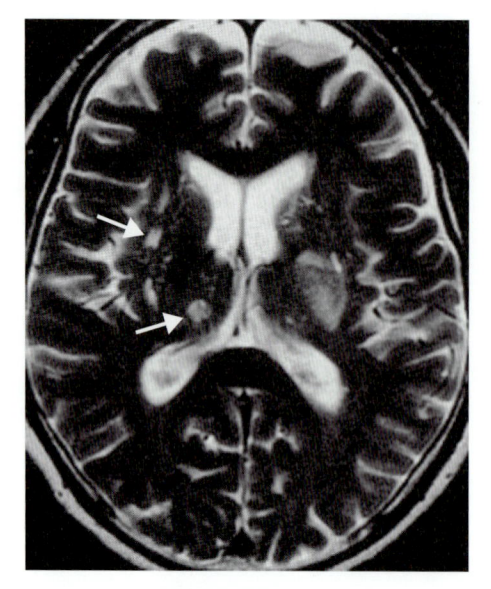

図2-Ⅱ-3 両側多発病変

ることが多く，口腔ケアが重要になる．十分な咀嚼ができないこともあり，窒息リスクに注意が必要である．湿性嗄声が聞かれる場合は唾液誤嚥のリスクが高い．

3. 栄養ルートの選定

脳卒中急性期の栄養ルートは慎重かつ迅速に決めなければならない．特に高齢者では身体の予備機能が低下しているため，栄養管理が不十分だと合併症率の上昇や回復速度の低下などをきたす．早期離床や早期訓練を実施している場合には，活動係数を適切に判断し（安静1.2，離床1.3，軽労働1.5），栄養投与量を決定する．

まず，経腸栄養が可能な状況であるかを判断する．経腸栄養が不可能と判断した場合は，末梢輸液や中心静脈栄養で可能な限り栄養を確保する．経腸栄養が可能と判断したら嚥下機能に問題がないか確認する．問題なしなら経口栄養を開始できる．問題があると疑われた場合，嚥下機能障害について代償が可能か検討する．代償が可能であれば，代償手段を用いて経口摂取を実施する．代償が不可能である場合は経管栄養を中心に検討する．

4. 検査ができる場合の管理

（1）嚥下障害スクリーニング

脳卒中急性期には8割に嚥下障害が認められるため，スクリーニングは嚥下障害患者をすべてみつけ出すためではなくリスクの高い嚥下障害を抽出する目的で行われる．したがって，以下のケースではハイリスクであることが予測されるためスクリーニングを必要としない．①意識障害（JCS2桁以上），②病前から嚥下障害を指摘されている，③肺炎の既往がある，④延髄外側梗塞を認める．

（2）水飲みテスト

肺炎発症と相関がみられる［参照 p231］．

（3）嚥下造影・嚥下内視鏡

嚥下障害の基本的な検査方法である［参照 p232］．ハイリスク患者で造影剤を誤嚥させると発熱や肺炎の原因となり得る．嚥下検査は誤嚥の有無をみるものではなく，嚥下機能をみるものである．極力誤嚥をさせずに嚥下機能を推定する研修を積むべきである．

5. 検査ができない場合の管理：摂取開始基準

嚥下造影や嚥下内視鏡検査ができない場合は，経口摂取における安全性追求と経口摂取可能性追求の両立が困難になる．医療機関としては原則安全性を追求する方針になるが，退院後の生活でも制限が加わることを念頭に置かねばならない．また，退院後の嚥下障害関連事故予防の観点から，制限の必要性を指導，申し送りすることが求められる．

肺炎死亡リスクから考えると65歳以上または栄養状態が不良など免疫不全状態が疑われる場合は特に慎重に判断しなければならない．また，窒息リスクはどんな場合でもあり，食事場面を見守る体制が必須である．

6. 回復期病棟との連携

脳卒中で後遺症が認められる場合は，多くが回復期病棟に移っていく．また，回復期には嚥下障

害も月単位の期間がかかるものの改善していく．嚥下障害による問題が生じやすいと判断した場合は，急性期で結論を急ぐことなく安全な栄養ルートを確保したうえで回復期病棟にリレーしていくべきである．安全な栄養ルートとしては経管栄養，胃瘻，中心静脈栄養などが考えられる．注意点として，経口摂取をしていない場合であっても口腔ケアを重点的に行わねばならないことがあげられる．

7．地域連携の勧め

経口摂取の判断が困難なケースでは，嚥下障害治療に精通した医師または歯科医師が安全な経口摂取方法の検討を実施するべきである．しかし嚥下障害治療の学習と研修をしたものはまだ少ないため，その知識と経験は地域で共有されるべきである．筆者は地域の病院と連携し，嚥下障害患者の診療支援を実施している．特に筆者の場合は回復期病棟をもっているため，専門的な治療が必要と判断した場合，直ちに治療に入ることができる．また，それぞれのノウハウが交換されることで急性期と回復期の役割が互いに理解しやすくなる．嚥下障害の治療では，書面上の地域連携だけでなく治療現場の連携が重要となる．

（福村直毅）

3 尿路管理・排尿援助基準

要旨

脳卒中患者の排尿障害は，脳卒中そのものによる神経因性膀胱だけでなく前立腺肥大など病前からある尿路疾患の影響も受ける．急性期には，さらに意識障害によって修飾されてその障害像が変化するため，その管理（尿路管理）を体系的に行うことは必ずしも容易ではない．しかし，大学病院やリハ専門病院などを除く一般病院では泌尿器科医が常勤しているとは限らず，脳卒中患者の尿路管理を泌尿器科医のみで行うことは現実的ではない．

一方，排尿障害の様相が変化していくことを前提に，一定の基準に則って援助していくことによってかなりの脳卒中患者の排尿障害を管理し得る．ここでは，脳卒中発症直後から回復期に至るまでの尿路管理と排尿援助の基準を，主としてADLとしての「尿意の訴え」自立度を軸にして紹介する．

1. 発症直後の尿路管理

脳卒中の発症直後，重症例において膀胱は，弛緩性の状態から尿閉になることがある．放置されれば，膀胱が過度に拡張して収縮力を半永久的に失ったり，長期化すれば腎不全になり得る．膀胱充満が原因で，不穏になったり血圧が上昇する場合がある．また，膀胱容量が極量に達して，膀胱内圧が尿道内圧を超えて尿が漏れてくることもある（溢流性尿失禁）．超急性期の患者ではこれらのサインを見逃さないとともに，膀胱の充満状態をチェックして導尿することも大切である（ブラッダースキャンシステム®など，超音波検査での残尿量のスクリーニングが有用である）．

尿意を訴えられる患者でも，寝たままではどうしても排尿できなかったり，尿閉や残尿などで導尿を要することがある．

2. 急性期の尿路管理

急性期にルーチンで（原則として全例）バルーンカテーテルを留置する施設も少なくない．しかし，それが誘因となり，尿路感染を引き起こしリハ開始が遅れることもあり，適応の判断は慎重に行うべきである．表2-Ⅱ-3にバルーンカテーテルの適応基準を示す．

また，バルーンカテーテル抜去時に，まずカテーテルを一定時間クランプして尿意出現の有無をみる膀胱訓練を行っている施設もあるが，これはカテーテルの留置期間を延ばすだけであり，必要ないと筆者らは考えている．

3.「尿意の訴え」の回復過程

ADLとしての「尿意の訴え」の自立には（表2-Ⅱ-4），ある程度の時間を要することもある．太田らの報告では，発症当時に尿意がなくても，発症後2週間以内に尿意が出現すれば，その訴えがたとえ不正確であっても，最終的には自立するとされている[11]．また，約1カ月間は回復する可能性があるとされている（表2-Ⅱ-5）[サイドメモ18]．

表2-Ⅱ-3 バルーンカテーテルの適応

① 全身状態が不良で水分出納管理が必要な場合（昏睡の重症患者，心不全の合併例など）
② 前立腺肥大などの器質的通過障害の合併のために尿閉が続いている場合
③ 尿失禁により褥瘡などの開放創が汚染される場合
④ 腎機能の検査で尿量測定が必要であるが，尿失禁のため正確にできない場合

（抜去の時期）
留置期間はできるだけ短期間とし，上記の基準を満たさなくなったり，患者が違和感や苦痛を強く訴えたときは抜去するのを原則とする．

4. 排尿援助の流れ

①バルーンカテーテルを抜去でき次第，排尿パターンを把握するためにチェック表を用いる（表2-Ⅱ-6）．

②座位バランスの安定性と，その時期の尿意の訴えの自立度に基づき，適切な排尿器具・環境を設定する．自立度は変化するのでその都度変更する（表2-Ⅱ-7）．

③必要があれば残尿チェックを行い，残尿が多いか持続する場合は間欠導尿を行う（表2-Ⅱ-8, 9）．

④1カ月間は回復する可能性があるが，1カ月経っても，バランス膀胱（表2-Ⅱ-10）に達しない場合には，泌尿器科的精査を行う．

5. 排尿援助を進めるうえでの注意点

（1） 患者の自尊心

プライバシーの保たれない環境では，羞恥心から排尿障害をきたすことがあるので，十分な配慮が必要である．また，失禁が減ってきても「失敗

表2-Ⅱ-4 「尿意の訴え」の自立度基準

①完全自立：失禁・尿閉がなく，しかも正確に尿意を訴え，処置されるまで待てる．
②日中自立：日勤帯には自立している．
　──①②を「自立」とする
③尿意出現：尿意はあるが不正確，または処置されるまで待てない．
④尿意なし：尿意を訴えない．
⑤バルーンカテーテル：何らかの理由により膀胱にカテーテルが留置されている．
　──③④⑤を「非自立」とする

（太田・他，1992）[11]を改変

表2-Ⅱ-5 「尿意の訴え」自立度予測基準

・入院時：尿意が出現していれば完全に自立する．
・入院後2週間時：新たに尿意出現すれば，年齢にかかわらず自立する．
・入院後1カ月時：新たに尿意出現すれば，70歳以下なら自立する．

（太田・他，1992）[11]

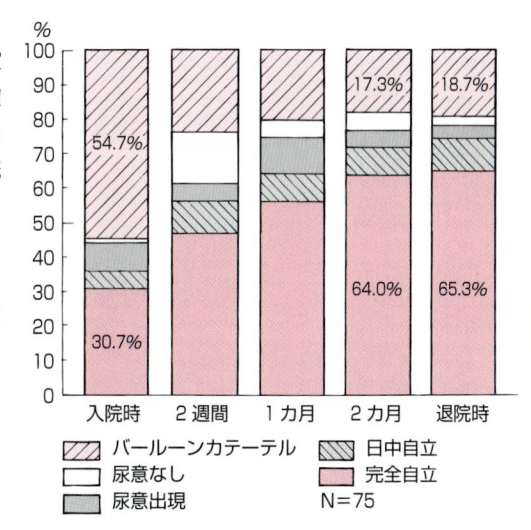

サイドメモ 18　「尿意の訴え」の回復過程

発症後1週間以内に入院した早期脳卒中患者（TIA・RINDを除き，リハの適応に乏しい遷延性意識障害患者を含む）のうち，（前医での挿入を含め）約半数にバルーンカテーテルが挿入されていた（それに対し入院時「完全自立」は30％），「尿意の訴え」は発症後早期ほど急速に改善するが，プラトーに達するには2カ月を要した．

尿意は出現しているものの不正確な患者は常に一定（15％前後）存在するが，これらの「尿意の訴え」が正確になるまでバルーンカテーテルを留置して「膀胱訓練」を続けたとしたら，その間に尿路感染症（長期化すれば膀胱潰瘍や膀胱結石などの合併症）に悩まされることになる（図）．

〔尿意の訴えのとらえ方〕

失語症などで言葉で尿意を訴えられない患者の合図には次のようなものがある．
・会陰部や尿器を指す
・服をひっぱる，下着をおろそうとする
・ベッドから降りようとする
・顔をしかめる，不機嫌になる，興奮する
・顔に汗をかく

図　「尿意の訴え」の回復過程

表2-Ⅱ-6 排尿チェック表

◎自尿　×失禁　△導尿　●からぶり ○誘導して自尿あり　□誘導しても自尿なし　尿量も記載する

時\日					
0					
1					
2					
3					
4					
5					
6					
7					
8					
9					
10					
11					
12					
13					
14					
15					
16					
17					
18					
19					
20					
21					
22					
23					

【排尿チェック表の使い方】
＜目的＞
　①尿意の有無・訴えの正確さ（「尿意の訴え」の自立度），②尿量（1回量・残尿など），③排尿間隔，を記録して患者の排尿パターンをつかむことによって，排尿誘導計画の立案・修正の資料とする．
＜対象＞
　①バルーンカテーテル抜去直後の患者——この時期には尿失禁や尿閉などどんな排尿障害でも起こり得るし，またそれは毎日変化（主として改善）していく．
　②排尿障害（頻尿・失禁・排尿困難・尿閉）のある患者
＜排尿チェックの始め方＞
　バルーンカテーテルを抜去したら，まず2〜3時間ごとに排尿誘導し，8時間排尿がなければ導尿する．
＜排尿チェック表への記録例＞
　◎：自ら尿意を訴え自尿あり（尿量を記録）
　○：誘導して自尿あり（尿量を記録）
　□：誘導しても自尿なし
　●：尿意を訴えたが排尿なし（からぶり）
　△：導尿（導尿量を記録）
　×：失禁（失禁量を記録）
　「バランス膀胱」の状態になれば記録を中止する（表2-Ⅱ-10）．

（船橋二和病院リハビリテーション科）

表2-Ⅱ-7　「尿意の訴え」自立度（表2-Ⅱ-4）別排尿援助基準

＜尿意なし＞
　オムツを使用し，排尿パターンに基づいて排尿予測時間の少し前に排尿を促す（誘導する）．
＜尿意出現＞
　「尿意なし」と同様に排尿誘導するが，男性なら尿器操作の指導を始める．
＜日中自立＞
　この時期はオムツから下着への移行時期である．日中は座位バランスが安定していれば車椅子用トイレを使用し，夜間はオムツを使用して誘導する．
＜完全自立＞
　オムツを卒業して昼も夜も下着を着用でき，誘導は不要となる．日中は車椅子用トイレを使用しても夜間は尿器（男性）・ポータブルトイレ（女性）を使用することがあるが，これはベッドから車椅子への移乗・車椅子操作能力や排尿回数が関係する．

表2-Ⅱ-8　間欠導尿の基準

＜対象＞
　①100 ml以上の残尿が持続するもの．
　②尿閉ないしは排尿間隔が長く，1回尿量が500 mlを超えるもの．
＜方法＞
　①導尿の基準に従い，セルフカテーテルを用いて行う．
　②排尿チェック表で排尿パターンをつかみ，1回尿量が500 mlを超えないように導尿時刻・回数を調整する．
　③残尿量が50 ml以下，1回尿量が500 ml以下になるまで続ける．
＜間欠導尿の適応の再検討＞
　脳卒中の場合で尿閉・残尿が数ヵ月持続し，退院後も間欠導尿を続ける必要のある患者は稀であるが，脊髄損傷者のように必要な場合に自力で可能となる患者は少ない．したがって，家族が技術的に困難な場合や長期療養施設などで体制的に困難な場合は，バルーンカテーテルを留置することもやむを得ない（社会的適応）．

表 2-Ⅱ-9　残尿チェックの基準

<目的>
　正常の膀胱では排尿後に尿が残らないが，前立腺肥大などの器質的通過障害や神経因性膀胱があると残尿を生じることがある．残尿は放置されると細菌繁殖に絶好の環境となり尿路感染症（膀胱炎・腎盂腎炎）を引き起こす．残尿量を計測し，その性状（濃縮・混濁など）を観察することによって，泌尿器科的精査および間欠導尿の適応を判断する．

<対象患者>
　①排尿間隔が開きすぎている（8時間以上）場合（特にバルーンカテーテル抜去直後の2~3日は注意が必要），あるいは排尿間隔が短すぎる（2時間以下）場合．
　②1回自尿量が200 ml以下，あるいは500 ml以上の場合（失禁の場合はオムツの重量変化を測定）．
　③尿路感染を繰り返すなど，医師からの指示があった場合．

<いつまで続けるか？>
　①残尿量が50 ml以下の場合：1日1回，3日間くらい行い，3回とも50ml以下なら中止する．
　②残尿量が50~100 mlの場合：1日1回続け，50 ml以下になれば中止する．
　③残尿量が100 ml以上の場合：1回尿量が500 mlを超えないように，1日3回以上（各勤務帯で1回以上）残尿チェックを続け，100 ml以上の残尿が3日間以上続くようならセルフカテーテルを用いた間欠導尿に移行する．

表 2-Ⅱ-10　バランス膀胱

- 1回尿量（排尿量と残尿量の合計）が500 ml以下
- 残尿量が50 ml以下
- 排尿間隔が2時間以上

したくない」ために，必要以上の安心を求める患者もいるので，夜間のオムツ，安楽尿器の設置など，配慮を要する場合もある．

(2) 転倒の防止
　排尿動作が自立していない患者は，座位や立位バランスが悪いことも多く，転倒も発生しやすい．滑り止めマットの利用などの環境整備にも注意をはらう必要がある．

(3) 皮膚の清潔
　特にオムツを使用している患者では，皮膚炎や褥瘡をきたしやすく，清潔にも注意する．漏れ防止のために何枚もオムツを重ねて使用すると，皮膚炎や褥瘡をきたしやすいのみならずADLの妨げになるため，適切なサイズの選択や吸収力のよい尿取りパットを使用するなどの工夫をする．

(4) 飲水量
　失禁を恐れて，飲水量を減らす患者がいるが，尿路感染を予防するためにも十分な尿量を確保する必要がある．

(5) 夜間頻尿への対処
　夜間の尿意が頻回の場合，①泌尿器科的な疾患（尿路感染，前立腺肥大症），②腎機能低下によるもの，③夜間の多尿（多飲，日内変動の消失）によるもの，④不眠，不安によるもの，などがあるので鑑別して対処する必要がある．

（関口麻理子）

4 夜間不穏患者への対応

要旨

夜間不穏（夜間せん妄）は，脳卒中自体のみならず，基礎疾患，薬物，全身状態の悪化，環境の変化，尿閉など多彩な原因で生ずるため，原因の究明とこれに対する対応が要求される．また，患者の身体的危険をもたらし，リハの阻害因子ともなるため，薬物療法が必要な場合が多い．治療にはセレネース®（ハロペリドール）などが推奨されるが，これらの副作用にも注意が必要である．なお，身体拘束は，せん妄の増悪因子となり得るので，安全性，治療上の必要性を十分に検討したうえで，必要最小限にとどめることが望まれる．

表2-Ⅱ-11 せん妄の原因となり得る主な病態

障害臓器	疾患，病態，症状
脳	脳卒中　脳挫傷　脳腫瘍　脳炎　てんかん
循環器	心筋梗塞　不整脈　うっ血性心不全
呼吸器	低酸素　高炭酸ガス　一酸化炭素中毒
内分泌	低血糖　高血糖　甲状腺機能亢進　甲状腺機能低下
電解質失調	低ナトリウム　高ナトリウム　低カルシウム　高カルシウム
その他	肝不全　尿毒症　ビタミン欠乏　アルコール症　尿閉　便秘　睡眠障害　身体拘束

1. 不穏・せん妄の定義

「不穏」は医学用語としての明確な定義はなく，「穏やかでない状態」全般を指すと考えられる．これに最も近い状態として「せん妄」が考えられる．「せん妄」は，軽度ないし中等度の意識障害に，認知障害（記憶障害，見当識障害など）が加わり，日内変動を伴うものとされている．また，しばしば伴う症候として，睡眠─覚醒サイクルの障害，多動または動作緩慢，情動障害（不安，恐怖，抑うつなど）があげられている．このなかで，せん妄はもうろう状態，錯乱状態などの種々の症候を包括する用語として規定されており，日常臨床でいう不穏と考えてさしつかえないものと考えられる．したがって，ここでは主に「せん妄」を呈する患者への対応について述べる．

2. せん妄の原因

脳卒中患者では，さまざまな基礎疾患や二次的な合併症も診療上の問題となることが多いが，表2-Ⅱ-11に示したような病態が，せん妄の原因となり得る．また，特に高齢者においては，発熱，脱水，便秘，尿閉などわずかな全身状態の悪化でもせん妄を呈することがある．全身状態の悪化により薬物代謝の遷延などが起きると，常用薬でもせん妄の原因となることがあり，表2-Ⅱ-12のような薬物にも注意が必要である[12-15]．さらに，気をつけるべきものとして，入院・入所などによる環境の変化（特に集中治療），疾病に対する不安・恐怖・焦燥などもあげられる．もちろん，脳卒中をはじめとする，大脳皮質の広範な器質性脳障害もせん妄の重要な原因となるが，意識障害からの回復過程で生ずる通過症候群においても不穏を呈することがある．また，脳卒中急性期においては，尿閉や催眠薬により不穏を呈することがあり注意を要する．

3. せん妄の治療

（1）非薬物療法

対応として最も重要なことは，患者の安全を確保することであり，加えて，リハ阻害因子とならないよう，速やかに対応する必要がある．また，せん妄の原因は前述のように多岐にわたってお

表 2-Ⅱ-12　不穏・せん妄などの誘因となり得る主な薬物（先発品名で記載）

分類	主な薬物			
催眠・鎮痛薬	アモバン	ハルシオン	リスミー	ベンザリン
抗不安薬	セルシン	バランス	デパス	ソラナックス
抗うつ薬	トリプタノール	テトラミド	パキシル	トレドミン
抗てんかん薬	テグレトール	デパケン	フェノバール	リボトリール
抗パーキンソン薬	ネオドパストン	ビ・シフロール	シンメトレル	アーテン
ステロイド薬	プレドニン	メドロール	サクシゾン	デカドロン
非ステロイド性抗炎症薬	インテバン	ボルタレン	セレコックス	モービック
オピオイド系鎮痛薬	ソセゴン	レペタン	リン酸コデイン	ノルスパンテープ
抗ヒスタミン薬	ポララミン	ペリアクチン	アタラックス	ジルテック
H2ブロッカー	ガスター	ザンタック	タガメット	アシノン
抗不整脈薬	キシロカイン	メキシチール	リスモダン	
β遮断薬	インデラル	テノーミン		
利尿薬	アルダクトンA	ダイアモックス		
強心薬	ジゴキシン	ラニラピッド		
気管支拡張薬	テオドール	ネオフィリン		
抗結核薬・抗菌薬	クラビット	シプロキサン	トブラミン	イスコチン
その他	プラスベータ	バップフォー	ベシケア	デトルシトール

（日本神経学会，2010）[12]（秋下，2007）[13]（今井，2008）[14]（独立行政法人医薬品医療機器総合機構）[15]

表 2-Ⅱ-13　せん妄の予防・早期終息のためのケア

①患者の特性に応じたケアを提供するため，性格，社会的地位や家族との関係，不安に感じていることなどを把握しておく．
②不安感の軽減のため，今後の予想される病状や治療計画，これから行う処置などについての理解を図る．
③苦痛の速やかな軽減のため，予想される病態や治療に伴う苦痛などに対して，事前指示などの準備を行い，十分な観察のもとで迅速な対応を図る．
④感覚遮断を減らすため，補聴器，メガネなどの使用や口腔ケアなどを行う．
⑤心地よく過ごせるような環境を整える．
・プライバシーへの配慮　・太陽光の取り入れ　・夜間の適度の照明　・快適な室温および湿度　・モニターやアラーム音などの不快な刺激を減らす　・家族の写真を置いたり，好みの音楽を鑑賞できるようにしたりする　・可能な限りベッドアップを図る
⑥睡眠覚醒リズムを整えるため，睡眠を阻害しないような処置のタイミングや回復過程に合わせた活動を促す．
⑦現状への認識を促すため，時計やカレンダーを置いたり，今後の見通しに対する情報提供を行ったりする．
⑧安心感を高めるため，家族に面会を促し，せん妄への理解を図り，ケアに参加してもらう．
⑨落ち着いたやさしい声や態度で接し，幻覚などについては，同調も否定もせず，患者の体験をくみ取りフィードバックする．
⑩拘束によるストレスの軽減のため，身体拘束用具のみならず，カテーテルや点滴ルートも可能な限り速やかに減らしていく．

（茂呂，2011）[16]を参考に作成

り，原因の検討および治療が優先的に行われなければならない．せん妄の予防および早期終息を図るため，表 2-Ⅱ-13 のようなケアが重要である[16]．

なお，安全の確保のため，緊急やむを得ない場合の身体拘束が不可避となることもあるが，身体拘束自体が興奮を助長し，せん妄の増悪因子とな

Ⅱ　早期リハビリテーション　135

り得るので，ルートなどの治療上の必要性や抜去などによる危険性などを踏まえて最小限にとどめ，早期に中止する努力が必要である[17,18]．

（2）薬物療法

一般に脳卒中患者では，さまざまな基礎疾患を有することが多く，薬物の投与をするときにはその副作用に十分な注意を要する．せん妄に対する治療で一般に推奨されるのは，セレネース®で，幻覚・妄想を抑制し，鎮静作用を併せもっており，内服，注射のいずれも一般に用いられている．抗コリン作用による副作用も比較的少なく，合併症の多い患者にも使いやすいが，錐体外路症状が出現しやすい点に注意が必要である．

投与例

①内服ができない場合

　セレネース®（5 mg）1〜2アンプル＋生理食塩液50 m*l*　側管から15〜30分で投与．

　または，セレネース®（5 mg）0.5〜1アンプル筋注または静注（心電図をモニターして，QT延長に注意）．

②内服できない理由が拒薬の場合

　リスパダール®内服液0.5〜2 mg　効果不十分の場合は同量を追加．

③内服可能で興奮を伴う場合

　セレネース®（1 mg）0.5〜2錠 分1〜3．
　糖尿病がない場合は以下を投与してもよい．
　セロクエル®（25 mg）1〜2錠 分1．

④軽度でパーキンソン症候などが問題になる場合
　抑肝散　2〜3包 分1〜3．

各種ガイドラインなどでは上記のような治療が推奨されているものの，現在，「せん妄」全般に対して保険適応となっている薬剤はほとんどないことに留意する．ベンゾジアゼピン系の睡眠薬，抗不安薬の内服はせん妄の悪化をきたす可能性があるため推奨されない．睡眠－覚醒リズムの調整に限定して，筋弛緩作用や持ち越し効果の少ないマイスリー®（5 mg）など最小限の投与にとどめる．ただし，セレネース®（5 mg）の注射で，効果が不十分なときにはドルミカム®の注射を検討してもよい．また，いずれの製剤も高齢者には慎重投与とされていることを追記しておく［サイドメモ19］．

（徳田英弘）

> **サイドメモ19**
> ### 夜間不穏の治療薬の作用機序と副作用
>
> 【抗精神病薬】
>
> 　（1）抗ドーパミン作用：幻覚・妄想の抑制をえるとともに，副作用として，パーキンソニズム（振戦，寡動，硬直，突進現象など），急性ジストニア（四肢，体幹をゆっくりねじり，あるいはねじった姿勢を一定時間保つ）などの錐体外路症候をもたらす．セレネース®などの高力価製剤の主な作用機序となる．また，幻覚・妄想の抑制には，抗ノルアドレナリン作用も関与するが，これにより起立性低血圧も生じ得る．
>
> 　（2）抗コリン（ムスカリン）作用：催眠・鎮静作用を得るとともに，副作用として散瞳（緑内障発作），循環障害（頻脈，不整脈），呼吸抑制，腺分泌抑制（口渇），消化管運動抑制（便秘，イレウス），尿閉などをもたらす．このため，高齢者には投与しにくい場合が多い．コントミン®（クロルプロマジン）などの低力価製剤の主な作用機序となるが，これらの製剤は，大脳皮質下障害は原則禁忌とされており，この点でも投与には慎重を要する．また，催眠・鎮静作用には抗ヒスタミン作用も関与する．
>
> 【催眠薬・抗不安薬】
>
> 　作用の主体はGABA受容体の抑制効果の増強といわれている．高齢者や全身状態の悪い患者では薬物代謝が遷延するため，超短時間型のアモバン®（ゾピクロン）や短時間型のレンドルミン®（ブロチゾラム）などの作用時間の短いものが推奨されるが，これらは健忘や奇異行動を呈しやすい．中時間型のサイレース®（フルニトラゼパム）や長時間型の作用時間の長いものでは，持ち越し効果による意識レベルの低下が原因となり，せん妄を悪化させる場合も少なくない．いずれも連用による依存に注意が必要であり，作用時間の短いものほどこの傾向が強いといわれている．抗コリン作用も有するため禁忌や原則禁忌に狭隅角緑内障，気管支喘息，脳卒中急性期の呼吸障害などがある．

5 関節拘縮の予防と関節可動域訓練

要旨

関節拘縮は廃用症候群の1つで，関節の運動制限として認められる．この運動制限は日常生活に支障を生じることが多く，障害者の自立阻害要因であり，介護者の負担増強要因として重要である．治療にはリハ訓練による伸張法（ストレッチング）があげられる．しかし，改善には長時間を要し，効果の少ないことも多い．また重症例では手術を要することもあるが，改善が不十分にとどまることも多い．したがって，いかに拘縮を予防するかが重要である．その対策として早期の関節可動域訓練が重要であり，肢位・姿勢を良好に保つこと（ポジショニング）やリハ訓練に関する知識と実践が必要とされる．

1. 関節拘縮

関節拘縮の定義は諸家により違いがみられるが，一般的に関節自体または関節周囲の関節を支持する組織，すなわち筋，腱，靱帯および関節包の短縮，伸展性の制限により関節可動域制限をきたしたものをいう．一方，関節可動域制限は病理的変化の相違から拘縮と強直に分類され，拘縮は関節包外の軟部組織（皮膚，筋肉，神経）に原因があって，関節の可動域制限をきたすものをいい，関節構成体そのもの（骨，軟骨，関節包，靱帯）の変化による可動域制限は強直といい区別される．しかし，この定義もまた関節包や靱帯の変化を拘縮に含め，骨や軟骨の癒着などによる可動域制限だけを強直と定義する分類法もある[19]．

拘縮の原因としてHalarら[20]は，①関節性，②軟部組織性，③筋性，に分けている．脳卒中など中枢神経障害を原因とする拘縮は筋性のなかの外因性に分類されている（内因性は筋の外傷，炎症，循環障害，変性によるもの）．外因性筋性拘縮は，①痙縮性拘縮（脳卒中，脊髄損傷などの中枢神経障害など，持続性の筋緊張の高まりによる肢位），②弛緩性拘縮（弛緩性麻痺による拮抗筋や重力による特定肢位），③力学的拘縮（ベッドや車椅子による不動，不良肢位），に分けられる．

脳卒中によるものとしては，中枢性麻痺による筋緊張に伴う痙縮性拘縮と緊張低下に伴う弛緩性拘縮があげられ，疼痛や認知症状，自発性の低下，介護者の不足や生活環境の不適切などの要因で閉じ込もり状態（閉じ込もり症候群[21]）による関節不動は力学的拘縮をまねき，新たな拘縮を生じる場合もある．

運動麻痺や筋力の低下が軽度でも，下肢の拘縮は，起立，歩行といった移動動作を困難にし，上肢の拘縮は更衣など身の回りの動作の障害を引き起こすことになる．また強い両下肢の屈曲拘縮は，排泄・更衣などの際，介護者にとって大きな障害となる場合がある．

2. 脳卒中と関節拘縮

脳卒中の関節拘縮には前述した痙縮性拘縮，弛緩性拘縮および力学的拘縮がみられ，それぞれが複雑に絡み合い形成される．片麻痺の場合，一般的に知られるWernicke-Mann（ウェルニッケ-マン）型の肢位は痙縮性拘縮を主体としてみられる（図2-Ⅱ-4）．また，重篤な意識障害を伴う場合，不動により拘縮が健側に及ぶこともある．脳卒中の場合，リハ訓練，時間の経過とともに麻痺自体の改善をみることも多く，その改善は3カ月以上に及ぶこともある．一方，関節拘縮は後述するように健常な四肢であっても2週間の固定によってもみられることから，麻痺改善まで期間を要する疾患の場合，拘縮を予防することは特に重要となる．そのため予防として適切な肢位，関節可動域訓練（range of motion exercise；ROM訓練），痙縮の軽減に対する治療をベッド上を含め

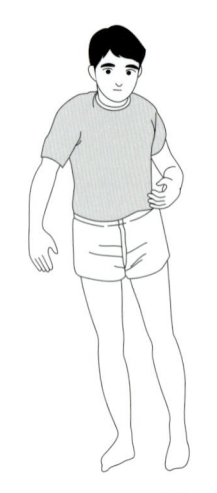

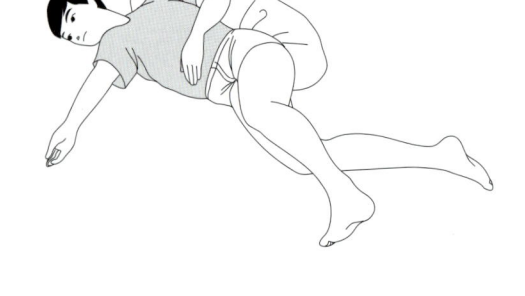

図 2-Ⅱ-4　Wernicke-Mann 肢位
　上肢は肩関節内転，肘・手・指関節の屈曲，前腕の内旋位．
　下肢は股・膝関節の伸展，足関節の底屈，外旋または内旋位．

図 2-Ⅱ-5　患側を下位にした姿勢
　①頭は頸椎上部で屈曲．②体幹は後方に軽度回旋して後ろの枕で支える．③患側上肢は前方に引き出し肩関節の屈曲が 90°以下とならないようにする．④前腕は回外位とする．⑤健側上肢は身体の後ろまたは後方の枕の上に置く．⑥患側下肢は股伸展と軽度膝屈曲位を保つ．

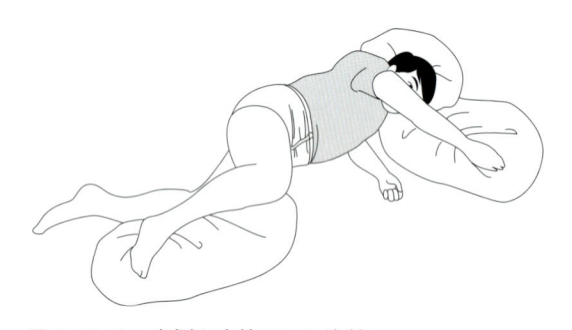

図 2-Ⅱ-6　患側を上位にした姿勢
　①頭は枕で支持する．②体幹はベッドに直角となるようにする．③患側上肢は前方に伸ばし肩関節が 100°の屈曲位で枕で支持する．④健側上肢は自由な位置をとる．⑤患側下肢は股関節，膝関節屈曲位として枕で支える．⑥健側下肢は股伸展位，膝軽度屈曲位とする．

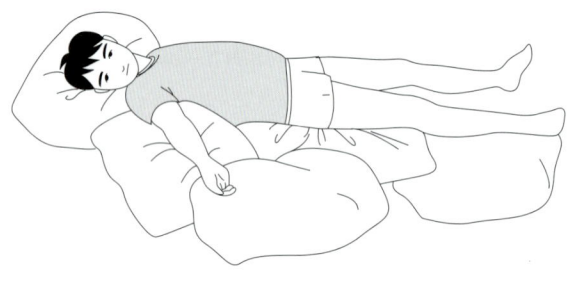

図 2-Ⅱ-7　臥位姿勢
　①頭は枕で十分に支える．②患側上肢は肩の下に肩甲骨を前方に引き出すため，枕を置き肘を伸ばし，手指まで伸ばす．③健側上肢は自由にする．④患側骨盤の下から大腿にかけて枕を置き，骨盤の後旋を防ぎ前に引き出すことにより下肢の外旋を防ぐ．⑤膝下，下腿下には枕を入れることは避ける．

て早期に行うことが重要である[20]．特に急性の重度麻痺をもつ例では，拘縮を予防するうえで適切な肢位をとることが重要である．しかし，適切とされる肢位にはさまざまな意見があり，基本的には似ているものの，いくつかの点で違いがあり，実践に行う場合，方法について悩むことも多い．本書では，筋緊張を考慮した Davies の方法を示すことにする[22]．このポジショニングは基本的に痙性によって起こりやすい異常肢位や重力による異常肢位を予防することにある．上肢では肩甲骨の後退，肩関節の内転，内旋，肘関節の回

内の予防，下肢では骨盤の後方回旋，それに伴う股関節の外旋，外転の予防，伸展の予防，膝関節も伸展，足関節は底屈，内反尖足の予防に重点が置かれている．

3．関節可動域訓練

（1）ポジショニングについて
　肢位，姿勢は図 2-Ⅱ-5〜7 に示した．その他，基本として次に列挙する．
　①手指の屈曲拘縮予防としてハンドロールを用

いることは，かえって筋緊張の増大を引き起こすため望ましくない．むしろ弛緩性麻痺で伸展拘縮の危険が予想されるときに使用する．しかし，手指の屈曲拘縮がすでに生じた場合には，爪が手掌にくい込むのを予防したり，清潔を保つためにハンドロールを使用することが多い．

②尖足予防を目的に足底に板を当てるという考えも，かえって底屈筋の緊張を増加するために効果的ではない．むしろ，ふとんなど重みを足部にかけないように離被架（bed-credle）の使用が勧められる．実践的には足底板は弛緩性が主体の例に使用される．

（2）関節可動域訓練の開始時期

開始時期については，早期からの実施が望ましい．ROM訓練によるバイタルサインの変化は少なく，発症早期に開始することの危険性は少ない．しかし，開始初期にあたっては開始前後，途中のバイタルチェックをし，重大な変動のないことを確かめることが望ましい．また，くも膜下出血後の急性期など厳重な管理が必要な場合は，脳外科医との連携のなかで実施することが必要である．

関節固定後の研究では，正常な関節固定の場合，満岡は3週間の固定後のROM訓練にて改善[23]，Evansらは30日以内の固定後では可逆的改善[24]，八百坂も30日以内の固定後では正常に回復した[25]と報告している．しかし，脳卒中後では筋の緊張異常が加わることや上記の関節固定での結合組織性変化が2～3週から出現することから，発症後少なくとも2週間以内にROM訓練を行う必要がある．発症早期から痙性の増強のみられる場合もあり，可能なら早期（2～3日目）より訓練を開始する．

（3）関節可動域訓練の頻度

1日に2回，それぞれの関節に3回ずつ，すべての関節について行うことが基本である．高齢者の場合，ベッド臥床による健側の拘縮も出現することもあり，大関節については，健側の上下肢についてもROM訓練を行う．

（4）関節可動域訓練の方法

訓練の方法には予防的手技と矯正的手技がある．本書では脳卒中患者にいかに関節拘縮を起こさず，病態の改善とリハを進めるかという観点に立って，予防的手技を中心に述べる．

予防的手技には，前述のポジショニングを含め，他動的ROM訓練，自己他動的訓練，可動域保持訓練がある．

（5）関節可動域訓練の基本的注意

伸張は疼痛をわずかに訴える範囲内で実施し，短時間（10～15秒程度）維持する．過度の痛みは筋スパズムを引き起こし，訓練の支障となるため，その程度は訓練後の疼痛，腫脹，発熱が翌日まで継続しない程度にとどめる．固定支持点，力を加える点に注意をはらい，骨折，筋・腱の損傷に注意して，ゆっくり愛護的に行う．

すでに関節拘縮をきたした関節包はコラーゲン組織により伸張性が低下し，筋，筋膜の伸展性の低下がみられる．これらのコラーゲン組織の特性は，①変形の量を一定にした場合，組織の変形を維持するために必要な応力が時間とともに漸減する（応力緩和），②定量負荷に対する組織は時間の経過とともに漸増的に変形する（クリープ現象），③伸張負荷を除去しても元に完全に戻らず変形を一部保つ（履歴現象）[26]ため，ROM訓練はより少ない外力でより長い時間をかけることが有効で安全である．

また，関節拘縮がみられる関節に対してのROM訓練は疼痛を伴うことが予想され，筋スパズムの原因とならないように除痛管理の併用も考慮する．除痛対策としては，経口（内服薬）や経直腸（坐薬），外用による鎮痛薬の使用，関節や腱・筋に対して局所麻酔薬の使用などが一般的に行われている．また変形性膝関節症や肩周囲炎を伴う場合は，副腎皮質ステロイド薬や，または軟骨保護薬（ヒアルロン酸ナトリウムなど）の関節内注射も考慮する．温熱療法の併用は痛みを軽減し，筋や他の軟部組織を弛緩させ，効果が大きくなる．特に超音波やマイクロ波などが筋や筋・骨界面まで達することから有効性が高い．

パラフィン浴，ホットパックや赤外線などは表在性温熱であるので深部には達しない．

（6）他動的関節可動域訓練

意識がないときや麻痺が強い場合にセラピストが行うROM訓練で，前述の注意点を考慮しつつ，

基本的手技により行う．関節として肩，肘，手関節，手指，股，膝，足のそれぞれの関節について行う必要があり，病状の安定，座位が可能になれば体幹の訓練も重要となる（体幹拘縮を伴うと，麻痺は軽度でも，起座，立位，歩行が困難となり，介助量も増大する）．

訓練法の詳しい内容については，専門書に譲るが，肩・肘・股・膝・足のROM訓練法については基本手技は知っておく必要がある（図2-Ⅱ-8～11)[26]．その際，合併症の発生に注意をはらわなければならず，関節の運動学に考慮した訓練が必要である．特に肩関節の関節包，関節周囲筋，特に肩腱板損傷に注意する必要がある．上肢の麻痺時，肩甲骨の運動麻痺も合併していることが多く，他動的に外転挙上した場合に，外転80°で肩腱板，関節包が損傷され，肩の痛みと運動制限を生じ，逆に拘縮の原因となることもある．専門知識を十分にもっていない場合，肩は前方屈曲（挙上）90°まで，伸展のみのROM訓練を施行すべきである．また，肩関節の外転挙上を行う場合は，肩関節外旋位（前腕回外位）とした場合のみ可能である．

（7）自己関節可動域訓練の方法

麻痺の程度に回復がみられたり，意識の改善がみられれば，自己他動的ROM訓練，自動介助的ROM訓練へと進めていく．

訓練は健側の上下肢を利用して，ベッドサイドなどで訓練時間以外にも行う．主に可能なものは上肢で，図2-Ⅱ-12, 13に示すような訓練を行う[21]．下肢についてはアキレス腱の短縮や下肢

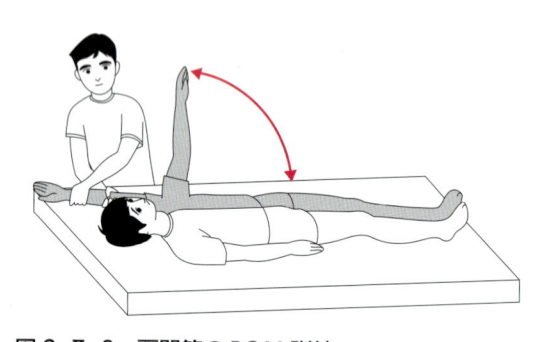

図2-Ⅱ-8　肩関節のROM訓練
肘を伸展したまま90°まで前方挙上する．肩関節が内・外旋しないように注意する．

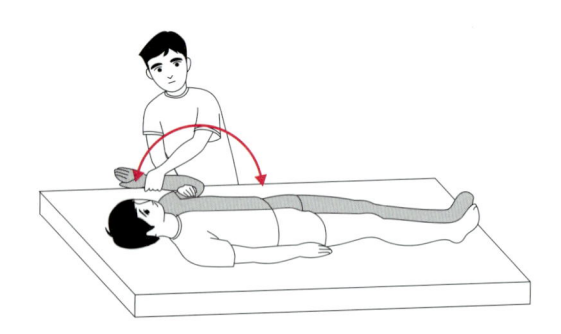

図2-Ⅱ-9　肘関節のROM訓練
上肢を体側へつけて，手で上腕を固定し屈伸運動を行う．

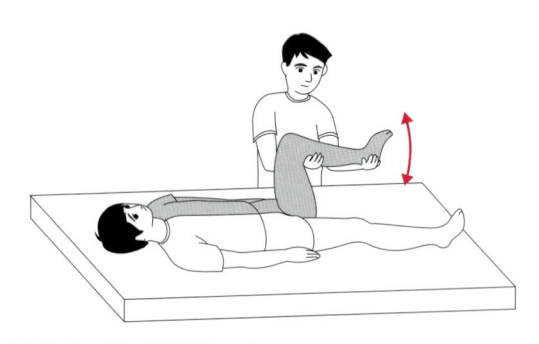

図2-Ⅱ-10　股関節・膝関節のROM訓練
一方の手を膝の下に当て，もう一方の手で踵を包むようにして下から握り，股，膝を屈曲する．

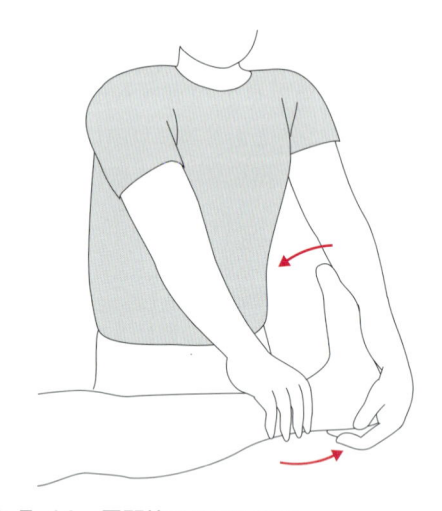

図2-Ⅱ-11　足関節のROM訓練
踵を握り，前腕屈側面を足底に押し当て，手でアキレス腱を引き伸ばすようにしながら，足底が背屈するように前腕で足底を押すように行う．

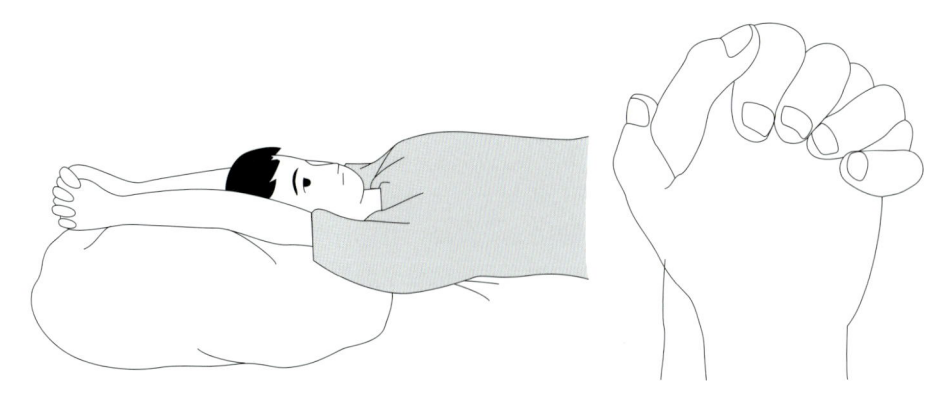

図 2-Ⅱ-12　自己ROM訓練
　両手を図のように，患側の母指が一番上になるように組み，組んだ手は健側の前方に伸ばし，患側上肢を引っ張るようにして，肘を伸ばして，頭上に引き上げる．
　座位の安定がみられれば，座位での同様の訓練に変更して行う*．

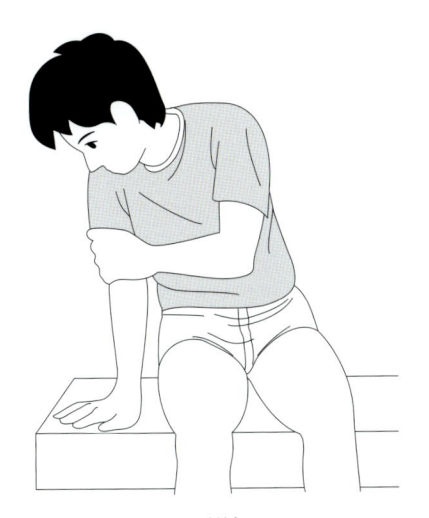

図 2-Ⅱ-13　自己ROM訓練
　患側上肢は外旋位で手指，手関節を伸ばし，健側の上肢で肘が屈曲しないように固定して，患側上肢に体重移動する．このとき肘・手指が屈曲しないよう注意する．
　手指，手関節の拘縮が生じるとストレッチによる痛みが強くでるため，座位が可能となれば，早期に行う*．

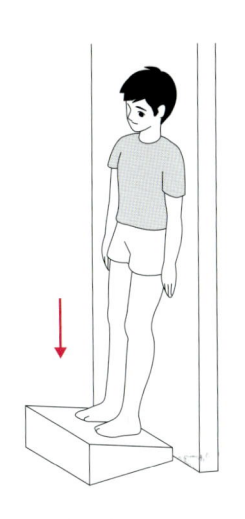

図 2-Ⅱ-14　起立訓練
　アキレス腱の短縮が軽度の場合には，楔状起立板を使用して，自己の体重を利用してアキレス腱の短縮を予防する．後方への転倒を防ぐため，必ず背中はしっかりした壁に接するようにして行う．

筋力の保持のため，起立訓練や起立台の使用も有効である（図2-Ⅱ-14）．
　ただし，弛緩麻痺が重度で肩関節の亜脱臼がみられるときは，運動時の肩関節障害を引き起こしやすい．この場合，セラピストによる訓練を主体とし，肩関節の周囲に緊張が出現し，亜脱臼の改善傾向がみられるか，正しい訓練法を獲得した後に，自己ROM訓練を行うほうがよい．その場合にも，前述の肩関節の外転挙上は肩関節外旋位（前腕回外位）に限定すべきである．

（8）痙縮に対する対応
　痙縮は麻痺の経過とともに増強することが多く，関節の可動域制限の発生，進行を引き起こす．痙縮の長期間の持続は痙縮性拘縮を起こす原因ともなる．拘縮にいたった場合，その治療は前

---

*図2-Ⅱ-12，13の訓練では，患肢が自動運動不能であれば自己他動運動．多少自動運動可能であれば自動介助運動となる．

述したように，治療に困難を極めことになり改善は難しい．そのため，痙縮の予防，治療が重要となる．詳しくは本書の第3章Ⅵ 痙縮（痙性）の項を参照されたい［参照 p263］．重要な点は，関節の可動域制限が痙縮によるものか拘縮によるかの判断である．痙縮は関節包や靱帯の短縮などを伴っておらず，筋の緊張異常によるものであり，姿勢・肢位の違いや伸張訓練において関節可動性が保たれており，拘縮に比し比較的治療可能な関節運動制限と考えられる．その点，リハにかかわる者としては関節運動への観察が重要となる．また，脳卒中後の経過のなかで筋緊張が出現してくる段階に，すでに関節拘縮を引き起こしていた場合，痙縮の治療による改善の可能性は低く，将来の改善可能性を考慮して，関節可動域訓練を日常的に行うことは重要な訓練といえる．

（9）おわりに

病院でのリハ終了後，関節可動域制限が増強することが少なからず認められる．特に，医療としてのリハ訓練期間が脳卒中発症から原則180日までの制限を受けるなか，痙縮が発症から6カ月以降にも進行することを考えると，獲得された運動機能や関節可動域が悪化していく可能性もある．障害を受けた本人自身が行う関節可動保持訓練が重要であることはもちろんであるが，その後，維持期のリハを担当するものにとって，変化に対する観察と対応が求められる．最後に，特に自主訓練は重要で，自主訓練法については理学療法士，作業療法士の指導を受けたものを実施させることが望ましく，退院時の指導として必ず含めることが必要である．

（岡内 章）

6 深部静脈血栓症／肺血栓塞栓症

要旨

　深部静脈血栓症（deep vein thrombosis；DVT）は，脳卒中急性期の合併症として忘れてはならない疾患である．DVT そのものの症状が問題となる場合もあるが，むしろ致死的となり得る肺血栓塞栓症（pulmonary thromboembolism；PTE）の原因としての重要性が極めて大きい．DVT はほとんど下肢に発症し，膝から上の静脈に及ぶ近位型と膝下までの静脈に限局される遠位型に分けられる．遠位型から重症の肺塞栓はほとんど起きないが，近位型は PTE 発症の危険性が高く臨床的に重要である．
　PTE は突然発症し，急激に重篤な状態に陥るため，その評価と予防は極めて重要である．脳卒中急性期の治療においては，DVT を予防し，スクリーニングを行う体制をつくる必要がある．また，重症の DVT を認めた場合には，速やかに PTE の有無を確認し，適切に治療を行わなければならない．発症から 1 ヵ月前後で患者が転院してくる回復期リハ病棟においても，リスク管理上スクリーニングを行うことが強く勧められる．

1. 脳卒中と DVT/PTE との関係

　1856 年に Virchow が静脈血栓症の誘発因子として，①血流の停滞，②静脈壁の障害，③血液凝固能の亢進，の 3 徴を提唱したが，現在でもこの概念は変わっていない．脳卒中では麻痺による血流停滞が原因となり，DVT 発生の強いリスク因子とされている[27]．
　欧米においては，片麻痺を生じた脳卒中患者で予防を行っていない場合には，2 週間以内に 50％に DVT を合併すると報告されている[28]．わが国では，予防をしていない脳卒中患者 42 名における発症 1 ヵ月以降の下肢静脈造影にて 55％の合併（近位型 19％，遠位型 36％）の報告がある[29]．
　DVT は，脳卒中発症後 2〜7 日に最も発生しやすい．麻痺側に発症しやすく，右よりも左に発症しやすい．麻痺が重症なほど発生しやすく，心房細動もリスクファクターのひとつである[30]．長期臥床も問題となる．
　DVT が PTE の直接の原因となるが，PTE 発症までに明らかな臨床症状を有する場合は少ない．脳卒中全体における PTE の発症率は 0.8〜1％といわれているが，脳卒中急性期の死因の 13〜25％を占めている．症状を有した PTE の半数が突然死だったという報告もある[31]．PTE は脳卒中発症後 2〜4 週後に好発する[32]．この時期は，わが国においては回復期リハ病棟に移行する時期であり注意を要する．
　DVT や肺塞栓の予防として，わが国では 2004 年に「肺血栓塞栓症／深部静脈血栓症（静脈血栓塞栓症）予防ガイドライン」[27]が作成され，診療報酬にも反映されるなど，急性期医療の現場では予防策が徹底されてきている（表 2-Ⅱ-14）．

（1）DVT の症状

　DVT の症状は，一般的には下肢の腫脹，熱感，圧痛，発赤などが主となる．脳卒中の患者の麻痺肢が熱感をもち浮腫を示したら直ちに DVT を疑い検査を行う必要がある．稀に上肢に発症することがあり，上肢の熱感を伴う浮腫の場合には鑑別

表 2-Ⅱ-14　肺血栓塞栓症予防管理料

肺血栓塞栓症予防管理料　305 点
・病院（療養病棟を除く）又は診療所（療養病床に係るものを除く）に入院中の患者であって肺血栓塞栓症を発症する危険性が高いものに対して，肺血栓塞栓症の予防を目的として，必要な機器又は材料を用いて計画的な医学管理を行った場合に，当該入院中 1 回に限り算定する．
・肺血栓塞栓症の予防を目的として行った処置に用いた機器，材料の費用は，所定点数に含まれるものとする．

表 2-Ⅱ-15　DVT 画像検査の特徴

	静脈造影	CT	MR 静脈造影	静脈エコー	RI 静脈造影
描出率	静脈全体を観察できるが骨盤部，下肢筋枝でやや不明瞭．	下腿から骨盤まで均等に静脈を観察できる．静脈外の情報も得られる．	下腿から骨盤まで均等に静脈を観察できる．静脈外の情報も得られる．下腿筋枝まで観察できる．	大腿，膝窩ではよく描出できるが，骨盤，下腿ではやや困難．静脈全体を観察するのは困難．	下大静脈～腸骨静脈～大腿静脈にはよいが，膝窩・下腿静脈の描出不良．
侵襲度・問題	高侵襲　放射線被曝　造影剤アレルギー	低侵襲　放射線被曝　造影剤アレルギー	低侵襲　MR 禁忌者	無侵襲	低侵襲　設備が必要
難易度・再現性	やや難，特に急性期には困難	易	易	やや難，術者の技量に依存する	易

(岩嵜・他，2001)[37]

診断にあげる必要がある．肩手症候群と症状は類似しており，鑑別には理学的所見ばかりでなく静脈エコーなどを併用する必要がある．

脳卒中の場合，無症候の下肢 DVT が多い[28]．近位型で大腿静脈に血栓が充満していても理学的所見から DVT の有無を判断できないことも多い[33]．臨床の現場でその存在が重視されてこなかったのは，臨床症状に乏しいことも影響している．

（2）DVT のスクリーニングおよび診断

明らかな麻痺を有する脳卒中の場合には，一度はスクリーニングを行わなければならない．脳卒中急性期の場合には，発症 3～7 日に行う．急性期でスクリーニングが行われていないか，あるいはそれが不明の場合には，回復期リハ病棟でも最初にスクリーニングを行う．麻痺の程度や浮腫の有無などから DVT を予測することは困難であり，静脈エコーなどを利用すべきである．回復期リハ病棟でも PTE で死亡するケースは存在する．

DVT のスクリーニングテストとしては，D-dimer が最も簡便とされているが，D-dimer は各施設で検査方法や正常値が異なり，正常上限値をカットオフ値とすると偽陽性が非常に多くなる．このため，DVT のスクリーニングにおいてはカットオフ値を検討する必要がある．DVT はできる限り見逃してはならない疾患であり，可能であれば最初から下肢静脈エコーなどを実施したほうがよい[34]．

DVT の確定診断には下肢静脈エコーが第 1 選択である．大腿静脈から下腿静脈の評価を行う．血栓エコーの存在，圧迫による血管変形の消失，血流シグナルの消失などをもとに診断する[33]．静脈エコーによる近位血栓の診断における感度は 91％，特異度は 95％ とされる[35]．遠位型の検出能はやや低いが[36]，臨床的により重要なのは近位型であるので，下肢静脈エコーでほとんどの症例で診断に苦慮することはない．ただし，検査者の技術に依存するので修練を要する．

エコー以外には，MRI を用いることもあるが，エコーで見えにくく確信がもてない場合などの特別な場合に行う．CT も用いられるが造影剤使用が必要であり，エコーで判別しがたいときに限られる．静脈造影は，以前はゴールデンスタンダードであったが，今は侵襲もありあまり行われていない[37]．各検査の特徴は表 2-Ⅱ-15 を参照されたい．

（3）DVT の予防

脳卒中急性期の治療においては，発症直後からの予防が重要である．クリニカルパスを用いている場合には，必ずそこに予防やスクリーニングの手だてを盛り込むべきである[38]．

「肺血栓塞栓症／深部静脈血栓症予防ガイドライン」[27] では予防法として表 2-Ⅱ-16 に示す項目があげられている．脳卒中については「強い危険

表 2-Ⅱ-16 DVT の予防法

① 早期離床および積極的な運動
② 弾性ストッキング
③ 間欠的空気圧迫法
④ 低用量未分画ヘパリン
⑤ 用量調節未分画ヘパリン
⑥ 用量調節ワルファリン

(肺血栓塞栓症／深部静脈血栓症予防ガイドライン作成委員会, 2004)[27]

因子とみなして予防を行うが，出血性脳血管障害患者などの抗凝固療法禁忌例に対しては，理学的予防法を選択する」としている．

脳卒中治療ガイドライン 2009[1]では，「深部静脈血栓症および肺塞栓症への対策（予防）」として，脳梗塞の章では次のような記載がある．「1. 下肢の麻痺がある急性期虚血性脳血管障害患者では，深部静脈血栓症および肺塞栓症の予防にヘパリン，または低分子ヘパリンの皮下注療法が推奨される．しかし，頭蓋内外の出血のリスクがあるため，急性期虚血性脳卒中患者に対してルーチンに投与することは推奨できない（グレード C1）．2. アスピリンは，急性期虚血性脳卒中患者における肺塞栓症予防に推奨できない．またデキストランは深部静脈血栓症の予防効果は証明されていない（グレード C2）．段階的弾性ストッキングおよび間欠的空気圧迫法が深部静脈血栓症予防に有効との十分な科学的根拠はまだない（グレード C1）」．また，脳出血の章には次のような記載がある．「脳出血急性期の患者で麻痺を伴う場合，弾性ストッキングあるいは間欠的空気圧迫法ないしその併用により深部静脈血栓症および肺塞栓症を予防すべきである（グレード B）」．

ヘパリン投与は，欧米では一般的だが，わが国ではまだ一般的ではない．

弾性ストッキングのみでなく間欠的空気圧迫法も含めて物理的方法が脳卒中患者の DVT を減らすという根拠はまだ十分ではない[39]．弾性ストッキングは，外科手術を受けた患者における無症候性 DVT の発症を抑制することが報告されているが[40]，脳卒中患者に対する DVT 予防効果は十分には証明されていない[41]．近年，多施設のランダム化比較試験でも否定的な報告がなされている[42]．しかし，ベッド上全介助の患者に対しては，大腿までの弾性ストッキングが膝下までの弾性ストッキングに比べて近位型 DVT の合併が少なかったとも報告されている[43]．

間欠的空気圧迫法については，脳出血患者に対するランダム化比較試験で，弾性ストッキングの単独使用群で無症候性 DVT の発症が 15.9％，弾性ストッキングと間欠的空気圧迫法との併用群では 4.7％と有効性が報告されている[44]．

今のところ，一般市中病院では物理的方法とリハを中心とした対策を講じるのが現実的と考えられる．

急性期病棟では，明らかな麻痺があり臥床中心の療養が開始される患者は，両側に弾性ストッキングを履かせる．そのうえで，積極的に離床を進めかつ下肢拳上と関節可動域訓練（range of motion exercise；ROM 訓練）を行う．

発症 3 日目以降に下肢静脈エコーや MRI で血栓の有無を確認する．検査で DVT がなく，車椅子乗車など離床が開始できた場合には，特別な予防を行う必要はないが，ベッド上臥床が続く場合には，弾性ストッキングや間欠的空気圧迫法による予防が無難である．

(4) DVT の治療（表 2-Ⅱ-17）

DVT と診断された場合，下肢静脈エコーで血栓の状況を把握する．そのうえで PTE の有無あるいはそのリスクに応じて対策を講じる．脳卒中が虚血性か出血性か，DVT の広がりが近位型か遠位型かで対応が異なる．

①遠位型

一般的に重篤な PTE になる可能性は低く，DVT の治療と平行しながら通常どおり早期離床を図ることが可能である．念のために心電図や X 線撮影，低酸素血症の有無など PTE のチェックは行っておく．検査で問題なければ通常の片麻痺に対する訓練を行って特に問題はない．ただし，下肢のマッサージは禁止とする．弾性ストッキングを使用していなければ，直ちに使用する．経過観察を行いながら，定期的に下肢静脈エコーで血栓の状態を確認する．DVT が悪化する場合は，安静として専門科に相談し，抗凝固療法など治療

表 2-Ⅱ-17 当院における脳卒中と DVT の型別治療方針

脳卒中の分類	虚血性疾患（脳梗塞など）		出血性疾患（脳出血，未処置のくも膜下出血など）	
DVT の型	遠位型	近位型	遠位型	近位型
検査・治療	経過観察 定期的に再検査 血栓悪化時は専門科に相談	肺塞栓の有無の確認 ワルファリンカリウム PT-INR　2.0～3.0	経過観察 定期的に再検査 血栓悪化時は専門科に相談	肺塞栓の有無の確認 専門科に相談；下大静脈フィルター挿入の検討
安静期間	特にとらず訓練開始 血栓悪化時は安静	PT が治療域に達するまで安静（3 日以上安静）	特にとらず訓練開始 血栓悪化時は安静	フィルター挿入までは安静．挿入後，訓練開始

・DVT と診断したら下肢マッサージ禁止
・肺塞栓の有無を確認（胸部 X 線写真，心電図，血液ガス，心エコーなど）
・自覚症状，酸素飽和度，脈拍，血圧など日常的観察項目を注意深く追う

※個別性が高いのであくまで目安であり，特に近位型は注意深く観察しながら対応する．

を開始する．

②近位型

　PTE の有無を確実にチェックしなければならない．大腿静脈から腸骨静脈まで血栓が充満しているような重症の場合には，直ちに PTE の有無を確認し，循環器など専門科に必ず相談する．

　近位型であると診断された場合，患側下肢を 15 度程度挙上してベッド上安静とする．血栓のある下肢のマッサージを禁止とする．弾性ストッキングを使用していなければ使用する．臥位で血栓のないほうの下肢の筋力訓練などは可能である．

　頻呼吸や頻脈の有無，低血圧の有無，低酸素血症の有無，心電図変化の有無，胸部 X 線撮影で PTE の有無についてスクリーニングを行う．

　血栓の範囲や充満の度合いによって治療方針が異なるので，専門科に相談しながら治療を行うのがよい．専門医の診察によって PTE になる可能性が高いと判断されれば，下大静脈フィルターが挿入されることが多い．下大静脈フィルターは，一旦留置すると抜去回収が不可能な永久留置型フィルターと一定の期間内であれば抜去回収が可能な非永久留置型フィルターに分類される．

　下大静脈フィルターに関しては，近位型 DVT 症例を対象に永久留置型フィルター留置群と非留置群の各 200 例ずつを 8 年間追跡したランダム化比較試験があり，症候性 PTE 発症のリスク低減は認められたが，DVT 再発はフィルター留置群で増加し，フィルター血栓症に伴う PTE 続発・死亡例が 2 例あったことも報告された[45]．このため，近年では，静脈血栓が遊離しやすい急性期にだけ非永久留置型フィルターを留置し，遊離の危険性が低下した後には抜去回収することが望ましいとされている．

　重症でありながら下大静脈フィルターの適応にならない場合は，安静期間が長くなり，PTE 発症の危険性が高い期間も長くなるため，本人や家族への十分な説明が必須である．

　近位型 DVT を確認された虚血性疾患の患者が，下大静脈フィルターの適応にならない場合は速やかに抗凝固療法を開始する．ヘパリンを使用し，その後ワルファリンカリウムに移行するのが最も望ましいが，重症でなければ最初からワルファリンカリウムで間に合う．この場合でも，少なくとも PT-INR が治療域に達するまではベッド上安静とする．PT-INR が治療域に達しており，3 日以上を経過していれば比較的安全と判断して離床を開始する．定期的に下肢静脈エコーを行いながら進めていく．

　ワルファリンカリウムの治療域については，PT-INR2.0～3.0 と PT-INR1.5～1.9 で管理した群，各 369 例ずつを追跡した二重盲検比較試験において，PT-INR2.0～3.0 で管理した群では DVT の再発率が低く，出血のリスクは両群で有意差がなかったとの報告がある[46]．投与期間については，明らかな誘発因子を有して発症した DVT で

は，ワルファリン内服を 3 カ月で終了した場合の再発リスクはそれ以上継続した場合と同等との報告がある[47]．ただし，特発性の近位型 DVT および PTE 発症例では誘発因子のある DVT に比べ再発リスクが高いことも示されており，この場合はワルファリン内服を継続したほうが無難と思われる．

近位型 DVT が確認された出血性疾患の患者が，下大静脈フィルターの適応にならない場合の対応については一概にいえず，専門科に相談しながら方針を決める必要がある．2007 年の AHA (American Heart Association) のガイドライン[48]では，脳出血に対する抗凝固療法は止血完了を確認した後に低分子ヘパリンもしくは未分画ヘパリンの投与を考慮してもよい，と述べられているが，脳出血患者に対する抗凝固療法の施行には慎重にならざるを得ない．

いずれの病型・時期においても PTE の存在が強く疑われれば，迷わず直ちに専門科に転送する．

(5) PTE の診断と治療

PTE に特異的な症状や身体所見はなく，このことが診断を遅らせる大きな理由のひとつである．重症度によって症状の程度も異なり急性期では疑うかどうかが非常に重要である．重症例では心停止に至る危険性が高い．

症状としては，主に呼吸困難，胸痛を認め，その他，咳嗽，不安感，不穏，喀血などもみられる．身体所見では，頻呼吸，頻脈，血圧低下，ショック状態，頸部静脈怒張などが認められる．

患者が呼吸苦や胸痛を訴えた場合には，血圧や脈拍の確認，胸部 X 線写真，心電図，血液ガスなどの諸検査を行う．また心エコーを直ちに行う．肺動脈造影や肺血流シンチグラフィーが行える施設では，それらによって確定診断を得ることができる．緊急で血管撮影を行うこともある．

検査所見としては，血液ガスで低 O_2，低 CO_2 血症がみられる．また心電図では，頻脈およびさまざまな ST-T 波異常を示すが，PTE に特異的なものではない．右室圧の突然の上昇を示す所見として，SⅠ（Ⅰ誘導で深い S 波），QⅢ・TⅢ（Ⅲ誘導で深い Q 波と陰性 T 波），新たな右脚ブロック，V1～V4 における陰性 T 波，右軸偏位などが認められることがあるが，感度は低い．心エコーでは，右心室の拡大や心室中隔の左側変位など右心負荷の所見が認められる．

治療は専門科施設で行われ，重症度に応じて，抗凝固療法，血栓溶解療法，下大静脈フィルター，外科的血栓除去術などが選択される．

PTE そのものが特異的症状に乏しいうえに，脳卒中は高齢でかつ認知機能に障害のある患者が多く一般の患者に比べて診断が困難である．このため，スクリーニングを行うことの意義は大きい．

2. 回復期リハビリテーション病棟における取り組み

急性期病院から患者が転院もしくは転科してきた場合には，看護師は下肢の状態をチェックし，血圧や脈拍，酸素飽和度などを確認する．医師は採血，胸部 X 線撮影や心電図で異常の有無を確認する．スクリーニングの結果は翌日には明らかにする．それまでは，急性期病床での活動レベルを踏襲しておく．

血栓がないと判断されれば，積極的に離床を図り病棟訓練を行う．これらのことはルーチンワークとして定着すれば，遅滞なく行うことができる．もし，血栓が認められた場合には，前医で指摘されていないことも多いので本人や家族に説明してから治療を開始する．肺塞栓の治療を目的に循環器科に相談する場合には，特に配慮して説明する．

病棟専従医はこれらの取り組みの統括者としてリスクマネジメントをしつつ，離床を促進し積極的な訓練を誘導しなければならない．

〔金成建太郎，冨山陽介〕

文　献　Reference

1) 篠原幸人・他：脳卒中治療ガイドライン2009，協和企画，2009．
2) 山口武典・他：脳血管障害，その臨床的アプローチ，医学書院，1994, pp147-152．
3) 近藤克則・他：脳卒中患者の発症直後の再発・進行の研究（第3報）．発症早期の座位と再発・進行との関係．リハ医学 **31**：46-53，1994．
4) 近藤克則・他：脳卒中早期リハビリテーションの実際 (1)．座位耐性訓練とそのリスク管理．総合リハ **18**：929-934，1990．
5) 近藤克則・他：脳卒中の急性期治療，急性期リハビリテーションの安全管理．総合リハ **23**：1051-1057，1995．
6) 林田来介・他：急性期脳卒中患者に対する座位耐性訓練の開始時期．総合リハ **17**：127-129，1989．
7) 曷川 元：実践！早期離床 完全マニュアル，日本離床研究会，2007．
8) 原 寛美：リハビリテーション計画−リハビリテーション医の考えとリスク管理．総合リハ **34**：47-54，2006．
9) Bernhardt J et al：A very early rehabilitation trial for stroke (AVERT). Phase II safety and feasibility. *Stroke* **39**：390-396, 2008.
10) Cumming TB et al：Very early mobilization after stroke fast-tracks return to walking. Further results from the phase II AVERT randomized controlled trial. *Stroke* **42**：153-158, 2011.
11) 太田 正・他：脳卒中早期リハビリテーション患者の「尿意の訴え」の回復過程と予後予測（抄録）．リハ医学 **29**：1127，1992．
12) 日本神経学会：認知症疾患治療ガイドライン2010：http://www.neurology-jp.org/guidelinem/nintisyo.html.
13) 秋下雅弘：高齢者の安全な薬物療法ガイドライン．日老医誌 **44**：31-34，2007．
14) 今井博久：高齢患者に不適切な薬剤処方の基準（ビアーズ基準日本版）の開発と意義 (1)．医事新報 **4395**：57-63，2008．
15) 独立行政法人医薬品医療機器総合機構：医療用医薬品の添付文書情報：http://www.info.pmda.go.jp/psearch/html/menu tenpu base.html
16) 茂呂悦子：せん妄であわてない，医学書院，2011．
17) 八田耕太郎・他：せん妄の治療指針—日本総合病院精神医学会治療指針1—，星和書店，2005．
18) 山口晴保・他：認知症の正しい理解と包括的医療・ケアのポイント—快一徹！脳活性化リハビリテーションで進行を防ごう．協同医書出版社，2008，pp226-233．
19) 伊藤惣一郎：関節拘縮と関節強直．新整形外科学全書2A，金原出版，1972，pp24-39．
20) Halar EM et al：Contracture and Other Deleterious Effect of Immobility. In：Rehabilitation Medicine Principles and Practice, DeLisa JA (ed), JB Lippincott, Philadelphia, 1988, pp448-461.
21) 竹内孝仁：寝たきり老人の看護と看護研究の枠組み．看護研究 **25**：2-8，1992．
22) Patricia Davies（著），富田昌夫（訳）：Steps to Follow，シュプリンガー・フェアラーク東京，1987．
23) 満岡文弘：硬着膝関節の恢復に関する実験的研究．四国医誌 **20**：38-51，1964．
24) Evans EB et al：Experimental immobilization and remobilization of rat knee joints. *JBJS* **42-A**：737-758, 1960.
25) 八百坂 沙：長期固定による膝関節拘縮の発生と修復に関する実験的研究．日整会誌 **40**：431-453，1966．
26) 服部一郎・他：関節可動域回復訓練．リハビリテーション技術全書，2版，医学書院，1990，pp454-489．
27) 肺血栓塞栓症／深部静脈血栓症（静脈血栓塞栓症）予防ガイドライン作成委員会：肺血栓塞栓症／深部静脈血栓症（静脈血栓塞栓症）予防ガイドライン，メディカルフロントインターナショナルリミテッド，2004．
28) Kelly J et al：Venous thrombosis after acute stroke. *Stroke* **32**：262-267, 2001.
29) 山田典一：下腿深部静脈血栓症における超音波検査の有用性．Ther Res **24**：605-607，2003．
30) Brandstater ME et al：Venous thrombolism in stroke：literature review and implications for clinical practice. *Arch Phys Med Rehabil* **73**：S379-391, 1992.
31) Wijdicks EF et al：Pulmonary embolism associated with acute stroke. *Mayo Clin Proc* **72**：297-300, 1997.
32) Viitanen M et al：Autopsy-verified causes of death after stroke. *Acta Med Scand* **22**：401-408, 1987.
33) 渡部憲昭・他：超音波検査法による脳卒中重度片麻痺患者における下肢静脈血栓の検討．神経超音波医 **16**：164-167，2003．
34) 金成建太郎・他：回復期リハビリテーション病棟転入時の深部静脈血栓症（DVT）の合併と診断について．リハ医学 **44**：771, 2007．
35) 山田典一・他：肺血栓塞栓症の原因としての下肢深部静脈血栓症の診断 下肢静脈造影法と静脈エコー法との比較．静脈

学 **7**：23-27, 1996.
36) 施 德全・他：術後下腿部深部静脈血栓症における超音波検査法の診断精度と臨床的意義. 整形外科 **56**：249-255, 2005.
37) 岩嵜友視, 岩井武尚：DVT の病態と診断. 臨床リハ **10**：769-774, 2001.
38) 原 寛美：CP 脳卒中 急性期〜回復期. 臨床リハ別冊 リハビリテーションクリニカルパス実例集（米本恭三・他編）, 医歯薬出版, 2001, pp30-35.
39) Chiodo Grandi F et al：Physical methods for preventing deep vein thrombosis in stroke.*Stroke* **36**：1102-1103, 2005.
40) Amaragiri SV, Lees TA：Elastic compression stockings for prevention of deep vein thrombosis. *Cochrane Database Syst Rev*：CD001484, 2000
41) Muir KW et al：Randomized trial of graded compression stockings for prevention of deep-vein thrombosis after acute stroke. *QJM* **93**：359-364, 2000.
42) CLOTS trial Collaboration, Dennis M et al：Effectiveness of thigh-length graduated compression stockings to reduce the risk of deep vein thrombosis after stroke（CLOTS trial 1）：a multicentre, randomised controlled trial. *Lancet* **373**（9679）：1958-1965, 2009.
43) CLOTS trial Collaboration：Thigh-Length Versus Below-Knee Stockings for Deep Venous Thrombosis Prophylaxis After Stroke：A Randomized Trial：The CLOTS（Clots in Legs Or sTockings after Stroke）Trial Collaboration. *Ann Intern Med* **153**：553-562, 2010.
44) Lacut K et al：Prevention of venous thrombosis in patients with acute intracerebral hemorrhage. *Neurology* **65**：865-869, 2005.
45) PREPIC Study Group：Eight-year follow-up of patients with permanent vena cava filters in the prevention of pulmonary embolism：the PREPIC（Prevention du Risque d'Embolie Pulmonaire par Interruption Cave）randomized study. *Circulation* **112**：416-422, 2005.
46) Kearon C et al：Extended Low-Intensity Anticoagulation for Thrombo-Embolism Investigators. Comparison of low-intensity warfarin therapy with conventional-intensity warfarin therapy for long-term prevention of recurrent venous thromboembolism. *N Engl J Med* **349**：631-639, 2003.
47) Boutitie F et al：Influence of preceding length of anticoagulant treatment and initial presentation of venous thromboembolism on risk of recurrence after stopping treatment：analysis of individual participants' data from seven trials. *BMJ* **342**：d3036, 2011.
48) Broderick J et al：Guidelines for the management of spontaneous intracerebral hemorrhage in adults：2007 update：A guideline from the american heart association / american stroke association stroke council, high blood pressure research council, and the quality of care and outcomes in research interdisciplinary working group. *Stroke* **38**：2001-2023, 2007.

III 回復期リハビリテーション

1 リハビリテーション施行時の回復経過と予後予測

要旨

脳卒中患者に早期からリハを行うことで，どの程度まで回復するのかについて，①機能障害（上下肢の麻痺），②活動制限（Barthel Index），③参加制約（自宅退院率）について述べる．それぞれ特徴はあるが，共通する回復経過としては，入院時に重症なものほど退院時にも重症にとどまることが多く，早期ほど回復がよく，はじめの2カ月間に8〜9割程度回復することなどがあげられる．

さらに，早期リハを施行した場合に，入院時，2週時，4週時のそれぞれの時点で，最終自立度を7割，8割，9割の患者で予測できる基準と予後に影響する病型などを紹介する．

1. 早期リハビリテーションを施行した場合の回復経過

早期からリハを施行した場合に，どれくらいの時期までに，どの程度回復するのかは，リハにかかわる職員のみならず，本人・家族にとっても関心の高い問題である．ここでは障害の3つのレベルごとに，①機能障害（impairment）レベルでは上下肢の麻痺の評価で有用なブルンストロームステージ，②活動制限（activity limitation）レベルでは，ADL評価尺度であるBarthel Index，③参加制約（participation restriction）レベルでは，自宅退院を取り上げ紹介する．ただし，これらの回復程度は固定的なものではない．訓練量を増やしたり，訓練プログラムよりよいものにしたり，利用できる社会資源が拡充されることでさらに改善が可能である．逆にここで示すレベルに到達していない場合，どこかに改善の余地があることを意味している．

（1）機能障害（impairment）：上下肢の麻痺（ブルンストロームステージ）[参照 p13]

脳卒中の機能障害の中心である上下肢の麻痺の回復経過を，図2-Ⅲ-1[1]に示す．入院時に重症例ほど，時間が経過しても重症で，回復は早期ほどよく，2カ月で8〜9割程度回復する．また歩行と関連の深い下肢では，入院時にブルンストロームステージでⅣ以上であれば，年齢にかかわらず最終的にはブルンストロームステージⅥ（ほぼ正常）にまで回復する．80歳以上でやや回復が悪いものの，麻痺の回復自体は年齢の影響を受けない．

（2）活動制限（activity limitation）：Barthel Index

日常生活動作（ADL）の代表的評価尺度であるBarthel Index（BI）[参照 p23]の合計点（100点満点）と各項目の自立患者数の推移をみたものが図2-Ⅲ-2である．やはり入院時重症例ほど退院時も重症で，早期ほど回復がよく，2カ月（8週間）で8〜9割程度回復する．年齢の影響は，入院時に重症なBIが50未満の群でみられ，60歳未満で回復は良好で，80歳以上で回復不良である．

入院後4週までにBIが25以上になった患者の84.8％は退院時に75以上に達していた[2]．

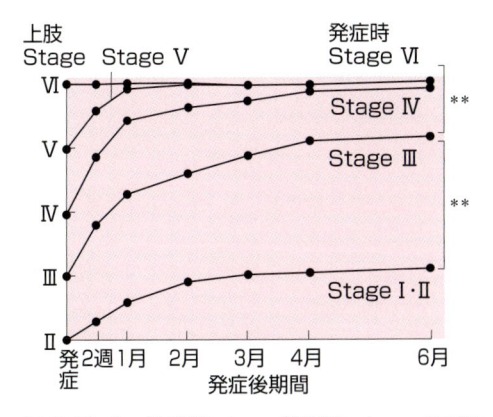

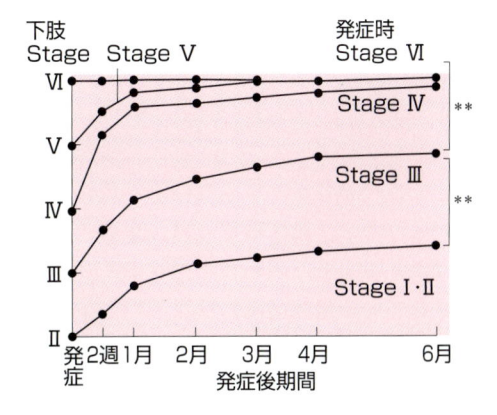

図 2-Ⅲ-1　発症時 stage 別平均 stage の変化
脳卒中発症後第 7 病日以内に入院した 523 人．平均年齢 66.2 歳．　　　　　　　　　　　　（二木，1983）[1]

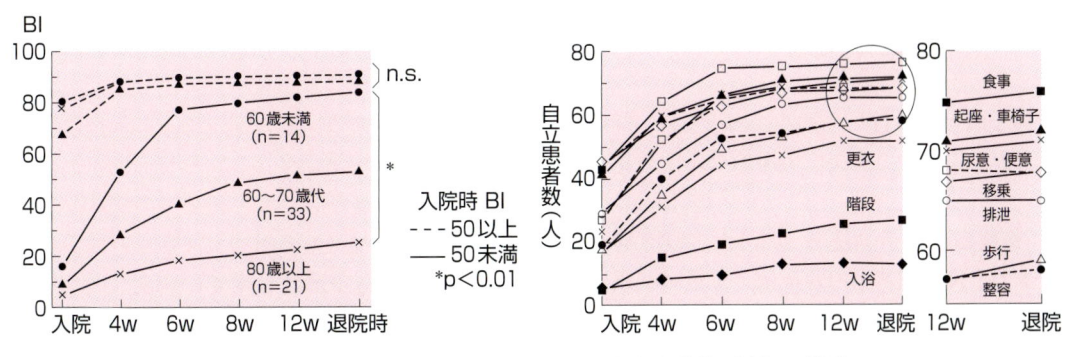

図 2-Ⅲ-2　年齢群別 Barthel Index（左）と ADL 項目別の自立患者数（右）の推移
対象は発症後第 7 病日以内に入院し，14 病日以上在院していた脳卒中患者 101 人．
（近藤・他，1995）[2]

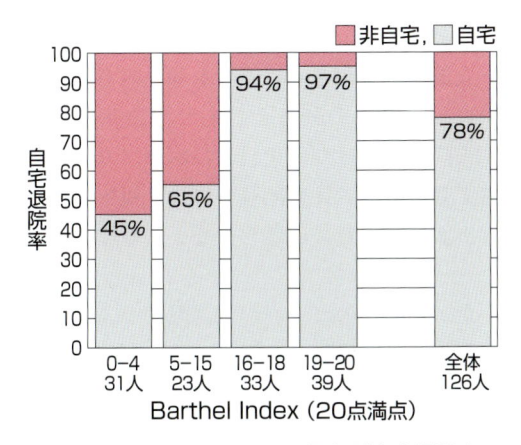

図 2-Ⅲ-3　Barthel Index 得点別自宅退院率
対象は，発症後第 30 病日以内に入院した脳卒中患者 126 人（平均年齢 65.9 歳）．退院時の Barthel Index を 20 点満点（5 倍すれば 100 点満点）で表示した．早期から医師・看護師・PT・OT・MSW から成るチームで，2 週ごとのカンファレンスをもちながらリハを行った．　　（近藤，1999）[3]

(3) 参加制約（participation restriction）: 自宅退院率[3]

図 2-Ⅲ-3 は，退院時 Barthel Index（BI）の得点別に自宅退院率をみたものである．全体では 78％の患者が自宅に退院できたが，その内訳をみると自宅退院率は，障害の重さにより全く異なっている．ADL がほぼ自立（BI：16，100 点満点表示なら 80 点以上）すれば 94～97％が自宅退院し，BI が 5～15 では 65％に減少する．さらに，BI で 4（100 点満点表示なら 20 点）以下の全介助にとどまったものでは，45％と半数しか自宅退院できないことがわかる．オッズ比を計算すると，BI が 1 点あがるごとに 1.36 倍，家族数が 1 人増えるごとに 1.84 倍，自宅退院の確率が増える．家族数など社会的因子は，入院時から変化しないことが多く，BI は入院時に低いものが退院時にも低いので，入院時の情報で退院先は 7～8

Ⅲ　回復期リハビリテーション　**151**

割予測可能である．

2. 歩行自立の予後予測

　入院してきた患者が，数カ月の訓練後に歩行自立するかどうかを予測することは，患者・家族にとってばかりでなく，限られたベッドやリハ資源で運営されている地域病院のリハ部門が少しでも多くの患者にリハを提供するうえで重要である．

　先に紹介したリハを施行した場合の回復経過からわかるように，入院時に重症な患者では最終的にも重症にとどまることが多く，初期に回復がよいものほどその後の回復もよい．この事実に基づき，目安となる基準を設定すれば予後の予測が可能となる．

　予後予測の試みはいくつもある[4,5]が，早期リハ患者を対象にした簡便で実用的な基準を紹介する．

（1）最終自立度予測基準（二木）[6]の特徴

　二木の予後予測基準の特徴は，①活動制限（基準に基づく看護師による評価・記録）を重視，②年齢・機能障害・活動制限を組み合わせ，個々の症例の予後を予測できること，③入院時点の評価のみでなく，2週時，1カ月時の異なる時点で再評価することである．これにより，入院時で7割，2週時で8割，1カ月時に9割の患者の予後予測が可能となる．

（2）予後予測の実際（表2-Ⅲ-1）

　この予測基準を適応する場合に注意すべきなのは，看護師による活動制限（ADL）の評価が基準に基づき評価されていなければならないことである．たとえば，「できるADL」でなく「しているADL」を評価すること，場所や時刻により評価が介助〜自立と異なる場合には，低いほうを採用し「介助」とすることなどである．

　症例ごとに表2-Ⅲ-1のどの項目に該当するかをみれば，容易に予後予測が可能である．1カ月以内にベッド上生活自立（起座・座位保持が夜間でも自立）すれば，最終的に歩行自立し，60歳以上で1カ月以上「基礎的ADL[参照 p20]」（食事，尿意の訴え，寝返り）の3項目とも介助（完全な全介助状態）にとどまれば，最終的にも歩行不能にとどまると予想される．表2-Ⅲ-1の脚注にもあるように，発症後30病日以内の入院患者にも準用できる．

3. 病変部位などによる予後の特徴

　診断（病巣・病型・障害）により予後に特徴のあるものを以下にいくつかあげる．回復がよいものとしては，運動障害が軽いのに意識障害が中等度でやがて回復する病変，小脳病変による失調症などがある．予後が不良なものとしては，多発病変・「両側障害」[6]（体幹バランス障害），病前からのADL制限などがあげられる．ただし，これらに該当する症例にも，軽症例から重症例まであり，当然重症例ほど予後不良で，軽症であれば回復するものもある．したがって，これらは個別症例の活動制限の重症度などから自立度の予後を予測する二木の基準に代わり得るものではなく，例外的なもの，補足するものにすぎない．

（1）意識障害が遷延しやすい病変

　第一線医療機関に入院する脳卒中患者の入院時意識障害の重症度分布をみると，意識清明例が約4分の1，意識1桁が半数で，残り4分の1が意識2・3桁であるにすぎない．したがって急性期に2桁以上の意識障害があれば，運動障害も重度であることが多く全介助にとどまる例が多い．しかし，意識レベルが2桁以上でも運動障害が軽度の場合には，時間の経過とともに意識障害が改善し，入院時に受けた印象以上に回復する例が少なからず存在する．比較的多いのは，視床出血や皮質下出血，脳実質の破壊の少ない脳室穿破例である．

　注意が必要なのは，軽症意識障害が4カ月以上続く例もみられることである．特に75歳以上の高齢者などでは，もともと知的低下があることが稀でなく，遷延する軽症の意識障害と永続する知的低下の鑑別が重要である．

（2）小脳病変などによる失調症

　小脳出血や梗塞では，急性期にめまいや吐気，嘔吐を伴うことが多く，リハの早期開始の阻害因子となる．症例によりこれらが1カ月以上も遷延することもある．しかし，これらの症状は，最終

表 2-Ⅲ-1　脳卒中患者の最終自立度予測基準
発症後第 7 病日以内に入院し，ただちにリハビリテーションを開始した場合

	予測適中実績 (95%信頼区間)
1．入院時の最終自立度予測基準	
(1) ベッド上生活自立なら，歩行自立 　　―その大部分が，屋外歩行 　　―その大部分が，1 カ月以内に（屋内）歩行自立	35/36=97.2% (85〜100%)
(2)―① 「全介助」でも，「基礎的 ADL」（食事・尿意の訴え・寝返りの 3 項目）のうち 2 項目以上実行なら，歩行自立 　　―その多くが，屋外歩行 　　その大部分が，2 カ月以内に歩行自立	42/43=97.7% (88〜100%)
(2)―② （起居・移動動作）「全介助」でも，片麻痺 stage Ⅳ〜Ⅵなら，歩行自立 　　―その多くが，屋外歩行 　　その大部分が，2 カ月以内に歩行自立	28/29=96.6% (82〜100%)
(3)―① 「全介助」で，しかも，今回の発症前の自立度が屋内歩行以下＋運動障害が軽度ではない（片麻痺 Stage Ⅳ〜Ⅵではない）＋60 歳以上なら，自立歩行不能 　　―その大部分が，「全介助」	27/27=100% (87〜100%)
(3)―② 「全介助」で，しかも，2・3 桁の意識障害＋運動障害が軽度でない（片麻痺 Stage Ⅳ〜Ⅵではない）＋70 歳以上なら，自立歩行不能 　　―その大部分が，「全介助」	32/32=100% (89〜100%)
2．入院後 2 週時の最終自立度予測基準	
(1) 新たにベッド上生活自立なら，歩行自立 　　―その大部分が，屋外歩行 　　―その大部分が，（入院後）2 カ月以内に歩行自立	48/48=100% (93〜100%)
(2)―① 「全介助」で，しかも，「基礎的 ADL」が 3 項目とも介助＋60 歳以上なら，自立歩行不能 　　―その大部分が，「全介助」	62/63=98.4% (91〜100%)
(2)―② 「全介助」で，しかも，(2・3 桁の) 遷延性意識障害，重度の痴呆（認知症）または夜間せん妄を伴った中等度の痴呆（認知症）＋60 歳以上なら，「全介助」	51/51=100% (93〜100%)
3．入院後 1 カ月時の最終自立度予測基準	
(1) 新たにベッド上生活自立なら，大部分が，歩行自立 　　―その半数が，屋外歩行 　　その大部分が，（入院後）3 カ月以内に歩行自立	26/28=92.9% (77〜99%)
(2)―① 「全介助」で，しかも，「基礎的 ADL」の実行が 1 項目以下＋60 歳以上なら，自立歩行不能 　　―その大部分が「全介助」	65/66=98.4% (91〜100%)
(2)―② 「全介助」で，しかも，(2・3 桁の) 遷延性意識障害，痴呆（認知症）（重度，中等度），「両側障害」または高度の心疾患＋60 歳以上なら，自立歩行不能 　　―その大部分が，「全介助」	67/68=98.5% (92〜100%)
4．入院後 1 カ月時に明確な予測不能の患者	
〔全介助で〕　59 歳以下 　　　　　　　60 歳以上だが，遷延性意識障害・痴呆（認知症）・「両側障害」・高度の心疾患を有さず，しかも「基礎的 ADL」を 2 項目以上実行	

＊個々の患者について各時期の予測基準が"矛盾"しているときは，遅い時期のものを採用する．この基準は第 8〜30 病日以内の入院患者にも準用できる．

(二木・他，1992)[6]を改変

的にはほとんど消失し，失調症も長期にわたりよく回復することが知られている．

脳幹病変でもワレンベルグ症候群［サイドメモ20］は，感覚障害は残すが，失調症は改善し，運動機能もほぼ回復することが多い．ただし，脳幹部病変で神経伝導路が大きく破壊されたタイプのものや，重度の失調性構語障害を伴う歯状核や中・上部小脳脚が破壊されたタイプでは，失調症が永続的に残存する．

（3）多発病変・「両側障害」[6]

明らかな麻痺が両側に認められる場合に予後不良なのは当然であるが，麻痺が明らかでなくとも，両側が障害され体幹機能やバランスが悪い多発性脳梗塞例も，予後不良である．この状態は，乳児を思い描くとイメージしやすい．四肢の機能では明らかな麻痺はないのだが，体幹の機能が未発達なため（多発性脳梗塞では障害されるため）立位・座位保持や歩行が困難で，つかまるものが必要なのが体幹機能障害である．身体障害者手帳の肢体不自由にも，上肢・下肢のほかに体幹機能障害があるのは，このような障害を認めたものである．

「いつからとなく」あるいは「年のせいで」寝たきりとなったと家人が思っている症例のなかには，多発性脳梗塞による両側障害＋廃用症候群例が少なからず含まれている．

両側に病変があり平衡反応が障害されバランスが不良な例の運動障害は，たとえ両側とも麻痺が軽度であっても，片側の完全麻痺と同等の重度の障害であることを忘れてはならない（図2-Ⅲ-4）[6]．

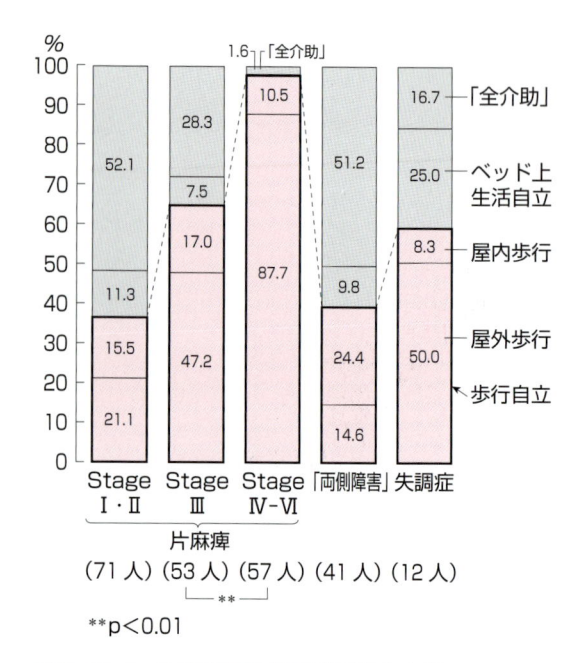

図2-Ⅲ-4　入院時運動障害別最終自立度
入院時自立歩行不能患者（234人）

（二木・他，1992）[6]

（4）病前からのADL制限

入院する前から身体障害があり，屋内歩行もやっとであった人が脳卒中を発症すれば歩行予後不良なのは当然である．しかし，家族のなかにはADL制限を年のせいと考え，屋外に出なかったレベルでも「元気でした」と表現することが稀ではない．問診時に，入院するまでの生活範囲（屋外歩行の有無や頻度）や入浴・排泄などの身の回り動作が自立していたかどうかを確認しなければならない．

（近藤克則）

サイドメモ20　ワレンベルグ症候群（Wallenberg syndrome）

脳梗塞による延髄外側症候群．病巣と同側の①顔面温痛覚障害，②ホルネル（Horner）症候群（p 99），③小脳失調，④軟口蓋・咽頭・喉頭筋麻痺（嚥下障害，構音障害，嗄声），反対側の顔面を除く半身の温痛覚障害を呈する症候群で，脳幹の症候群のなかでいちばん多いものである．

2 回復期リハビリテーション病棟

要旨

脳卒中のように病状軽快後も障害が残る場合は，新たな動作の獲得や生活環境の調整が必要となる．それはリハだけでなく，疾病の治療や，家庭内の調整，社会資源の利用など多方面からのアプローチを並行して行うことが必要である．回復期リハ病棟はこれらを成し得る場であり，2000年度に日本独自の医療制度として開始された．回復期リハ病棟では多職種でのチームアプローチが重要である．また急性期・維持期の他の医療機関や福祉事業所との連携も重要である．

1. 回復期リハビリテーション病棟とは[7]

病状が亜急性の時期は「回復期」ともよばれ，病状が安定化するとともに，生活に必要な「活動」を取り戻していく時期といえる．この時期にリハを主としたアプローチをしっかり行うことは早期の生活復帰，社会復帰につながる．

「回復期リハビリテーション病棟」は疾病発症（受傷）後の急性期を脱した時期（回復期）に，リハアプローチを集中的に行う病棟である．2000年度に世界に類のない日本独自の医療制度として誕生した．病状を安定化させ，日常生活動作（ADL）を向上させ，自宅生活復帰させることを目的としている．

一般的には早期の社会復帰は患者にとっても医療経済的にもよいこととされており，リハ医療において目指すべきアウトカムである．

脳卒中は，疾病が軽快してもしばしば障害が残り以前の生活に戻ることが難しい場合がある．このとき新しい生活様式の獲得が必要となるが，それはリハだけでなく，疾病の治療や家庭内の調整，社会資源の利用など多方面からのアプローチを同時に並行して行う必要がある．回復期リハ病棟はこれらを成し得る場である．

2. 脳卒中の病期

脳卒中発症直後は超急性期〜急性期とよび，病状は不安定で随伴する障害は最も重い状態である．急性期を脱してから病状が完全に安定するまでの期間が亜急性期であり，患者は数週〜数カ月にかけて活動を取り戻すようになる．この時期は機能障害および能力障害は比較的急激に改善・回復する時期であり「回復期」とされる．慢性期は「維持期」または「生活期」とよび，病状だけでなく機能・能力障害の回復も概ね緩やかとなりほぼ安定（固定）した状態となる（図2-Ⅲ-5）．

急性期から慢性期（維持期・生活期）へ病状は移行していくが，この間の「回復期」では患者は"病人"から"学習者"そして"障害者（生活者）"へと徐々に転換していくことになる．そして同時に医療者は，"治療者"から"指導者"そして"援助者"へその役割が変わっていく．

3. 対象患者

回復期リハ病棟は対象となる疾病が医療制度上制限されている．代表的なものとしては脳血管障害，頭部外傷，大腿骨骨折，脊髄損傷，廃用症候群などがある．詳細は表2-Ⅲ-2に示すとおりである．疾病ごとに発症から入院までの日数の制限や，入院できる日数の制限が設けられている．

4. チームアプローチ

回復期リハ病棟の医療活動は，疾病の治療，栄養管理，機能障害の治療的介入，日常生活動作（ADL）の向上，障害受容など本人・家族への心理的サポート，生活環境の整備，経済的・社会的

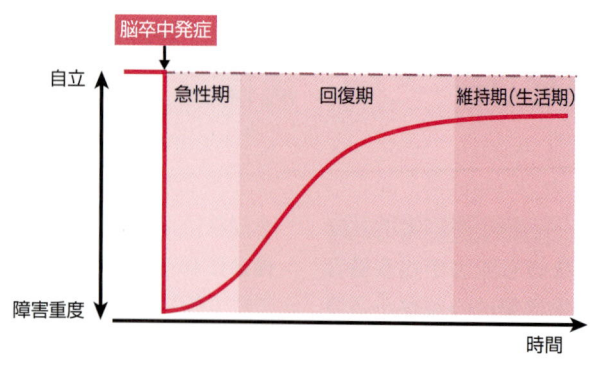

図 2-Ⅲ-5　脳卒中の病期について

脳卒中発症直後は急性期であり，障害は最も重い状態である．その後数カ月間は障害が比較的急激に改善・回復する時期であり回復期とされる．病状が安定し機能・能力障害の回復が緩やかとなりほぼ安定（固定）した状態を維持期（生活期）という．

表 2-Ⅲ-2　回復期リハビリテーション病棟の対象患者と算定上限日数について

回復期リハを要する患者	発症から入院までの日数	算定上限日数
① 脳血管疾患，脊髄損傷，頭部外傷，くも膜下出血のシャント手術後，脳腫瘍，脳炎，急性脳症，脊髄炎，多発性神経炎，多発性硬化症，腕神経叢損傷等の発症または手術後，義肢装着訓練を要する状態	2カ月以内	150日
高次脳機能障害を伴った重症脳血管障害，重度の頸髄損傷および頭部外傷を含む多部位外傷	2カ月以内	180日
② 大腿骨，骨盤，脊椎，股関節もしくは膝関節の骨折または二肢以上の多発骨折の発症後または手術後の状態	2カ月以内	90日
③ 外科手術または肺炎等の治療時の安静により廃用症候群を有しており，手術後または発症後の状態	2カ月以内	90日
④ 大腿骨，骨盤，脊椎，股関節または膝関節の神経，筋または靱帯損傷後の状態	1カ月以内	60日
⑤ 股関節または膝関節の置換術後の状態	1カ月以内	90日

な問題への対応など多種多様にわたり，並行して解決されることが求められている．目指すべきアウトカムは患者のこれからの生活を獲得することであるため，必然的に個別性の高い対応が必要となる．また患者の生活のあり方は，患者本人および家族自身で意思決定することが大切である．医療スタッフはその過程を尊重し，サポートしていく姿勢をもつことが重要である．

主な構成メンバーは医師，看護師，介護士，理学療法士，作業療法士，言語聴覚士，医療ソーシャルワーカー，臨床心理士，栄養士，歯科医（歯科衛生士），薬剤師である．それぞれの専門性を生かし分担・共有しながらチームとなり，効率よくアプローチをしていく必要がある．

（1）主なチームメンバーと役割
①医師

チーム全体に責任を負う立場にありリーダー役である．一般医としての技術をもち他科医師や他職種と連携をとりながら疾病管理や全身管理を行う．同時に障害の評価，予後予測，目標設定などの大まかなイメージをもってリハ処方を行う．他職種メンバーの専門性を生かしながら他職種メンバーと協働しチームとして目標に迫る．

②看護師

看護師の役割は5つあると指摘されている．①全身状態の管理，②日常生活動作の拡大と自立支援，③心理的サポート，④家族への指導，⑤他職種との連絡・調整である．病棟では患者と24時間かかわる職種であり食事，排泄，入浴，夜間の観察など看護師の視点は大切である．実際の病棟

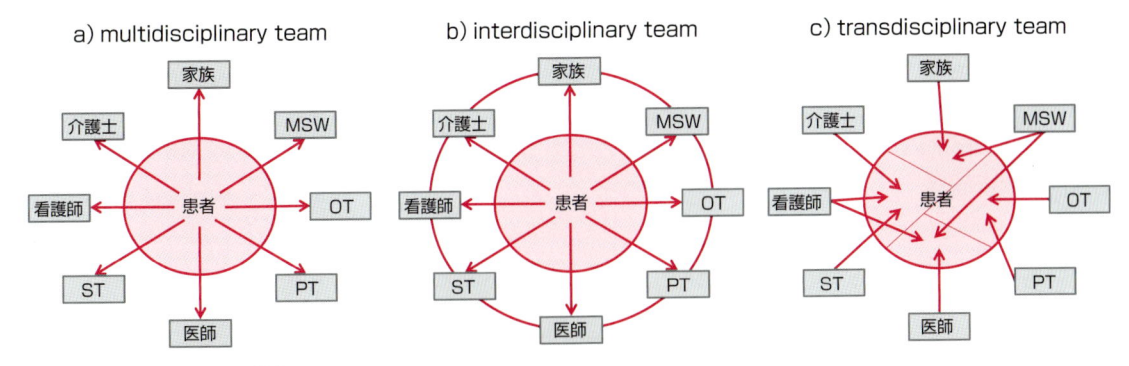

図2-Ⅲ-6 チームの形態
a, bともに患者は自らの必要性に対応する医療者を求める形態である．aは個々の医療者間に機能的連絡が少ないのに対し，bではしっかりした機能的連絡が存在する．
cは患者の必要性がまず存在し，その必要性を存在する医療者で区分し担当する．そのために医療者は状況に応じて役割が変動することが前提となる．

生活の状況をリハアプローチに反映させることは看護師の重要な役割である．

③介護士
看護師同様に患者と24時間かかわるなかで，他の職種よりも患者により身近に接する機会が多くある．しばしば実際の患者の病棟生活状況をよく把握しており，積極的なチームアプローチを行うためには介護士の役割は大きい．

④理学療法士（PT）
理学療法士は歩行訓練や起居移乗動作訓練，立ち上がり訓練などの基本的動作能力の障害の対応や，物理療法を行う．心肺機能など内部障害に対する運動療法にも精通する．短下肢装具などの装具療法も行う．

⑤作業療法士（OT）
作業療法士は応用的動作能力あるいは社会的適応能力の回復を図るために作業を通じて運動療法を行う．ADLの向上やADLにかかわる高次脳機能障害の評価・訓練を行い，場合により家事動作の獲得や復職に向けて必要な能力獲得を支援する．

⑥言語聴覚士（ST）
失語症や構音障害などの言語機能障害の評価・訓練を担う．コミュニケーションにかかわる高次脳機能障害の評価・訓練にも精通する．摂食・嚥下障害の評価・訓練を行うことも重要な役割である．

⑦医療ソーシャルワーカー（MSW）
入院費用や収入減による生活の問題の相談に乗り，社会福祉制度を活用しこれからの生活づくりを支援する．介護保険制度や身体障害者手帳（自立支援法）などの制度に精通している．患者とチームメンバーに情報を提供し共有し，目標設定が無理のない現実的なものであるか確めることもMSWの役割である．

（2）チームの形態[7]
チームの形態にはmultidisciplinary team, interdisciplinary team, transdisciplinary teamの3つがあげられる（図2-Ⅲ-6）．「disciplinary」とは「専門分野の」という意味である．

multidisciplinary teamは医療者の個々の役割は決まっており，患者はニーズに合わせてその役割の医療者を求める．総合病院の各診療科のようなものと理解できる．interdisciplinary teamは同様に医療者の個々の役割は決まっていて，患者はその役割の医療者を求めるが，提供する医療者間に機能的連絡が存在する．通常のリハチームにみられるような，各専門医療職の間に定期的かつ事前のコミュニケーションが存在するチーム形態である．transdisciplinary teamでは患者のニーズがまず存在し，そのニーズを医療者間で流動的に区分し共有・分担をする．したがって状況に応じて医療者の役割は変動する．

回復期リハ病棟のチーム形態はtransdisciplinary teamが妥当と考えられる．患者個別の目

標に沿って各専門職種の役割は流動的に変動する．各専門職メンバーは独自の専門知識・技術を越えて，自らの役割を患者のニーズに適合させる工夫がしばしば求められる．医療者間での高度な柔軟性と学習能力，コミュニケーション能力を必要とする．

当然チームの中心は患者（および家族）となる．彼らはチームメンバーの一員であるという視点が必要であり，チームの方針決定の過程にも可能な限り参加してもらう．自身の問題を自ら把握できるようになり，そして自立（自律）していくようになるようサポートすることが大切である．

（3）カンファレンス

チームアプローチを進めるにあたりカンファレンスは必須である．現状の評価，目標までの到達点とその時期の確認，これからのアプローチに向けた意思統一などを行う．

カンファレンスは各施設ごとに工夫されさまざまな形態で行われている．概ね，入院初期にはその初期の評価および問題点を共有するカンファレンスが行われる．入院中にはアプローチの進行状況を確認し今後の改善の可能性や問題点について論議し，目標を確認したり再考したりするカンファレンスが行われる．退院前には最終的な調整をするカンファレンスが行われる．その他には病棟の転倒事故など特定のテーマを取り上げたカンファレンスや，病棟運営に関するカンファレンスなども行っている施設もある．

（4）リスク管理

回復期リハ病棟では患者はさまざまな不安定な要素をもつ．亜急性期である病状は，ときに活動度（安静度）の制限が必要である．栄養管理にサポートが必要な場合もあれば，認知的障害が伴うと病識の不十分さから転倒・転落事故や，離棟・離院をする場合もある．せん妄を併発していると，夜間の不穏など集団生活にはそぐわない問題行動がみられることもある．

回復期のリハは，安全性を確保しながら積極的に活動を促すことが大切であるが，その実践が非常に難しい場合がある．難渋する問題は，チームメンバーだけでなく病棟全体で，問題を認識し集団的に解決していくことが必要である．その際，家族の参加を得ることも重要である．

（5）リハビリテーション総合実施計画書

リハビリテーション総合実施計画書は患者の状態を評価し，リハアプローチの計画を説明するためのものである．回復期リハ病棟ではかかわるスタッフが合同でこれを作成し，患者本人や家族から署名をもらうことが必須とされている．

（6）10カ条宣言[8]

全国回復期リハビリテーション協議会より，医師，看護師，療法士，ソーシャルワーカーなどそれぞれの立場からよりよい医療を目指した指針として「10カ条宣言」が掲げられている．表2-Ⅲ-3に示すがそれぞれの職種のあるべき心構えが記されている．参考にされたい．

（7）退院－維持期（生活期）への連携

退院後の在宅生活を進めるために，家屋改修，細かな環境整備，それに介助が必要な場合はその介助指導が必要である．また必要に応じて介護保険制度や自立支援法に基づく制度などの社会資源を利用するための手続きや調整をする．生活に介助が必要な場合，福祉用具借り入れや，通所サービスや訪問介護など必要なサービスを具体的にプランニングする．退院前には本人，家族，回復期リハ病棟の担当スタッフ，退院後の生活にかかわる在宅スタッフが合同の申し送りの会議を行うことはとても重要である．準備を万全にするために退院前に自宅訪問し動作確認することや試験外泊を行うことは有効な方法である．

5. 回復期リハビリテーション病棟で求められる基準

医療制度上，回復期リハ病棟はさまざまな基準が設けられている．その目的は患者が可能な限り発症早期に受け入れられ，早期に在宅生活を獲得することであり，そのために細かな病棟環境の基準，人員の基準などが定められている．基準は診療報酬改定ごとに変化している．基準の内容は看護・看護補助者の配置や，専任医師・専従療法士の配置，在宅復帰率，重症患者の新規入院の割合とその重症患者の改善率，病室面積，廊下幅，リハ提供単位数などがある．

表 2-Ⅲ-3　10 カ条宣言

医師 10 か条宣言	ケア 10 項目宣言
■リハビリテーションマインドを養い，穏やかな態度で患者さん・家族・スタッフに接しよう． ■職種・診療科間の壁を取り除き，リーダーとしてチーム医療を推進しよう． ■リハビリテーション医学の最新知識・技術の習得と院内啓発に努めよう． ■基礎疾患や合併症の医学的管理とリスク管理を的確に行おう． ■患者・家族に進んでわかりやすく説明し，十分な同意に基づく医療に取り組もう． ■心理的な問題やQOLにも配慮し，社会復帰を支援しよう． ■急性期や維持期（生活期）の医療機関・施設や地域の社会資源と連携しよう． ■より質の高いリハビリテーションサービスを提供できる病棟を創っていこう． ■エビデンスに基づくリハビリテーション医療に取り組もう． ■リハビリテーション医療の発展に寄与する志と誇りを持とう．	■食事は食堂やデイルームに誘導し，経口摂取への取り組みを推進しよう． ■洗面は洗面所で朝夕，口腔ケアは毎食後実施しよう． ■排泄はトイレへ誘導し，オムツは極力使用しないようにしよう． ■入浴は週2回以上，必ず浴槽に入れるようにしよう． ■日中は普段着で過ごし，更衣は朝夕実施しよう． ■二次的合併症を予防し，安全対策を徹底し，可能な限り抑制は止めよう． ■他職種と情報の共有化を推進しよう． ■リハ技術を習得し看護ケアに生かそう． ■家族へのケアと介護指導を徹底しよう． ■看護計画を頻回に見直しリハ計画に反映しよう．
セラピスト 10 カ条宣言	ソーシャルワーカー 10 か条宣言
■心身機能の改善を図ろう． ■ADLの獲得に向けて適切な装具・車椅子・福祉用具を導入しよう． ■患者の行動と疾病の危険徴候を見逃さず，事故や感染を予防しよう． ■生活場面でのADL向上を促進しよう． ■カンファレンスは，定期的に多職種で開催し，今後の方向性を多職種で検討・一致させよう． ■病棟や在宅で介護を担う家族や介護者とともに，ケア方法を検討しよう． ■退院に向けての環境調整は，過不足なく行い，地域スタッフに繋いでいこう． ■記録や情報伝達は多職種が理解できる内容，言葉で表現しよう． ■適正なリハサービスの向上のために，データの蓄積・検証に努めよう． ■教育体制を充実し，質の高いリハサービスを提供しよう．	■「相談」の専門職として，しっかり患者さん・ご家族の相談に乗ろう． ■身近で相談しやすい存在として病棟に顔を出し，こちらからも声をかけよう． ■その人らしい生活とは何かをアセスメントしよう． ■障害受容の過程を支援しよう． ■患者さんの自己決定に基づいた退院援助をしよう． ■リハビリテーションチームの一員として相談援助のプロセスをチームと共有しよう． ■退院後の生活を常に気にかけて援助しよう． ■カンファレンスでは，患者さん・ご家族のニーズを把握し，代弁しよう． ■常に最新の社会資源の情報収集・情報提供，新しい社会資源の発掘を心がけよう． ■地域との窓口になり，回復期リハビリテーション病棟の理念を地域に啓発しよう．

(回復期リハビリテーション病棟協会)[8]

6．亜急性期病床

「亜急性期病床」とは一般病床で入院治療後にリハや退院支援を行い，在宅復帰支援を行う病床とされている．コンセプトとしては回復期リハ病棟と類似しているが，長期の治療が見込まれる患者ではなく，数週間で退院が見込まれ在宅復帰される患者が対象となる．制度上，回復期リハ病棟と異なる点は，対象疾患に制限はないこと，疾病発症から入床までの日数の制限がないこと，認められる治療期間が短いこと（2012年度診療報酬改定では最大60日間まで）があげられる．

（笛吹　亘）

3 高次脳機能障害患者への対応

要旨

近年，高次脳機能障害は失語・失行・失認，注意障害，記憶障害，遂行機能障害，社会行動障害という広範囲の障害を指す概念になってきた．多彩な症状を呈しているが，本人は病識がなく自覚できない，身体症状のように一見してわかりにくいなどの特徴により，周囲に理解されにくく，そのため対人関係や社会生活に支障をきたすことも多い．医療従事者には正確な知識に基づく介入や対応が求められる．本項では，失語症，記憶障害，半側無視，注意障害，遂行機能障害，視覚失認，社会的行動障害について，その対応を主に述べる．

1. 高次脳機能障害の特徴

高次脳機能障害は，歴史的には失語・失行・失認という症状を主に指していたが，近年ではその概念は広がり，注意障害，記憶障害，遂行機能障害，社会行動障害まで含まれることが多い．一方，行政的には「高次脳機能障害とは，頭部外傷，脳血管障害等による脳の損傷の後遺症として，記憶障害，注意障害，遂行機能障害，社会的行動障害などの認知障害が生じ，これに起因して，日常生活・社会生活への適応が困難になる障害である」[9]と定義されている．典型的な失語などを除いては，一見してわからない場合が多く，本人も病識が低下しており，不都合を自覚できていない場合が多いという特徴がある．医療従事者は，まず，どのような高次脳機能障害があるのかという評価を行ってから介入や対応方法を考えるとよい．

また，責任病巣や発症からの時期により障害の内容は異なってくるが，1つの障害だけという場合は少なく，1人の患者が失語症，注意障害，遂行機能障害を呈していたり，記憶障害，遂行機能障害，社会的行動障害を呈していたりというように複数の障害を呈する場合が多い．さらに，日常生活場面でみられる具体的な症状はさまざまであり，この多彩さが医療従事者や家族などの周囲の者が高次脳機能障害を理解しにくい背景である．

2. 失語症への対応

まず，失語症は言語を話す，聞く，書く，読むの4つの要素が障害されるので，そのコミュニケーション方法の補助手段として，50音表や筆談は有効でないばかりか，本人の負担になることを知っておきたい．写真や絵を見て，理解することはできるので，コミュニケーションが困難であれば，頻用する内容を写真や絵にして指さしで選択したり，意思表示したりできるようコミュニケーションノート（図2-Ⅲ-7）を活用するとよいとされる．コミュニケーションに必要な内容はそれぞれ違うので，目的や失語の状態にあわせて手作りするのが最もよいが，最近では市販されているコミュニケーション手帳[10]などもあるので，適宜利用するとよい．生活場面で本人がよく直面することで，自立が望ましいことについて，図などを使って環境設定を行うことも必要である．内服薬の管理も必要な環境設定を行うことで自立できる場合があり，本人の自信につながる場合がある（図2-Ⅲ-8）．

失語症患者は自分でもコミュニケーションがうまくいかないことを自覚している場合が多く，他者に対して心を閉ざしがちな場合もある．会話を行ううえでの注意点としては，まず，言葉を交わす前に笑顔で挨拶をする，簡単で短い文章から会話を始めるなどの点に注意したい．運動性失語などの場合，相手がうまく自分のいいたい単語を発語できないときは質問文を答えやすく工夫したり，文脈や状況から類推し，いいたいであろう単語を提示してもよい．語頭音を提示したりする

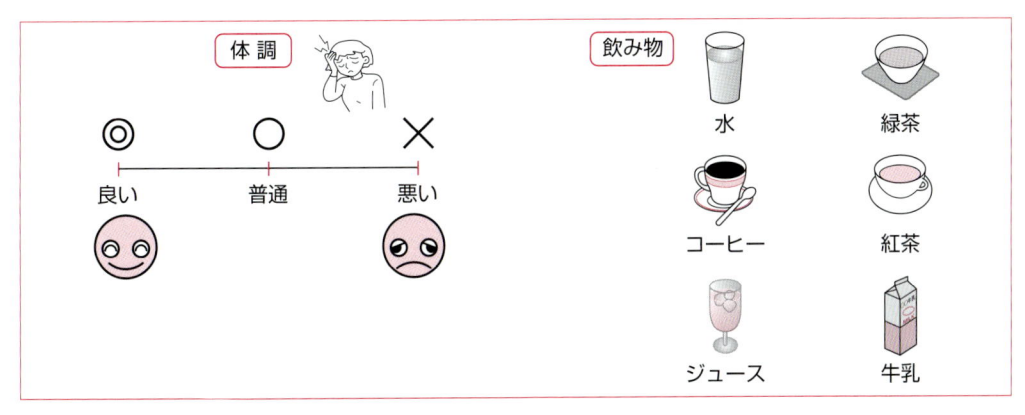

図 2-Ⅲ-7　コミュニケーションノート

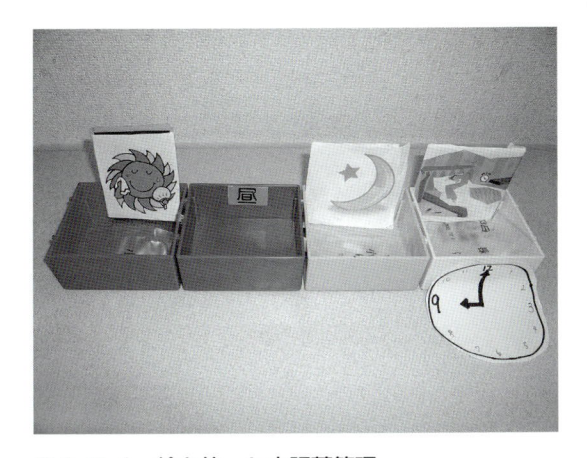

図 2-Ⅲ-8　絵を使った内服薬管理

と，すんなり言葉が出る場合もある．非言語的なコミュニケーションも重要で，ジェスチャーや状況理解が手助けになることが多い．

　また，失語症の分類のなかで，運動性失語，感覚性失語というタイプがあり，それぞれ，前者は自発語，後者は聴覚理解により障害が強いという特徴がある．前者は比較的落ち着いた療養生活を送ることができ，言語療法の成果もあがりやすいのに比べ，後者は聴覚理解が障害されることで状況がつかめず，不安や焦燥といった症状を合併しやすく，離院や興奮・不穏などのエピソードがみられることがしばしばあるという特徴も承知しておく必要がある．しかし，一方でこのような分類に当てはまらない非典型な失語症も存在し，対応は個別に考えなくてはならない場合も多い．

3. 記憶障害への対応

　記憶が成り立つための段階としては，記銘，保持，想起の3段階があり，健忘の種類には前向健忘，逆向健忘がある．どの記憶障害かにより，具体的な症状は変わってくるが，頻度としては新しいことが記銘できない，あるいは保持できないことが多く，前向健忘をきたすことが多い．いわれたことを覚えていられず，何度も同じことを聞く，昨日の出来事も忘れているということが相次ぐようであれば，記憶障害を考える．

　記憶する力を強化するアプローチとしては，何らかの記憶課題を反復することが考えられる．例としては朝食メニューを覚える課題を課し，毎朝，看護師が巡回するときに聞いていくなどがあげられる．人の顔と名前を一致させて覚えさせる顔-名前連想法[11]が有効とする報告もある．このようなアプローチはとりわけ記憶障害の場合は繰り返して行うことが重要であるので，リハのメニューとして行うのみでなく，生活の場面に取り入れられると効果的な場合がある．その際，答えられなくても叱責したり，あきれたりしてはいけないのは当然だが，さりげなく正解を伝え，繰り返すことが改善につながることも伝えられるとよい．

　また，代償手段として，携帯電話のアラームやタイマーなどを使い，時間の管理を促す方法や，なんでもメモして頻繁にメモ帳をみる習慣をつける，日記を書いて頻繁に読み直すなどが有効な場合がある．最初は何の項目について，アラームや

Ⅲ　回復期リハビリテーション　**161**

タイマーの設定を行うか，メモに書くかなどの設定に援助が必要な場合が多い．習慣化するまでは繰り返しの援助が必要であるが，習慣化すれば，一定の代償が得られることが多い．

記憶障害患者もしばしば病識が低下していることが多く，自分の障害に自覚がもてないことが多い．自分はおかしくない，ちゃんとできていると思っているので，自らの記憶障害に問題意識がもてず，改善に向けての努力ができなかったり，周囲の援助を援助と受け止められなかったりする場面もある．このような状態にある場合の気付きを促す方法として，グループ訓練で同様の障害をもつ他の患者と交流することが有効な場合があるとする報告もある[12]．

4. 半側無視への対応

急性期に強くみられ，回復経過とともに改善することが多い症状であるが，左側をぶつけて危険であったり，右半分の食事しか食べないので，促さないと食事摂取が全量にならないなどの問題点があり，主に本人に左側への注意を喚起するアプローチが望まれる．半側無視は脳の右半球の広範な病巣で見られる場合が多く，重度な場合は顔が常に右を向いていたり，頭ごと右へ傾いていたりする場合もある．このような場合は特に，左を向き，左側をみるような声かけを常に行う必要がある．本人が左側をぶつけやすいことを自覚するような注意をしたり，車椅子の左側に派手な印（図

2-Ⅲ-9）をつけて，注意を喚起したりすることも有用である．また，食事を食べ終える際にトレーを1周見渡して，食べ残しがないか自分でチェックするなどの習慣も有用とされる．気付きへの促しが重要なので，右側を食べ終わったら，トレーを回転させて，食べていないお皿を右側へもっていくなどの方法は望ましくない．また，左側を窓際になる席に配置したり，介助者が左側に立ち，注意を喚起しながら介助を行う，あえて左側から話しかけるなども積極的な刺激法である．

5. 注意障害への対応

注意障害の症状としては，落ち着きがない，見落とし，聞き落としが多い，ぶつかりやすい，転倒しそうになるなどであり，ADL場面で全面的に監視を要することが多くなる．注意には，容量，選択，転換，持続，配分という要素があるが，複数の要素が障害されることも多い．ADL場面で障害が顕著に表れる点について，声掛けや注意の促しを粘り強く行うことが症状の改善につながる．生活環境を簡素化する，注意散漫を避けるために過剰な刺激は避けるなどの配慮も必要である．

6. 遂行機能障害への対応

物事を順序立ててできない，段取りがうまくいかない，複数課題を同時にできないなどの障害が遂行機能障害であり，手続きや複数の工程をもつ作業課題ができない症状である．行うべき行動の内容と順番を一つひとつ書き出し，順を追って遂行する練習が有効であり，手順書をみながらでもできればそれでいいと考えるのが順当である．このような症状を呈した場合はうまくできないと混乱しやすい傾向にあるので，最初はなるべく生活上でも複数課題に取り組まなくてよい配慮をし，本人が行うべき行動は一つずつ順番に行うのを見守る．家事や来客の対応，外での手続きに困難をきたし，監視や援助を要する場合が少なくない．

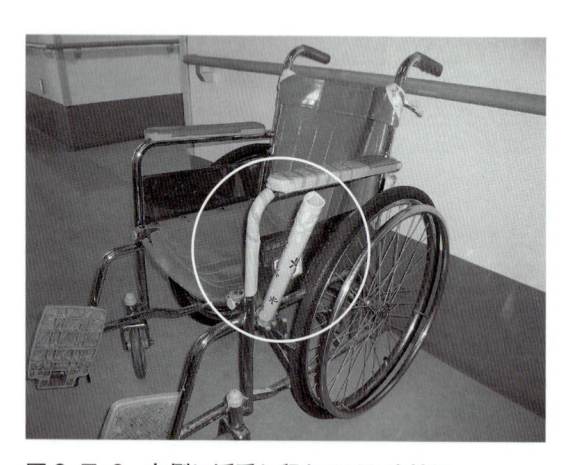

図 2-Ⅲ-9　左側に派手な印をつけた車椅子

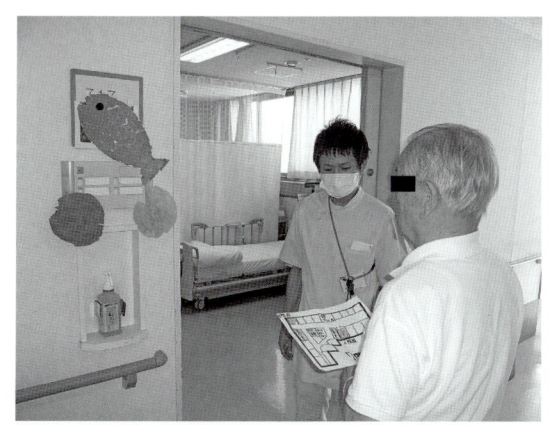

図 2-Ⅲ-10　地図を使った練習

7. 視覚失認への対応

　失認は視覚，聴覚，触覚で起こり得るが，視覚失認が最も頻度が高いとされる．視覚失認は統覚型，連合型と分類されるが，ほかに相貌失認（顔の識別が困難な症状），道順障害（道順だけがわからなくなる症状），街並み失認（住み慣れた街並みも識別できなくなる症状）などがみられることがある．視覚失認全般にいえることであるが，視覚的な形や素材の認識ができないことが基本的な障害なので，文字や言語での指示は理解される．自らの障害に対する説明も了解可能であり，言語を使った対応が有用である点は特徴的である．地誌的な失認があった場合，病棟内の自室がわからなくなり，迷うことはよくみられる症状であるが，病室配置がかかれた地図をもって，部屋の特徴や道順の見分け方を何度も練習する（図2-Ⅲ-10）などの方法により改善することもある．この際，言語での説明が理解される場合は多い．

　また直接的なアプローチにより症状の改善ができなくとも，代償手段でほぼ生活上の困難さがカバーされる場合もある．相貌失認の場合には相手の顔の識別はできないが，声の調子やしぐさの癖などで相手が誰か識別できる場合が多く，代償手段として有用である．

8. 社会的行動障害への対応

　前頭葉症状の一部とされることが多いが，易怒性，脱抑制，依存傾向，他者への共感の不足などが主な症状であり，結果として対人関係に支障をきたすことが多い．易怒性がみられる場合は，脈絡なく突然怒り出すようにみえても，外的な刺激と怒りの発動が関連している場合や，怒り出す閾値が低いだけの場合もある．このような場合は，その刺激を避ける工夫や刺激を小さくすることが有効である場合がある．

　田川ら[13]によると前頭葉は「認知や注意，判断，記憶，学習，さらには性格，意欲，行動などと広く関連しており，人間としての存在における最高次の統合の座であり，その障害により多彩な精神症状や高次脳機能障害が出現」するとしている．生活場面での具体的な症状も多彩であり，対応はしばしば状況に応じて，現実的な範囲で考えざるを得ないことが多いが，最も対応に難渋しやすい症状であり，あまり興奮が強い場合は一時的に抗精神病薬などの薬物療法を検討せざるを得ない場合もあり得る．

（宮澤由美）

4 リハビリテーション看護の役割

要旨

回復期リハ病棟は，リハを集中的に行い自宅復帰を目指してつくられた，より専門性の高い病棟である．そこで行われるリハ医療はチームアプローチの最たるものであり，かかわる専門職も多数存在し他職種と業務の一部を協働する場面も多いため看護師の役割が明確になりにくい．しかし，24時間患者の生活の場に密着し，より多くの情報や状態を把握できる立場にある看護師だからこそ，チームのなかで担える役割が大きい．

回復期リハ病棟の看護師は，患者に対し，本来の業務である療養上の世話としての直接的なケアを含め，機能障害の悪化防止，残存機能の維持と二次的合併症の予防，患者の全身管理と心理的サポートおよび患者・家族への指導・教育的かかわり，退院後の生活や社会参加に向けた支援という役割と，専門職としての情報提供や多職種間の意見調整など目標を達成するために全体をマネジメントする役割をもつ．

1．疾患・合併症管理

脳卒中では，その病状からさまざまな合併症をきたしやすく，急性期を脱し状態が安定したとはいえ，回復期においても継続した全身管理が必要となる．そのため看護師は，医学的知識に基づき，患者が最善の状態でリハに取り組めるよう全身の管理を行うことが求められる．加えて，脳卒中患者に高齢者が多いことから，高齢者の特徴を捉えたリスク管理も必要不可欠となる．

脳卒中と直接関連する合併症に加え，二次的合併症について，臨床でよくみられるものを図2-Ⅲ-11に示し，なかでも看護師が専門性を発揮すべき役割について述べる．

(1) 痙攣発作 [参照 p257]

痙攣発作時の対象看護の実践と並行し，痙攣発作型の観察が重要となる．痙攣発作後の意識回復の状況や，新たな神経症状の出現や進行，再発の可能性に注意する．

抗痙攣薬投与後は，医師による慎重な用量調整

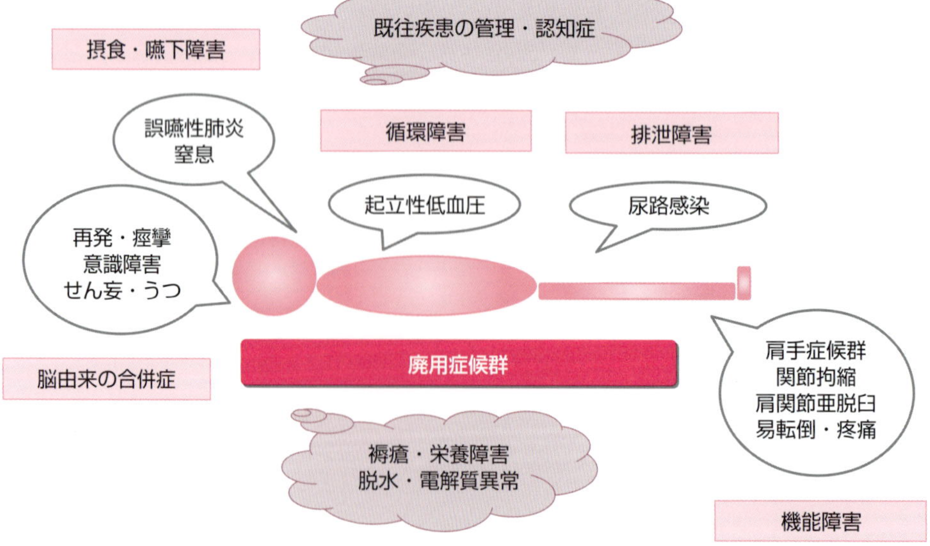

図2-Ⅲ-11 合併症管理

と並行し，過剰鎮静によるリハへの影響についてのアセスメントが重要となる．

(2) 起立性低血圧

循環機能への影響から起立性低血圧が起こりやすい．随伴症状を十分観察しながら座位訓練から起立・立ち上がり訓練など段階的な離床を促すかかわりが重要である．加えて，弾性ストッキングを着用し，下肢の運動を行いながら循環をよくすることや，特に入浴時低血圧や食事性低血圧など，日常生活場面でのアセスメントやケアが必要となる．

(3) 排泄障害 [参照 p247]

排泄障害は，脳卒中による神経因性膀胱以外にも，前立腺肥大や排尿筋群などの加齢による変化が原因となって生じることが多い．「排尿パターンの観察，残尿測定，尿水力学的検査により，十分な評価を行うことが勧められる」とガイドラインで推奨されているように，臨床症状の観察・評価に加え，その原因や病態に応じた日常的な援助が排尿障害治療には必要となる．そして，日常ケアのなかで，尿路感染の原因となる残尿がない状態を維持していく [サイドメモ21]．

(4) 嚥下障害 [参照 p228]

誤嚥性肺炎を予防するためには，1日3回の食事場面にかかわる看護師が，嚥下障害を正しく理解したうえで援助に当たることは必須である．そのうえで，医師，言語聴覚士など多職種で嚥下障害の程度を定期的に評価し，安全な食物形態，姿勢を確立していく．嚥下訓練を進めていくなかで，看護師は常に誤嚥のリスクを意識しながら食事場面からアセスメントすることが重要であり，必要であれば呼吸理学療法の介入も検討する．加えて，口腔咽頭の常在菌を含む分泌物の汚染が要因となって引き起こされる感染性肺炎の予防には，日常的な口腔内の観察と清潔保持が重要である．

(5) 栄養障害 [参照 p240]

高齢者は低栄養状態に陥りやすく，低栄養状態が持続すると全身状態の悪化をきたし，感染症の合併や褥瘡発生などの悪循環を招く．そのため，栄養障害の早期発見と悪化予防が重要となり，血液データや体内脂肪量などの栄養状態の評価に加え，日常的な食事摂取状況や嗜好調査，摂食・嚥下障害などを含めた，栄養管理と援助が必要である [サイドメモ22]．

(6) 褥瘡 [参照 p281]

入院時から定期的に褥瘡危険因子の評価を行い，リスクのある患者に対しては計画的な管理・予防を行う．除圧，体圧分散用具などの選択や日常ケアを通して皮膚状態を観察し，皮膚障害を予防することも重要となる．他にも多職種と連携しポジショニングや栄養管理を行う必要がある．

(7) 転倒・骨折 [参照 p275]

加齢に加えて，運動機能障害や認知機能障害などを合併する脳卒中そのものが転倒危険因子であり，転倒はリハの大きな阻害因子となる．そのため，入院時から内的・外的要因を含めた転倒リスク評価を行い，転倒を予測した適切な生活環境整備など，より個別性を重視した転倒対策が必要となる．定期的に評価を行いADL変化に伴う適応

サイドメモ21　当院の排泄アプローチ

排泄行為は，24時間の生活のなかで何度も繰り返し行われ，看護師にとって最も患者にかかわる機会が多い．「尿失禁のある脳卒中患者は，ADL変化や自宅退院率が低い」とエビデンスにあるように，排泄の自立が人としての尊厳を守るうえで重要な条件になり，社会生活においても大きな影響を与える．

当院の看護部では，患者の尊厳の確保と自立を目指した排泄アプローチの追及に長い歴史があり，「すべての患者が排尿自立に向けての可能性を見出せるようアプローチする」を理念とし，排尿援助方法が確立され日々実践している．排尿障害の基礎知識の教育を受けたうえで，留置カテーテル抜去からフローチャートに沿って，個々の排尿障害に合わせたアプローチ方法を実践しており，看護師の果たす役割は大きいと実感する．

文献：本間志賀子・他：[患者の尊厳の確保と自立を目指した排泄アプローチ] 失禁の種類を知って最適アプローチを導き出す．自立支援とリハ 1：9-19, 2003.

環境の整備や，日常的な転倒リスク管理により転倒を予防していく必要がある．

転倒対策として，近年ではさまざまなセンサーが臨床においても活用されているが，センサーの有効性と反面，職員自身のセンサー依存に注意する必要がある．

(8) せん妄 [参照 p134]

環境の変化によるストレスや意識障害に認知障害などが加わり，せん妄を発症する．高齢者は，発熱や脱水などの体液や電解質バランスの異常の徴候としても表れやすい．随伴症状や行動の徴候を見逃さずアセスメントし，早期発見・早期対処が重要となる．患者の安全を確保したうえで，苦痛の緩和や生理的欲求を満たすなど，誘発因子を除去し，寄り添うことで安心感を与えたり，見当識を高めるために日時や場所など現実感をもたせるかかわりなど，患者の反応を包括的に捉える看護のかかわりが重要である．

2. 日常生活動作自立支援

脳卒中患者は種々の障害をもち，その程度もさまざまである．そのなかで看護師は，脳卒中によって引き起こされる身体的，知覚的変化や障害の特徴を十分に理解したうえで，患者の残存機能を最大限に活かし，セルフケア能力を高めるための回復支援が必要となる．加えて，二次的合併症である廃用症候群を予防するためにも，看護師は日常生活援助のなかにうまくリハを取り入れていくことが必要となってくる．

(1) ADL評価 [参照 p19]

FIMによって実際のしている状況や介護量の測定・評価を行う．看護師はFIMを通して昼夜含めての"しているADL"を確実に評価することが重要であり，患者の全体像を捉える必要がある．

(2) "できるADL"と"しているADL"から"するADL"へ

患者が訓練で獲得した"できるADL"を，実際の生活の場での"しているADL"に活かせるよう統一し，繰り返し支援することで自立へと向けられるのである．そのために看護師は昼夜を問わず生活のすべてを集約的にADL訓練とし，過度に援助し回復を阻害することなく，患者の残存機能を活かしながら最小限の援助に留めることが技術的にも求められる．看護師はADL評価と訓練のプロフェッショナルでなければならない．

そこで，ADLアプローチの上達には徹底した患者観察が重要となる．FIMは，患者の全体像をバランスよく把握する指標であり，生活の質の評価につながる．しかし，確実にADLを自立に向けるには，さらに詳しい動作の評価が必要となる．

看護師は，入院生活の場で"しているADL"に拡大することを踏まえ，患者個人のQOL向上を目指し，退院後の実生活・社会生活の場で"するADL"へ個別の目標を設定し進めていく役割にある．そのうえで，将来の実生活においての"するADL"を目指し，"できるADL"が生活行為として，十分実用的に"しているADL"としてなり得るかを客観的に評価する．そして，"できるADL"と"しているADL"の差の原因を明らかにする必要があり，入院中の訓練の量と疲労の関係や昼夜の変化，患者の心理的要素など看護の生活に即した視点から総合的に捉えることが重要となる．そのうえで，ADLの最小項目ごとの

サイドメモ 22　当院の栄養アセスメント

生命の危機を脱し，回復期病棟に転院してくる患者は低栄養状態であることが少なくない．当院では，入院時に全患者を対象に血清アルブミン値 3.5 g/dl 未満，BUN 値 30 mg/dl 以上に対し，栄養アセスメントを開始している．食事摂取状況調査や定期的な体重，BMI の変化を医師，看護師，管理栄養士など多職種で評価カンファレンスし栄養管理を行っている．入院中の一般的な食事 kcal は，訓練での活動量も考慮し女性および 70 歳以上の男性は 1,800 kcal，69 歳以下の男性は 2,100 kcal を提供する基準としている．そのうえで栄養障害に対しては，本人の嗜好や嚥下障害などを考慮した多種多様な栄養補助食品によって kcal up が検討され，栄養状態の改善に努めている．

表2-Ⅲ-4　細目動作（排泄動作の一例）

1. 目的のトイレまで行く
2. トイレのドアの開閉と電気をつける
3. 便器の前に定位置で止まる
4. 杖など補助具を安全な場所に置く
5. ズボン，下着を下げる
6. 便座に腰掛ける
7. 周囲を汚さず排泄する
8. トイレットペーパーを切り，拭く
9. 水を流す
10. ズボン，下着を上げる（整える）
11. 杖など補助具
12. 手を洗う
13. トイレのドアの開閉と電気を消す

動作（表2-Ⅲ-4）を繰り返し評価し，動作ができない要因やできるための方法を多職種と連携を図りながら検討し自立に向けて支援していく．

自立支援していくなかでも特に高次脳機能障害においては，運動機能は十分に保たれていても効果として反映されにくく，さらに，日常生活のなかで不適応行動として表出し，"しているADL"評価や予測において苦慮する傾向がある．しかし，日常的に患者と密に接する看護師は，高次脳機能障害の症状を十分に理解することが求められ，そのうえで日常生活場面のなかから症状と照らし合わせてアセスメントし，あきらめず自立へと見出していく立場にある［サイドメモ23］．

3. 多職種との連携

多様な障害で複雑な問題に対し，それぞれの専門職が専門性を発揮しチームでアプローチすることは必須である．しかし，専門職がそれぞれの専門分野を遂行しているだけではチームアプローチにはなり得ない．そこには同じ目標を共有したうえで，各専門職の独立した評価や目標を，ひとつの方向に推進する統一的な活動が必要となる．

（1）チームのなかの看護師の役割

チームアプローチにおける看護師の役割は大きく2つあげられる．

1つは，24時間の生活場面で切れ間なく対応しているという強みから，最も多くの情報を得ている立場を活かし，知り得た情報を総合的に評価し，患者・家族の代弁者となってチームに提供するとともに，生活の場での"しているADL"における評価と情報提供の役割である．ここでの情報提供者とは，単なる情報伝達役ではないことを確認したい．問題発生や知り得た情報を看護の視点で捉えたうえで，情報として提供することが重要である．

もう1つは，患者の全体像を把握している立場から，各専門職の専門分野における見解を，患者・家族の抱えている背景を踏まえて総合的にチーム内を調整し，目標の共有化へと働きかけを行うマネジメントの役割である．看護師は多職種の専門性を理解したうえで，患者・家族の立場に立ち，チームをマネジメントすることが求められる（図2-Ⅲ-12）．

（2）カンファレンス

チームアプローチを可能にするうえで，日常的な多職種とのコミュニケーションによる情報交換の他に，意図的な情報交換の場としてカンファ

サイドメモ23　高次脳機能障害患者の排泄動作自立支援

事例は70歳代の女性．脳梗塞を発症し，高次脳機能障害として注意障害，認知障害，失行，失認が認められた．身体機能が高く尿意は確立され，機能的には排泄動作自立も可能と考えられたが，一連の排泄動作の順序や行為遂行が困難で自立に至らずにいた．排泄を失敗するたびに現状に混乱し，悲観的になる患者をそばで見守るなか，何とか自立に向けられないか悩み，まずは高次脳機能障害についての理解を深めた．そして，障害を理解したうえで，残存機能を活かした対応策を多職種によびかけチームで模索した．視覚や聴覚刺激からの情報処理方法などを試み，結果，一連の排泄関連動作の口頭指示を音声録音し，より個別性を重視した指示内容，担当看護師の統一した声など方法を試行錯誤し排泄動作の自立に至った．FIM評価上，補助具を使用してのトイレ動作6点となり，患者の笑顔と出会えたときは，実質的なQOL向上につながったと実感できた瞬間だった．

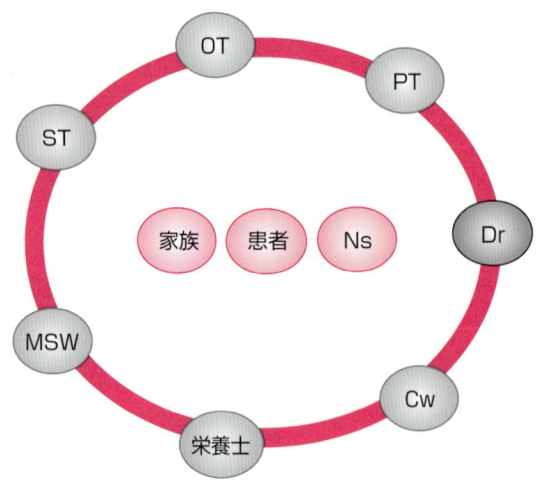

図2-Ⅲ-12 チームアプローチ

レンスは必須である．

　ADL評価の共有においても，セラピストが評価する"できるADL"と，看護師が評価する"しているADL"との違いをいかに埋めるかが課題となる．

　カンファレンスでは，患者の残存機能を最大限に活かし1人の生活者として社会復帰するに至る方策を立てるうえで，多職種で相互に連携を保つことが重要となる．各メンバーが収集した情報に基づき，患者の全体像の把握や，予後予測，問題の表出や解決策などさまざまな目的に沿って互いに情報を引き出しながら論議していく．カンファレンスに参加するにあたり，看護師は患者・家族の代弁者としての役割を認識したうえで，特に心理状態や生活環境，家族の介護力など看護の専門的知識に基づいた分析と評価を意見として述べる姿勢が必要である．

4. 精神的支援

　突然の発症から経過とともに症状が安定し，意識障害が改善してくる回復期では現実を直視する時期にある．発症以前には当たり前にできていたことができない障害を認識し，漠然と不安を抱き，情緒的に不安定になることは免れない．しかし，リハ意欲が喪失したり，何かに固執し訓練を拒むようになると回復への機会を遅らせてしまう可能性が大きくなる．

　障害受容の段階論では，最終的なよい心理状態へと移行するまでには諸段階あることが想定されている．入院中にすべての患者が障害を受容し，生活の再構築を果たして退院を迎えることは少ないが，そのような心理経過を理解したうえで動機づけへの援助が看護師には求められる．

(1) 信頼関係の構築

　看護師において特に重要な役割は，患者が情緒的な安寧を図りながら，障害と向き合いリハプログラムを遂行するための意欲を引き出す精神的支援である．そのためには，患者との信頼関係の構築が必須となり，回復期リハ病棟における看護方式の選定は重要である．さまざまな側面から看護に求められている役割を見極め，日常的に担当する患者と向き合う時間が多くもてること，看護師個人の限界をチームとして補える体制づくり，患者の入院から退院まで継続した看護が提供できるという視点が，特に多職種と協業を求められる回

サイドメモ 24　モジュール型継続受け持ち看護方式

　当院では，2001年より回復期病棟を開設し，当初はチームナーシング方式での看護を提供していた．しかし，日常業務のなかで担当する患者とかかわれる時間的余裕がなく，そこに変則勤務が加わり，担当する患者に責任をもった看護展開が不十分な状況にあった．セラピストは担当制の個別訓練を行い患者との関係づくりも良好な反面，看護師が業務のなかで担当患者にかかわれる時間には限界が生じ，担当制による役割が見出せずにいた．

　そこで，回復期における看護師の役割と，それを発揮させる看護方式を模索し，2005年よりプライマリーナーシングの考え方をベースに，チーム機能を活かしたモジュール型継続受け持ち看護方式へと看護方式の転換を行った．看護師は，モジュールのなかのそれぞれ担当する患者の入院から退院までの一貫した看護の提供と日常的にかかわれる時間が確保され，不足なところはモジュール内で補っている．担当する患者との密接な関係づくりや，チームとして患者の全体像を共通の認識とすることが可能となっている．

復期リハ病棟では重要である．

　そのうえで看護師は，日常的な患者とのかかわりのなかで気持ちを傾聴し，つらさを認める共感的態度や同調といった対応の姿勢やコミュニケーション技法を駆使した信頼関係へのアプローチが必要となってくる［サイドメモ24］．

(2) 意欲を引き出す

　入院生活のなかで具体的かつ達成可能な段階的な看護目標を患者とともに設定し，『できた』という達成感を与える支援的なかかわりがやる気を引き出すきっかけにつながる．小さなことでもできている能力を共感し，それを繰り返しながらリハ意欲を引き出すかかわりが重要である．そして，問題を一つひとつ解決していくことで，今後の生活を再構築していく支援へとつなげていく．

　他のどの職種よりも，患者と多くの時間をともにする看護師は，患者の一番近くで患者の思いを尊重し，患者の今に寄り添いながら，あきらめずに支える姿勢が求められる．

5. 家族支援

　突然の発症による心理経過は，患者と同様に家族にも起こり得る．家族は患者が生命の危機を脱しリハが開始されると，患者の後遺障害を認識する．しかし，理解しきれない障害を目の当たりにして，さらには身体的・精神的・経済的負担なども加わり，生活の再構築に漠然と不安を抱いてくる．

　そのため，患者の訓練状況について定期的に家族へ情報提供し，家族が患者の障害をどのように感じ，どのように理解しているかなどの心理的変化を常に把握しておく必要がある．家族もケアに参加する場を設定し，家族が患者支援の中心的存在であることを認識しかかわることが重要である．並行して，入院時から在宅生活を見据えた情報収集を行い，家族の健康状態や介護力，患者を取り巻く社会的背景なども視野に入れ，十分にアセスメントしたうえで家族の不安を一つずつ解決しながら，段階的に指導を進めていく必要がある．

6. 退院支援　[参照 p190]

　リハは退院で完結するものではなく地域へ連携していくものである．退院支援を通して家庭復帰後，獲得された能力が維持され，社会参加が可能とならなければならない．そのため，患者のセルフケア能力と患者の希望を最大限に取り入れ，介護者を含めた家族背景を踏まえたうえで，継続看護の必要性をアセスメントし必要な在宅療養支援サービスの利用や頻度などケアマネジメントへつなぐ必要がある．看護師は，回復期リハから維持期リハ，地域・在宅ケアへ円滑に橋渡しをする役割にあり，患者から生活者へとなり，障害とともにその人がその人らしい生活を安心して送れるよう全体を見通したマネジメントが求められている．

　前述した一連は，各専門職がスペシャリストであるなか，看護師は1人の患者を切れ目なくジェネラリストとして，多岐にわたってマネジメントする役割である．

　2012年度の診療報酬改定のなかで，回復期リハビリテーション病棟入院料の新たな評価の増設，看護配置が13対1以上となった意味合いからも，看護師の果たす役割は今後ますます期待されている．

（五十嵐みづほ）

5 ADL自立に向けての介護技術

要 旨

　ADL自立はリハの目的の大きな柱である．なかでも排泄自立は重要で，患者・家族の最大の望みのひとつである．その訓練の三本柱として，立ち上がり訓練による体力づくり，移乗用手すりに注目したベッド環境の整備，効率的なオムツ外しの取り組みが重要である．また，安全に病棟生活ができるようになることが前提であり，転倒を防ぎ骨折などの重大事故の防止に努めることが重要である．ADLの取り組みは総合的であり，リハチームとしての取り組みが求められる．

1. 排泄自立の介護技術

(1) 排泄自立訓練の三本柱

第一の柱，立ち上がり訓練による体力づくり：排泄動作は体力・筋力を使う運動であるため，ベッドからの起き方，立ち方，移乗の仕方の指導を繰り返すだけでは十分な効果は上がらない．基礎的な訓練として立ち上がり訓練による全身の筋力強化が必要である．立ち上がり訓練は多くの施設病院で取り組まれている必須の訓練プログラムである．

第二の柱，ベッドサイド環境整備：障害の程度に見合ったベッドサイド環境を整備することは排泄のために限らず移乗動作の自立のために重要である．移乗動作に必要な道具をすぐ使えるように用意する努力が必要である．障害状況の変化に従い，環境の変更を検討する．退院時に必要となる道具を自宅や施設などの退院先に準備することは大切な医療活動である．以下，必需品を紹介する．

1) ベッド

　脳卒中患者にとって必需品といってよい．椅子から立つ要領で立ち上がることができること，介護しやすい高さがあることが主な理由である．介護用ベッドは安定感があり，さまざまな手すりをつけられる点と高さ調節機能があることが有益性である．立つことが大変な患者のベッドを2～3cm高くすることで立ち上がりやすくなることはよく経験することである．ギャッジアップ機能は，褥瘡の原因となったり，手すりとベッドに挟まれるなどの思わぬ事故を引き起こしたりするので吟味して使用する．マットが硬いと，動きやすいが褥瘡はできやすくなる，逆に柔らかすぎると動きにくいが褥瘡はできにくい，動きのレベルによってマットの硬さを選択したい．起き上がりのときに肘の当たる部分が柔らかいために起きられないことがあるのでいつも注意を払う．

2) 移乗用手すり

　さまざまな製品がある．安価で取り付けやすく，固定のしっかりしたものを選びたい．ほとんどの患者に移乗用手すりは有用な道具であり，「必要な患者全員につかう」が常識になってきている．ベッドの健側の横に張り出した手すりをもつことで，前方への推進力を作り出し前後左右のバランスを保つ，座る，立つ，移る動作を容易にし，もつことで転びにくくなり，転んでも手すりをもち続けることでけがを最小限にできる．Pushing（Pusher現象）がある患者には縦手すりが有効なので試してみるとよい．

3) 前手すり付き移乗用手すり（「スーパーらくらく手すり®」，図2-Ⅲ-13，14 長野県医療事業共同組合，長野中央病院リハ科）

　移乗用手すりのひとつだが特殊な機能をもつ．失調症や多発性脳病変で転びやすい患者は一般の移乗用手すりでは不十分のことが多い．これは移乗用手すりに前手すり部分が付いている．麻痺手で前手すり部分をもってバランスを保ち，力を発揮しやすくなり，移乗動作の自立に有効である．また，転べない狭い環境をつくるため転倒の防止効果も強力である．歩き出し防止機能もある．筆

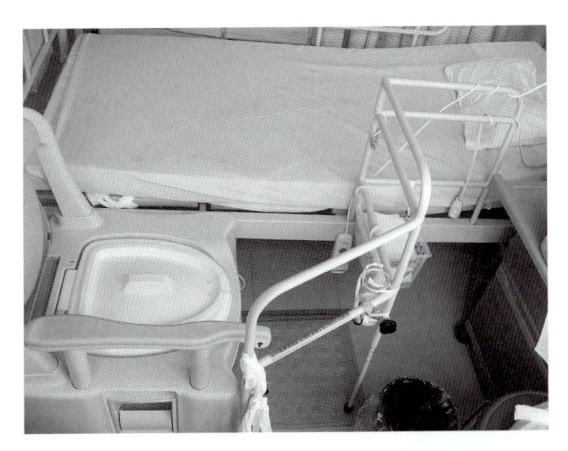

図 2-Ⅲ-13 「スーパーらくらく手すり®」を使ったベッド環境

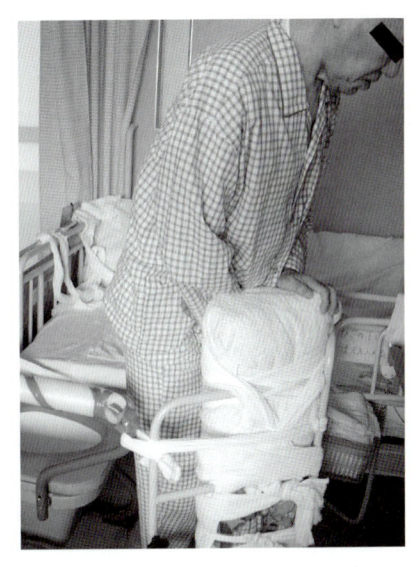

図 2-Ⅲ-14 「スーパーらくらく手すり®」に前手すりクッションを付けた症例

者の病棟では6割の患者にこれが付けられている．重度片麻痺患者で体幹バランスが不十分な場合，前手すり部分にクッションを付け，そこに体を預けて移乗動作が自立することにも積極的に取り組んでいる．

4) ポータブルトイレ

さまざまなポータブルトイレが販売されている．それぞれに利点があり，情報を広く集め，さまざまな種類を試したいものである．オムツ排泄からトイレ自立に向かうステップとしてポータブルトイレ使用を位置付け，ベッドサイドの必須の道具として病棟として用意する必要がある．

在宅に戻るときに介護保険でポータブルトイレの購入補助があるため手に入れることは容易になっている．

5) 滑り止めマット

市販の滑り止めマットを利用する．ほこりが裏にたまりマットごと滑るようなことがないようにしたい．

第三の柱，オムツ外しの取り組み：

1) ポータブルトイレを使ったオムツ外し（表2-Ⅲ-5）

身体障害のある患者はオムツ排泄の状態で入院することが多く，まず問題になるのがどのようにオムツを外していくかである．病棟ではスケジュールに従ってオムツパトロールの時間が決まっている．起床前後，3回の食事の前後，就寝前が主なパトロールの時間となっている．その時

表 2-Ⅲ-5 ポータブルトイレを使ったオムツ外しの原則

①尿意・便意がない場合，オムツパトロール時に失禁があってもなくても，介助で移乗動作可能な人はポータブルトイレに座らせる．日勤帯から始める．（9時，13時，16時，…）座位保持が不安な時は安全ベルトをする．
②尿意・便意があればポータブルトイレに座らせる．
③動作が安定したらリハ回診で自立させる．
④男性も女性も一緒の取り組み．

間は病棟スタッフが患者の排泄に取り組む主要な時間である．特に日中のオムツパトロールの時間が重要である．このときに，オムツを見て汚染があってもなくても，介助での移乗が可能な人は起こしてポータブルトイレに座らせる．すでに失禁していて出ない人も，残りが出る人もいる．それを繰り返すことにより，次第にポータブルトイレでの排泄に患者自身のタイミングが合ってくる．ポータブルトイレへの移乗動作にも熟練してきて自分で動ける部分が増えて次第にポータブルトイレ自立になっていく．これが無理のないオムツ外しと考える（図2-Ⅲ-15）．障害がありベッド上での排泄を余儀なくされていた患者にとって，オムツを汚している状態からポータブルトイレでの排

Ⅲ 回復期リハビリテーション 171

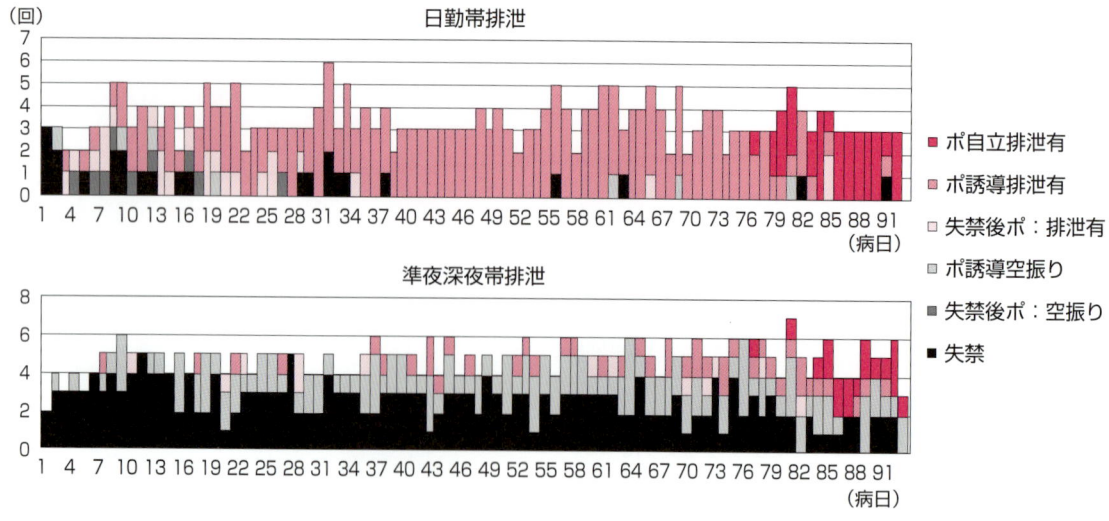

図 2-Ⅲ-15　1 症例のオムツ外しの排泄経過図

泄成功は快適な一歩前進となる．排泄チェック表を図にしてみると失禁状態から次第に失禁後介助排泄から介助排泄，自立に変化してくる様子がわかる．日勤帯の改善が早く，夜勤帯は後から自立になっていく場合が多い．

ポータブルトイレが必要な患者に必要な数だけあることで可能となるのがこのオムツ外しである．ポータブルトイレに介助でも移乗するとなれば，移乗や座位保持が安全にできる環境の整備をすることが前提となる．ポータブルトイレでの座位保持が安心できない患者には，ベッドフレームとポータブルトイレ，そして患者の体幹をさらしで結ぶだけで，十分な安全ベルトになる．ベッド周囲は患者一人ひとりのものであるから必要な道具はすべてセットすることができる．この時期，リハスタッフも移乗自立に向けた取り組みを集中する．

2）男性の排尿誘導

男性の排尿はしびんを使うという方法が一般にされている．横になった状態で排尿するのは腹圧もかけにくく，下着を汚さずにやるのは結構難しい動作であるし，排便もしびんでというわけにはいかない．尿意のない人にしびんを当てて，「さあどうぞ」といっても，横になっている状態では苦労である．座位のほうが排尿も排便も重力が味方して腹圧がかかり排泄しやすい．ポータブルトイレなら皮膚を汚さずに排尿も排便も可能になる．ほとんどの男性はポータブルトイレを拒否しない．座位をとらせることで，尿意が出やすくなる．

3）ポータブルトイレを使わないオムツ外し

「病室でのポータブルトイレでの排泄はプライバシーが守れない，音や匂いもして他の患者に不快だ」「患者も拒否する」などの理由から，ポータブルトイレを使わず，最初から車椅子トイレに誘導するという施設は多くある．車椅子トイレを使う場合，車椅子のブレーキやフットレスト操作，安全な移乗，立位での下衣操作など課題が多く，慎重な介助を要する．トイレに座らせてその場を職員が離れ転倒し骨折したりすると，医療訴訟の種になりかねない．2 人がかり，3 人がかりで洋式トイレに誘導するといった涙ぐましい努力や，トイレの順番待ちになるといった話も聞く．重度障害の患者ほど排泄誘導しにくくなり，尿意のない患者は後回しにされかねない．何より心配なのは職員が気付いていないときに，自立レベルでない患者が勝手にいつものトイレに行き，一人で排泄しようとして転倒してしまうことだ．また，ベッドからトイレに行こうとして動き出しての転倒も，ポータブルトイレがある状況とは違うものがあろう．職員体制の少ない夜勤帯の排泄援助も大きな問題になる．尿意があっても車椅子トイレに連れていくとなるとそれだけ介護の手間がかかる．昼間使っていないポータブルトイレを夜

歩行自立してトイレに（上級）
車椅子操作が自立すると車椅子トイレ自立に（中級）
ベッド動作が自立するとポータブルトイレ自立に（初級）

移動動作が進歩するに従って、排泄自立レベルが初級レベルから中級、そして上級レベルに、ステップアップしていく排泄アプローチが「自立重視型排泄アプローチ」である．

図2-Ⅲ-16　自立重視型排泄アプローチ

は使えといわれても，ポータブルトイレを使うための練習を積んでいない状況では楽なことではない．

（2）自立重視型排泄アプローチ（図2-Ⅲ-16）

ポータブルトイレ排泄が自立してオムツ外しが達成され，排泄自立の初級に到達する．次に目指すのは車椅子トイレ自立の中級である．その次は，歩行自立してトイレに行けるようになると上級になる．

車椅子トイレ自立の難しいのは第一に車椅子の操作の難しさによる．ポータブルトイレが自立した患者にとって車椅子移乗は難しくない．しかし，ポータブルトイレは動かないが車椅子はブレーキをしないと動き，フットレストに患側の足を乗せたり降ろしたりは，感覚障害や身体失認のある脳卒中患者には難しい．しかし，これらができないと転倒の原因となる．ブレーキやフットレストを忘れずに動かせるようにするためには繰り返し練習する必要がある．

第二の難関は，車椅子トイレの構造が車椅子の患者が移りやすいようにできていない点である．従来型の車椅子トイレは便器の正面からアプローチするようになっている．そのため立ち上がってから180度近く回転する必要があり，この動作はかなり難しい．その点横向き便器を車椅子用につくり直した様式であれば90度以下の回転で済み移りやすい．移乗動作自体がポータブルトイレ・ベッド間の移乗と同様の方法になることもその容易さの要因である．（図2-Ⅲ-17）

自宅に戻ると居室と廊下，廊下とトイレの入り口の段差や開けにくいドアは大きな障害となる．自立はあくまで安全にできるのが前提であるか

・横向きトイレを車椅子用につくり直した様式．
・従来型に比べ，立っての回旋角度が90度以下と少なく安心．
・ベッドとポータブルトイレ間の移乗と同様の移乗方法で慣れている．

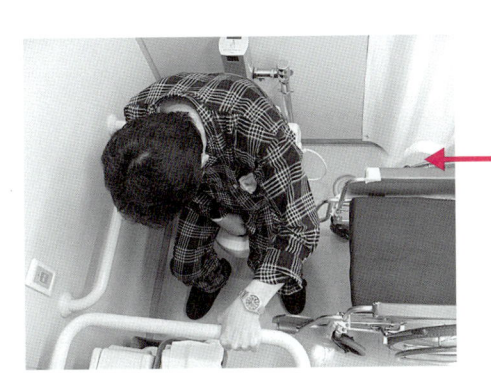

図2-Ⅲ-17　前手すり型車椅子トイレ

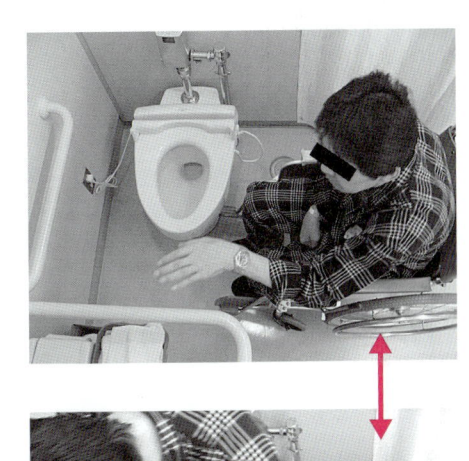

凡例:
- Ⅰ: 歩行自立
- Ⅱ: 車椅子トイレ自立
- Ⅲ: ポータブルトイレ自立
- Ⅳ: 食事摂取自立
- Ⅴ: 全介助

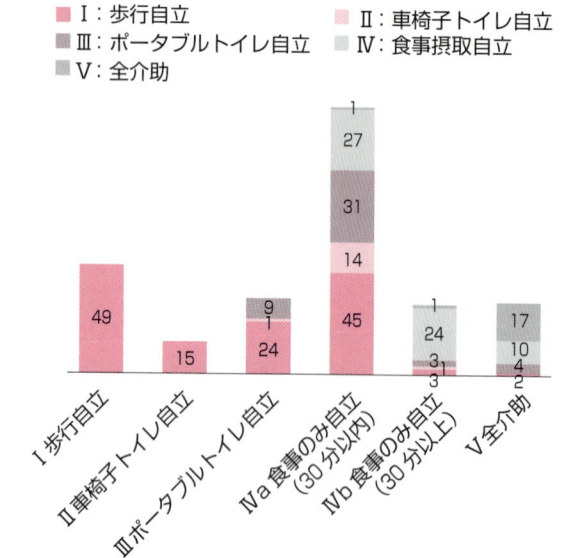

グラフ数値:
- Ⅰ歩行自立: 49
- Ⅱ車椅子トイレ自立: 15, 1
- Ⅲポータブルトイレ自立: 24, 9, 1
- Ⅳa食事のみ自立（30分以内）: 45, 14, 31, 27, 1
- Ⅳb食事のみ自立（30分以上）: 3, 1, 24, 1
- Ⅴ全介助: 2, 4, 10, 17

図2-Ⅲ-18　入院時ADL別の退院時ADLの変化

ら，無理をしないのが原則である．誰でも車椅子トイレ自立するわけでもないので，無理せずあっさり初級のポータブルトイレ自立に戻ればよいという柔軟さが必要である．

歩行自立になれば，病棟でトイレに行くことは容易である．しかし自宅では，段差やドアなどが障害物となるため，個別の実地検討が必要である．また，動きのレベルの昼間と夜との違いもあり，その時々の安全な移動が前提となる．昼間は歩いて行くが，夜はポータブルトイレの初級や車椅子トイレの中級に戻る症例は多い．

介護施設でショートステイしたときに，「ポータブルトイレを使わない，洋式トイレに連れていく介護がよい介護」といった方針の施設やベッド環境の整っていない施設に長くいるとやっと獲得したポータブルトイレ自立レベルが維持できなくなることがある．

（3）「自立重視型排泄アプローチ」による排泄自立の実績

入院時のADL別に退院時点でのADLをまとめてみると図2-Ⅲ-18のようになる．入院時点で排泄自立しているⅠ～Ⅲ群の患者は退院時点ではほとんど歩行自立していた．入院時移乗動作が介助で食事摂取のみ30分以内で自立していた患者は8割が退院時点で何らかの排泄自立を獲得して

いた．食事に時間がかかるⅣb群もしくは経管栄養などのⅤ群患者の退院時点の排泄自立は2割程度と低かった．

入院時30分以内で食事摂取のみ自立していたⅣa群の経過をみると8割が入院後平均3週間でポータブルトイレ自立し，その後の3週間でポータブルトイレ自立した患者の66％が車椅子トイレ自立以上となり，その5週間後，車椅子トイレ自立者の66％が歩行での自立に到達した．初級のポータブルトイレ自立から，中級の車椅子トイレ自立，上級の歩行でのトイレ自立へとステップを踏んで改善していく様子がわかる．障害や体力が改善するのに並行して，排泄手段も改善していく．ステップを踏むことで，それぞれの障害レベルでできる最大限の排泄手段を逃すことがない．

2. 転倒予防の実績

リハ科において転倒は逃れることのできない課題である．障害があるために転倒の危険はすべての患者に存在する．高齢の脳卒中患者にとって転倒による骨折や脳挫傷は死活問題と直結する．30年以上前の病棟発足当時，患者は頻繁に転倒した．転倒するだけでなく，特にベッドサイドでの転倒は頭を打ち眉間に裂傷をつくって縫合するようなことは稀ではなく，骨折も多かった．安全な排泄自立に取り組んだ結果，転んでの裂傷はほとんど過去のものとなり，骨折も極めて少なくなった．2001～2006年の転倒1,055件と，2011年までの11年間の転倒・骨折数についてもまとめたので経験を以下に述べる．

（1）転倒場所（図2-Ⅲ-19）

圧倒的にベッドサイドが多く7割を占める．排泄希望，車椅子移乗，原因不明の動きだしが三大要因だった．トイレでの転倒は3.5％と少なく，それも許可されていない患者が自分で行って転んだのは6年間でわずか9件（0.9％）ととても少ない．トイレを介助排泄の手段としては使っていないことの効果が表れている．

（2）転倒場所別の骨折数（表2-Ⅲ-6）

ベッドサイド3件，廊下2件が主だったところである．骨折数を転倒数で割った骨折率を場所別

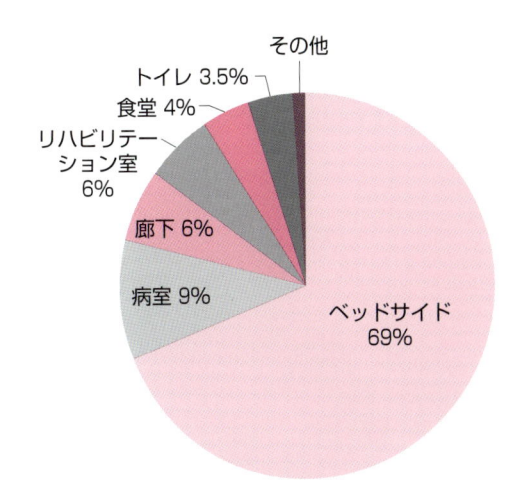

図 2-Ⅲ-19 転倒場所

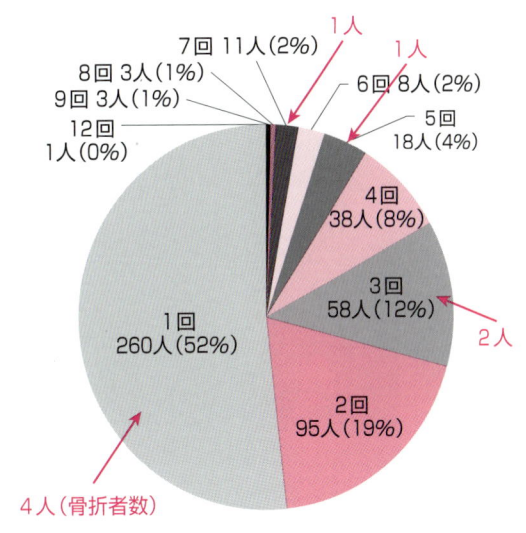

図 2-Ⅲ-20 転倒回数別人数と骨折者数

表 2-Ⅲ-6 転倒場所別骨折数・骨折率

転倒場所	転倒数	骨折数	骨折率 (骨折数/転倒数)
ベッドサイド	731	3	0.41%
病室	97	0	0%
廊下	67	2	2.99%
リハ室	64	1	1.6%
食堂	46	1	2.2%
トイレ	38	1	2.6%
浴室	5	0	0%
その他	7	0	0%

表 2-Ⅲ-7 骨折率の比較

病院名	骨折率
H 病院（1 年報告）	2.2%
S 病院（1 年報告）	2.3%
N 病院（2 年報告）	1.5%
当回復期リハビリテーション病棟（11 年間報告）	0.88%

表 2-Ⅲ-8 当院における年別転倒数・骨折数・骨折率

	転倒数	骨折数	骨折率
2001	121	2	1.65%
2002	144	0	0%
2003	218	2	0.91%
2004	201	2	1.00%
2005	173	1	0.58%
2006	198	1	0.51%
2007	175	2	1.14%
2008	184	3	1.63%
2009	136	0	0%
2010	152	0	0%
2011	123	2	1.63%
合計	1,825	16	0.88%

に比較してみると，ベッドサイドの骨折率が0.41％と低いことがわかる．ベッドサイドは患者の基地からの発着場ともいうべき場所であり，転倒のリスクの一番高いところではあるが，手すりや，滑り止めマット，ポータブルトイレなど転倒を防ぐ道具を整備でき，他の場所と比べて対策の効果が最も出る場所でもある．

(3) 転倒回数別人数 （図 2-Ⅲ-20）

1 回転倒者が 52％，2 回が 19％，3 回が 12％…と減っていく．骨折者の分布をみると 1 回転倒者に 4 人，2 回以上の多数回転倒者に 4 人の結果となり，骨折のリスクとして考えると，多数回転倒者対策のみでは骨折は十分減らせないことは明らかである．1 回転倒患者の骨折を減らすために，

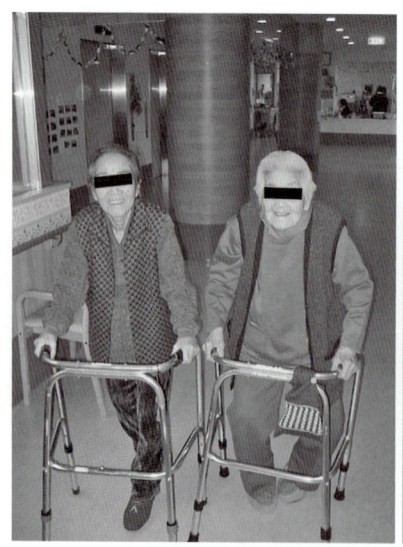

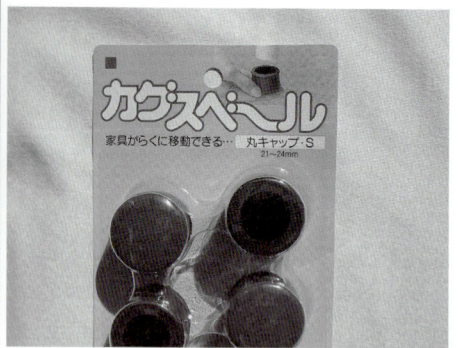

図 2-Ⅲ-21 「カグスベール®」を用いた滑る Walker の使用

誰でも安全な環境を目指すこと，もし転倒をしてしまっても，より安全な転倒にすることが大事といえる．

（4）骨折率の比較

学会報告などからみた骨折率の比較をしてみた（表 2-Ⅲ-7, 8）．他の 3 病院とも転倒対策をしていてデータを報告している病院である．当院はそれらと比較しても半分といった現状である．多年度報告のほうがより安全策の有効性については判断できるが，同様の対策下での多年度報告というのは少ない．

考察

当院の骨折率が明らかに少ないのは，第一に排泄自立訓練の 3 本柱（体力づくり，環境づくり，ポータブルトイレを使ったオムツ外しの取り組み）をほぼ全例に取り組んでいることである．特に当院の特徴の「スーパーらくらく手すり®」（図 2-Ⅲ-13）は患者がベッドサイドで立つ環境を手すりで囲み，転倒時の支えとなったり，「転べない環境」づくりの役割を果たしている．また，ポータブルトイレを使ったオムツ外しも，ベッドから離れたトイレに行くという願望を最小限にして，歩き出しの転倒や，トイレでの転倒を減らしている．

第二に，歩行手段として「滑る walker」（図 2-Ⅲ-21）を用いていることも対策として役割を果たしている．杖歩行が可能な患者でも，両手で「滑る walker」をもち安心感があれば，「滑る walker」での歩行をしてもらっている．片麻痺の患者も麻痺手で「滑る walker」を握ることができ，安心感があれば「滑る walker」で歩くステップを踏んでいる．歩行中の転倒数を減らす役割を果たしていると思われる．

第三に，車椅子トイレが「前手すり型」（図 2-Ⅲ-17）であり移乗しやすいことと，介助して車椅子トイレを使っていないことも有効な対策となっている．

その他で転倒対策としてあげられるのは，ベッドからの動き出しが激しいせん妄患者の動き出しを防止する「体幹ベルト」である．拘束であるが家族の同意を得たうえで行っている［参照 p303「身体拘束」］．センサーマットも，コールしてくれない患者の動き出しを察知するために有用である．回診，カンファレンスで転倒を常に話題にして論議することは，スタッフの転倒への関心を高め，転倒対策として重要である．

3. その他の ADL 自立のための援助

（1）更衣動作

作業療法士が細かく指導し，日常的には病棟スタッフが援助している．上着を患側から着て，健

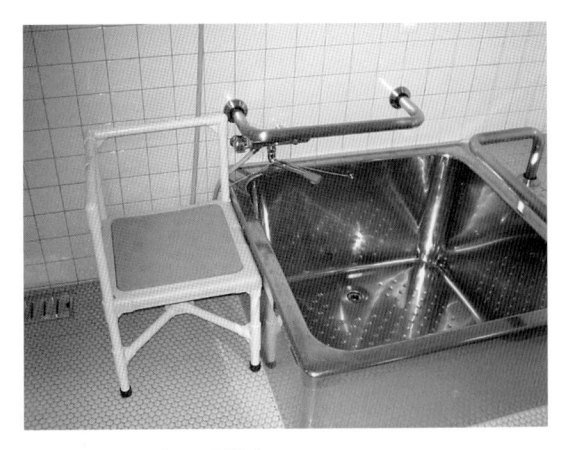

図 2-Ⅲ-22　滑る入浴台

側から脱ぐこと．着脱しやすい衣服の工夫などの指導が有用である．日中パジャマでいないことを勧める病棟の雰囲気づくりも大事である．

(2) 食事動作

経口摂取の可能な患者はほとんど食堂に出ている．離床を促すということで始まったことだが，体力向上にも役に立つ．半側空間無視の患者の場合，無視しない側に食事を偏ってセットし促したりする．また，失語症で失行のある患者は器をもってしまったり，手づかみになったりして介助になることも多いが，幕の内弁当方式にするとわりと自分で食べられるようになる．

(3) 入浴動作

入浴時の更衣は必ず椅子に座って座位で行う．下衣操作のため立位をとらなければならないときのために手すりなどを必ず用意するが立位での作業はできるだけ少なくする．浴室内は転倒の危険があり歩行せず，「滑る入浴台」に座らせてわずかな距離でも滑らせて移動している（図2-Ⅲ-22）．これは市販の背もたれつき入浴台の足部に「カグスベール®」を付けたもので，浴室のタイルの上では適度な滑りで介助が楽にできる．自宅で入浴する患者の場合「滑る入浴台」は必ず用意している．浴槽の出入りは手すりなどを健側手でもてるところに用意し，入浴台に座ったまま健側から入る．浴槽は狭めのほうが安心である．寝ることのできる広い豪華な浴槽は，体が浮いてしまい座位を保てなくなるため危険がある．公衆浴場のような大きな浴槽は，体が浮いてバランスを崩しやすいので手すりをもつようにする．浴槽内でバランスを保てない患者には介助が必要である．浴槽内の立ち上がりには前方に手すりがあると体が浮かず安心感がある．側方に手すりがあると手すりのほうに体が浮いてしまうので注意が必要である．

(4) 整容動作

口腔清拭は毎食ごとに行う．誤嚥性肺炎対策としても意味がある．片麻痺患者は患側の口腔内に食物が残留しやすく，気がつきにくいので援助が必要である．整髪，ひげそり，化粧，衣服の身だしなみはリハチームからの提起なくして始まらないことが多い．整容への取り組みは，患者や家族の気持ちを前向きに変える効果がある．

（中野友貴）

6 下肢装具・歩行補助具・歩行訓練

要 旨

脳卒中後遺症者は運動麻痺などの機能不全を後遺し，歩行などの動作遂行に影響することが多い．下肢装具・歩行補助具は機能不全を補い，歩行能力の向上に関与する．下肢装具・歩行補助具はさまざまな種類があり，利点・欠点がある．下肢装具・歩行補助具の選択は総合的な判断が求められる．歩行訓練では特に歩行の安定性の向上が重要である．効果的・効率的な歩行訓練を行うためには脳卒中後遺症者の歩行の特徴を理解する必要がある．歩行訓練の質・量は歩行能力の向上に影響する．

1. 下肢装具

（1）下肢装具の使用目的

脳卒中後遺症者は下肢の運動麻痺，痙縮などの機能不全を後遺することが多い．それらの機能不全は動作遂行に影響する．下肢装具は脳卒中後遺症者の機能不全を補い，歩行などの動作遂行能力の向上を図ることが主な目的である．

（2）下肢装具の種類

下肢装具の種類は多様であり，脳卒中後遺症者の身体機能，使用環境などを考慮し選択する（図2-Ⅲ-23）．その選択では材質・形状・足継手など

を検討する．特に足継手の機能は動作遂行に影響するため，重要な検討事項である．足継手の機能は固定・制限・制動・遊動の4つに大別できる（図2-Ⅲ-24）．固定は底屈・背屈ともに動かない構造，制限は設定角度以上動かない構造，制動はブレーキを受けながら動く構造，遊動は無抵抗に動く構造である．足関節固定や底屈制限・背屈制限の動きを制限する装具は歩行能力が低い脳卒中後遺症者に適応の可能性が高く，底屈制動・背屈遊動などの動きを制限しない装具は歩行能力が高い脳卒中後遺症者に適応の可能性が高い（図2-Ⅲ-25）[14]．また，装具選択では各装具の利点・欠点を把握し，使用目的を明確にする必要がある（表2-Ⅲ-9）．脳卒中後遺症者の装具歩行を理解するためには，健常者の歩行メカニズム・脳卒中後遺症者の歩行メカニズム・装具のメカニズムの理解が必要である．装具を用いた歩行訓練については後述する（「3. 歩行訓練」参照）．

2. 歩行補助具

（1）歩行補助具の使用目的

歩行補助具は下肢装具と同様に脳卒中後遺症者の機能不全を補い，歩行などの動作遂行能力の向上を図ることが主な目的である．

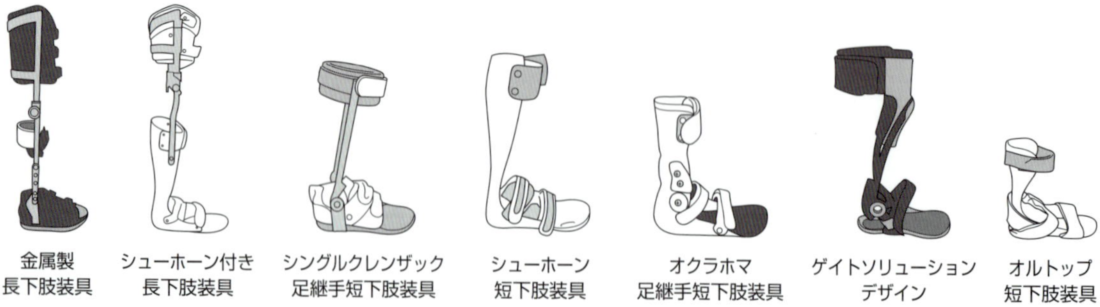

図2-Ⅲ-23 下肢装具例

金属製長下肢装具　シューホーン付き長下肢装具　シングルクレンザック足継手短下肢装具　シューホーン短下肢装具　オクラホマ足継手短下肢装具　ゲイトソリューションデザイン　オルトップ短下肢装具

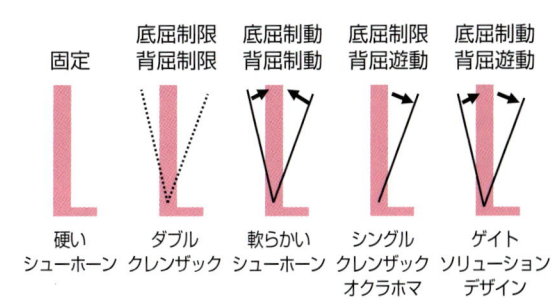

図 2-Ⅲ-24 足継手の機能分類

歩行能力 低 → 歩行能力 高
硬いシューホーン
ダブルクレンザック
シングルクレンザック
ゲイトソリューションデザイン
オルトップ

図 2-Ⅲ-25 各装具と歩行能力との関係

（2）歩行補助具の種類

歩行補助具の種類は多様であり，下肢装具と同様に脳卒中後遺症者の身体機能，使用環境などを考慮し選択する（図 2-Ⅲ-26）．臨床にてよく用いられている歩行補助具の主な利点・欠点を紹介する（表 2-Ⅲ-10）．

3. 歩行訓練

（1）歩行訓練の目的

歩行訓練は歩行の安定性・速度性・持久性・応用性の向上を図ることが主な目的である．居室からトイレまでの歩行を例にした場合，安定性とはふらつきが少なく歩けること，速度性とは尿意切迫時などに速く歩けること，持久性とはトイレま

表 2-Ⅲ-9 各下肢装具の主な利点と欠点

	利点	欠点
金属製長下肢装具	・直接的に膝・足関節を制御するため，特に重度の運動麻痺，痙縮の脳卒中後遺症者の歩行訓練に有利である． ・底屈制動－背屈遊動足継手の場合，運動連鎖的な筋活動により股関節周囲筋の筋活動を促しやすい．	・脱着に時間を要するため，日常生活での利用が難しい． ・重量が大きいため，過剰努力になりやすい．下肢の振り出しが困難な場合があり，療法士の技術を要する．プラスチック製短下肢装具付属の場合は上記がやや改善する．
金属製短下肢装具 （ダブルクレンザック）	・底屈・背屈制限の設定が可能なため膝折れ・過伸展などに対応可能であり，重度の運動麻痺，痙縮の脳卒中後遺症者の歩行訓練が可能である．	・靴型装具にて脚長差が生じるため，非麻痺側も常時靴を履く場合が多い． ・重量が大きいため下肢の振り出しが困難な場合がある．足底部分がプラスチック製の場合は上記が改善する．
プラスチック製短下肢装具 （硬いシューホーン）	・足関節固定のため膝折れ・過伸展などに対応可能であり，重度の運動麻痺，痙縮の脳卒中後遺症者の歩行訓練が可能である．	・足関節固定のため Rocker 機能を促すことが困難である． ・背屈困難のため下腿前傾が困難であり，起立動作に不利である．
足継手付きプラスチック製短下肢装具（オクラホマ）	・背屈遊動のため下腿前傾が可能であり，起立動作を行いやすい．	・底屈制限のため Heel Rocker 機能を促すことが難しい． ・背屈遊動のため膝折れの対応が難しい．重度の痙縮ではない場合，タマラック足継手にて対応可能である．
ゲイトソリューションデザイン	・底屈制動・背屈遊動，中足趾節関節カットのため，Rocker 機能を促しやすい． ・非麻痺側と同様の靴サイズが履ける． ・坂道に有利である．	・靴を履かない場合は不安定になる． ・重度の運動麻痺，痙縮の脳卒中後遺症者の歩行訓練がやや難しい．その場合は底屈制動・背屈遊動足継手のプラスチック製・金属製短下肢装具にて対応可能である．
オルトップ短下肢装具	・小さく軽量であり目立たない． ・非麻痺側と同様の靴サイズが履ける．	・矯正力が乏しいため重度の運動麻痺，痙縮の脳卒中後遺症者の歩行訓練が難しい． ・踵部分がくり抜いてあるため踵接地時に装具への底屈方向の力が加わりにくい．

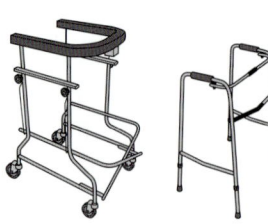

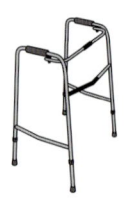

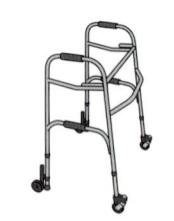

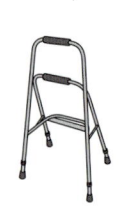

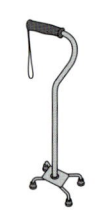

図 2-Ⅲ-26 歩行補助具例

サークル型歩行器　ピックアップウォーカー　車輪付きピックアップウォーカー　サイドケイン　四点杖　T字杖　屋外用歩行車

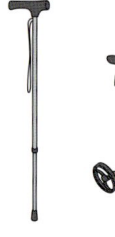

表 2-Ⅲ-10 各歩行補助具の主な利点・欠点

	利点	欠点
サークル型歩行器	・頭部・体幹直立位，二動作前型歩行を促しやすい．	・上肢運動麻痺者は操作が難しい．
ピックアップ ウォーカー	・支持基底面が広くなり歩行不安感が少ない． ・自宅内の敷居などの低い段差に対応可能である．	・上肢運動麻痺者は操作が難しい． ・車輪付きに比べて歩行速度が遅く，二重課題時の歩行に不利である．
車輪付きピックアップウォーカー	・支持基底面が広くなり歩行不安感が少なく，二動作前型歩行を促しやすい． ・歩行速度が速く，二重課題時の歩行に有利である．	・上肢運動麻痺者は操作が難しい． ・自宅内の敷居などの低い段差の対応が難しい．
サイドケイン・四点杖	・T字杖に比べて支持基底面が広く歩行不安感が少ない， ・壁などに立て掛けずに置ける． ・三動作揃い型歩行が促しやすい．	・路面状況や歩行速度が速いなどの場合，杖接地面の全面接地が難しい場合は不安定になりやすい．
T字杖	・二動作前型歩行が促しやすい． ・屋外などの路面状況に有利である．	・四点杖に比べて倒れやすい．

での距離を歩けること，応用性とはドアの開閉動作・敷居の段差昇降などを適切に行うことである．歩行訓練は実用的な遂行能力の向上を図ることが必要である[15]．上記4つの視点はすべて重要であり，安定性は歩行の基盤を成す．歩行が安定している場合は動揺が少なくエネルギー効率がよく，速度性・持久性に有利である．また，床面状況に配慮しやすいなどの応用性に有利である．

(2) 歩行の安定性

歩行の安定性では前額面・矢状面・水平面の三次元にて身体重心を制御することである．健常者の身体重心は両脚支持期にて低く中央に位置し，単脚支持期にて高く支持側へ近づく傾向である（図2-Ⅲ-27）．身体重心の制御を可能にするためには筋活動・感覚などの機能が備わっている必要

があり，安定性には頭部-体幹直立位・両上下肢の交互運動・床反力作用点の制御が影響する．

(3) 頭部-体幹直立位

頭部-体幹直立位は頭部-胸郭-骨盤が前額面・矢状面・水平面の三次元にて直立位に保持し，積み木のように一直線上に位置することである（図2-Ⅲ-28）．胸郭と骨盤は骨格構造であり，その間が腹筋群である．腹筋群の筋活動は胸郭と骨盤を連結し，体幹の安定性に関与する．中枢部の安定性は末梢部の運動性を保障する．頭部-体幹直立位は顔が正面を向きやすく，歩行に必要な視覚情報入力に有利である．身体の中心軸の安定は歩行の安定性に影響する[16]．脳卒中後遺症者は腹筋群の機能不全，下肢の感覚障害により視線が過度に下方へ向く，大殿筋などの股関節伸展筋

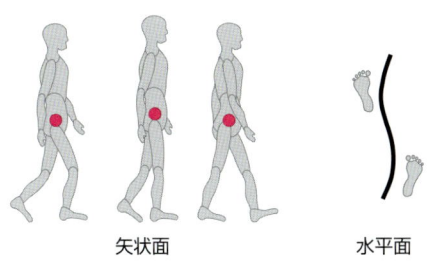

図 2-Ⅲ-27　健常者の身体重心位置

図 2-Ⅲ-28　頭部 - 体幹直立位

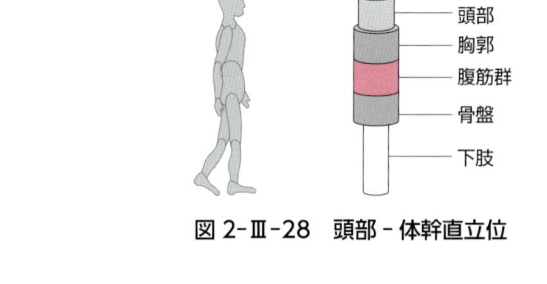

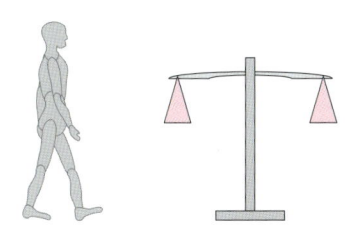

図 2-Ⅲ-29　両上下肢の交互運動

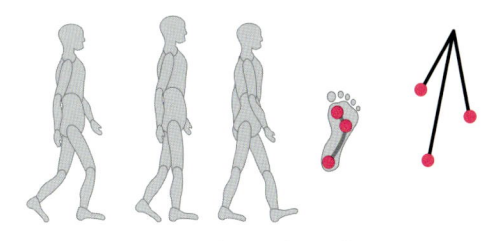

図 2-Ⅲ-30　床反力作用点の制御

群の機能不全などの頭部 - 体幹直立位に不利な場合が多い．

（4）両上下肢の交互運動

　両上下肢の交互運動は両上下肢が前額面・矢状面・水平面の三次元にて律動的に力学的平衡を保ち，天秤のように釣り合うことである（図 2-Ⅲ-29）．両上下肢の交互運動は体幹を中心軸として働くため，体幹の安定性が基盤である．両上肢の交互運動は体幹回旋，両下肢の交互運動に影響する．脳卒中後遺症者は上腕二頭筋などの上肢屈曲筋群の過剰な筋活動，前鋸筋の機能不全による翼状肩甲，肩関節亜脱臼などの両上下肢の交互運動に不利な場合が多い．

（5）床反力作用点の制御

　床反力作用点の制御は床反力作用点の軌跡が水平面にて踵 - 小趾球 - 母趾球の三点を移動し，三脚のように支持することである（図 2-Ⅲ-30）．下肢の協応的な働きは特に Rocker 機能が関与する[17]．Rocker 機能は踵が支点の Heel Rocker，足関節が支点の Ankle Rocker，中足趾節関節が支点の Forefoot Rocker にて構成され，ロッキングチェアのように回転しながら身体重心の円滑な移動に影響する（図 2-Ⅲ-31）．脳卒中後遺症者は下腿三頭筋などの底屈筋群の過剰な筋活動，前脛骨筋などの背屈筋群の機能不全などの床反力作用点の制御に不利な場合が多い．

（6）運動療法

　運動療法では歩行を特に阻害している要因や固定部位 - 過剰運動部位などの関係性を把握することが重要である．また，発症前生活の状況も動作遂行に影響することがある．過去も考慮した臨床推論は効果的かつ効率的な運動療法プログラムの立案に重要である[18]．運動療法は背臥位・座位・立位にて動作遂行の阻害要因を集中的に訓練する必要がある．また，歩行訓練などの積極的な下肢訓練は歩行能力の向上に有用である[19]．歩行は意識化と自動化の制御が求められる．たとえば，歩行中に前脚が右下肢，後脚が左下肢などを絶えず意識することは難しい．自動化の制御も動作遂行に影響し，般化につながる．効果的かつ効率的な運動療法は特に療法士の臨床推論能力や技術が関与し，訓練の質・量が重要である．

（7）歩行訓練例

　歩行訓練はさまざまな方法がある．装具療法・応用歩行・病棟内歩行・屋外歩行などがある．装具療法では前脛骨筋などの背屈筋群の機能不全の場合，ゲイトソリューションなどの底屈制動・背屈遊動足継手の短下肢装具を用いることがある．初期接地時にて踵接地が可能な場合，床反力は足関節の後方を通るため，背屈筋群の遠心性収縮に

Ⅲ　回復期リハビリテーション　**181**

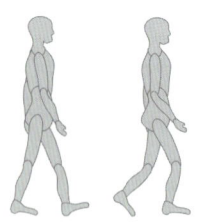

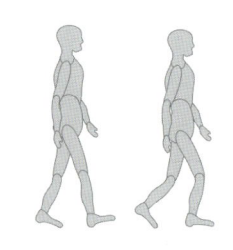

Heel Rocker
衝撃吸収
背屈筋群
膝伸展筋群
遠心性収縮

Ankle Rocker
下腿前傾の制御
底屈筋群
遠心性収縮
腱部の伸張

Forefoot Rocker
前足部荷重
重心落下の制御
底屈筋群
等尺性・求心性収縮

図 2-Ⅲ-31　Rocker 機能

有利である．底屈制動機構は背屈筋群の遠心性収縮の補助を行う（図 2-Ⅲ-32）．過度な膝関節屈曲などの膝関節の制御が難しい場合，直接的に膝関節を制御することが必要である．底屈制動・背屈遊動足継手の長下肢装具の利用は膝関節を制御して Rocker 機能を補助し，大殿筋などの股関節伸展筋群の促通に有利である．下腿前面筋の筋活動は大腿広筋群などの膝関節伸展筋群の遠心性収縮に影響する．脳卒中後遺症者の多くは前脛骨筋などの下腿前面筋の機能不全がみられ，下腿三頭筋などの下腿後面筋の過剰な筋活動がみられる．応用歩行では方向転換，跨ぎ動作，狭路，加速－減速－加速歩行，計算・物品運びなどの二重課題，マット上歩行などがあげられる．病棟内歩行では自室－トイレ間歩行，自室－食堂間歩行，車椅子駆動中や歩行中の他患を避けるなどがあげられる．屋外歩行では坂道，信号，横断歩道，人混み，道順の記憶などがあげられる．療法士のハンドリングは歩行訓練の質に特に影響し，声掛けの程度・タイミングも関与する．

(8) 回復期リハビリテーション

歩行訓練は訓練室で行われることが多い．訓練室には他患も多く，他患の訓練場面をみる機会となり，意欲・障害受容に影響する場合がある．歩行訓練は病棟内などの入院中の歩行環境，自宅内

底屈制動
背屈筋群遠心性
収縮の補助

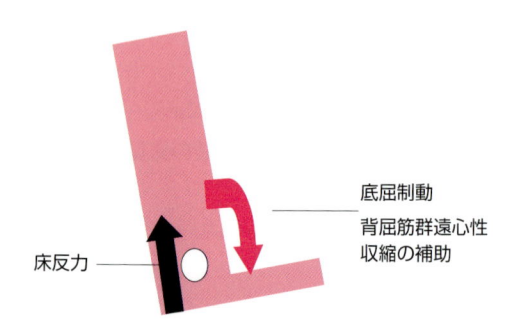

床反力

図 2-Ⅲ-32　底屈制動足継手短下肢装具

や自宅周囲などの退院後の歩行環境を想定しながら，計画的に行うことも必要である．歩行訓練は療法士のみで行うのではなく，病棟生活にて自室－トイレ，自室－食堂間の移動は病棟職員が付き添うなどのチームアプローチが望ましい．歩行自立の場合は自主練習も望ましい．自立判定は定量的評価と定性的評価の両方が重要であり，歩行自立による歩行訓練量の増加や転倒リスクなどを考慮する必要がある．多くの回復期リハ病棟は入院期間の目標を設定し，多くの入院患者は機能改善と早期退院を望んでいる．回復期リハにおける歩行訓練は入院期間を考慮し積極的かつ計画的に展開する必要がある．

〔村上貴史〕

7 車椅子選定と操作方法

要旨

脳卒中治療ガイドライン2009では「廃用症候群を予防し，早期のADL向上と社会復帰を図るために，十分なリスク管理のもとにできるだけ発症早期から積極的なリハビリテーションを行うことを強く勧められる（グレードA）」[19]とされている．また「脳卒中急性期治療において，早期リハビリテーションが患者の生命予後やADLを改善させる」[20]との島田の報告もあり，近年早期からリハを行うことはごく当たり前の時代となった．そのなかで早期座位をとることは脳卒中患者の生命予後・機能的予後に大きくかかわり，また歩行障害を残存している脳卒中片麻痺者（以下，片麻痺者）にとって，好きな場所へ自由に移動できるということは，QOL向上につながる重要事項である．その手段のひとつとして，車椅子は重要な福祉用具である．本稿では車椅子の機能的特性を解説し，片麻痺者と車椅子の関係について述べていく．

1. 車椅子の使用目的

車椅子とは，歩行困難者の歩行支援用具ばかりではなく，大切な生活用具のひとつである[21]と定義されている．車椅子の使用目的は，①「座位保持」，②「移動手段」の2つに区分され，「座位保持」としては寝たきりを予防するなど，ベッドから離れた生活を支援するために利用される[22]．一方「移動手段」としては，トイレや浴室，食卓やリビングへ行くこと，散歩等の外出時など，生活空間を広げる目的として，身体機能の向上，精神的・心理的な自立の向上につながる役割として利用されている．

2. 車椅子の構造（自走用標準型車椅子）（図2-Ⅲ-33）

①グリップ（握り）
車椅子を操作するときに，介助者が握る部分．

②バックレスト（背もたれ）
シートの角度が変わらない「固定式」と，後方へ倒れる「リクライニング式」に区分される．バックレストは，利用者がハンドリムを回す際，肩甲骨の動きを妨げないように肩甲骨下角の高さに合わせることが望ましい．

③大車輪（タイヤ）
自走用標準型車椅子は，大車輪が後方にあり，22～24インチのものが多く，「空気入りタイプ」と「ソリッドタイプ」があり，屋内などの平らな場所では，ソリッドタイプのほうが望ましい．

④ハンドリム（駆動握り）
大車輪の外側に固定されたタイヤより一回り小さい輪である．これを両手で回すことより，大車輪を回転させる．左右の大車輪を同じ力で回すことで直進でき，後方に回せば後進，片方のハンドリムを回せば，回した方向と反対側に方向転換が行える．

⑤ティッピングレバー（前輪昇降バー）
段差を越えるときに介助者がレバーを踏み，前輪のキャスターを持ち上げ，段差を越える．

⑥ブレーキ
左右の大車輪にそれぞれブレーキが付いている．「レバー式」と「リンク式」があり，構造上はレバー式の方が操作は簡単であるが，少し力が必要である．

⑦キャスター（前輪）
方向転換，回転などの走行を自由にする．備え付けの自在輪になっており，ソリッドタイプのタイヤが多い．

⑧フットレスト
車椅子使用者の足部を支える部分．通常は，車

Ⅲ 回復期リハビリテーション 183

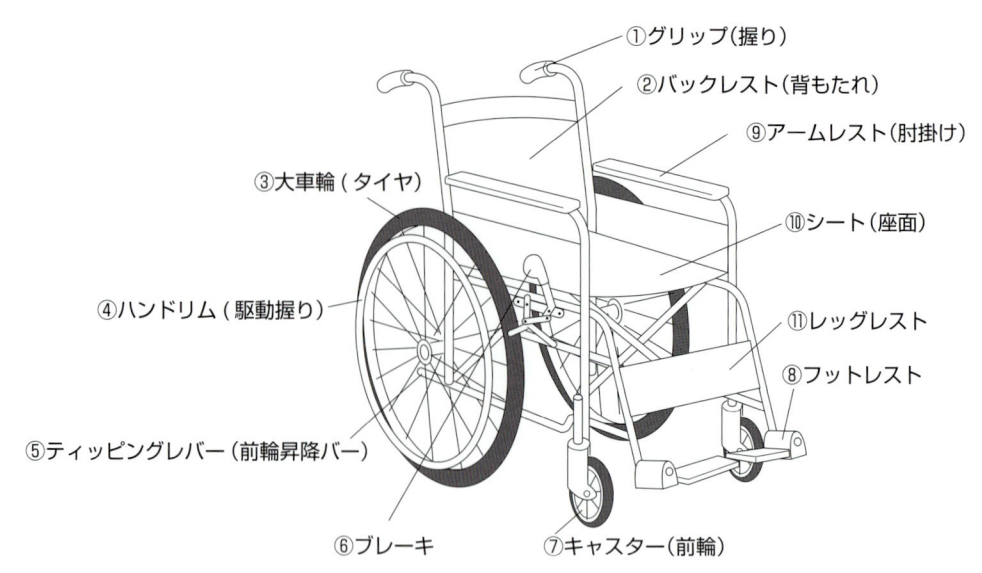

図 2-Ⅲ-33　車椅子の構造（自走用標準型車椅子）

①グリップ（握り）
②バックレスト（背もたれ）
③大車輪（タイヤ）
④ハンドリム（駆動握り）
⑤ティッピングレバー（前輪昇降バー）
⑥ブレーキ
⑦キャスター（前輪）
⑧フットレスト
⑨アームレスト（肘掛け）
⑩シート（座面）
⑪レッグレスト

椅子のフレームと一体となっているものが多いが，円滑に移乗するために，スイングアーム式や取り外し式もある．

⑨アームレスト（肘掛け）

肘を置いたり，座位バランスを補助したり，車椅子移乗時の支点になる．「標準タイプ」と「デスク式」があり，それぞれ「固定式」「取り外し式」「両開き式」に区分される．

⑩シート（座面）

座面部分で，一般的にはシートを敷いて使用する．大きさは，使用者の腰幅に 4～5cm 程度の余裕をもたせる．使用し使い続けることで，シートが体重で伸びてしまうこともあり，消耗品パーツでもある．

⑪レッグサポート

下肢が後方に落ちないように支えるベルトであり，取り外しが可能である．

3. 車椅子の種類 （図 2-Ⅲ-34）

本項目では，手動車椅子について述べる．手動車椅子は主に「自走用」「介助用」に区分され，そのなかでも「標準型」「座位変換型」に分けられる．自走用標準型は，後輪にハンドリムを装備し，日常生活によく使用される車椅子である．また，座位変換型自走車椅子は「リクライニング車椅子」や「ティルティング車椅子」など，姿勢変換機構が備わった自走用車椅子である．介助用車椅子も「標準型」「座位変換型」があり，ハンドリムはなく，介助者が車椅子を操作する．その他，使用目的に応じて，特殊機能をつけることが可能な特殊型車椅子があるが，この種はオーダーメイドとなるため，介護保険適応外となる．

（1）姿勢変換機構の種類

①リクライニング車椅子

座角度は固定のままで背角度のみを倒す車椅子をリクライニング車椅子（図 2-Ⅲ-35）という．リクライニング車椅子は背角度のみを倒す特徴があり，安楽にくつろげるものとされているが，実際には殿部が前方へ滑りやすく，姿勢が安易に崩れやすくなってしまう．その理由は，「バックレストに寄りかかるとその分だけバックレストから反力を受けることとなり，その反力が大きければ大きいほど，殿部が前方へ滑りやすくなる．殿部を前方へ滑らせないようにするためには，バックレストの角度が座角度と同じになればバックレストからの反力の水平方向への成分がなくなるため，殿部は前方へ滑らなくなる」[23]とされている．リクライニング車椅子のみしかない施設の場合，下腿後面にクッションやタオルなどを入れ込み，ポジショニングを行うことで代用できる．

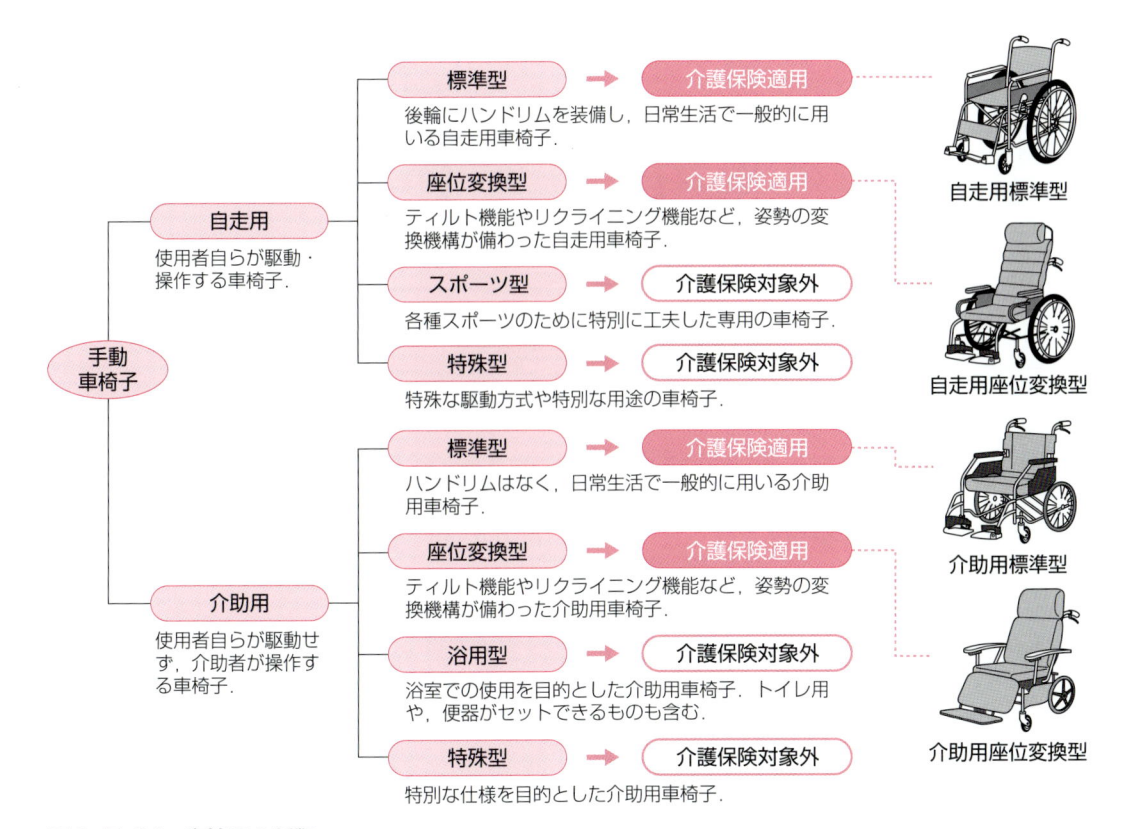

図 2-Ⅲ-34　車椅子の種類

(kaigo-takuhai.com/special/10point/wheelchair/points/07.html より)

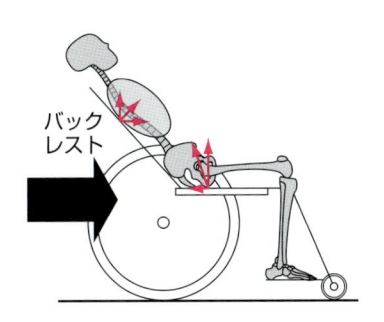

図 2-Ⅲ-35　リクライニング車椅子
バックレストから反力を受けるため，殿部が前方へ滑りやすい．

(勝平・他, 2011)[23]

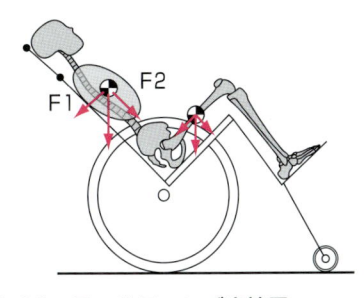

図 2-Ⅲ-36　ティルティング車椅子
座面にかかる反力を背部や頭部で分散ができ，殿部が前方へ滑りにくい．

(勝平・他, 2011)[23]

②ティルティング車椅子

　座面とバックレストが一体となって傾く機能がついている車椅子をティルティング車椅子（図2-Ⅲ-36）という．ティルティング車椅子は座面にかかる反力を背部や頭部で分散させることができる．また，リクライニング車椅子とは異なり，バックレストからの反力を傾斜した座面自体が骨盤前方への滑りを抑えることができるため，効率よく殿部の前方への滑り込みにブレーキがかけられる[23]とされている．

4. 車椅子給付の助成制度の種類

　車椅子給付の助成制度には，以下の3つがあげられる．

①介護保険法による福祉用具レンタル（貸与）：

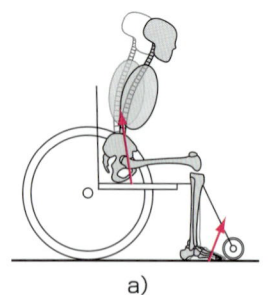

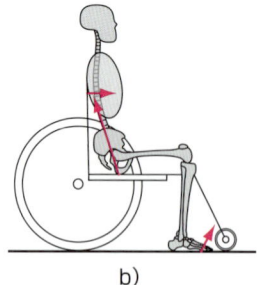

a) 足こぎで足部反力が前方へ傾くと，座面反力は後方に傾く．
b) バックレストに寄りかかって足こぎをする座面反力はさらに後方へ傾く．

足こぎを行った際の足部の推進力は，殿部を滑らせる剪断力を生み出す．

図 2-Ⅲ-37 足こぎ動作時の作用する力
（勝平・他，2011）[23]

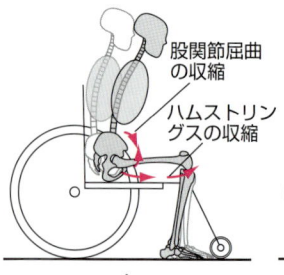

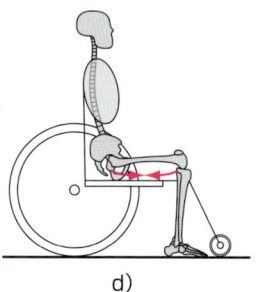

c) 足こぎのときに体幹を前屈して股関節の屈曲筋肉を働かせると，ハムストリングスの収縮により生じる骨盤が後傾を打ち消すことができる．
d) 足こぎのときにバックレストに寄りかかると，股関節の屈曲筋肉が使えないので，ハムストリングスの収縮によって骨盤が後傾しやすくなる．

足こぎ動作時には膝屈曲でハムストリングスが収縮し骨盤が後傾しやすくなる．

図 2-Ⅲ-38 足こぎ動作時のハムストリングスの作用
（勝平・他，2011）[23]

介護を必要とされる，もしくは生活支援が必要な60歳以上の者，および医療保険に加入している40歳から64歳までの者で，法律で定められている特定疾患（脳血管障害，パーキンソン病，関節リウマチなど）にかかり，支援が必要になった者が対象となる．

②労働者災害補償保険（労災保険）法による支給：労働者が業務上または通勤中に怪我や病気などにより，一定の機能障害などが残存した場合に，社会復帰をするために必要な福祉用具などを購入する費用が支給される制度となる．

③身体障害者福祉法による補助具としての支給：身体障害者手帳を保持し，原則として介護保険や労災保険の対象ではない者は，身体障害者福祉法のなかの障害者自立支援法で定められた補装具の支給を受けられる．

なお，介護保険法，労災保険法は，身体障害者福祉法に優先して適応される．

5. 車椅子の使用方法－移動手段として

（1）自走での使用－片麻痺者の片手片足こぎ

片麻痺者が車椅子を操作する際は，主に非麻痺側上下肢で操作を行う片手片足こぎを用いる．しかし，片手片足こぎを行うことで，姿勢を大きく崩してしまう者やうまく前方へ移動できない者を多くみかける．図2-Ⅲ-37のように体幹を屈曲させ（バックレストに寄りかからない），足こぎを行うと，足部反力は前方へ大きく傾き，前方への推進力が生まれる．一方，座面反力は，足部反力とは逆の後方へと傾き，バックレストに寄りかからない状況でも，足こぎを行うことにより殿部には大きな剪断力が作用し，姿勢が崩れやすくなる．この剪断力は足こぎを強く行えば行うほど大きくなる[24]とされている．

また，図2-Ⅲ-38のように足こぎ動作時の膝屈曲は，ハムストリングスを収縮させ，骨盤を後傾させる力を生じさせる．体幹を前屈させることにより股関節屈曲筋が作用し，ハムストリングスの拮抗作用となり，骨盤の後傾を抑える．一方，バックレストに寄りかかった状態での足こぎ動作は，股関節屈曲筋によりハムストリングスの骨盤を後傾させる作用を打ち消すことができなくなるので，殿部はさらに前方へ崩れやすくなる[22]とされている．片麻痺者へ自走を指導する際は，剪断力の影響を考慮した姿勢保持を持続できることが重要であり，必要であれば，姿勢保持クッションなどを用いて，しっかり殿部を保持することが必要である．一般的に片手片足操作は手で推進，足部で方向抑制を行う[23]とされている．

（2）介助での使用

①坂道への対応

坂道を登るときは前進で上がり（図2-Ⅲ-39），

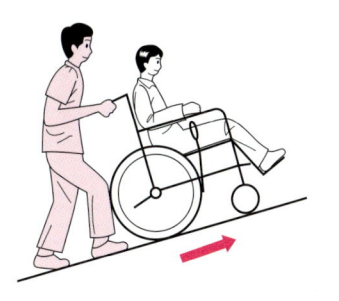

図 2-Ⅲ-39　登り坂介助 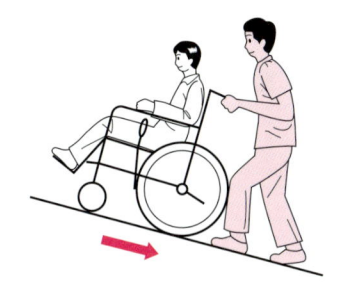　　　図 2-Ⅲ-40　下り坂介助 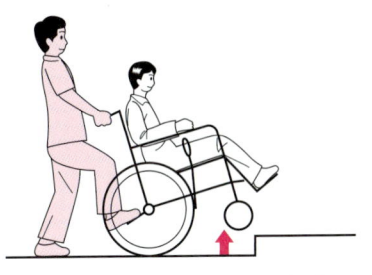　　　図 2-Ⅲ-41　キャスター上げ

急な下り坂のときは後ろ向きで降りる（図2-Ⅲ-40）．降りるときにはブレーキ（介護者用ブレーキが付いている場合）を操作しながら速度を調整しながら動かす．

②段差への対応（キャスター上げ）

　ティッピングレバーを足で固定し，グリップを後方に引くように前輪を上げ，同時に車椅子を前方に押して，キャスターが段差を乗り越えるようにする（図2-Ⅲ-41）．大車輪（タイヤ）が段に接触したら，キャスターを降ろす．その後，大車輪を押し上げて段を乗り越える．段差の高さにもよるが，後ろ向きで大車輪から昇ったほうが段差を越えやすい場合もある．

6. ポジショニングの実際[23]

(1) 車椅子クッションの特徴と選定

　車椅子クッションの使用目的は，殿部および大腿部の座圧分散作用と骨盤後傾・回旋・側屈傾斜を防止する姿勢保持作用に大別されるとされている．厚めのクッションは，座圧分散作用には機能的に優れているが，足部がフットレストや床面に接地しにくくなり，対象者に合わせた選定が必要である．

①プラスチックフォーム材（ウレタン・ラテックスなど）

　異なる種類のフォーム材の組み合わせにより，座圧分散と姿勢保持の両作用を検討できる．また低コストで厚みも抑えられるため，幅広く用いられているが，劣化しやすい面があり，定期的な確認と交換が必要である．

②ゲル材（ゲル状の半流動体）

　柔らかな半流動体を用いるため，反発力が少なく形状に適合しやすく，座圧分散作用に優れている．最近ではゲル材と固めのフォーム材を組み合わせたクッションが多く用いられている．このタイプのクッションは座位保持作用にも優れているが，価格が高価なものが多い．

③空気室材（空気袋の空圧）

　厚さを増やし，接触面を増加させ，座圧分散作用には優れているが，厚さを得られる反面，不安定であり，姿勢保持作用には十分な効果を得ることができない．また，空気圧の調整により座圧分散作用が変化するため，慎重な調整が必要である．

(2) 麻痺側上肢の管理

　片麻痺者は上肢の運動麻痺が残存していることは少なくなく，車椅子に座っている際，麻痺側上肢を自己身体と車椅子の間に挟んでいることに気づかない，あるいは大車輪に挟んで外傷を負ってしまう事故が発生する場合がある．このような事故を防ぐため，麻痺側上肢管理は重要である．麻痺側上肢管理の工夫として手置き台があげられる．手置き台は，麻痺側上肢機能の状態，台を設置する車椅子の部位によって異なり，各施設独自の麻痺側上肢管理方法がある．麻痺側上肢を管理することで，肩甲骨が適切な位置にセットされ，肩関節を保護することができるのと同時に，姿勢アライメントが修正され，良姿勢へつなげられる利点がある．当院ではクッションやタオルを丸め，そのうえに麻痺側上肢を保持したり，100円ショップなどで購入できるラックを使用している．

Ⅲ　回復期リハビリテーション　**187**

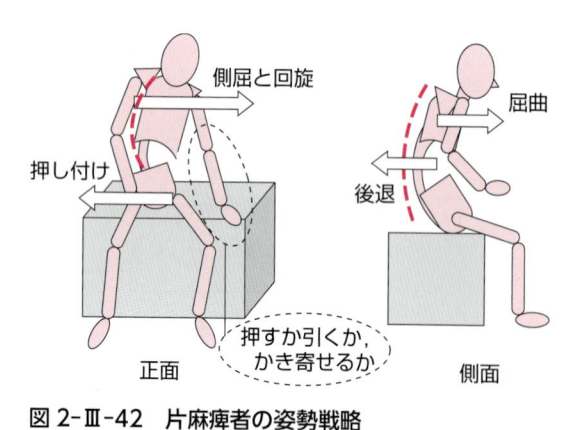

図 2-Ⅲ-42　片麻痺者の姿勢戦略

（柏木, 2007）[24]

図 2-Ⅲ-43　片麻痺者の車椅子座位における姿勢制御

7. 脳卒中片麻痺者の姿勢戦略の特徴と車椅子

　片麻痺者は，今まで普通の生活をしていた状態から突然の発症により，身体の自由が失われ，身体の二分化が起こり，どのように身体を動かしたらよいのかわからない，いわゆる混乱状態に陥っているといえる．よって，自己の姿勢を保持しておくことも恐怖を感じてしまい，身体を石のように固定してしまっている片麻痺者をベッドサイドではよく観察する．動作ひとつ行うことも過剰努力になりやすく，身体を円滑に動かすことが困難なため，外部環境（支持物）に強く依存する傾向にある．そのため，固定している姿勢から逸脱することは片麻痺者にとって，大変な活動であり，環境変化に対して，うまく適応することが困難である．

　図 2-Ⅲ-42 は片麻痺者に多くみられる端座位の定型的な姿勢戦略を表している[24]．どうにか姿勢を安定しようと身体の屈曲を強め，非麻痺側を用いて，姿勢が安定しそうな場所へ身体を押し付けている．このような姿勢戦略は端座位のみならず，椅子座位，車椅子座位でも起こり，どのような環境においても同じ姿勢戦略をとってしまうのが片麻痺者の特徴である．このような状態にある片麻痺者が車椅子へ乗車する，あるいは乗車させる場合は，安定した座位が獲得でき，快適な環境づくりが必要である．そのためには，車椅子の種類や特性の理解，座圧分散や姿勢保持作用にかかわるクッションや，安楽な車椅子座位を獲得できる道具を選定できるポジショニング技術は必要である．また片麻痺者が今，直面している状態を評価し，その後の生活につなげられるのかを考えなければならない．

8. おわりに

　片麻痺者に車椅子を提供する際は，私たちが個別性をもっているように，片麻痺者も車椅子という環境に対し，「座る」あるいは「自走する」という課題を行う際，さまざまな姿勢戦略を取る（図 2-Ⅲ-43）[24,25]．よって，車椅子にただ「座る」ことが本当の目的ではなく，対象者にとって，車椅子という環境が，安全で快適に生活が行えるためのものでなくてはならない．そのために，私たち関連職種は車椅子の選定・環境設定をする必要がある．そして，車椅子の機能特性の理解や，片麻痺者の身体機能を適切に評価する技術を身に付けることは，今後の片麻痺者の生活を大きく変える重要な武器のひとつになると考えている．

（阿部圭一郎）

文献 Reference

1) 二木 立：脳卒中患者の障害の構造の研究—（第1報）片麻痺と起居移動動作能力の回復過程の研究．総合リハ 11：465-476，1983．
2) 近藤克則・他：脳卒中早期リハビリテーション患者の Barthel index の経時的変化．臨床リハ 4：986-989，1995．
3) 近藤克則・他：脳卒中リハビリテーション患者の退院先決定に影響する因子の研究—多重ロジスティックモデルによる解析．日公衛誌 46：542-550，1999．
4) 中村隆一・他編：脳卒中の機能評価と予後予測，第2版，医歯薬出版，1997．
5) 道免和久：脳卒中における予後予測．臨床リハ 7：347-356，1998．
6) 二木 立・他：脳卒中の早期リハビリテーション，第2版，医学書院，1992．
7) 才藤栄一，園田 茂：FIT プログラム，医学書院，2003，pp30-31，80-81．
8) 回復期リハビリテーション病棟協会：http://www.rehabili.jp/active.html
9) 高次脳機能障害支援モデル事業地方拠点病院等連絡協議会編：平成13年度高次脳機能障害支援モデル事業実施報告，2002．
10) NPO 法人ゆずりはコミュニケーションズ：http://p-yuzu.com/syouhin/yuzuriha-syouhin.html
11) 鹿島晴雄・他：認知リハビリテーション，医学書院，1999，pp115-140．
12) 中島恵子：理解できる高次脳機能障害，三輪書店，2009．
13) 田川皓一，佐藤睦子：神経心理学を理解するための10章，新興医学出版，2004，p171．
14) 山本澄子：動作分析にもとづく片麻痺者用短下肢装具の開発．理療科 18：115-121，2003．
15) 山岸茂則：臨床実践 動きのとらえかた 何をみるのか その思考と試行，文光堂，2012，pp8-12．
16) Myers TW（松下松雄訳）：アナトミー・トレイン 徒手運動療法のための筋筋膜経線，医学書院，2009，pp177-208．
17) Perry j：Gait analysis, New York. Slack inc, 1992, pp30-38．
18) 山岸茂則：臨床実践 動きのとらえかた 何をみるのか その思考と試行，文光堂，2012，pp118-126．
19) 篠原幸人・他：脳卒中治療ガイドライン2009，協和企画，2009．
20) 島田眞一：脳卒中急性期のリハビリテーション．理療兵庫 14：25-30，2008．
21) 高橋義信：車いすの安全・快適技術．IATSS Review 27：15，2002．
22) 古川 宏・他：作業療法全書 改訂第3版 第9巻 作業療法技術学1義肢装具学，協同医書出版社，2009．
23) 勝平純司・他：介助にいかすバイオメカニクス，医学書院，2011，pp 180-193．
24) 柏木正好：環境適応—中枢神経系障害への治療的アプローチ，第2版，青海社，2007．
25) shummway-Cook A（田中 繁，高橋 明監訳）：モーターコントロール 原著第3版—運動制御に理論から臨床実践へ，医歯薬出版，2009．

IV 維持期の取り組み

1 退院先の決定

要旨

患者に対し，ICFに基づきゴールを設定するが，脳卒中の場合はまず家庭復帰（自宅退院）可能かどうかの検討が大切である．自宅退院を可能にするためには，①医学的に安定，②障害の改善の程度が起居・座位保持・移乗自立以上，であれば有利な条件であり，起居動作全介助でも，③常時介護者1人＋補助的介護者1人確保，④在宅療養サービスが利用可能，の条件が必要である．退院先は最終的に本人の同意を得ておくことが大切であるが，家族の事情も考慮する必要がある．

1. リハビリテーションのゴールと退院

脳卒中で障害をもった患者は，急性期・回復期と治療を重ね，生活の場となる維持期（生活期）へとつながっていく．ただ，すべてが急性期→回復期→維持期という流れで進むわけではなく，患者の障害の程度や確保できた活動内容，生活状況などにより，直接維持期へ移行したり回復期で長期管理を行う必要があるなど，目標となるリハのゴールはさまざまである（表2-IV-1）．急性期・回復期ではカンファレンスでこのゴールを適宜修正しながら予測し，退院時期・退院先を検討していくことになる．

このとき，ICFに基づき，心身機能・構造，活動，参加の3つの障害の度合いとともに，健康状態や環境因子，個人因子なども考慮しつつ，ゴール設定を行う必要がある[1]．一般に障害や制約が軽度な患者ほど高いゴール設定が可能だが，重度の患者であるからと低いゴール設定を行うと，スタッフの意識がゴールまでしか伸びないと勘違いしてしまうこともあるため注意が必要である．その意味からもゴールの修正や適切な予測が重要となる．高齢者が多い脳卒中患者においては，まず家庭復帰（自宅退院）が実現できるかどうかの検討が大切である．もちろん若年者では復職や自動車運転も考慮すべき課題である．

表2-IV-1 リハビリテーションのゴール

①心身機能・構造（生命レベル）
片麻痺の改善（上肢補助手・実用手，下肢筋力向上，下肢装具作成）
体幹バランス安定，めまい・ふらつきの改善
麻痺側疼痛，しびれ感の改善，痙縮の改善
高次脳機能障害の改善（注意障害，遂行機能障害，記憶障害，半側空間無視など）
失語症の改善（言語理解，表出，非言語的会話，意思疎通）
認知症コントロール，うつ状態改善　など

②活動（生活レベル）
全介助，ベッド上生活，移乗自立，車椅子移動自立，屋内歩行自立，屋外歩行自立，ADL自立
家庭内の役割（家事分担，調理，洗濯，掃除，買い物）
公共交通機関利用，自家用車の利用　など

③参加（人生レベル）
退院先（自宅・病院・施設）
一般就労（現職復帰，異動，転職），福祉的就労，主婦業
趣味，スポーツ，旅行，地域活動，社会参加　など

表2-Ⅳ-2 医学的安定の条件

① 経口摂取自立，または経管栄養（胃瘻，経鼻栄養）＋経口摂取，または経管栄養のみの状態で，栄養・水分が安定して摂取できていること．
② 口腔内の清潔が保たれ，口腔ケアの方法を本人または介護者が理解しており，義歯・齲歯などの口腔内の治療が終了しているか，退院後も加療するめどが立っていること．
③ 嚥下障害による肺炎や尿路感染などによる感染症が改善し，CRPが陰性化するか，経口抗菌薬での感染コントロールができていること．
④ 褥瘡が治癒したか，あっても介護者でケア可能な程度のものであること．
⑤ 顕著な問題行動（夜間の大声，徘徊，頻回のチューブ自己抜去，自傷行為，ろう便など）のないこと．

（近藤・他，2006）[2]

表2-Ⅳ-3 自宅退院に必要な障害の程度と介護条件

① 起居・座位保持・移乗が自立していれば，ポータブルトイレを使用し，排泄に介助を必要としなくなり，昼間独居が可能である．すなわち共働き家庭でも引き取りが可能となり，自宅退院の条件が拡大する．
② 起居移動動作が全介助にとどまった場合は，常時介護者1人に加えて，補助的介護者（夜間や非常時に介護可能な介護者）が1人以上確保できること．
③ 全介助にとどまった場合は，訪問診療，訪問看護，訪問介護，配食サービスなどの必要な在宅療養支援サービスが利用できること．
④ 例外的に全介助で独居のケースがあるが，適切な状況判断能力があること，緊急時の警報装置があること，在宅療養支援サービスが十分導入されていること，特に1日複数回の訪問介護（ヘルパー派遣）が必須である．

（近藤・他，2006）[2]

2. 自宅退院の条件

自宅退院が可能となるためには，①入院治療継続の必要がない程度に医学的に安定していること（表2-Ⅳ-2），②障害がある程度以上改善していること，③介護条件として常時介護者が1人と補助介護者1人以上が確保できること，④在宅サービスの利用が可能であること，などの条件が必要である[2]．障害の程度や介護条件に関しては，二木による先行研究[3]があるが，それらを参考に要約すると表2-Ⅳ-3のようにまとめられる．これらの条件を欠き，安定した在宅生活が困難と予想される場合は，適切な施設や療養型病院を検討する必要がある．

3. 退院時期

リハにより麻痺や機能の回復がほぼプラトーに達した段階が維持期への移行時期であり，回復期からの退院時期といえる．一般的には脳卒中発症後6カ月程度といわれているが，個々の入院期間は障害の程度や環境，回復状況によって異なるため一律に設定すべきではない．ADL，特に排泄や移動の自立が望める例や自宅退院可能な例では，必要十分な入院期間を確保することが望ましい．逆にADLが寝たきり全介助レベルで自宅退院の条件がない場合などは，車椅子座位が確保できれば短期間での入院リハで，施設入所になることもある．

障害が回復過程であっても，生活がある程度可能になった時点で自宅へ直接退院し，外来や介護保険でリハを継続しながら社会復帰をめざす場合もあるが，このときには歩行能力の獲得が大きなポイントとなる．少なくとも屋内歩行が伝い歩き自立か補装具を使用して自立レベルでなければ，早期退院は難しい．

4. 退院先の選択肢

自宅または家族が引き取る以外の退院先としては，老人保健施設，医療療養病床，介護療養病床，特別養護老人ホーム，グループホーム，ケアハウス，有料老人ホーム，サービス付き高齢者向け住宅などがある（表2-Ⅳ-4）．このうち，特別養護老人ホーム以下の施設は回復期リハ病棟の退院先分類で，「自宅に準ずる施設」となっている．回復期リハビリテーション病棟入院料を算定する場合は，退院先が自宅か自宅に準ずる施設への退院患者の割合（在宅復帰率）が「1」で7割，「2・3」でも6割を超えていなければならないため，

表 2-Ⅳ-4　自宅以外の退院先の種類と特徴

	対象者・特徴	医師	食堂	機能訓練室	居室定員	1人あたり居室面積
医療療養病床	長期にわたり療養を必要とする患者が入院.	○	○	○	4人以下	6.4 m² 以上
介護療養病床	介護保険で利用できる療養病床.現在新設は認められていない.	○	○	○	4人以下	6.4 m² 以上
老人保健施設 従来型・介護療養型	機能訓練の必要な要介護者が入所.現在はユニット型と介護療養型(介護療養病床からの転換)が新設可能.	○	○	○	4人以下	8.0 m² 以上
老人保健施設 ユニット型		○	共同生活室	○	1人 1ユニット原則10人以下	10.65 m² 以上
特別養護老人ホーム 従来型	著しい障害があるため常時介護を必要とし,在宅介護が困難な要介護者が入所.	非常勤可	食堂と機能訓練室合わせて可能		4人以下	10.65 m² 以上
特別養護老人ホーム ユニット型			共同生活室	×	1人 1ユニット原則10人以下	10.65 m² 以上
認知症高齢者グループホーム	認知症高齢者を対象.小規模で家庭的な環境.2(都市部は3)ユニット以下で設置.	×	居間 食堂 台所	×	原則1人 1ユニット5人以上9人以下で	7.43 m² 以上
ケアハウス	独立して生活するには不安のある原則60歳以上の者が入所.	×	○ 共同生活室	○	1人 夫婦用2人	21.6 m² 以上 夫婦用は31.9 m² 以上
介護付有料老人ホーム	一般型と外部サービス利用型がある.	×	○	○	1人	13 m² 以上
住宅型有料老人ホーム	介護が必要になれば,介護保険を利用する.	×	提供するサービスによって設置		1人	規定なし
サービス付き高齢者向け住宅	60歳以上で要介護・要支援認定を受けている人が利用可能.介護や医療は居宅サービスを利用可能.	×	×	×	規定なし	25 m² 以上(共用の居間・食堂・浴室等があれば18 m² 以上)

注意が必要である.

「生活の場」としての評価は一般に,自宅＞非同居家族との生活＞施設＞病院の順によいとされているが,入居にかかる費用はおおむね,特別養護老人ホーム＜老人保健施設＜医療療養病床＜他の施設の順に高い(ただし,医療療養病床の場合は身障制度や高額療養費控除の利用で実際の支払額は安いことが多い).自宅や親族との生活は精神的にも安定し,せん妄や不穏になることも少ないため,患者本人の安定の意味からはその意義が大きい.

自宅退院困難な患者の場合,最終的には特別養護老人ホームを希望することが多いが,どこも数カ月待ちのことも多く,入院中から申し込みを行ったうえで他の施設で待機しておくことが常態化している.近年,介護保険適応のさまざまな施設が増えてきているが,同じ種類の施設でも,受け入れ可能な障害の程度が異なったり,費用負担が高い,生活保護の適応がないなどの問題点があるため,選択時には配慮が必要である.最近はど

の病院も退院調整を専門的に行う地域連携部やMSWなどが置かれているところが多いが，日頃から地域の状況を確認して「顔の見える連携」をつくっておくことも重要であろう．

5. 退院先の決定における注意点

退院先の決定については，患者本人と話を始める場合と家族から話を始める場合の2通りがある．特に自宅退院が難しい場合，本人の希望と介護者である家族の意向とが反することがある．大抵は自宅に退院したい本人と，さまざまな条件から自宅で介護できないため施設退院を望む家族との対立になることが多い．この場合も含めて，以下の点に注意する必要がある．

（1）患者本人の意思の尊重

治療の主体者は患者であり，患者には療養に関する自己決定権がある．特に高齢者にとっては人生最後の生活の場となる退院先を，本人の確認がないままに決めることは許されない．たとえ家族からの意見聴取が先になったとしても，本人の同意を得て退院先を決定する必要がある．

（2）家族の意向を考慮する

現実的には，介護者である家族の同意なしに自宅退院することは，現在の介護保険サービスでは困難である．特に夜間の排泄介助が問題となることが多い．在宅介護では1人の主介護者と1人の交代介護者（非同居でも自宅に来やすい人）で1.5人以上が常時必要といわれており，現実的に自宅での介護が可能かどうか，医療者は冷静に判断する必要がある．しかし，家族にも仕事があったり他の介助者を抱えているなど，介護したくてもできないさまざまな理由があるので，くれぐれも家族介護を強いるような自宅退院誘導だけは避けなければならない．

（3）患者本人と家族の同意をつくる

退院先の決定には，患者・家族が相談し，希望に沿わない場合でも双方の同意が必要である．自宅退院可能な場合は問題ではないが，施設退院などで本人の同意がないままに進むことがないよう注意しなければならない．できれば患者・家族が同席して，病院内での病状説明などで確認することが望ましい．

（4）自宅退院または非同居家族への引き取りになった場合

患者に必要な介助内容を家族に明らかにし，家族の介護力・介護体制・居住環境で継続した介護が可能かどうか評価する．その後，家屋評価や退院調整でも評価しつつ，自宅退院に問題ないかどうかギリギリまで確認する必要がある．退院までに試験外泊を2回以上実施し，確認することが望ましい．

〔植木昭彦〕

2 在宅療養に向けての援助の実際

要旨

在宅療養を準備するうえで大切なことは『「顔の見える」連携』と『「情報」伝達の整備』である．地域にこの2つを整備することが大切である．在宅に向けての必要な援助内容は，①ケアマネジャーの選定，②家屋評価・住宅改修，③福祉用具（補装具・福祉機器など）の準備，④試験外泊，⑤家族への介護指導，⑥本人・家族への生活指導，⑦社会資源の利用などがある．退院前には，⑧介護保険の準備とサービス担当者会議を実施し，可能であれば，⑨退院後訪問を検討する．

在宅療養を準備するうえで大切なことは，『「顔の見える」連携』と『「情報」伝達の整備』と考えている．患者が自宅に帰るためには，病院から在宅という場に移動し，新しいチームでの医療やケアを行っていく必要がある．このとき，患者や家族を含めたチームが「顔が見える」形でつながっていることと，指導や介護・物品・改修などの「情報」がきちんと伝わっていることが大切である．まずはこの2つを整備して，それぞれの地域に応じた援助方法を検討していくのがよいと思われる．図2-Ⅳ-1は，当院のリハ対象患者の入院から退院における流れである．在宅療養に向けての必要な援助は，退院に向けての準備から開始されていく．具体的な内容は，チェックリストを用いて確認しながら行う．在宅に向けての必要な援助内容は，①ケアマネジャー（介護支援専門員）の選定，②家屋評価・住宅改修，③福祉用具（補装具・福祉機器など）の準備，④試験外泊，⑤家族への介護指導，⑥本人・家族への生活指導，⑦社会資源の利用などが考えられる．退院前には，⑧介護保険の準備とサービス担当者会議を実施し，在宅チームに申し送りを行う．また，可能であれば，⑨退院後訪問で，自宅での生活内容を確認することが望ましい．屋外歩行自立でADLも自立した軽度の障害の患者では，補装具の利用を除き，②〜④は通常省略可能である．

1. ケアマネジャーの選定

維持期（生活期）の準備を行ううえで，一番重要なのはケアマネジャーである．入院中の病棟スタッフによるチーム医療から，ケアマネジャーを中心とした在宅チームへの移行を柔軟かつ綿密に行うことが，患者の在宅療養の質を左右するといっても過言ではない．病前から介護保険を利用している場合は，既にケアマネジャーが決まっているが，そうでない場合も含めて本人・家族の希望を優先しつつ，最適なケアマネジャー選定を援助することが重要である．

2. 家屋評価・住宅改修

自宅退院を目指す場合，回復期病棟で入院したときから，自宅に近い環境を想定し訓練を行うことが重要である．このため，入院後早期に生活予定の家屋評価を図上や写真などで実施することが望ましい．まずは自宅内の間取り，トイレ，洗面，浴室，食堂，リビング，寝室などの位置関係を把握し，屋内の移動距離や移動方法を確認しておく．2階居室の場合は，寝室を移せるかどうかの判断も必要である．ただ事前に把握しても，リハにより獲得した能力が，退院後に家庭ではうまく発揮できず，能力低下を起こすことも多い．このため入院中に自宅を訪問して家屋評価を実施し，退院後の療養環境を整備していくことが必要である．当院では最初の外泊前に本人とともに家屋訪問を実施し，そのときに家屋評価を実施している．自宅では思わぬ段差や移動方法などで障害が軽度の患者でも問題が発見されることも多いため，屋内歩行自立レベル以下の患者は全例行っている．障害が重度で全介助の患者でも，介護者の

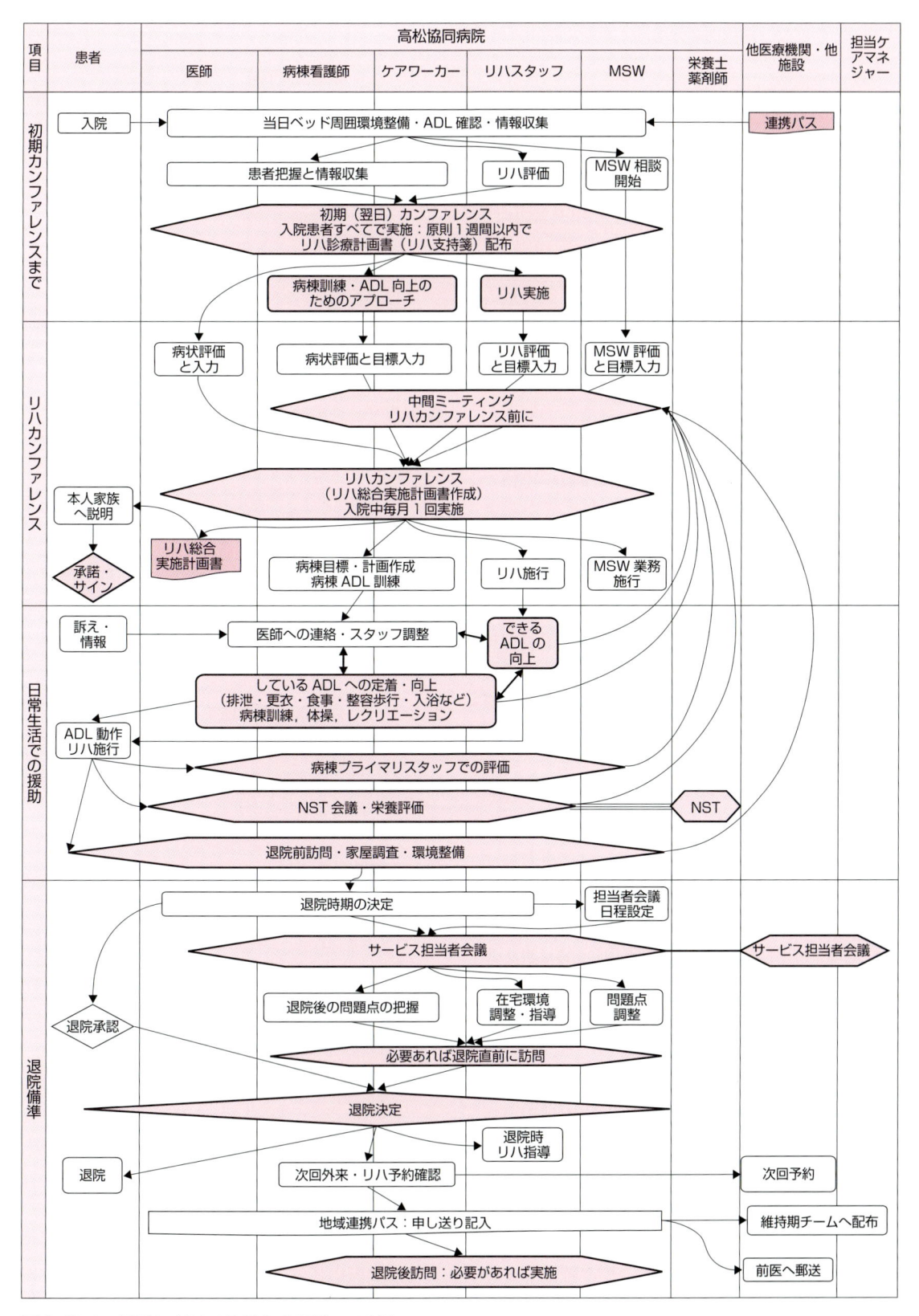

図 2-Ⅳ-1 当院における入院から退院への流れ

表 2-Ⅳ-5　退院前家庭訪問・家屋改修の実施基準

退院時自立度・歩行レベル		家庭訪問	家屋改造項目				
			ベッド	トイレ	手すり	風呂	車椅子
「全介助」・歩行不能		±	+	±	−	±*3	±*1
ベッド上自立, 見守り介助歩行		+	+	+	+	+	+
屋内歩行		±	+	+	+	+	±*2
屋外歩行	補助具⊕, 高齢	±	+	+	+	+	−
	その他	−	−	−	−	−	−

注：*1 介護者の希望と能力があるとき，*2 屋外移動用（介助で）*3 入浴介助可能な場合

(二木, 1985)[4]を一部改変

介護量軽減のため，住宅改修・福祉機器の導入が必要と考えられている場合は実施が望ましい．また，可能であれば住宅改修後や福祉用具の準備の後に，本人同伴で2回目を実施できればなおよい．このときには試験外泊も兼ねて実施することが多い．実施基準の例（表2-Ⅳ-5）[4]および家屋評価表の例（図2-Ⅳ-2）[2]を示す．評価時は図だけでなく，デジカメなどで写真を撮影し添付するとわかりやすい．遠方で訪問できない場合や家族の訪問拒否の場合は，屋内の写真を家族に依頼し家屋評価に代えている．

（1）住宅改修の目的

退院後の患者にとって，住宅は障害をもちながら家族とともに地域での生活を営む拠点となる．障害に適応した住環境かどうかが，直接患者の生活の質を決めていることも多くみられる．それゆえ，患者の障害にふさわしい適切な住宅改修が必要である．池田によれば住宅改修の目的は表2-Ⅳ-6の5項目にまとめられる[5]．このなかでも最も重要な目的は，患者の生活空間を広げ，「生活の質」を向上させることにある．

（2）住宅改修で考慮するべき因子

住宅改修で考慮するべき因子として，池田らは表2-Ⅳ-7のような4つをあげている[5]．これらの因子を踏まえて具体的な改修案を作成することとなるが，患者や家族の意向も尊重しつつ計画していかなければならない．さまざまな要因によりbestができないこともあるが，その場合もよりbetterなものになるように検討しなければならない．

表 2-Ⅳ-6　住宅改修の目的

1. 日常生活動作自立度の維持・向上
2. 機能障害悪化の防止
3. 安全の確保，危険の防止
4. 家族の介護量の軽減
5. 患者の生活空間を広げ，「生活の質」を向上させる

(池田, 1985)[5]

表 2-Ⅳ-7　住宅改修で考慮するべき因子

1. 患者の問題
   ①疾病の予後，機能障害の予後
   ②起居動作能力，日常生活動作能力
   ③障害受容レベル，生活への意欲
2. 家族の問題
   ①介護能力
   ②改修の家族生活への影響
   ③改修そのものの受容
3. 患者と家族の人間関係
4. 経済的・社会的問題
   ①経済力
   ②社会資源の利用の可能性
   ③家屋の条件：持ち家か借家，大きさ，可変性の有無

(池田, 1985)[5]

（3）住宅改修の原則

患者の体格や障害の程度は一人ひとり異なっており，実際の住宅改修では原則（表2-Ⅳ-8）[5]を理解しつつ，障害の個別性に応じた計画が必要である．

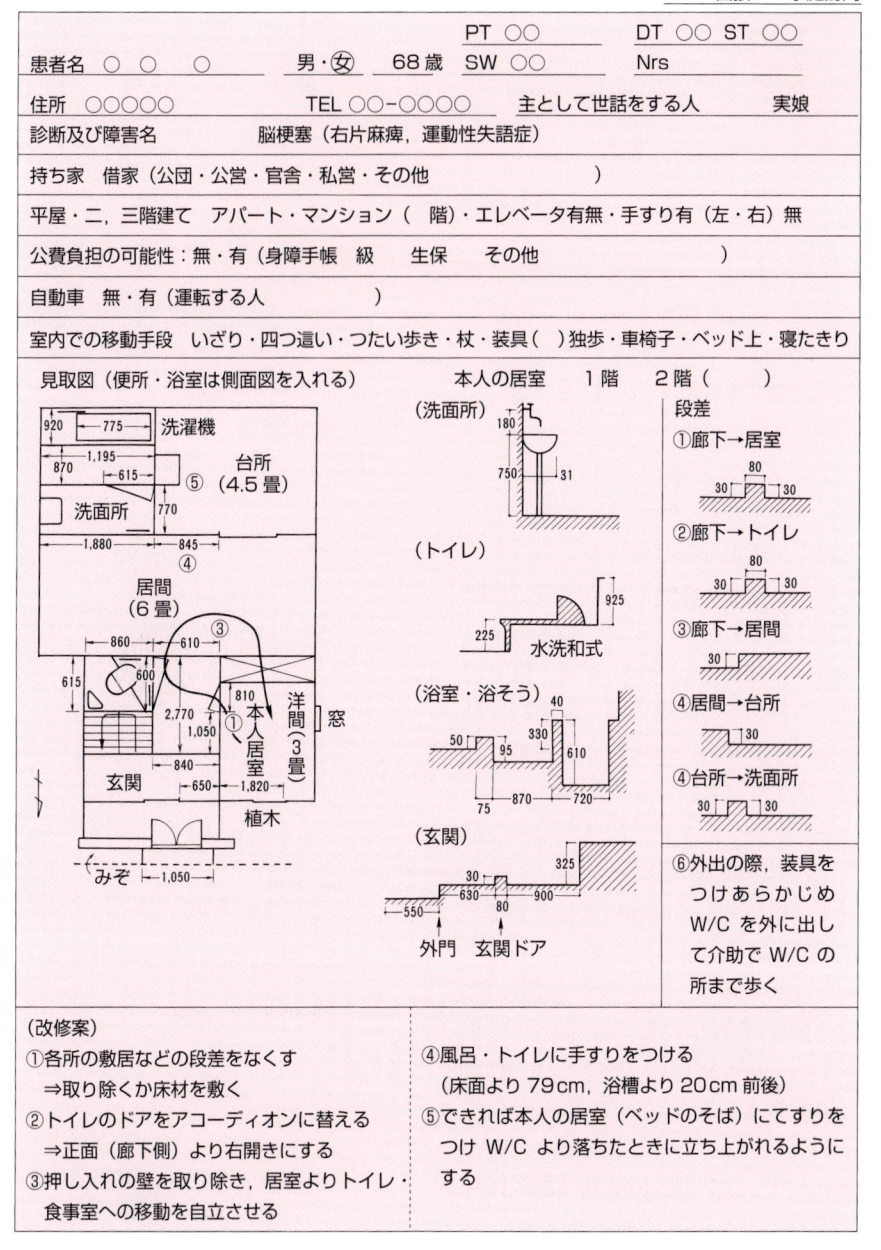

図2-Ⅳ-2　家屋評価表　　　　　　　　　　　　　　　　　　　　　　　　　　　　　　（近藤・他, 2006)[2]

住宅改修の実際では，椅子の座面高さ（40〜45 cm），立ち上がり時の手すりの高さ（65〜70 cm），歩行時の手すりの高さ（85 cm）が，屋内移動が車椅子使用の場合は，通路の幅が車椅子が直進可能な幅（80 cm以上），車椅子が曲がれる幅（90 cm以上）が基準となる[6]．

（4）生活様式の選択

洋式（ベッド⇔椅子生活）か和式（畳状生活）か，すなわち生活平面を床面にするか，椅子座面にするかは，患者の移乗・移動能力に規定される．床からの立ち上がりが安定して可能であれば和式・洋式いずれでもよい．歩行不能だがずりばい移動，四つ這い移動が可能な場合は和式，床か

表 2-Ⅳ-8 住宅改修の原則

1. 重心の垂直移動を最小限度にすること
2. 移動時の安定性を増すこと
3. 補装具・福祉機器の使用できる空間を確保すること
4. 介護者の介護スペースを確保すること

(池田, 1985)[5]

らの立ち上がりが困難で，歩行あるいは車椅子移動が可能な場合は洋式に改修する．洋式に改修する具体的なポイントは以下のとおりである．

①部屋の出入口の段差を解消する．転倒予防に加え，車椅子を屋内移動手段とする場合は必須である．木やプラスチック製のくさびやタイルカーペットが利用できる．

②トイレは洋式に改修することが望ましい．できない場合は洋式便座をかぶせて対応する．便座の高さは個別に立ち上がりしやすい高さを検討する．一般的には40～45 cmがよい．便座が高いほうが立ち上がりしやすいが，座位時に足底接地できないと不安定になる．非麻痺側にL字型手すりをつけるとよい（図2-Ⅳ-3）．

③浴室では浴槽の縁から床までの高さが患者の足がつく高さ（40～45 cm）だと使いやすい（図2-Ⅳ-4）．入浴方法についての詳細は別項を参照．

④玄関では，上がりかまちに段差調節のための踏み台か座れる台を設置し，手すりをつける（図2-Ⅳ-5, 6）．車椅子出入りのためにスロープを設置する場合は，勾配を1/12できれば1/15以下とする．場所をとるので取り外し可能なスロープでもよい．また，玄関に設置不可の場合は，居室の掃き出し窓から直接屋外へ出られるように設置することもある（図2-Ⅳ-7, 8）．その他の場合も含めて，家屋（住宅）改修基準の例を示す（表2-Ⅳ-9）[7]．

3. 福祉用具（補装具・福祉機器など）の準備

　福祉用具導入の目的も，前項の住宅改修の目的と同じである．介護保険が導入され，さまざまな福祉用具がレンタルできるようになり，大きな改

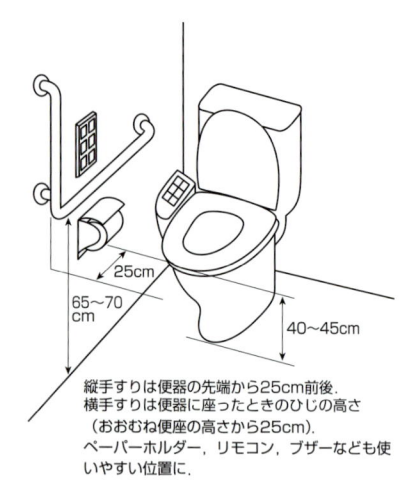

図 2-Ⅳ-3 トイレ

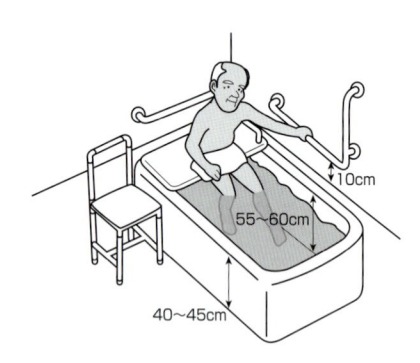

縦手すりは便器の先端から25cm前後．横手すりは便器に座ったときのひじの高さ（おおむね便座の高さから25cm）．ペーパーホルダー，リモコン，ブザーなども使いやすい位置に．

図 2-Ⅳ-4 浴室

横や縦の手すりがあると入るときや湯舟に浸るときに安心できる．
また，安定して湯舟に入るためにバスボードなども利用する．
浴槽のフチの高さが下腿長の高さ程度なら，同じ高さのシャワーチェアだけでもよい場合がある．

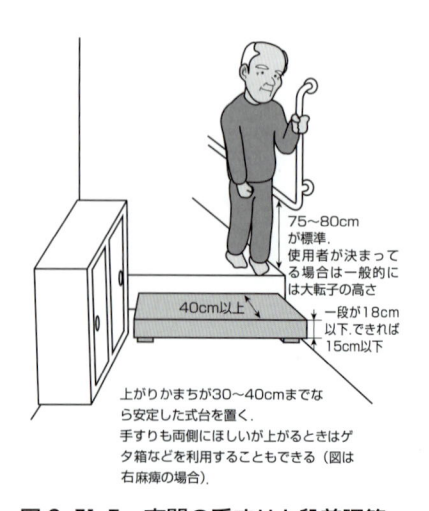

図 2-Ⅳ-5 玄関の手すりと段差調節

75～80cmが標準．使用者が決まっている場合は一般的には大転子の高さ．
一段が18cm以下．できれば15cm以下．

上がりかまちが30～40cmまでなら安定した式台を置く．手すりも両側にほしいが上がるときはゲタ箱などを利用することもできる（図は右麻痺の場合）．

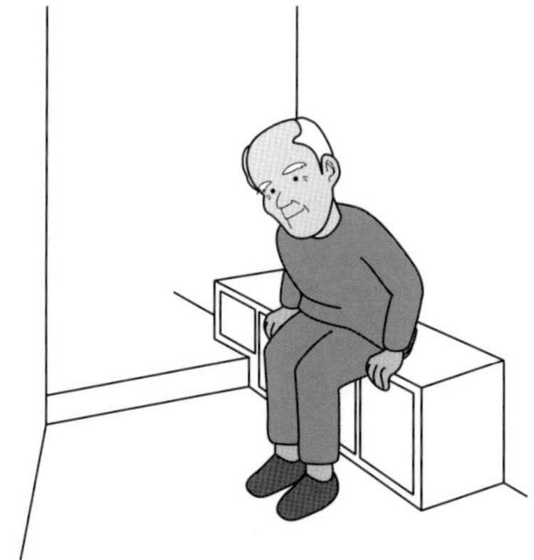

図 2-Ⅳ-6　玄関に座れる台を置く

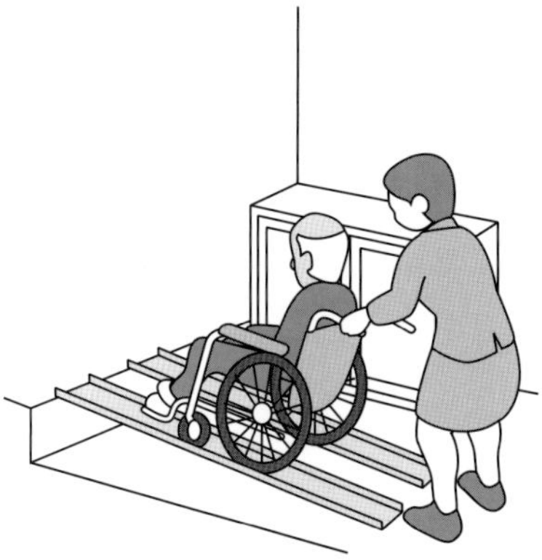

玄関に座ったり立ったりしやすい高さの椅子や台などがあると靴をはいたり脱いだりしやすく，低い段差なら横の移動で済むこともある．

図 2-Ⅳ-7　軽くて取り外しが楽なスロープ

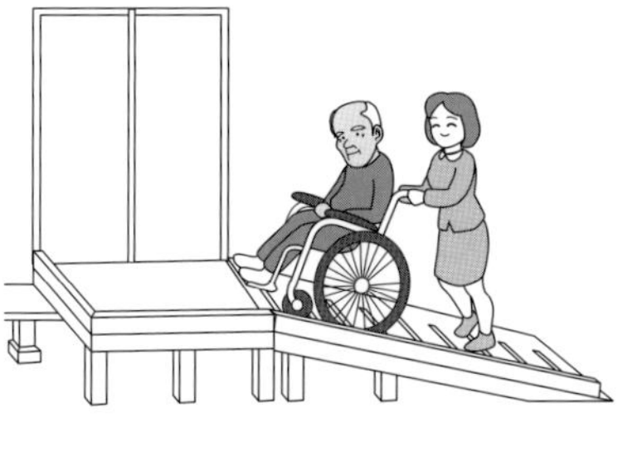

上がりかまちの高さが20cm程度以下で，玄関の奥行きがある場合は，市販のスロープを利用すると取り外しが可能．

図 2-Ⅳ-8　屋外に設置したスロープ

玄関にスロープなどが設置不可の場合は，縁側や居間，居室の外にスロープを設置することもある．この場合，車椅子が落ちないよう，車止めのフチをつくることや，角度は1/12できれば1/15以下の傾斜とする．また，介助者が滑らないよう，車椅子の車輪の内側の幅以下で歩幅に合わせて滑り止めがあると安心．

修をせずに環境整備ができることも多くなった．脳卒中患者において必要性の高いものを（表 2-Ⅳ-10）に示す．ベッド，移乗用手すり，ポータブルトイレは移乗自立レベル患者の排泄動作自立のために必要な3点セットである．また，移動手段としての杖，歩行器，車椅子や，入浴時のシャワーチェアーなどもよく利用する．なお，当院では麻痺側下肢の装具は，入院中に作製してしまうことが多い．

(1) ベッド（介護保険レンタル可）

　ADL全介助で寝たきりの患者の場合は，介護者の介助のしやすさを優先した高さ調節可能な電動ギャッジベッド（頭部・足部・高さの3モーター調節）が望ましい．ベッド上起居動作可能で，端座位保持可能な場合は，足のつく高さ（40～45 cm）のベッドが望ましい．ベッド上での何らかの介護を必要とする場合は，高さ調節可能な電動ベッドが便利である．なお，ベッドの配置は非麻痺側からの移乗が行いやすいため，非麻痺側のベッドサイドを広く開けるように配置する．

(2) 移乗用手すり（介護保険レンタル可）

　片麻痺患者の場合，移乗用手すりを利用すれば，ベッド周辺の移乗動作が自立することが多い．退院時は非麻痺側に移乗用手すりを必ず設置する．場合によっては垂直方向の手すりや前手すりがあると体幹が安定しやすい場合もあるので，必要な患者には設置する．ベッド柵と一体になった「スーパーらくらく手すり®」[参照 p171] や「スーパーらくらくシステム®」は，場所をとるが安定感がある．縦手すりではベッドに直接設置できるものもあるが，「ベストポジションバー」が設置場所が限定されず使用しやすい．

(3) ポータブルトイレ（介護保険支給可）

　起居動作が自立しなくても，端座位からの腰上げが可能であれば，ベッドとポータブルトイレの座面の高さをそろえることでポータブルトイレへの移乗が可能になる．このためベッドや車椅子の高さに合わせ，40～45 cm程度の高さが勧められる．近年は木製，プラスチック製とも多くの種類があるが，高さ調節機能がついたもので，背もたれ，手すり付きのものが安定性がよい．起居動作が自立していない場合は，ベッドに接する側の

Ⅳ　維持期の取り組み　**199**

表 2-Ⅳ-9　家屋（住宅）改修基準

Ⅰ．上がりかまち
A．床からの立ち座り自立 　　立位での履物の着脱可 ── 改修せず可能 B．床からの立ち座り 　　見守り～介助 　　あるいは 　　立位での履物 　　の着脱 　　見守り～介助

	上がりかまちの高さ	改修基準
a	10 cm 以内	40 cm の台と手すり
b	20～30 cm	30～20 cm の台と手すり
c	40 cm 以上	手すり

Ⅱ．トイレ
A．しゃがみ立ち 　　ズボンの上げ下ろし ── 自立 ── 和式便器で可 B．しゃがみ立ち 　　ズボンの上げ下ろし ── 見守り　洋式便器または 　　　　　　　　　　　　　　介助　　補高便座 ●ちり紙・手洗いなどの配置 ── 安全姿勢で健手 ●移動・立ち上がり用手すり　が届く位置

Ⅲ．浴室
A．床からの立ち座りあるいは 　　患側片足立ち数秒自立 ── 浴槽の型を問わず可 B．床からの立ち座り見守り～介助 　　a．浴槽への出入り ── 腰かけ場所（ふち，台など） 　　b．洗場からふちまで 　　　　55 cm 以上 ── すのこか浴槽をかえる 　　　　40 cm 前後 ── 最適 　　　　30 cm 以下 ── 浴槽をかえる 　　c．浴槽の深さ 　　　　55 cm～60 cm ── 最適 　　　　40 cm 前後 ── 浴槽をかえる 　　　　80 cm 位 ── なかに 15 cm の台を入れる 　　d．身体洗い ── 高さ 30～40 cm のシャワーチェア ※床面，浴槽内の滑り止めの工夫 ※手すり ── 移動，出入り，浴槽内姿勢に必要

Ⅳ．洗面
A．立位耐久性 　　上肢の支持なし 　　よりかかっても可　　5～10 分 　　　　　　　　　　　以上可 ── 立位で可能 B．立位耐久性 　　上肢の支持なし 　　よりかかっても可 ── 5 分以内 ── 腰かけ用 ※健手で取りやすいように洗面用具の配置 ※車椅子の場合は洗面台の下に足が入るようにスペースをとる

Ⅴ．寝室（寝具）
A．床からの立ち座り自立 ── 和式ふとん可 B．床からの立ち座り監視～介助 ── ベッド 　　a．30 分以上の座位可 ── ベッド 　　b．寄りかかって 30 分以上の ── ギャッジベッド 　　　　座位可 　　c．ベッド上動作介助 ── 高さ調節式 　　　　　　　　　　　　　ギャッジベッド ※寝返り，起き上がり，座位， 　立ち上がりが見守り～介助 ── 柵を取り付け 　または不安定

Ⅵ．食堂・居間
A．床からの立ち座り自立→畳上座位で可 B．床からの立ち座り見守り～介助→椅子座位 　イ．台からの立ち座り 　　　座位保持 　　　座位耐久性 30 分以上 → 肘かけ椅子 　　　　　　　　　　　　　　　車椅子 　ロ．垂直座位 30 分以内 → リクライニング 　　　　　　　　　　　　　　車椅子 　　　　　　　　　　　　　　ギャッジベッド

Ⅶ．移動
A．屋外歩行 ── 自立 ── 改修不要 B．屋内歩行

a	自立	・段差のある個所および浴室内移動ルートに手すり ・屋外用車椅子
b	監視	・移動ルートに手すり ・屋外用車椅子
c	介助	・移動ルートに手すり ・屋外・屋内用車椅子

（宮下，1987）[7]を一部加筆

表 2-Ⅳ-10　必要性の高い福祉用具

ベッド（昇降機能付き電動ギャッジベッド）
移乗用手すり，縦手すり
ポータブルトイレ
短下肢装具（入院中に作製）
杖（T杖，4点杖，ロフストランド杖）
歩行器・歩行車・車椅子
シャワーチェアー
バスボード（移乗台）・入浴台
滑り止めマット
移動用リフトなど

（近藤・他，2006）[2]

手すりが取り外せるものを選択する．シャワートイレ付きやバイオトイレなどもあるので，状況によって選択する．

(4) 歩行器・歩行車・車椅子　（介護保険レンタル可）

屋内・屋外の移動用として，車椅子または歩行器のレンタル準備が必要である．車椅子は近年さまざまなタイプがレンタル可能となったので，介護状態や姿勢の状況に合わせて入院中にレンタルの機種を選んでおくことが望ましい．まず標準型で自走するかどうか判断しつつ，身長に合わせて高さや幅を決めていく．介助型ではリクライニングやティルト機能のついた多機能型もある．歩行器も，一般的なU字型の他にアームレストやブレーキがあるタイプ，歩行車として途中で座れるもの，荷物が置けるものなどがあるので，必要な機能を検討して機種を選択するのがよい．

(5) シャワーチェアー（介護保険支給可）

浴室内で座位をとるときには，背もたれがあり安定したシャワーチェアーを利用することが望ましい．浴室は座り込むと立位をとるのが困難な場所であるので，しっかりと座位の取れる物を導入することが必須である．

(6) 滑り止めマット

転倒防止のために，ベッドサイド，トイレ，浴室などに準備する．

4. 試験外泊

試験外泊は，退院の準備として，病棟で獲得したADLが実際の生活の場で行えるかどうかを確認するために実施する．いわば退院後の生活の予行演習である．事前に可能な限り福祉用具を準備し，介護指導も十分に行っておくことが望ましい．最初の外泊では患者・家族とも緊張したり，不安でできないことも多いため，可能であれば複数回実施するのがよい．試験外泊時には，事前に自宅でのADLや介助の方法を確認し，課題を明確にして外泊してもらい，実際の実施状況を外泊アンケートに記録したうえで帰院後のADL訓練や介護指導，生活指導に反映させることが大切である．本来は事前に福祉用具の準備や住宅改修が終了しておくのがよいが，現行の介護保険制度では，退院前の福祉用具レンタルは認められず，準備できた試験外泊の実施が困難であり，外泊時のレンタルが可能なように制度の改善が望まれる．

5. 家族への介護指導

家族への介護指導項目としては表 2-Ⅳ-11 のような項目がある．患者の障害に応じて組み合わせて実施する．ADL要介助患者の場合，立ち座りや歩行などの「起居移動動作能力維持訓練」を家庭で訓練のみとして実施することは患者の意欲の点で困難なことが多く，ADLと結びつけて実施することが望ましい．基本は「寝・食・排泄・清潔分離」を自宅のADLのなかで整備し，ADL実施が訓練効果を発揮するように計画する．たとえば排泄や食事のときに，トイレや食堂へ介助や見守りで歩行を行う．入浴も浴室まで歩行をすることで機能維持を目指していく．家庭内での患者の生活空間を広くとり，寝室と日中の居室を分けるなどの視点で指導することが必要である．ベッド上介助の場合でも，食事は椅子に座って食べるようにしたり，ポータブルトイレを整備し使用するなどして，ベッド上のみで完結させないことが重要である．家族指導用のパンフレットなどを作成し，家族に提示できると便利である．具体的な内容については本書各章を参照してほしい．

介護保険導入により，在宅サービスは充実しつつあるが，夜間を中心に家族介護の負担が大きいのは変わらない．介護保険の限度額もあり，希望

Ⅳ 維持期の取り組み　**201**

表 2-Ⅳ-11　家族への介護指導項目

a. 全身状態の観察
b. 栄養・水分の管理
・食事指導（内容，食物形態）
・摂食介助の方法
・経管栄養法（経口摂取不能時）
c. 排泄介助
・トイレへの移乗介助の方法
・排尿・排便誘導法
・オムツの使用法
・バルーンカテーテルの管理法
・便のコントロールの方法
d. 保清
・洗髪・歯磨き・清拭・入浴介助
e. 移動の介助法
・体位交換，起座，移乗，歩行
f. 廃用症候群の予防
g. 起居移動動作能力維持のための家庭訓練
h. 家庭生活における「生活の質」の向上のために
・生活空間を広くとる
・家庭内で役割をもつ（可能なら家事の分担）
・趣味的活動への援助
・社会参加への援助

のサービスがすべて利用できない現状も続いている．患者の障害が重度の場合，家族は外出すら自由にできない状況も考えられ，本人だけでなく家族も介護に伴う種々の参加制約を受けていることを認識しておかなければならない．

一方，患者と家族の良好な関係が続くことは，患者の在宅生活が安定することにもつながるため，わたしたち医療従事者は家族への援助を患者への援助と同様に重視する必要がある．具体的には，患者の病状に対する理解や学習を行い，入院中から退院後の生活への不安を少しでも軽減させる．介護負担軽減のための介護体制づくりや家族関係の調整，社会資源の利用を勧める．介護力向上のための介護指導・生活指導を実施する．患者家族により運営されている「患者会・家族会」などへの参加を勧め，介護者相互の情報交換，心理的支援を図る，などが考えられる．

6. 本人・家族への生活指導

介護とは別に，退院後の日常生活のなかで，病気の再発予防のための自己管理能力を高めたり，身体機能の維持・向上のために自主訓練などの指導を行うことが重要である．日常的には血圧・体重を測定して自己管理する．リハスタッフと相談して自宅での自主訓練を継続するなどが考えられる．香川県では，地域で「脳卒中あんしん連携ノート」（図 2-Ⅳ-9）[8]が 2012 年より使用され始めており，必要事項を記入することで維持期での身体管理を継続することができるよう工夫されている．

7. 社会資源の活用

介護者の健康と介護意欲の維持は，障害者の在宅療養の前提条件である．介護者の疲労感が強まらないよう，各種の社会資源を実情に応じて積極的に利用することを勧める．介護保険下の在宅支援サービスとしては，訪問看護，訪問介護（ヘルパー派遣），訪問リハ，住宅改修，ショートステイ，通所リハ（デイケア），通所介護（デイサービス）などがあり［参照 p316］，その他にも配食サービスや介護タクシーなどがある．詳細は社会資源の活用とケアマネジメントの項目を参照されたい．介護者の休息や身体機能の低下に対する集中的リハも兼ねた「間欠入院」も，エビデンスは少ないが有用である[9]．

家族や地域によっては，福祉施設や制度の利用に抵抗がみられることも少なくない．その場合も，施設や制度を有効に利用することで安定した在宅療養が可能になることを十分説明し，準備することが大切である．

8. 介護保険の準備とサービス担当者会議の実施

介護保険の仕組みやケアマネジメント・ケアプランについては別項を参照されたい．退院前には必ずサービス担当者会議を実施し，ケアマネジャーとサービス業者が一堂に会して引き継ぎや連絡事項の確認を行っている．当院では 30 分から 1 時間以内で実施し，退院前の最終調整と在宅サービスへの引き継ぎ，福祉用具の手配確認，維

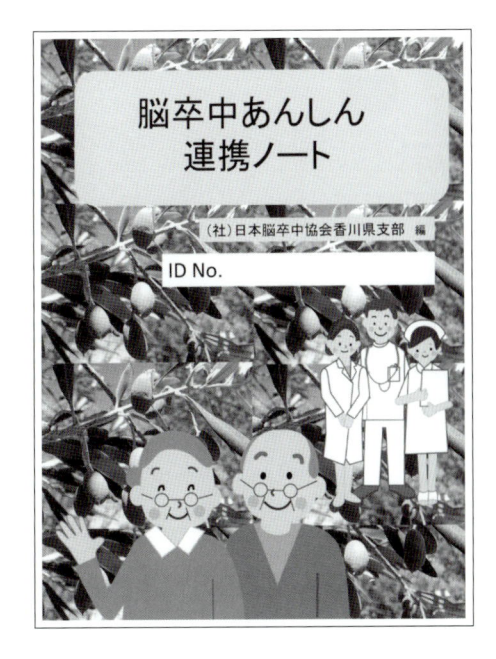

図 2-Ⅳ-9　脳卒中あんしん連携ノート

(㈳日本脳卒中協会香川県支部, 2012)[8]

図 2-Ⅳ-10　脳卒中の医療連携
- 「急性期病院」とは脳卒中を発症した際に，緊急に検査を行ったり，早期の治療を行う病院である．
- 「回復期・維持期病院および施設」とは自宅や次に施設などへ帰ることを前提にリハを行い，機能回復を図る所である．
- 「かかりつけ医」とは身近な病院，クリニック，診療所など生活習慣病や持病の管理を行う医療施設である．ワクチン接種，健康診断，栄養指導，訪問診療，主治医の意見書の作成など施設によってさまざまな役割を果たしている．

(㈳日本脳卒中協会香川県支部，2012)[8]

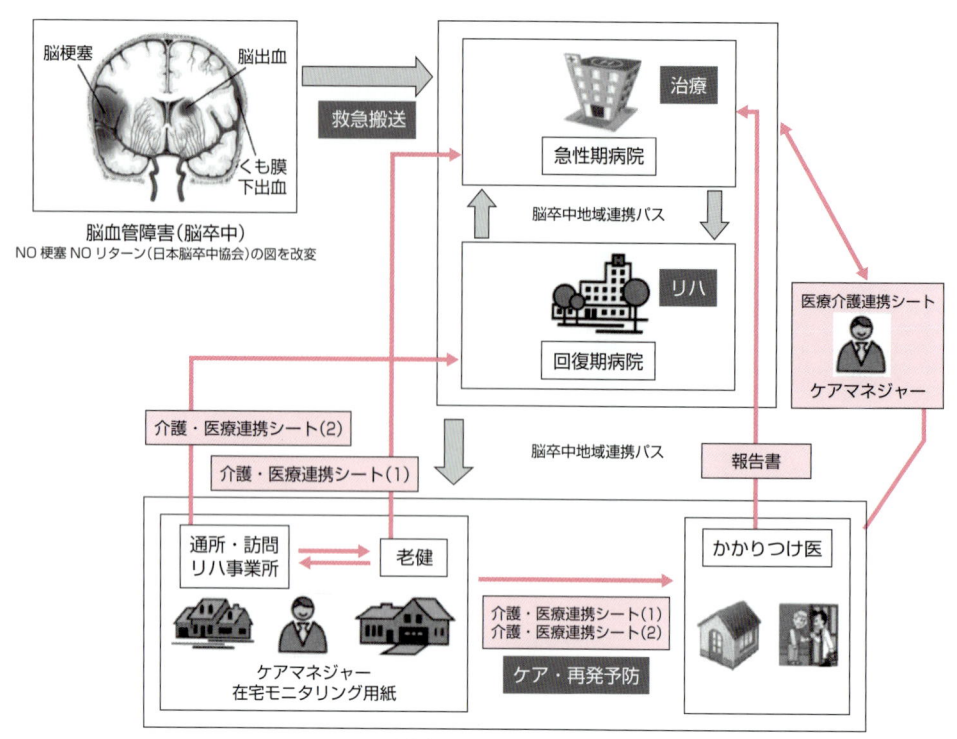

持期リハの確認，通院先や通所先の確認などを行っている．本人や家族も参加し，質の高いサービス担当者会議を実施することで，在宅への意欲が高まるとともに，自宅退院後の運動量低下による廃用を予防することにもつながると思われる．

9. 退院後訪問

当院では2病棟4チームで毎月30名前後の退院があるが，各チーム1～2名（毎月4～6名程度），退院後訪問を実施している．気になる患者をピックアップしておき，退院後1～3カ月後に訪問して，身体機能維持の確認，生活スケジュールの確認，病状変化などを観察している．状態によってはケアマネジャーや地域連携部門も介入

し，在宅での生活支援も行っている．退院後の自宅生活では，病院で予測できなかったことも多く発見され，スタッフやセラピストの教育効果としても意義があると考えている．

10. 脳卒中地域連携パス

香川県内には地域別に2つのシームレスケア研究会があり，共通の連携パスを用いて運用している．なかでも，香川シームレスケア研究会は連携パスソフトやノウハウを早くから構築し，外部に公開しており，近年は在宅や地域・NST・歯科のパスなども作成して運用している（図2-Ⅳ-10, 11）[8,10]．地域連携パスは必要最低限の情報がコンパクトに収められ，当院でも県内主要8病院の脳

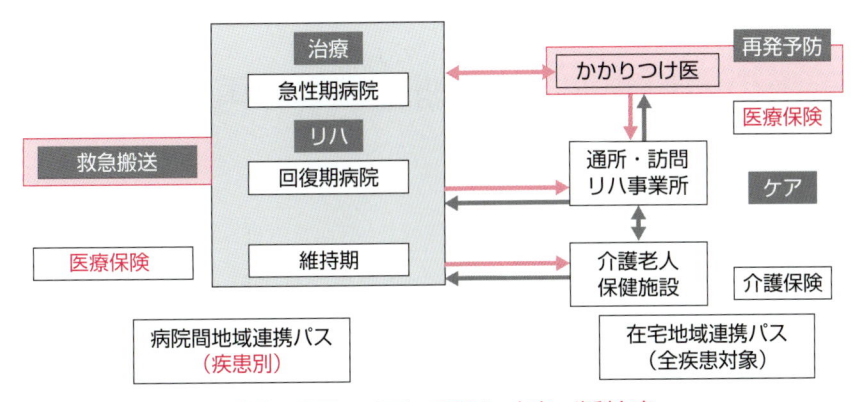

図2-Ⅳ-11 香川県での連携パスの流れ
上記で示しているのは，脳卒中になられた方の治療およびリハ，介護の流れと施設間をつないで切れ目のない対応を行っていくための連携パスについて示している．

(㈳日本脳卒中協会香川県支部，2012)[8]

神経外科から同じ情報ベースで転院してくるため，情報の共有化と質の確保の意味でも価値が高い．回復期病院からは急性期病院からの連携パスを修正・追加して，地域の施設やケアマネジャーに提供している．2012年度の診療報酬改定で，維持期にも連携によるコスト算定が可能となったが，脳卒中と在宅の地域連携クリティカルパスを活用すれば円滑に情報共有がなされるよう設計されている．また，在宅パスは介護保険の在宅モニタリング用紙とも連携している．現在，これらのパスを地域に普及させるよう努めている現状だが，患者を中心に情報共有がしやすくなることで，地域での医療やリハの質の向上が図られるのではと考えている．特に，回復期病院は急性期からのパスを在宅へと広げる扇の要の役割があるので，各地域の連携パスに積極的にかかわる必要がある．

11. 自動車運転評価

現代の日本，特に地方においては，自動車運転の可否が患者の社会生活や「参加」を左右する重大なポイントである．機能的に難しい場合や注意障害・空間無視が強い場合は厳しいが，できるだけ運転を確保できるよう考慮すべきである．以下に運転可能例の特徴と適さない例を示す[11]．

1）運転可能になった例
①年齢が若い．65歳以下で可能性が高い
②麻痺が軽く，歩行能力が高い
③重度の麻痺でも独歩である
④失語以外の高次脳機能障害が少ない
⑤空間無視・注意障害がない
⑥知的障害や認知症がない
⑦運転を行う動機がある（通勤，趣味など）

2）運転に適さない例
①視力・聴力低下がある
②判断力，集中力に欠ける
③短期で衝動的性格が残存している
④性格変化による危険行為がある
⑤疲労感が強い
⑥注意障害，半側空間無視，観念失行などの高次脳機能障害がある
⑦認知症がある
⑧重度の運動性失語，病識のない感覚性失語
⑨コントロール不能な症候性てんかん

近年はコンピュータを利用したドライブシミュレーターなども市販されており，運転の適性を評価して社会復帰につなげるような工夫が必要である．

（大井通正，植木昭彦）

3 退院後の内科管理（慢性期脳卒中の再発予防）

要 旨

医学，医療はいまだ不確定な学問である．患者個別の要素たとえば疾患そのものの影響ではなく，社会的，経済的な背景によって異なる結果を導くこともあり得る．医師はこのことを常に念頭に置き，患者本人はもとより家族や生活環境全般をも把握して，治療にあたらねばならない．

医学の進歩により，年々新たなエビデンスが積み重ねられている．ここでは「脳卒中治療ガイドライン2009」[9]をもとに，退院後の内科的管理のポイントを解説する．将来，新たなガイドラインが発表されるであろうが，その際には，新たなガイドラインに沿った治療方針を立てていただきたい．

1. 高血圧症の管理

高血圧は，脳梗塞の発症に対し最大の危険因子である．わが国の研究では，最大血圧 160 mmHg 以上の患者の脳梗塞発症リスクは 3.46 倍，最小血圧 95 mmHg 以上では 3.18 倍であった（Ⅱb）．また，脳卒中の再発予防に対する降圧療法の有効性に関して，30％の相対危険度の減少がみられた（Ⅰa）と報告されており，脳梗塞の再発予防では降圧療法が推奨される．目標とされる血圧レベルは，140/90 mmHg 未満とする（グレード A）ことが勧められる．

臨床の現場では，血圧手帳などを活用して普段の生活での血圧の測定も記録し参考としている．シフト労働者など深夜勤務をしてストレスがかかった後の血圧が高くなることが多い患者では，高いほうの血圧に着目して目標血圧とすべきである．

（附記）
日本高血圧学会のガイドライン（ISH 2009）では，脳血管障害慢性期の降圧目標は，両側頸動脈高度狭窄例や主管動脈閉塞例を除き，140/90 mmHg 未満である．治療開始から 1～3 カ月かけて徐々に降圧することが重要であり，ラクナ梗塞や脳出血では 140/90 mmHg よりもさらに低い降圧目標が推奨される．

2. 慢性期脳出血の高血圧症の管理

高血圧性脳出血では血圧のコントロール不良例での再発が多く，再発予防のために特に最小血圧を 75～90 mmHg 以下にコントロールするよう勧められる（グレード B）．

慢性期脳出血のみを対象として降圧治療の効果をみた研究はないが，脳出血例を 11％含んだ慢性期脳血管障害を対象とした PROGRESS 研究では，降圧治療により脳出血の発症は半減しており（Ⅰb），脳出血の再発も半減している（Ⅱb）と報告されている．

3. 糖尿病の管理

糖尿病は脳梗塞の発症リスクを 2～3 倍高くする独立した危険因子である．わが国の久山町研究では，耐糖能異常における脳梗塞発症の相対危険度は，男性 1.6 倍，女性 3.0 倍と女性で有意に高い（Ⅱb）と報告されており，糖尿病では脳梗塞の再発率も高いと考えられ，わが国でも確認された（PRO active 研究）．そのため，脳梗塞の再発予防に血糖値を良好にコントロールすることが勧められる（グレード C1）．

臨床の現場では，具体的に日常どのような食生活をしているかを問診し，患者（家族）がどこで間違えているのかを気づかせることが重要である．また，診療所の看護師，栄養士と協同で糖尿病の生活全般の教育にあたることも重要である．

4. 脂質異常症の管理

欧米の一部の研究では，脂質異常症は脳梗塞の危険因子であり，総コレステロール値 310 mg/d*l* 以上で脳梗塞の発症リスクが高くなることが報告されている（Ⅱb）．高脂血症治療薬であるスタチンが脳卒中の発症予防に重要であることは，確立している（Ⅰa）が，再発予防についての研究成績は比較的少ないと報告されている．脳梗塞の再発予防に脂質異常症のコントロールが勧められる（グレードC1）．

（附記）

日本動脈硬化学会による「動脈硬化性疾患予防ガイドライン 2007 年版」では，脳梗塞既往者は，高リスク群（カテゴリーⅢ）に相当すると考えられ，その脂質管理目標値として LDL-C＝120 mg/d*l* 未満，HDL-C＝40 mg/d*l* 以上，中性脂肪＝150 mg/d*l* 未満が推奨されている．

5. 飲酒，喫煙

1 日 3 合（エタノール 70 g）以上の飲酒の相対危険度は，非出血性脳卒中 1.7 倍，出血性脳卒中 3.4 倍，全脳卒中 1.9 倍であり（Ⅱb），メタアナリシスによれば，少量の飲酒で脳梗塞のリスクが下がり（1 日 12 g 未満で 0.80 倍，1 日 12～24 g で 0.72 倍），多量飲酒で脳梗塞のリスクが上がる（1 日 60 g 以上で 1.69 倍）（Ⅰa）と報告されている．適量を超える飲酒は脳梗塞の発症を増加させるが，少量飲酒は脳梗塞の発症率を低下させる（グレードA）．しかし，少量飲酒が再発率を低下させるか否かは十分な科学的根拠はない（グレードC1）．

臨床の現場では，飲酒の好きな人は，医師が少量ならよいですと許可すると適量を超えた飲酒になってしまう傾向が強いので，再発予防のためには飲酒を許可しないことを原則としている．

禁煙は脳梗塞発症率を低下させるが（グレードA），再発率を低下させるか否かに関しては十分なデータは存在しない（グレードC）．

臨床の現場では脳卒中だけでなく，心疾患や肺疾患にも悪影響なので直ちに禁煙するように強く勧めている．

6. メタボリックシンドローム・肥満

内臓肥満を背景としたメタボリックシンドロームは脳梗塞の危険因子であるが，その管理が再発予防においても有効であるか否かは十分な科学的根拠がない（グレードC1）．

臨床の現場では，毎回受診時に体重測定を行い体重維持または減量に努め，散歩などの軽めの運動の継続を勧めている．

7. 心房細動の管理

心臓弁膜症を伴わない心房細動（NVAF）をもつ脳梗塞患者の再発予防にワルファリンが有効であり，一般に PT-INR＝2.0～3.0 の範囲でコントロールし（グレードA），70 歳以上の NVAF のある脳梗塞または一過性脳虚血発作（TIA）患者では，やや低用量（INR＝1.6～2.6）が推奨され（グレードB），出血性合併症を防ぐため，INR＝2.6 を超えないことを心がけている（グレードB）．

心房細動は，脳梗塞発症のリスクを 2～7 倍高くする確立した危険因子である．欧米の研究では，心房細動の頻度は 60 歳以下では 1％以下であるが，80 歳以上では 6％以上と加齢とともに増加し，心房細動による脳梗塞の発症頻度は 2.3～6.9 倍，リウマチ性弁膜症が合併した場合 17.6 倍と高い（Ⅱb）．わが国の研究では，NVAF のある脳梗塞および TIA 患者において，低用量ワルファリン群（INR＝1.5～2.1，目標 1.9）と常用量群（INR＝2.2～3.5，目標 2.5）では，脳梗塞の再発率に差はなかったが，常用量群の高齢者で出血の副作用を認めた．そのため，高齢者においては，INR＝1.5～2.1 の低用量群のほうが，常用量群より安全であると報告された（Ⅰb）．その後の検討で重篤な脳梗塞および出血性合併症の予防のためには，高齢者ではワルファリンの至適治療域は INR＝1.6～2.6 であると再報告された（Ⅱb）．

ワルファリン群とアスピリン群の比較試験では，NVAF 患者の脳卒中発症リスク低下率は，

対照群に比べて，アスピリン群 22％，ワルファリン群 62％，年間脳卒中再発のリスク低下率は，アスピリン群 2.5％，ワルファリン群 8.4％であり，ワルファリンの有効性が示されている（Ⅰa）．メタアナリシスによれば，INR の目標値は，初発予防では INR＝2.0〜2.6 であるが，再発予防では INR＝2.9 であるという報告がある（Ⅰa）．

8. 再発予防のための抗血小板療法

（1）非心原性脳梗塞（アテローム性脳梗塞，ラクナ脳梗塞など）

非心原性脳梗塞の再発予防には，抗血小板薬の投与が推奨され（グレード A）エビデンスレベルも高い［サイドメモ25］．

現段階で非心原性脳梗塞の再発予防上，最も有効な抗血小板薬は，アスピリン 75〜150 mg/日，クロピドグレル 75 mg/日（グレード A）シロスタゾール 200 mg/日，チクロピジン 200 mg/日（グレード B）と報告されている．

非心原性脳梗塞のうち，ラクナ梗塞の再発予防にも抗血小板薬の使用が勧められる（グレード B）．ただし十分な血圧のコントロールを行う必要がある．

（2）心原性脳塞栓症

心原性脳塞栓症の再発は，ワルファリンにより有意に低減する（プラセボ群に比し 66％低減）（Ⅰb）といわれ，アスピリンも心原性脳梗塞の再発を 15％低減するが，この効果は有意ではない（Ⅰb），（Ⅰa）と報告されている．

心原性脳塞栓症の再発予防は通常抗血小板薬ではなく抗凝固薬ワルファリンが第 1 選択薬である（グレード A）．ワルファリン禁忌の例にのみアスピリン等の抗血小板薬を投与する（グレード B）よう心がけている．

（3）一般名：ダビガトランの効能，効果

ダビガトラン（プラザキサ®）は非弁膜症性心房細動における虚血性脳卒中および全身性塞栓症の発症抑制にワルファリンと同等の効果が示された新規作用機序，経口の直接トロンビン阻害剤である．第 3 相国際共同試験）．この薬剤のメリットは，固定の用法・用量での治療が可能であり，ワルファリンのように定期的な PT-INR のモニタリングが不要な点である．逆にデメリットは，出血傾向をモニタリングする手段がないこと，一旦出血傾向が起こったとき，ワルファリンと異なり拮抗薬がないこと，そのため止血が困難で重篤な出血事象を起こしやすい点である．また，腎排泄の薬剤であるため，高齢者や腎機能障害がある患者に対しては使いにくい．最大のデメリットは，経済性であろう．2012 年現在，プラザキサ® 530.4 円/300 mg/日，ワルファリン 10.6 円/5 mg/日であり，定期的な検査費用を含めても医療費負担はかなり高くなる．この薬を処方するにあたっては，患者の年齢，合併症の有無はもちろん，個人的な経済性，社会的な経済性を考慮して処方する必要がある．

サイドメモ25　ワルファリンおよび抗血小板薬の休薬，副作用について

① 出血時の対応が容易な処置：小手術（抜歯など）の施行時は，ワルファリンおよび抗血小板薬の内服は継続してよい．
② 生検を含む消化管内視鏡検査を行う場合，ワルファリンを 4 日間，アスピリンは 3 日間，クロピドグレルやチクロピジンは 5〜7 日間，シロスタゾールは 1 日間休薬する．
③ 出血時の対応が容易でない処置：ポリペクトミーや胃瘻造設，開腹手術などの大手術の施行時は，ワルファリンは 5 日間，アスピリンは 7 日間，クロピドグレルとチクロピジンは 14 日間，シロスタゾールは 3 日間休薬する．
④ 休薬中，血栓症や塞栓症のリスクが高い症例では，脱水回避，輸液，ヘパリン投与などを考慮する（グレード C1）．
⑤ クロピドグレルはチクロピジンより安全性が高いと考えられるが，TTP，無顆粒球症，肝機能障害などの重篤な副作用はチクロピジンと同様早期に起こりやすいことから，クロピドグレルとチクロピジンは，投与開始 2 カ月間は 2 週ごとの採血検査が必要と考えられる．

9. 嚥下障害の管理，嚥下性肺炎の予防

　嚥下造影テスト（VF検査）あるいは水飲みテストで誤嚥の危険が高いと判断された場合，適切な食物摂取法および予防法を考慮することが推奨される（グレードB）［サイドメモ26］．

　嚥下障害による誤嚥性肺炎の予防にACE阻害薬，シロスタゾールの投与を考慮してもよい（グレードC1）．

10. 中断対策

　脳卒中患者退院後の内科的管理について述べてきた．しかし，実際の臨床現場では，研究データのように理想的にいかないことが常である．医学のエビデンスを基に，目の前の患者をいかに脱落させずにコントロールしていくか．それは医師個人の力では非常に困難であり，組織的なチーム医療が必要である．

　医療機関で不快な体験をしたことがある患者が，77.9％に達するという調査がある．外来受診を続けてもらうことが第一であり，そのためには，思いやりのある態度や笑顔といった接遇をスタッフ全員が心がけ，来院時に不快な思いを与えない努力も必要であろう．また，仕事の関係等で中断しがちな患者へのフォローアップの工夫もチームとして必要である．通いやすい診療時間の工夫，中断患者への連絡や来院の勧めも可能な限り行うべきである．また，がんや他の疾患を見逃さない工夫，全身を管理しているという視点が必要である．そして，地域の教育水準に合わせた健康教室等の啓発活動にも積極的に取り組まねばならない．

　他の章でも詳しく解説されているが，外来通院が困難になったケースでは，スムーズに訪問診療に移行できるような病・診，診・診連携が必要である．介護保険のサービス利用に関する知識を養い，ケアマネジャーの求めに応じて，積極的に担当者会議等に参加し，患者・家族を総合的にケアしていく視点が必要である．

（細田　悟）

サイドメモ26　VF・VEの最近の動向

　2010年度診療報酬改定から嚥下造影検査（VF）および嚥下内視鏡検査（VE）に対する検査料が算定可能となった．それに伴い，VFとともにVEを嚥下機能の評価法として取り入れる医療機関が徐々に増えている．2011年10月から嚥下内視鏡検査用の記録装置「エアスコープ」（「大田区介護支援研究会」参加企業と鶴岡協立リハビリテーション病院の福村医師が共同開発）の発売が開始された．軽量，ワイヤレスで内視鏡画像を複数のiPadに送信するシステムで，在宅での嚥下内視鏡検査（VE）を容易にし，本人や食事介助している家族等に可視的でわかりやすい嚥下食介助の指導が可能となった．

4 退院後の在宅療養支援

要旨

在宅サービスの構成は，医療，介護福祉職，一般援助サービス業者へと広がっている．このうち必要なサービスを，介護支援専門員が中心になって選択する．在宅医療・福祉の連携では，決定権は，医師から患者・家族に移っていく．

在宅患者のリスク管理のために，高齢者総合的機能評価（CGA），在宅でも可能な検査，今後起こり得る変化や合併症の予測，気管カニューレや胃瘻の管理に熟知したい．生命予後や入院判断の指標としてはCURB-65がある．

在宅での栄養・水分管理では，肺炎予防の口腔ケアや，リハ栄養の流れに沿った栄養管理，リハの強度管理が必要になる．

在宅のリハは，患者本人だけでなく，家屋構造や家族も働きかけの対象になる．在宅生活継続のために，Zarit介護負担尺度，うつ病のスクリーニングテストなどは家族の状況を把握するのに役立つ．家族による脳卒中の理解，介護指導，ストレスコーピングスキルの指導，必要に応じて専門医による家族療法，多職種カンファレンスを行うとよい．

脳卒中は急変のリスクが高く，急変時の事前指示 Advanced directive を確認することが重要である．急変時に24時間対応できるチームの体制をとっておきたい．

1. さまざまな在宅医療サービスの利用と連携

在宅医療・在宅ケアにかかわる職種や事業は数多く，医師側からの連携相手は，訪問看護師などの医療職にとどまらず，介護・福祉職，一般援助サービス業者に広がってきた．

在宅療養患者は，往診だけでなく，看護師による訪問看護や，PT・OTによる訪問リハ，管理栄養士や薬剤師による訪問指導を受けることができ，その費用は保険給付の対象となっている．訪問歯科医療もかなりの地域で行われている．また，整形外科，皮膚科，精神科，麻酔科など専門科の医師が，主治医の内科医師に協力して往診に取り組んでいる医療機関もでてきている．

訪問リハについては後述する．訪問看護に関しては，往診を行う医師の立場からみると，患者の病状の観察・情報提供や処置の代行など往診を支援することと，疾病・障害をもつ人の生活行動を援助することの2つを訪問看護に求めることができる[12]．

医療・介護サービスの選択にあたっては，介護支援専門員（ケアマネジャー）が中心となって調整することになる．

医療・介護チームでは，患者や家族の決定権が非常に大きくなる．一方，医師の判断や都合は絶対的なものではなく，医師が全体を取りしきるようにはならないことが多い．カンファレンスの場面を考えてみると，医師の発言が全体をリードすることは，当然少なくなってきており，より円卓的な運営が求められる．

2. 総合的評価とリスク管理

在宅患者は一般に高齢であり，疾患が複数併存しそれぞれが治療抵抗性であることも多いため治療合併症が出やすく，さらに廃用や加齢の影響も絡まり合い高齢者特有の病態を抱えている．このため，血圧・血糖など疾患管理だけでは患者の生活能力は維持できず，長期的にはQOLを損なってしまう．年1回は高齢者総合的機能評価（Comprehensive geriatric assessment；CGA）を行い，身体・心理機能やサポート状態などを包括的に把握し，膨大な問題点の相互関係に配慮して，優先順位をつけながら対応することが重要となる[13]．簡易的に行える start-up CGA, modified CGA も

表 2-Ⅳ-12　start-up CGA（s-CGA）

> Support：公式・非公式サポート
> Cognition：認知機能
> Geriatric giants：認知症，抑うつ・尿失禁・易転倒性
> ADL：ADL/IADL/AADL

※CGAの主項目を押さえつつ，覚えやすいことを意識した

（佐藤・他，2010）[14]

表 2-Ⅳ-13　modified CGA（m-CGA）

> Medication：内服状況・減量できるか
> Care the caregiver：介護者のケア
> Geriatric vitals：五快
> 快眠・快食・快便・快動（ADL）・快重（体重変化）
> Analgesia：緩和ケア
> 身体・心理・社会・霊的苦痛の確認・緩和

※訪問診療で毎回確認したい項目をリストアップした．

（佐藤・他，2010）[14]

開発されている（表2-Ⅳ-12, 13）[14]．

　また，在宅では検査に一定の制限があると考えられているが，初期研修で病歴聴取と身体診察で診断をつける能力を磨き，以下に紹介する判断ツールや，簡易検査（採血・尿検査，パルスオキシメーター，ポータブルエコー，細径内視鏡）などを活用すれば，病院と遜色ない診断は可能である．判断の参考として，在宅高齢者における疾患頻度を把握しておくことも重要である．高齢者に多くみられるGeriatric giants（認知症，抑うつ状態，易転倒性，尿失禁）や，在宅患者の発熱原因（肺炎が最多，次いで尿路感染症，皮膚軟部組織感染症と続く）[15]，脳卒中患者の長期的な死亡原因（脳卒中再発56％，心疾患11％，肺炎10％，がん3％）[16]に関する知識も有用である．主に身体・心理機能の維持と，脳卒中・心血管疾患の予防（禁煙，血圧・血糖・脂質管理，抗血小板または抗凝固療法）や感染症予防（肺炎球菌・インフルエンザワクチン，口腔衛生管理など）を念頭に置いた診察・検査に熟知する必要がある．また，徐々に各機能が落ちていく運動器疾患や認知症と異なり，脳卒中患者では上記のような疾患で「急変」する可能性が高いため，予防・早期発見だけでなく，急変時にどのような対応をするかの事前協議も必要である（後述）．

　近年は在宅患者の医療管理度が高まり，在宅でもさまざまなデバイスが利用されている．気管カニューレや胃瘻の交換の手技を習得することや，実際に使われているデバイスの使用上の注意や初回留置時に問題がなかったかなどの情報を病院主治医に確認する必要がある．在宅での胃瘻交換のニーズは高いが，近年誤挿入によるトラブルも多数報告されており，簡便かつ確実に胃内留置を確認する必要がある．上部消化管内視鏡による先端確認や造影剤投与後のX線撮影などが確実だが，在宅では実施困難であり，色素法が比較的簡便である．細径内視鏡があれば，経胃瘻的に先端確認を確実に行え，同じデバイスで嚥下内視鏡もできるため便利である[17]．

　以上のような配慮によって，患者・家族が望む限り自宅療養を続けることが可能となる．一方，リスク管理を担う医師としては，さまざまな理由による在宅継続困難を判断できる能力も必要となる．在宅継続困難となる原因としては，介護力の限界，慢性疾患やがん終末期の治療に特殊な器具・薬剤などを要する，重症の急性疾患の発症などがある．いずれもある程度予測して早期対応することで，在宅療養期間の延長が可能となる場合が多い．

　慢性疾患やがん終末期の治療法も，パッチ剤や口腔内崩壊錠，在宅吸入器などの活用，褥瘡の開放性湿潤療法など，安価で簡易にできる治療法の発展によって，入院しなくても在宅治療可能なケースが増えた．急性疾患を合併した場合の入院適応の判断は難しいが，ほとんどの感染症は在宅でも治癒するため，「熱が高い，CRPが高い」だけで入院とはせず，CURB-65など，生命予後の予測可能な指標による客観的評価を使い，合併症や介護力，本人・家族の意向（可能な限り急変前にAdvanced directiveを把握しておく）をふまえて最終判断を行う（表2-Ⅳ-14）[18]．

表 2-Ⅳ-14　CURB-65

ベッドサイドで計測可能な 5 項目で死亡率を予測でき，入院判断の参考となる．
- C：Confusion：意識障害（JCS2 である見当識障害の新規出現も含む）
- U：Urea：BUN ≧ 21mg/dl，もしくは臨床所見 SpO$_2$ による脱水の判断
- R：Respiratory rate：呼吸数≧ 30 回分（or SpO$_2$ ≦ 90％）
- B：Blood pressure：血圧（収縮期血圧＜ 90 or 拡張期血圧＜ 60mmHg）
- 65：年齢≧ 65 歳

5 項目のうち該当項目数で，30 日数の死亡リスクを推定する．

CURB-65 重症度による治療場所

score	重症度	治療場所	死亡率
0	軽症	外来	0.7%
1	軽症	外来	3.2%
2	中等症	一般病棟	3%
3	重症	ICU	17%
4	重症	ICU	41.5%
5	重症	ICU	57%

（BTS Pneumonia Guidelines Committee）[18]

3. 栄養・水分管理

高齢であるだけで摂食・嚥下障害が潜在している可能性があり（presbyphagia），脳卒中患者であればなおさらである．さらに環境や介助の問題も重なり，在宅では経口摂取不十分による脱水・栄養障害を起こしたり，顕性・不顕性誤嚥から嚥下性肺炎を起こしたりする可能性が高い．

嚥下性肺炎の診断・治療については別項で詳述されているが [参照 p236]，肺炎予防策として食事介助法や食事形態，姿勢の工夫，ACE 阻害薬やシロスタゾールの内服薬，予防接種に加えて，在宅で実施可能かつ効果も高い「口腔ケア」も肺炎予防効果が認められる．

病院内で嚥下・口腔ケアのプロといえば ST や看護師などを思いつくが，在宅では歯科医や歯科衛生士の知識・技術も重要で，定期的に歯科衛生士に助言をもらいながら取り組むことで肺炎予防効果が高まる[19]．

また，栄養管理については，近年注目が集まっている「リハビリテーション栄養」の考え方が重要である（表 2-Ⅳ-15）[20]．栄養投与量が不足したままで在宅リハを行うと，不用意な体重減少や筋量減少を起こし身体機能を大きく損なう可能性がある．在宅では栄養投与量の管理や維持，定期的な栄養評価が行われていないことが多いため，栄養障害の発見が遅くなり，重篤化して望まない再入院となることもしばしばみられる．こういったことを防ぐため，現在の栄養障害の有無の評価と，投与されている栄養量・必要栄養量を算出して栄養予後予測を行い，そのうえで栄養投与計画（投与経路や投与カロリー・蛋白・脂質量や水分量の検討）と，それに応じたリハ負荷量を決定していく．

また，毎回の訪問診療では，簡易的な栄養状態・脱水の評価として体重変化や尿量，口腔や腋窩の乾燥の有無，頸静脈圧と下腿浮腫などの身体診察を基本にするとよい[21]．急性の脱水の場合は，経口摂取（飲水・食事や経口補水液）が有効かつ安価だが，経口摂取困難な場合は点滴が必要となる．ルート確保困難で抜針の手間もかかる静脈内点滴だけでなく，同等の有用性が確認されていて在宅でも実施可能な皮下輸液も選択肢になる．

表 2-Ⅳ-15　リハビリテーション栄養の流れのチェックリスト

1. 栄養障害の有無と程度（栄養介入が必要か？）
   MNA-SF（簡易版栄養評価）で簡便で，見逃しも少なく，予後予測としても有用
2. 現在投与されている栄養内容（どれぐらい入っているか）
   経口・経腸・経静脈のトータルで算出
3. 現在の必要栄養量＋消費量（どれぐらい消費しているか）
   基礎エネルギー消費量×ストレス係数（疾患負荷）×活動係数（活動負荷）
4. 栄養予後予測（栄養状態が改善し得るか）
   投与栄養量＞必要栄養量なら改善，＝なら維持，＜なら悪化
5. 栄養投与経路の決定，摂食・嚥下障害の有無と分類
   摂食・嚥下→簡便な反復唾液嚥下テスト（RSST）や改訂水飲みテスト（MWST）
   消化・吸収→食事摂取量，嘔吐・下痢，腹痛の有無．末梢静脈ルートが取れるか
6. リハ強度決定（Dr，OT/PT/ST）
   栄養改善→レジスタントトレーニングや持久力訓練
   栄養維持→座位訓練・ADL訓練や軽歩行
   栄養悪化→関節可動域訓練やストレッチまでとし，栄養状態改善を優先する

（若林，2010）[20] を改変

4. 在宅におけるリハビリテーション

　在宅では，ベッドやトイレ，浴室や家屋そのもの，あるいはそこで同居する家族をも働きかけの対象とする，ダイナミックなアプローチが有効である．こうした技術やそれをもつ専門家は，リハ分野に多く蓄積されている．

　在宅医療の対象となる患者であれば，少なくとも通院を困難にする行動制限があり，これらすべてが在宅でのリハの対象になり得る．

　一方で，適応になりにくいのは，病状的な禁忌と，患者や家族がリハに消極的な場合である．リハ医療を受けてこなかった患者で，障害の程度が軽ければ，発症から時間が経っていても，リハによって大きく改善できる可能性がある．また，入院中にリハを受けていても，退院後にADLが予測を上回る速さで低下していく場合は，在宅の生活環境に問題のある可能性が高い．リハ的アプローチで，環境の改善に焦点を当てることになる．PT・OTによる在宅リハには主に訪問リハと通院・通所リハがある．外出困難で訪問リハを行う場合，最大の目標は外出を可能にすることである．外出可能となれば，通院・通所リハなど，本人の選択が広がってくる．以下に在宅でのリハを実施するにあたっての基本的視点を列挙する．

　①生活行為：日々の活動量を高めるようにする．個々の生活行為だけでなく，全体としての活動量を高めて，生活を活性化する．

　②歩行・移動：杖・装具や，ときには車椅子などの補助器具を使い分けながら，安全な移動手段を確保する．

　③介助方法：自立を高めることを目指しながら，介護者である家族への援助も行う．

　④認知症：過剰な環境変化を避ける．訴えられない苦痛が隠れていないか目を配る．

　⑤トレーニング：運動の負担がかかりすぎないよう，体調によって選択できるよう，訓練量に幅をもたせる．花見や旅行など目標を定めて訓練の励みにする．

　⑥住宅構造：本人だけでなく，家族の生活も見据えてデザインする．

　⑦外出と交流：通所サービスの利用や冠婚葬祭など，外出するきっかけを演出する．長時間の外出への耐久力をつける[23]．

5. 家族援助

　脳卒中で障害をもつ患者が自宅生活を続けるうえで，たとえ社会サービスをフル活用したとしても主介護を担う家族の存在は大きい．自宅復帰率を推定する計算式があり，この式によれば，どれだけ退院時FIMがよくても，協力できる同居家

1. 下記の式から自宅復帰 Index を求める.
2. 自宅復帰率予測表の縦軸に自宅復帰 Index をとり,曲線と交わる点の横軸から,自宅復帰率が求められる.

自宅復帰 Index
＝退院時 FIM ＋（同居家族人数×協力度）× 10－60

家族の協力度
（主治医による 0～5；6 段階評価）
0：主治医からの来院要請に応じようとしない
1：主治医から連絡したときのみ来院
2：身の回りのこと（洗濯やお金）の手配に来院
3：週 2 回程度の面会
4：週 2 回程度の面会＋病後の生活設計について積極的に話しあう姿勢がある
5：ほぼ毎日面会し,病棟での ADL 訓練に参加

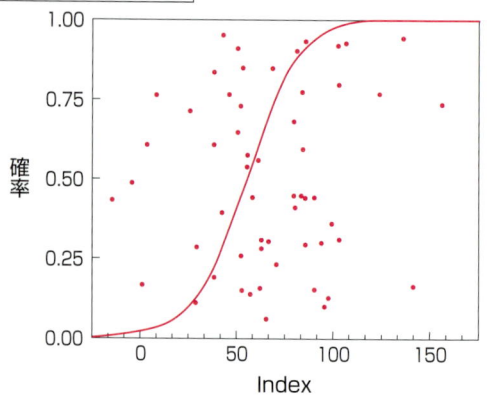

（FIM 講習会資料より）

図 2-Ⅳ-12　自宅復帰率

族人数が少ないと,自宅復帰率が著しく低くなることがわかる（図 2-Ⅳ-12）.この計算式からわかるように,老年医学や在宅診療学では「Care the caregiver」という標語があるほど『家族のケア』が重要となる.

家族の介護力を評価するためには,家族の感じる「介護負担度」,家族の身体疾患や身体機能,精神状態を把握する必要がある.介護負担度は「Zarit 介護負担尺度」等の客観的指標が参考になる.身体状況は,患者がいないときに玄関や応接間などで聞き取り,必要があれば外来受診を促し診察・検査が必要となることも多い.また,介護者の世代（壮年期：40～60 歳前後）はうつ病の好発時期でもあり,うつ病のスクリーニングテストを行い早期介入によって介護燃えつきや自殺の予防に務める（表 2-Ⅳ-16）[24].

介護負担感や心理的ストレスを感じている場合は,パンフレット等を用いて脳卒中後遺症や認知症,高齢者の介護の仕方に関する基本的知識を指導したり,ストレスコーピングスキルを教えてストレスを軽減できるよう援助することが望ましい.

家族内の人間関係に問題がある場合,在宅生活自体のストレスが大きく,医療者がその調整に奔走するケースも多い.根本的な解決を望む場合は,家族面談や家族療法など専門的治療のために家庭医や精神科医への相談が必要になるが,得意としている専門家はまだ少ない.本人・家族と医療・介護職との多職種合同でカンファレンスを行い,現状の問題点と目指す目標を共有するだけでも気持ちが楽になりストレスを軽減できることもある[25].

以上の対応と並行して,家族介護力で不足する部分に対しては,訪問・施設系サービスを活用して負担軽減を図る.特にリハ医・セラピストによる介護環境調整や福祉用具の活用,移乗・移動介助方法の指導は大きな助けとなる.

6. 患者・家族へのインフォームドコンセント,在宅での看取り

脳卒中患者は急変のリスクが高く,治療効果が期待できない状況もしばしばあるため,病状が安定しているときにこそ「急変時対応の事前指示（Advanced directive）」を確認しておくことが重要である.一般に,安定している時期に事前指示を聞くことに医療者は困難を感じやすいといわれているが,脳卒中で大変な思いを経験した直後は比較的受け入れやすく,患者側は医療者が懸念するほど拒否反応を示すことは少ない.もし具体的

表 2-Ⅳ-16　Patient Health Questionnaire (PHQ-2) for Depression Screening

最近 2 週間に以下のような問題がどのくらいの頻度でありましたか？

	全くない	数日	2 週間の半分以上	ほぼ毎日
何かやろうとしてもほとんど興味がもてなかったり楽しくない	0 点	1 点	2 点	3 点
気分が重かったり，憂うつだったり，絶望的に感じる	0 点	1 点	2 点	3 点

使用方法：
2 つの質問への回答の合計が 3 点以上の場合に陽性と判定します．
スクリーニングテストの結果が陽性の場合：
陽性の場合でも直ちにうつ病とは診断できません．精神保健の専門家に依頼してさらに詳細に症状について調べるようにします．ご本人にうつ病の可能性があることを伝えて援助を希望する場合にはこころのケアチームへ依頼するか，精神科医療への受診を勧めてください．

(国立病院機構久里浜アルコール症センター)[24]

な指示（心肺蘇生処置の内容など）を判断できない場合は，患者本人が意思表示をできなくなった場合の代理人を誰にするかだけでも確認しておくとよい．治療中止の判断の時期が早いと延命可能な命が途絶える可能性もあり，代理決定するものは多大なストレスを感じる．特定の家族一人に判断を押し付けることなく，複数の人間（家族・医療者とも）で定期的に事前指示を再確認することが重要である．さまざまな関係者の意見や情報を統合して，落とし所を探る手法として「臨床倫理四分割法」がある［参照 p310］．

　安心できる在宅療養のためには，急変時に 24 時間対応できる体制が望ましいが，実際には主治医がいつでも対応できるとは限らない．「いつでも主治医に相談できる」安心感も大事だが，「いつでも情報を把握し継続性のある対応ができる医療チーム」がいれば同様の安心感を提供できるといわれており，あらかじめ連携方法を決めておくことが望ましい．

　①医師：複数の医師で臨時対応当番を組んでおくことや，救急処置や入院が必要な場合の病院・病棟医との信頼関係をつくっておく．

　②看護師：訪問看護の 24 時間対応体制をとり，まずは電話連絡でいつでも相談できるように準備する．

　③家族：困ったときの具体的な連絡先，症状ごとの予想指示（発熱時にはアセトアミノフェン 400 mg 内服など）を明文化し，自宅の目立つ所に置いておく．

　④その他：主治医不在時に自宅死亡し，混乱した家族が 119 番コールをした場合に備え，地元救急隊と連携し，救急搬送せずかかりつけ医療機関へ連絡するよう手配する．

〔堀口　信，佐藤健太〕

5 慢性期病床・介護施設におけるリハビリテーション医の役割

要旨

急性期医療において包括診療報酬（DPC）に基づく診療は，ますます急性期病院の在院日数を短縮化させている．このようななかで慢性期病床，療養型病床の役割がさらに重要になってきている．

医療と介護の連携のなかで，さまざまな介護施設が増加しており，慢性期，維持期（生活期）の高齢者の医療・介護にとってリハ医の役割が重要になっている．つまり，高齢の障害者や要介護者の医療・介護の質向上はリハ医にかかっているといっても過言ではない．

1. はじめに

2012年4月に行われた医療・介護の同時改定のポイントは「医療から介護へ」「施設から在宅へ」である．改定に伴い，医療機能の分化・連携がさらに強まることが予想されている．図2-Ⅳ-13に厚生労働省が描く医療・介護の将来像を示した．これによれば，急性期病床は高度急性期病床（現在は18万床，平均日数16日），一般急性期病床（35万床，平均在院日数9日）に集中・減少させることで入院在院日数を縮小し，その後は亜急性期・回復期，そして慢性期病床と介護施設，在宅への流れにつなげようとしている．急性期病床の在院日数があまりにも短いため，亜急性

○ 病院・病床機能の役割分担を通じてより効果的・効率的な提供体制を構築するため，「高度急性期」，「一般急性期」，「亜急性期」など，ニーズに合わせた機能分化・集約化と連携強化を図る．併せて，地域の実情に応じて幅広い医療を担う機能も含めて，新たな耐性を段階的に構築する．医療機能の分化・強化と効率化の推進によって，高齢化に伴い増大するニーズに対応しつつ，概ね現行の病床数レベルの下でより高機能の体制構築を目指す．
○ 医療ニーズの状態像により，医療・介護サービスの適切な機能分担をするとともに，居住系，在宅サービスを充実する．

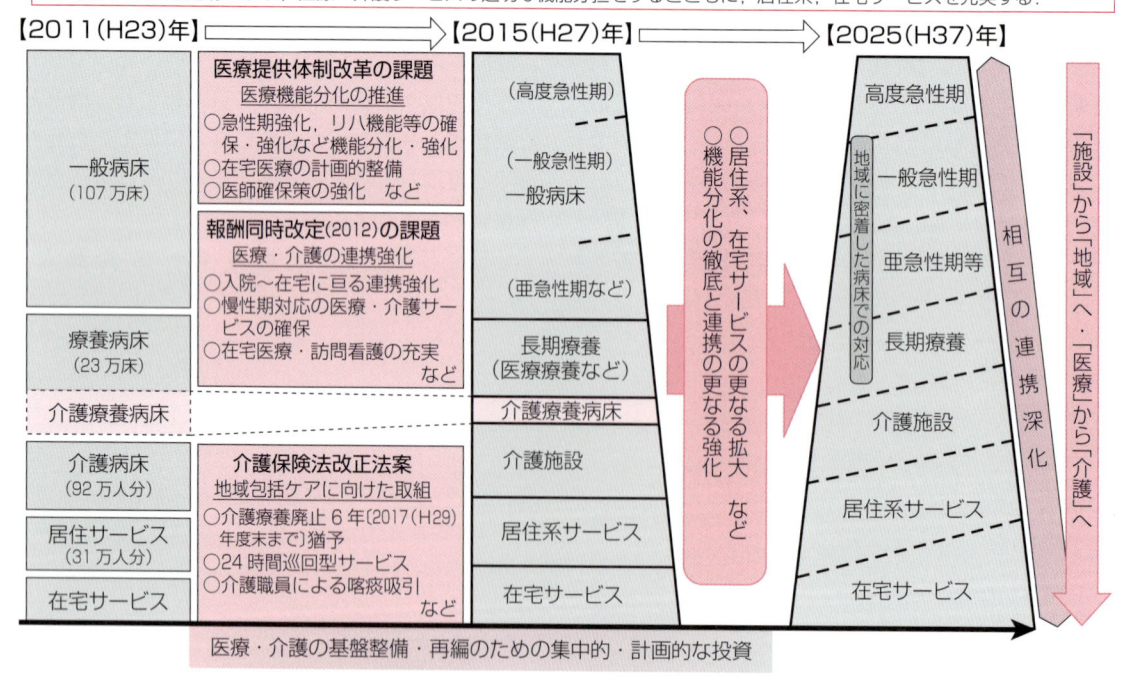

図 2-Ⅳ-13　医療・介護機能強化の方向性

（社会保障改革に関する集中検討会議（第十回）より）

表 2-Ⅳ-17　介護度が高い介護療養病床

	介護療養病床	介護療養型老人保健施設	介護老人保健施設（従来型）	介護老人福祉施設	在宅※
調査数	18,539 人	499 人	28,773 人	24,111 人	3,741 人
平均年齢	84.3 歳	83.8 歳	84.8 歳	85.9 歳	82.7 歳
平均要介護度	4.4	4.1	3.3	3.9	3.5
中心静脈栄養	0.9%	0.0%	0.0%	0.1%	0.9%
人工呼吸器	0.0%	0.0%	0.0%	0.0%	1.6%
気管切開・挿管	1.7%	3.0%	0.1%	0.1%	3.6%
酸素療法	2.8%	2.2%	0.5%	0.8%	7.1%
喀痰吸引	18.5%	13.8%	2.5%	4.4%	7.6%
経鼻経管・胃瘻	36.9%	34.5%	7.6%	10.9%	12.4%

※：在宅療養支援病院・診療所において訪問診療または往診を受けている在宅療養者.
（平成22年度老人保健健康増進等事業「医療施設・介護施設の利用者に関する横断調査」）

期・回復期を過ぎても治療の継続のため入院を必要とする慢性期病床の役割が重要となっていく．本稿では慢性期病床である療養病床，特に医療療養病床の役割を中心に述べ，次に慢性期病棟・介護施設におけるリハ医の役割について述べる．

2. 療養病床

1997年の医療法改正で療養病床が規定され，改正では1ベッドあたりの面積を 6.4 m^2 に引き上げるなど療養病床の療養環境の整備が実施された．また，2000年に介護保険制度が始まり，療養病床は医療保険が適応される「医療療養病床」と，介護保険が適応される「介護療養病床」に分かれた．

（1）医療療養病床

医療療養病床には，2006年から「医療区分」が新たに導入され，患者の有する疾患・状態，さらに施行されている医療処置と ADL（日常生活動作）の組み合わせで患者の医療区分が決められ，それによって診療報酬も規定された．区分は医療区分1〜3の3段階で ADL 区分も重症度に応じて3段階となっている．このうち医療区分1の診療報酬は非常に低く抑えられた．

この医療区分による診療報酬の背景は，厚生労働省が2012年に療養病床全体を35万床から15万床に大幅に削減することを目的としたものである．医療療養病床の患者は，医療の必要性がない「社会的入院」が多いと一方的に決めつけ，医療区分1の診療報酬を介護施設以下の水準にすれば退院が促進され，療養病床の削減につながるという考えに基づくものであった．

その結果，重度の医療・介護が必要にもかかわらず，胃瘻患者が「医療の必要性がない」とされたり，また認知症や意識障害があり糖尿病のインスリンの自己管理ができない人がいずれも医療区分1とされるなどの例もみられた．

また，2012年の介護報酬改定では在宅強化型介護老人保健施設が新設され，算定要件は直近3カ月における「喀痰吸引を必要とする者」もしくは「経管栄養を必要とする者」が10%以上となった．胃瘻など経管栄養患者は，対応が困難であると施設から敬遠されがちなことはよく知られているが，このような患者のためにも医療療養病床は重要である．

（2）介護療養病床

要介護認定を受けている人が利用できる介護療養病床は，要介護4・5など重度の介護量を必要とする利用者の割合が介護老人福祉施設や介護老人保健施設よりも多く（表2-Ⅳ-17），さらにこれらの2施設よりも胃瘻，喀痰吸引など医療要求度もはるかに高い施設となっている．

表 2-Ⅳ-18　慢性期リハビリテーションの具体的内容

目的	プログラム
1. 障害の評価	・病状の評価　　・障害構造（心身機能・活動・参加） ・体力の評価　　・生活環境（物理・人的）の評価
2. リハプログラムの作成	・リハプログラム作成
3. 廃用症候群の予防と改善	・廃用症候群の有無チェック　　・今後予想される廃用症候群の予防 ・改善可能な廃用症候群の診断　・上記の治療と対策
4. 基本動作能力の維持・改善	・実際の生活場面を考慮した各種基本動作の練習
5. 日常生活活動（ADL）の維持・改善	
6. 日常生活関連動作（IADL）の維持・改善	・できるADL（IADL）だけではなく，しているADL（IADL）の拡大 ・実際の日常生活場面での伝達・練習 ・屋内外の環境整備：住宅改修，福祉用具の活用助言・アドバイス
7. 精神機能，意欲低下の改善	・生活活動（activities）の導入・アドバイス
8. 対人・社会交流の維持・改善	・対人関係のトレーニング：意思の表現，感情のコントロール，仲間作りの助言・アドバイス ・活動と参加の促進
9. 生活リズム・役割の再獲得	・生活適応トレーニング：環境調整，社会資源活用，趣味活動の発掘提供 ・生活構造の再構築 ・自己管理（生活管理）の構築
10. 介護負担の軽減	・屋内外の環境調整：自助具・福祉用具の利用，住宅改修の助言 ・介護方法の伝達・助言
11. 予後予測	・予測可能な問題への対応 ・自己管理（運動・活動管理）の構築
12. 関係機関との連携	・情報の交換　　　　　　・ケア責任の明確化 ・ケアマネジメントの実施　・リハマネジメントの実施

（岡持・他，2007）[27]（山上，2010）[28]を改変

　厚生労働省は，2006年の医療改革において，介護療養病床を2011年度末で廃止し，他の介護保険施設などに転換すると決定した．しかしこの計画に対し反対の声が大きくあがるなどして実現のメドがたたなくなり，廃止を2018年まで延期することになった．反対意見にあるように，介護療養病床がなくなれば，長期化した胃瘻患者のように，医療の必要性を有する要介護者の療養の場所がなくなってしまうことにもなり，病床を削減させない取り組みも必要である．

3. 慢性期病床の今後の展開

（1）急性期・回復期の後方機能

　急性期病院の在院日数のさらなる短縮に伴い，帰る場所のない「医療難民」を生み出さない受け皿として，療養病床の役割はますます大きくなってきている．また，高齢で自宅復帰が困難な回復期リハ病棟終了患者の受け皿としての役割も重要である．

（2）在宅療養の支援，介護者の負担軽減

　2012年の同時改定の結果，医療と介護の連携はいっそう進み，在宅への流れが強化されると予想されている．これまでさまざまな介護施設が誕生しているが，今後は気管切開患者のような介護施設でのショートステイが困難な在宅療養者に対して介護負担の軽減のためのショートステイ（レスパイトケア）入院，さらに要介護者のADL改善のための短期集中リハ目的の入院など，在宅療養者を支援する立場からの受け入れ入院が多くなると考えられる．2012年の同時改定は，療養病床の急性期患者や在宅患者の受け入れを評価する

改定になったといえる.

リハに制限のある病棟でも，患者の適切なリハ評価と処方が求められている．リハ医は，療養病床への指導に積極的にかかわる必要がある．

（3）療養病床での終末期医療

療養病床における医療と介護の連携では，終末期の対応も求められている．行き場所のない認知症患者の緩和ケアや，がん患者の看取りは重要で，終末期医療は療養病棟の本質にかかわる問題である．尊厳をもって，その人らしい暮らしを最期まで追求できる病棟とすべきである．

4. 慢性期病床・介護施設におけるリハビリテーション医の役割

（1）慢性期病床におけるリハビリテーション医の役割

慢性期・療養病床におけるリハの役割について，岡持[27]，山上[28]の作成した具体的内容を示す（表2-Ⅳ-18）．特徴は単に機能回復だけでなく，実際の生活場面を想定した日常生活活動（ADL），日常生活関連動作（IADL）の維持向上に努めることが重要である．また，リハ医の役割として大事な点は，①障害の評価を行うこと，②廃用症候群の予防と改善に努めること，③生活機能を維持向上させること，④多職種協業による障害の評価を行うことなどをあげている．

これらを可能にするためリハ医にとって重要なのが，リハ総合実施計画書の多職種協業による作成である．医師，看護・介護，セラピスト，SW，管理栄養士，薬剤師など多職種でカンファレンスを行い評価する．その結果をもとに個人に適したリハを行っていく．リハ制限のある病棟のなかでリハ医にとって最も重要な役割である．

（2）介護施設におけるリハビリテーション医の役割

多様化する介護施設だが，いずれの施設でも要介護者のADLの維持向上に努めなければならない．そのためには，定期的なリハ評価や，積極的にコンサルトにも応えて地域の介護施設に出る必要がある［サイドメモ27］．

筆者は8年間介護老人保健施設の施設長を務めたが，その経験からいえるのは「リハ総合実施計画書」や「栄養ケアマネジメント計画書」の作成などを通した，多職種で行うカンファレンスの重要性である．カンファレンスを行うことで，要介護者一人ひとりの把握が可能となる．また，リハ医は施設でもスタッフの指導に努めることが重要である．

（山田　智）

サイドメモ27　不足している特別養護老人ホーム

低下価格で入所可能な特別養護老人ホームの数は不足している．2009年に厚生労働省が調査した全国の特別養護老人ホームの待機者は実に42万人であった（図2-Ⅳ-14）．これらのうちすぐに入所の必要性がある在宅要介護者は6万人といわれている．

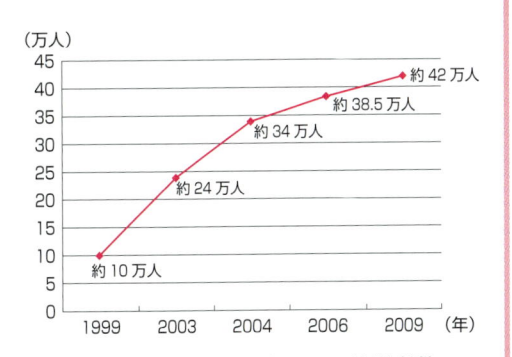

図2-Ⅳ-14　特別養護老人ホーム待機者数
（※1999年，2003年は共産党国会議員団の調査による．2004年，2006年，2009年は厚生労働省発表）

Ⅳ　維持期の取り組み　　219

6 維持期リハビリテーション

要旨

維持期（生活期）リハの定義を確認し，維持期リハも医学的リハとして適切な医学管理が必要であり，介護保険事業者任せではないことを理解する．維持期リハのなかで，外来リハ，訪問リハ，通所リハ，短時間通所リハ，職業リハについてその概略を示す．

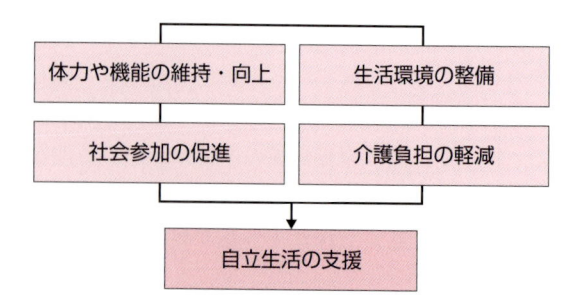

図 2-Ⅳ-15　維持期リハビリテーションの目的
（日本リハビリテーション病院・施設協会，2009）[29]

1. 維持期リハビリテーションの定義

維持期のリハは，身体や精神機能の回復がプラトーに達したあとに行われるリハの総称である．ただ，生活機能の回復・向上を「維持をする」だけでないため，「生活期リハ」といわれることもある．

日本リハビリテーション病院・施設協会の定義によれば，「維持期リハビリテーションとは，障害のある高齢者等に対する医学的リハビリテーションサービス（リハビリテーション医療サービス）の一部を構成し，急性発症する傷病においては急性期・回復期（亜急性期）のリハビリテーションに引き続き実施されるリハビリテーション医療サービスであり，慢性進行性疾患においては発症当初から必要に応じて実施されるリハビリテーション医療サービスである．また，維持期リハビリテーションは，在宅・施設を問わず，機能や能力の低下を防ぎ，身体的，精神的かつ社会的に最も適した生活を獲得するために行われるリハビリテーション医療サービスであり，高齢者等の体力や機能の維持向上を図るだけでなく，生活環境の整備，社会参加の促進，介護負担の軽減などに努め，その自立生活を支援することを目的としている．」となっている[29]．この定義で大切なことは，維持期リハも医学的リハ（リハ医療）であるということであり，適切な医学管理を約束している点である．介護保険事業者任せでなく，リハ医療のプロとしての視点が重要である．また，目

的は図 2-Ⅳ-15 のように整理されており，維持期でも最終的には自立生活をどう支援するかの視点が大切といえよう．

脳卒中治療ガイドライン 2009 においても，「回復期リハビリテーション終了後の慢性期脳卒中患者に対して，筋力，体力，歩行能力などを維持・向上させることが勧められる（グレードA）．そのために，訪問リハビリテーションや外来リハビリテーション，地域リハビリテーションについての適応を考慮する（グレードB）」と維持期のリハ効果も高いグレードで勧められている[9]．

なお，維持期のなかでは，図 2-Ⅳ-16 のように回復期からの移行である「維持期の初期」とともに，病状や身体既往が増悪したときの「維持期の中期」での対応が重要である．「維持期の初期」は移行後 3 カ月程度が想定され，回復期終了後の生活機能の安定を図る時期である．「維持期の中期」は，病状の悪化とともに，廃用症候群による症状の進行や増悪が危惧されるので，チームの適切な介入により介護保険のリハサービスを増やし，身体機能の低下を速やかに改善させる必要がある．

2. 維持期リハビリテーションの種類

維持期のリハサービスとしては，在宅患者対象としての外来リハ，訪問リハ，通所リハ，短時間

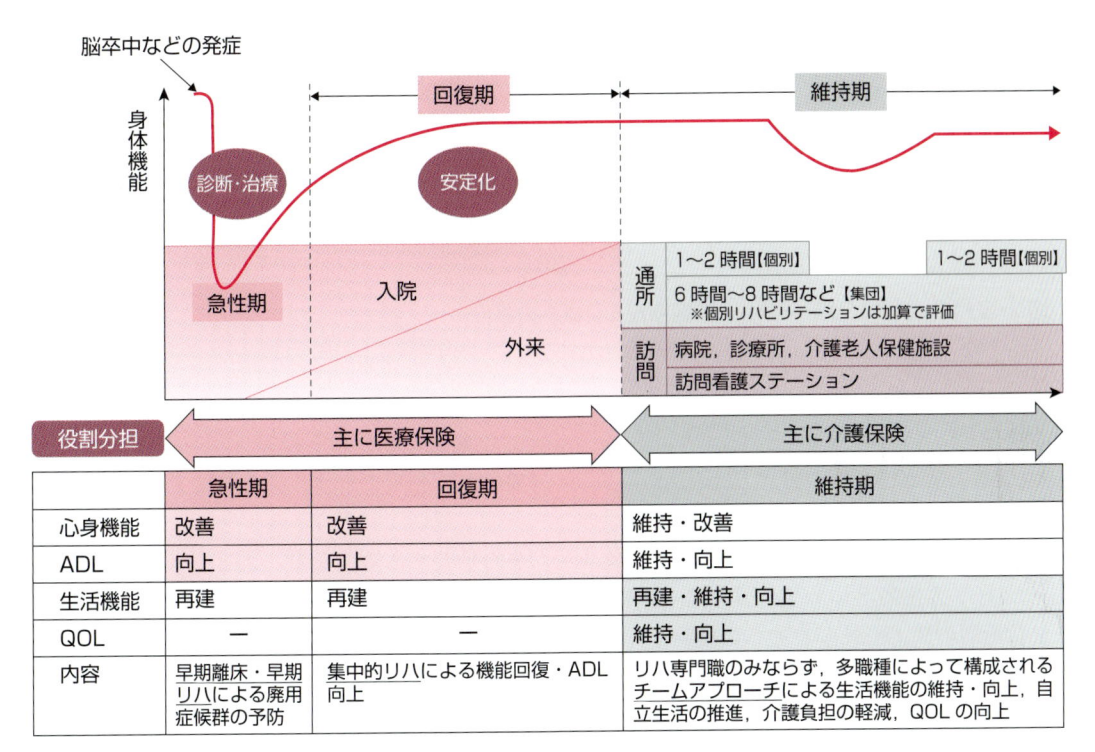

図 2-Ⅳ-16　リハビリテーションの役割分担と「維持期の初期」・「維持期の中期」
（日本リハビリテーション病院・施設協会「高齢者リハビリテーション医療のグランドデザイン」（青海社）より厚生労働省老人保健課において作成）

	急性期	回復期	維持期
心身機能	改善	改善	維持・改善
ADL	向上	向上	維持・向上
生活機能	再建	再建	再建・維持・向上
QOL	―	―	維持・向上
内容	早期離床・早期リハによる廃用症候群の予防	集中的リハによる機能回復・ADL向上	リハ専門職のみならず，多職種によって構成されるチームアプローチによる生活機能の維持・向上，自立生活の推進，介護負担の軽減，QOLの向上

通所リハなどがある．また復職希望がある場合の職業リハも重要である．施設入所対象としては老人保健施設や療養病床などでのリハがある．各リハサービスの概要は介護保険の部分と重複するので割愛するが，ここでは外来・訪問・短時間通所リハの昨今の問題点と，職業リハの概要について述べる．

3. 外来リハビリテーション

外来リハは，入院と同じ医療リハとして医療保険の適応で行われている．医療保険のリハは，1単位20分が基本単位となっており，患者1人に対し1日6単位（特定の患者は9単位）が上限である．また，原因疾患別に脳血管疾患等リハ料，運動器リハ料，心大血管疾患リハ料，呼吸器リハ料の4つの主たるリハ料が規定されており，それぞれに点数が異なる．そのうえ，脳血管疾患などでは発症・急性増悪後180日，運動器は発症・急性増悪後150日，心大血管疾患は算定開始から150日，呼吸器は算定開始から90日という標準算定日数があり，それまでは基本1日6単位のリハが可能だが，それ以降は1月13単位が上限となる．

2012年度の診療報酬改定にて，標準算定日数を超えた脳血管疾患と運動器リハ料の患者で，介護保険認定を受けている場合には，点数の減算が行われるようになった．また，原則として2014年3月31日までしか利用できないとの期限が設定されている．これは介護保険適応患者の維持期のリハを原則として介護保険で受けさせようとする国の政策誘導ではあるが，平成26年4月以降も維持期の利用者が継続してリハが受けられるよう，短時間通所リハへの変更も考慮に入れながら準備を行っていく必要がある．

また，医療から介護への円滑な移行のために，介護保険のリハに移行後も2カ月間は医療保険の疾患別リハとの併用ができるようになったが，1月目は月13単位以内，2月目は7単位以内となっている（図2-Ⅳ-17）．

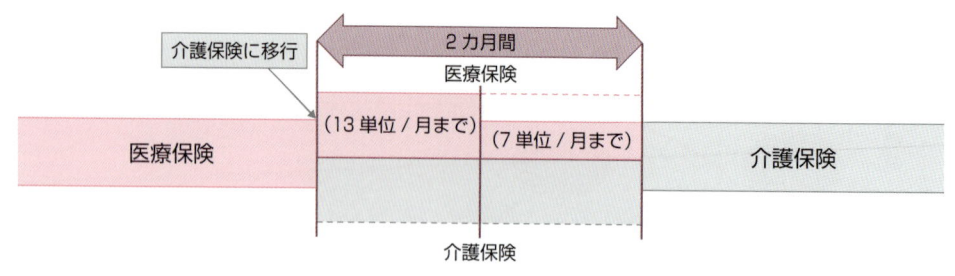

図 2-IV-17　リハビリテーションの医療から介護への移行
　　介護保険のリハに移行後，医療保険の疾患別リハを算定できる期間を 2 カ月間に延長する．また，2 月目については，疾患別リハの算定可能な単位数を 7 単位までとし，医療保険から介護保険への円滑な移行を促進する．

4. 訪問リハビリテーション

　訪問リハは，病院・診療所や老人保健施設の PT・OT・ST が，自宅へ訪問してリハを実施することである．在宅という実際生活している場で，日常生活の向上や社会参加への援助を行うため，維持期に最もふさわしい制度と考えられる．実施内容も基本的な身体機能訓練のみならず，嚥下訓練や移動・移乗，排泄，居住環境の整備や家族への介護指導，そして屋外歩行など多岐にわたるため，患者の個別性を尊重しつつ自立支援に向けた援助方法を検討できる知識と技術が必要である．医療保険と介護保険両方の制度があり，訪問看護ステーションからの訪問リハもあるため，状態に応じて利用が可能である．

　ただ，2012 年の診療報酬改定で，主治医の診察だけではなく，訪問リハを実施している施設の医師が，最低 3 カ月に 1 回患者の診察を行わなければならなくなった．訪問リハを利用している患者は，もともと外出できにくいために利用している場合も多くあり，そのために往診が必要になっている場合も出てきている．患者本人の診察を行うことは重要だが，主治医からの定期的な情報提供と訪問リハを行っているスタッフの評価があれば，訪問リハ実施施設の医師による定期的な診察は不要と思われる．

　なお，改定では，介護保険の訪問リハを実施している患者が急性増悪などにより FIM，または BI が 5 点以上低下した場合，一時的に頻回の訪問リハが必要な状態になれば，6 カ月に 1 回，14 日間に限り，1 日 4 単位までの医療訪問リハが可能になった．疾患の増悪や廃用症候群を防ぐ意味でも重要と思われるので，ADL をチェックし必要あれば利用できる体制を整備することが大切である．適切に利用できるよう，スタッフの教育もまた重要である．なお，訪問リハを利用している場合，医師は診療録に訪問リハへの指導の要点を記入することになっており，患者診察時にきちんと記載することが必須である．

5. 短時間通所リハビリテーション

　2009 年 4 月の介護保険改定で 1 時間以上 2 時間未満のいわゆる短時間通所リハビリテーションが新設された．外来リハの受け皿として期待されたが，リハ時間が外来より少ないこと，月 13 単位以内の外来リハが継続可能となったことなどで，積極的な転換がみられなかった．2012 年の改定で，個別リハ実施加算が利用時間内であれば 1 日に複数回算定できるようになり，短期集中リハ実施加算を算定していれば 3 カ月間は回数上限がなく，3 カ月以後は月 13 単位以内と外来リハと同じような体系になってきている．2014 年 3 月で外来リハでの要介護認定者のリハ継続が困難となるため，今後病院・診療所での短時間通所リハへの切替が進むと思われる．

6. 職業リハビリテーション

　一般的な就職や職業紹介はハローワークを通じて行われるが，障害者の就職支援として，独立行政法人高齢・障害・求職者雇用支援機構のなかに，障害者の職業リハを行う部門がある．1 つは地域障害者職業センターで，各県に最低 1 カ所あ

り，就職に向けての相談，職業能力などの評価，就職前の支援から，就職後の職場適応のための援助まで，個々の障害者の状況に応じた継続的なサービスを行っている．脳卒中後の患者が元の職場に復職する場合に，会社との間に入って必要な調整や訓練も実施してくれるので，復職に問題がある場合には利用を検討したい．

また，埼玉・所沢と岡山・吉備高原に国立の職業リハセンターを運営しており，それぞれ隣接した医療リハセンターとも連携して職業訓練などを実施している．高次脳機能障害などで長期的な職業訓練が必要な場合，地域障害者職業センターとも連携して継続した職業リハが可能なシステムとなっている．当院では，復職可能だが直接職場復帰するには問題があると思われる患者の場合，入院中から地域障害者職業センターと連携し，退院後の復職訓練をスムーズに行えるよう調整している．なお職業リハセンターは症状に応じて入所受入時期が決まっているので，利用時には注意が必要である．

（植木昭彦）

文献 Reference

1) 上田 敏：ICF（国際生活機能分類）の理解と活用，きょうされん，2005.
2) 近藤克則，大井通正：脳卒中リハビリテーション，第2版，医歯薬出版，2006, pp262-277.
3) 二木 立：脳卒中患者が自宅退院するために医学的・社会的諸条件．総合リハ **11**：895-899, 1983.
4) 二木 立：脳卒中後"寝たきり"患者に対するリハビリテーション．リハ医学 **22**：108-110, 1985.
5) 池田信明：家屋改造．看護MOOK リハビリテーションと看護（馬場一雄・他編集主幹），金原出版，1985, pp111-117.
6) 野村 歓・他：OT・PTのための住環境整備論，三輪書店，2007.
7) 宮下八重子：ホーム・エバリュエーション−家屋改造とその効果．理療と作療 **21**：4-10, 1987.
8) （社）日本脳卒中協会香川県支部：脳卒中あんしん連携ノート，2012.
9) 篠原幸人・他：維持期リハビリテーション．脳卒中治療ガイドライン2009，協和企画，2009, pp291-293.
10) 藤本俊一郎・他：改訂版地域連携クリティカルパス，メディカルレビュー社，2009.
11) 岡本五十雄・他：脳卒中患者の車の運転．医学のあゆみ **163**：363-366, 1992.
12) 川人 明：今日の在宅診療，医学書院，2002.
13) 鳥羽研二監修：高齢者総合的機能評価ガイドライン，厚生科学研究所，2005.
14) 佐藤健太，横林賢一：在宅診療の場で簡便にCGAを行うための教育ツール『modified-CGA』．日本プライマリ・ケア連合学会学術大会抄録集 **1**：45, 2010.
15) 横林賢一・他：在宅高齢者における発熱リスク実態調査〜5施設合同前向きコホート研究．日本プライマリ・ケア連合学会学術大会抄録集 **2**：160, 2011.
16) 鈴木一夫：脳卒中の予後調査．医学のあゆみ **149**：836, 1989.
17) 飯田章人・他：胃瘻交換時チューブ内からの細径内視鏡観察の有用性．日消内視鏡会誌 **48**：2507-2511, 2006.
18) BTS Pneumonia Guidelines Committee：BTS GUIDELINES FOR THE MANAGEMENT OF COMMUNITY ACQUIRED PNEUMONIA IN ADULTS-2004 UPDATE.
19) 八田政浩：要介護高齢者の肺炎に対する，口腔ケア及び肺炎球菌ワクチン接種による肺炎予防効果：歯科と医科の連携の実践．第18回ヘルスリサーチフォーラム講演録，2011.
20) 若林秀隆：リハビリテーション栄養ハンドブック，医歯薬出版，2010.
21) スティーブン・マクギー（柴田寿彦 訳）：マクギーの身体診断学原著，第2版，診断と治療社，2009.
22) 大田仁史：地域リハビリテーション原論 Ver.4，医歯薬出版，2001.
23) 石田 暉・他：ホームケア・リハビリテーション基本技能（総合診療ブックス），医学書院，2000.
24) 国立病院機構久里浜アルコール症センター：うつ病のスクリーニングテスト（Patient Health Questionnaire（PHQ-2）for Depression Screening）：http://www.kurihama-med.jp/shinsai/1_utsu.pdf
25) マクダニエル SH・他（松下 明監訳）：家族志向のプライマリ・ケア，シュプリンガー・フェアラーク東京，2006.
26) ジョンセン AR・他（赤林 朗・他監訳）：臨床倫理学，第5版，新興医学出版社，2006.
27) 岡持利亘・他：理学療法士にとっての維持期リハビリテーションにおけるチーム内連携のあり方と課題．理学療法 **24**：1416-1428, 2007.
28) 山上 久：慢性期リハビリテーションにおける病院の役割．病院 **69**：861-864, 2010.
29) 日本リハビリテーション病院・施設協会：維持期リハビリテーション，三輪書店，2009.

第3章

脳卒中によくある合併症とその対策

I リスクマネジメント総論

要旨

　リスクマネジメントとは，アクシデントの発生を防ぐための予防対策と，万一アクシデントが発生した場合の緊急対応と再発防止体制の確立など，リスクに対して組織を指揮管理する活動のことである．

　脳卒中医療におけるアクシデント（医療事故）としては，転倒による外傷，食事中の誤嚥・窒息，離院・離棟，医療行為に起因する外傷・熱傷などが想定される．

　また，脳卒中医療を行ううえでは，さまざまな合併症を生じるリスクに関しても想定し，全身状態の変化に注意を払い，もし合併症を生じた場合にはできるだけ早期に適切な対応を行う必要がある．

1. はじめに

　医療安全は医療の質にかかわる重要な課題であり，患者への適正な医療の提供とその過程における安全確保は医療の基本となるものである．

　医療現場におけるリスクマネジメントとは，患者の身体・生命にかかわる可能性があるアクシデント（医療事故）を未然に防ぐ，またはアクシデントが発生した場合に迅速に対応し，患者に与える影響を最小限に抑えるための対策を意味する．

　リスクマネジメントを行う場合，アクシデントを生じ得るリスク（危険性）を把握・特定し，発生頻度と生じた場合の影響度を考慮して対策を講じる必要がある．

2. 医療安全管理体制

　2006年3月に日本リハビリテーション医学会が発刊した「リハビリテーション医療における安全管理・推進のためのガイドライン」[1]では，「リハビリテーションは本質的にハイリスクの分野である．対象者のほとんどは運動器の障害を有しており，全身的な合併症のある方も少なくない．また，知的低下や高次脳機能障害を呈する場合には本人によるリスク管理が困難なことも多い．その一方で，転倒や合併症のリスクを恐れてリハビリテーションを実施しないと廃用に陥るリスクがあるとともに患者にとっては不利益となる．」と述べられている．さらに，医療安全管理体制として，①安全管理組織，担当者の確立，②合併症・続発症報告ルートと必要な報告書の確立，③リスク評価と分析の手法の確立，④文書管理方法や情報開示に関する手続き方法の確立，⑤事故発生時の施設としての対応方法の確立，以上の5点が必要と指摘されている．

3. 脳卒中医療におけるリスクマネジメント

　脳卒中医療におけるアクシデントとしては，転倒による外傷，食事中の誤嚥・窒息，離院・離棟，医療行為に起因する外傷・熱傷などが想定される．

　転倒は，患者の離床を促し身体機能の改善を図るリハ病棟においては，避けることができない最も頻度の高いアクシデントである．患者の認知機能・身体機能から転倒リスクを評価し，個別に対策を検討する必要がある．

　食事中の誤嚥・窒息については，食事中の観察や摂食嚥下機能の評価をもとに食形態や姿勢などの条件を調整して対策を行う必要がある．

　離院は，認知機能障害があるが移動自立している患者において対策が必要となる．特に，転院など環境が変化した直後は，状況を理解できずに混乱する可能性が高く注意が必要である．

表 3-Ⅰ-1 脳血管障害急性期にみられる合併症

1. 脳由来の合併症
   - 症状の進行・増悪，再発
   - 意識障害，夜間せん妄，通過症候群
   - 抑うつ状態，うつ病
   - 痙攣
2. 脳以外の臓器の合併症
   - 感染症：尿路，呼吸器
   - 筋・骨・関節系の疼痛
   - 深部静脈血栓症・肺塞栓症
   - 消化管出血
   - 急性無石胆囊炎
   - 脱水，電解質異常
   - 褥瘡
3. 病前から存在した合併症の増悪
   - 心疾患，呼吸器疾患，腎疾患，糖尿病など

訓練中や介護中に外傷を生じてしまう可能性もあり得る．特に意識障害や感覚障害のある患者では反応がないこともあり注意が必要である．

また，脳卒中医療を行ううえでは，さまざまな合併症を生じるリスクに関しても想定し，全身状態の変化に注意を払い，もし合併症を生じた場合にはできるだけ早期に適切な対応を行う必要がある．

脳卒中患者における合併症としては，①脳由来の合併症，②脳以外の臓器の合併症，③病前から存在した合併症の増悪の3つに分類できる（表3-Ⅰ-1）．

（1）脳由来の合併症

これには，発症直後の症状の進行・増悪，再発，意識障害やそれから回復したときにみられる通過症候群，夜間せん妄，うつ病，痙攣などが含まれる．

（2）脳以外の臓器の合併症

誤嚥性肺炎を含め，気道感染は頻度が高く，単に嚥下機能障害だけでなく，意識状態，認知機能，口腔衛生状態，喀出力，栄養状態などさまざまな要因が関連しており，栄養管理や口腔ケアも含めた総合的な対策が必要となる．尿路感染も頻度が高く，神経因性膀胱による排尿障害や留置カテーテルによって生じやすい状況となるため，排尿管理が重要となる．筋骨関節系の疼痛は，肩手症候群や変形性膝関節症の急性増悪や痛風・偽痛風など関節炎の合併も時に経験する．

深部静脈血栓症は，血栓が遊離することにより肺血栓塞栓症引き起こす危険性がある．肺血栓塞栓症は，突然発症して，急速に重篤な状態に陥るため，その評価と予防は極めて重要である．2004年に「肺血栓塞栓症/深部静脈血栓症（静脈血栓塞栓症）予防ガイドライン」[2]が作成されて以降，医療現場では予防策が徹底されてきている［参照 p143］．

（3）病前から存在した合併症の増悪

脳卒中急性期には，病前からの既往疾患が悪化することがあり注意が必要である．まず，既往歴を確認することは当然であるが，診断されていない疾患が隠れていることも多々あり，全身の診察やスクリーニング検査を行い確認する必要がある．

最後に，リハ治療においてもさまざまなリスクがあることを，患者や家族に事前に説明しておくことが重要である．

（金成建太郎）

文献 Reference

1) 日本リハビリテーション医学会診療ガイドライン委員会：リハビリテーション医療における安全管理・推進のためのガイドライン，医歯薬出版，2006．
2) 肺血栓塞栓症/深部静脈血栓症（静脈血栓塞栓症）予防ガイドライン作成委員会：肺血栓塞栓症/深部静脈血栓症（静脈血栓塞栓症）予防ガイドライン，メディカルフロントインターナショナルリミテッド，2004．

II 嚥下障害と嚥下性肺炎

1 嚥下障害

要旨

嚥下障害患者は高齢者ほど多くなる．嚥下障害を理解するために5期モデルが提唱されている．検査にはスクリーニングと嚥下造影，嚥下内視鏡がある．嚥下障害に対応するためには嚥下造影，嚥下内視鏡が重要である．

1. 嚥下障害の定義

摂食・嚥下の5期モデルでは，嚥下すなわち「食べる行為」を先行期，準備期，口腔期，咽頭期，食道期に分けて説明している．また，プロセスモデルなどが提唱されているが，一般的な嚥下障害は嚥下のいずれかの機能が障害された状態と定義される．一方で臨床上問題になる嚥下障害はより狭義の嚥下障害である．すなわち生命予後や機能予後に影響するかが問題となる[1]．当院では「嚥下機能の障害により肺炎，窒息，栄養障害が生じやすい状態になっていること」と定義し，臨床的に活用している．

2. 嚥下障害の疫学と原因

（1）疫学

秋田県で摂食・嚥下障害質問票で調査された報告では65歳以上の場合，摂食・嚥下障害ありの出現率は18.8%であった．また，パーキンソン病では70%に嚥下障害が合併すると報告がある．当法人人間ドックで実施した質問紙法によるスクリーニングでは，60歳代で6.1%，70歳代で9.4%，80歳代で16.4%が嚥下障害ありと判定された．嚥下障害で医療機関にかかることなく生活している層でも年齢とともに嚥下障害は増える．高齢化に伴い嚥下障害をもつ人口は増加すると考えられる．

（2）原因

脳疾患，神経疾患，筋疾患，先天的要因，加齢要因，廃用，薬剤性などが原因となる．特に薬剤に起因する嚥下障害は，投与薬剤の変更や加齢による代謝能力低下に伴って劇的に増悪することがあるため要注意である．

3. 球麻痺の特徴と代償方法

延髄外側梗塞に代表される核性，核下性の嚥下障害を総称して球麻痺とよぶ．嚥下障害全体に占める割合は数%とされる．球麻痺の特徴は咽頭，喉頭，食道入口部，軟口蓋の運動不全にある．通常知覚低下は伴わないか軽度であり，頻繁な嚥下運動が観察されたり唾液を口腔から排出する動作がみられたりする．発声の特徴は小さくかすれた声や鼻から抜ける声になり，発声の持続時間が短くなることもある．呂律障害は伴わないか目立たないことが多い．

球麻痺は下咽頭収縮不全と食道入口部開大不全，声門閉鎖不全により多量誤嚥が生じるリスクが高く，嚥下造影，嚥下内視鏡で確認して代償手段を検討するべきである．障害が軽度であれば比較的早期に他覚的症状が軽減し，座位で水分，ゼリー，ペースト食，ソフト食などが摂取できるようになる［サイドメモ28］．障害が中等以上の場合

は保存的な治療としてはバルーン拡張法，手術治療としては輪状咽頭筋切断術，喉頭挙上術，声帯内転術，気管切開などが考えられる．保存的な治療で摂取できるようになることも多く，手術治療の適否は嚥下障害治療に通じている専門機関に問い合わせるとよい．

軽度な球麻痺でいったん経口摂取に問題がなくなったようにみえても，障害がなくなったわけではない．加齢ややせ，他の疾病などの影響によって嚥下機能が急激に低下することがある．ダイエットなどで重度の嚥下障害を引き起こした症例をときどきみる．球麻痺が認められた場合は将来に嚥下障害が再燃する可能性があること，放置せずに専門機関を受診することを指導するとよい．

4. 偽性球麻痺の特徴と代償方法

多発性脳疾患に代表される核上性の嚥下障害を総称して偽性球麻痺とよぶ．嚥下障害のうち多数を占める．偽性球麻痺の特徴は，舌の運動不全と咽頭喉頭知覚低下である．嚥下反射は抑制される．発声は呂律障害が多く認められ湿声が認められることもある．意識や認知機能の低下を合併することもあり，嚥下代償手段が限られる．発症早期には水分誤嚥や唾液誤嚥でむせが誘発されることが多いが，次第にむせない誤嚥に移行するケースがある．

咽頭から食道への食物通過自体が障害されるケースは少なく，重度の意識障害や認知障害を認めなければ代償的に経口摂取を獲得できるケースが多い．水分摂取では流速を落とすと代償できることが多いのでとろみ剤を用いる．

5. 診断の基礎

（1）5期モデル

大まかに嚥下機能を理解するのに適しているのが，先にも述べたが以下に示す摂食・嚥下の5期モデルである．

先行期：食べ物があることを認知し，食べようと考える．

準備期：食べ物を口に取り込んで咀嚼する．随意運動．

口腔期：食べ物を舌の上でまとめて奥に送り込む．随意運動．

咽頭期：口腔内から咽頭に食材が送り込まれ，嚥下反射により咽頭を通過する．不随意運動．

食道期：食材が食道から胃まで通過する．不随意運動．

（2）咽頭期の診断

5期モデルのなかで最も重要なのは咽頭期の評価である．咽頭期評価の基本は，咽頭喉頭の形態，咽頭収縮力，咽頭喉頭知覚，声門閉鎖力の4点である．

サイドメモ 28　ゼリーの注意点

嚥下障害対応食としてゼリーを用いることがある．ゼリーを使う場合は大きく2つの特徴に留意する必要がある．滑りやすいか，体温で溶けるかである．滑りやすいゼリーは舌の運動障害や咽頭喉頭知覚の障害がある場合には誤嚥のリスクが高い．こんにゃく入りゼリーによる窒息事故を受けての消費者庁食品SOS対応プロジェクト報告では，ゼリーの口腔内での滑りやすさが誤嚥リスクのひとつとして指摘された．嚥下造影検査でもゼリーを誤嚥する様子を観察することがある．特に仰臥位でのゼリー摂取時には摂取方法の統一が欠かせない．一口量は5mm幅のスライス状3g程度，口腔内で崩さないよう咬んだり舌で押しつぶしたりせず丸のまま送り込むことがゼリーの誤嚥リスクを下げる摂取条件となる．滑りやすいゼリーは認知機能が保たれた球麻痺の症例が最もよい適応になる．

2つ目に体温で溶けるかが問題になる．もともと嚥下障害対応食としてのゼリーは体温で溶けることが前提であり，ゼラチンで固められている．誤嚥した場合に溶け，窒息や肺炎を防ぎ，気道の繊毛により排出しやすくすることが目的である．体温で溶けないゼリーは誤嚥した場合に気道を塞ぐ可能性がある．ゼラチン以外のゼリーを用いる場合は，誤嚥のリスクが相当程度低いことを嚥下造影検査や嚥下内視鏡検査などで確認しておく．ゼラチンゼリーを用いる場合は，室温でも溶けてくるため食事中に溶けてしまわないように氷を張ったバットなどに入れて保冷する．

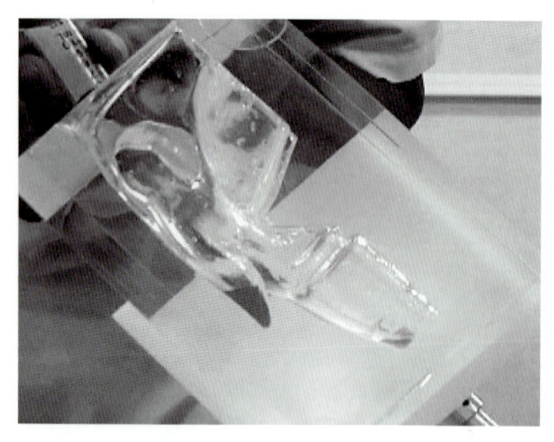

図 3-Ⅱ-1　咽頭喉頭の透明モデル

①咽頭喉頭の形態

　安静時の咽頭喉頭は複雑な形をしている．形状を理解するために高研の協力で咽頭喉頭の透明モデルを作成した（図3-Ⅱ-1）．咽頭喉頭が成す空間を立体的に把握すると嚥下機能の評価が容易になる．特に嚥下前，嚥下後の誤嚥リスクを評価するのに有効である．まず始めは咽頭喉頭が成す空間は逆さにした空き缶をイメージしてもらいたい．飲み口が咽頭喉頭でいうと声門に当る．どうしたら飲み口から内容物が出ないかを考えると誤嚥防止策を思いつくだろう．

②咽頭収縮力

　咽頭から食材を押し出す力が低下すると，大きな塊となった食材が咽頭に残りやすくなり窒息のリスクが高まる．さらに咽頭収縮力が低下するとペースト状の食材でも嚥下後に咽頭に残留するようになる．特に，下咽頭に残留すると嚥下中〜嚥下後の誤嚥が生じやすくなる．

③咽頭喉頭知覚

　嚥下反射，咳反射，嘔吐反射の生じやすさを評価する．嚥下反射惹起時の食材位置が高いほど安全性が高い．知覚低下には多発脳卒中や脱感作，薬剤などが影響する．

④声門閉鎖力

　嚥下中に声門が十分に閉鎖しなければ嚥下中誤嚥のリスクが高まる．球麻痺などで生じたり，声帯ポリープや汚染物が声門閉鎖阻害因子になることもある．

6. 検査（表3-Ⅱ-1）

（1）スクリーニング

　嚥下障害のスクリーニング方法が提唱されている．特徴としては感度が高くなく陰性となっても嚥下障害が否定できないことにある．スクリーニングで陽性となったケースは治療を要し，陰性となったケースは経過観察にて食事量不足，体重低下や発熱などがあれば速やかに治療に移行する必要がある．

（2）反復唾液嚥下テスト

　反復唾液嚥下テスト（repetitive saliva swallowing test；RSST）は，臨床上広く用いられている手技である．嚥下造影での水分誤嚥を検出する方法である．秒が測れる時計を用意し，検査の対象は指示理解が可能な患者である．

①手技

・口の中をうるおした後，つばを繰り返し飲む．30秒以内に何回できるかを数える．
・のど仏に軽く指を当ててのど仏がしっかり動いたときだけ数える（挙上距離の確認）．

②ポイント

・随意的嚥下反射惹起：口腔舌の随意的運動が一定時間内に可能→舌運動障害が軽度．咽頭知覚障

表3-Ⅱ-1　嚥下検査の種類

検査名	特徴	活用法
反復唾液飲みテスト	簡便．VFの水分誤嚥リスク検出	スクリーニング
水飲みテスト	口腔咽頭の汚染除去を要する．肺炎リスク検出	スクリーニング
聖隷式嚥下質問紙	15の質問．肺炎リスク検出	スクリーニング
嚥下造影	5期すべての検査．被曝，造影剤を要する．	口腔期〜食道期障害の精査
嚥下内視鏡	特に咽頭喉頭障害の検出	咽頭喉頭障害の精査

表 3-Ⅱ-2　聖隷式嚥下質問紙

1	肺炎と診断されたことがありますか	A．くりかえす　B．一度だけ　C．なし
2	やせてきましたか	A．明らかに　B．わずかに　C．なし
3	物が飲み込みにくいと感じることがありますか	A．しばしば　B．ときどき　C．なし
4	食事中にむせることがありますか	A．しばしば　B．ときどき　C．なし
5	お茶を飲むときにむせることがありますか	A．しばしば　B．ときどき　C．なし
6	食事中や食後，それ以外の時にものどがゴロゴロ（痰がからんだ感じ）することがありますか	A．しばしば　B．ときどき　C．なし
7	のどに食べ物が残る感じがすることがありますか	A．しばしば　B．ときどき　C．なし
8	食べるのが遅くなりましたか	A．たいへん　B．わずかに　C．なし
9	硬いものが食べにくくなりましたか	A．たいへん　B．わずかに　C．なし
10	口から食べ物がこぼれることがありますか	A．しばしば　B．ときどき　C．なし
11	口の中に食べ物が残ることがありますか	A．しばしば　B．ときどき　C．なし
12	食物や酸っぱい液が胃からのどに戻ってくることがありますか	A．しばしば　B．ときどき　C．なし
13	胸に食べ物が残ったり，つまった感じがすることがありますか	A．しばしば　B．ときどき　C．なし
14	夜，咳で眠れなかったり目覚めることがありますか	A．しばしば　B．ときどき　C．なし
15	声がかすれてきましたか（がらがら声，かすれ声など）	A．たいへん　B．わずかに　C．なし

（大熊・他，2002）[3]

害が軽度．
・挙上距離の確認：末梢型嚥下障害があって，喉頭挙上距離が短くなる場合と，嚥下反射が途中で止まる場合を数えないため．

③判定方法

3回以下で異常と判断する．若年者は7回，高齢者は5回が平均値とされる．0～2回だと嚥下障害の可能性が高い．

④注意点

3回以上できても重度の嚥下障害が認められることがある．喉頭挙上距離の判断は熟練した者でも困難である．したがって，末梢型嚥下障害を見落とす可能性がある．唾液の不顕性誤嚥を検出することも難しい．

（3）水飲みテスト

肺炎発症と相関がみられる．水を一気飲みしてもらい反応をみるテストである．水分だけの誤嚥なら肺炎になる可能性はほとんどないと考えられる．3 ml，30 ml などさまざまな方法が提案されている．当院では 30 ml 水飲みテストを採用している．

まず，水 30 ml を用意する．口腔内が汚いと水分誤嚥時に汚染も誤嚥する可能性があるので，きれいにしてから実施することが条件となる．また，対象は指示理解が可能な患者である．

①手技

水を一気に飲み干すように指示し，飲み方とむせ，声質の変化を判断する．

②ポイント

・水を飲む一連の観察：取り込み・送り込み・嚥下反射まで評価可能．
・分けて飲むかの評価：危険認知の評価．
・むせの評価：知覚障害のない喉頭侵入・誤嚥の評価．

・声質変化の評価：知覚障害がある喉頭侵入・誤嚥の評価．
③判定方法
　一口で飲みきることができ，むせがなく声質も変化しない場合嚥下障害なしと判定する．数口に分けて飲むがむせがなく声質も変化しない場合，嚥下障害疑いと判定する．むせや声質の変化があれば嚥下障害ありと判定する．
④注意点
　主観的な評価内容が多く，術者の違いで結果が左右される．むせる危険があるため，事前に「むせるかもしれませんが水だけなので安全です」と伝えておく．

（4）聖隷式嚥下質問紙（表3-Ⅱ-2）[2,3]
①特徴
　30 ml 水飲みテストと高い関連性がある．
②手技
　本人に最近2, 3年の状況を15問の質問項目に対しA，B，Cの3段階で回答してもらう．
③判定方法
　Aが1つでもあれば嚥下障害あり，Bが1つでもあれば嚥下障害の疑いと判定する．

7．嚥下造影と嚥下内視鏡

　嚥下は複雑な機能と構造を背景に成立している．したがって，嚥下障害は単一の障害ではなくさまざまな障害の集合であり，「嚥下障害症候群」ともいえる．スクリーニングでは嚥下障害が存在する可能性を知ることができるが，具体的な内容を明らかにするものではない．個々の症例について嚥下障害の本体が何であるかを知るためには詳しい検査が必要である．
　嚥下障害の検査としては，従来嚥下造影（Videofluoroscopy；VF）が必要な検査と考えられていた．最近では，嚥下内視鏡（Videoendoscopy；VE）が注目されている．この2つの検査は異なった特徴があり，症例ごとに使い分ける必要がある．

（1）嚥下造影
①特徴
　造影剤入りのテストフードや水を摂取させ透視下に観察する．透視室があれば実施できる．準備期，口腔期，咽頭期，食道期の評価が可能であり，嚥下の全体像がみえる．平面的な評価になるが観察時に視点が一定なため，平面座標をとって相対的な距離を計測できる．コマ送りで再生すると嚥下反射中の現象や時間軸での評価が可能である．放射線を使うため，長時間の検査は患者，検査者にとって不利益となる．白黒の画像であるため解剖を把握していないと診断が困難になる．特に正面，側面以外の角度のある画像では評価が難しい．
②対象と禁忌
　嚥下障害が疑われるもの全般が対象で，特に口腔期障害と食道期障害が疑われる場合はVFが必須である．
　絶対的禁忌はないが，造影室で実施する必要があることと造影剤を誤嚥させるリスクがあることから，移動が困難なもの，少量の誤嚥でも重篤な合併症を生じる可能性が高い患者は嚥下造影を避けたほうがよい．
③準備
　透視室では，回転するCアームだとさまざまな角度での検査が容易にできる．摂食姿勢を再現するための工夫として，VFチェアなど販売されていて，準備が容易になる利点がある．当院ではプラットホームとスロープを作成し，プラットホーム上で椅子やリクライニング車椅子を用いて姿勢を再現している．この方法は実際の食事場面と同じ条件を試せる利点がある．
　動画を記録するため，録画装置が必要である．
　食材は，造影剤が入ると固くなったりざらついたり味がおかしくなったりする．術者が食べてみてそれらを調整するとよい．
④手技
　透視下に口腔，咽頭，喉頭，食道を観察する．側面と正面から撮影をする．食道期は下部食道まで丁寧に観察する．食材の種類，量，食べ方，姿勢を変えながら嚥下機能を評価する．臨床的には安全な誤嚥リスクが低い食べ方を確認することが重要である．
⑤診断
　透視室がある施設であればすぐに始められる手

軽さがある反面，診断が難しいのがVFである．難しくさせているポイントは，咽頭残留と喉頭蓋が目立ちすぎることである．翻っていえば咽頭残留と喉頭蓋をあえて無視する気持ちで診断するとよい．

咽頭喉頭の構造を思い描いて食材が描く人体の辺縁を意識することや，嚥下反射の瞬間に喉頭侵入が出現するかをよくみることである．誤嚥は嚥下前，嚥下中，嚥下後に生じ得るが，この順に見逃しやすくなる．嚥下中，誤嚥は咽頭内圧が高まっているため誤嚥物の流速が早い．嚥下後，誤嚥は造影剤に唾液が混じってコントラストが低下していることと気管壁に沿って少量ずつゆっくり誤嚥されるため気づきにくい．

舌の運動不全では特に咽頭への送り込みが障害されていると対応困難な嚥下障害になりやすい．食材が口腔内にとどまってなかなか咽頭に送り込まれない場合は，奥舌と軟口蓋の様子に注目する．

食道入口部が開かない場合（食道入口部開大不全）は，咽頭から食道に食材が流れていかないのでわかりやすい．一方で食材や造影剤を誤嚥しやすいため食道入口部開大不全が予測された場合は，ごく少量の造影剤入り水（1 ml程度）で開始する必要がある．

認知障害がある患者の場合，特殊な環境で実施されることで興奮する場合がある．通常と覚醒程度が異なることもあるので，評価する際はいつもの様子を知っている家族や職員の印象や意見を参考にするとよい．

(2) 嚥下内視鏡
①特徴
経鼻内視鏡で咽頭喉頭を観察する．食事場面の観察が可能である．経鼻内視鏡のポータブル化が進んでおり，場所にとらわれず実施できる．被検者の姿勢や摂取物が自由に選択でき，特に咽頭喉頭の立体的な観察に適している．汚染の状態や唾液の咽頭残留，喉頭侵入，誤嚥が観察できる．唾液誤嚥はサイレントアスピレーションといわれ誤嚥性肺炎の主な原因と考えられている．カラーで観察できるため，簡単な解剖を説明しておくことで患者や家族にも誤嚥リスクが直感的に理解しやすい．食事の制限を納得してもらうには嚥下内視鏡検査を患者と家族，職員と一緒に観察し同時に説明するとよい．

②対象と禁忌
対象は嚥下障害が疑われるもの全般．特に咽頭期障害が疑われる場合．鼻腔が閉塞している患者は禁忌である．

③準備
経鼻内視鏡：3.5 mm径程度が最も刺激が少ない．小児の場合はさらに細いものを要することがある．カンシ孔は不要である．

CCDカメラ：術者が単独で観察する際には不要である．内視鏡に接続して記録装置や大画面モニタに映像を出力する．

記録装置：動画の記録が必要である．

大画面モニタ：被験者や被験者の家族，職員らに嚥下機能を説明するために必要となる．

食材：当院ではプレーンヨーグルト，全粥，着色水，とろみ剤，ゼラチンゼリーを用いる．ほかに特に食べたい食材を準備する．

④手技
内視鏡挿入手技が乱暴だったり下手だったりすると検査が成立しないため，しっかり研修してから実施することを勧める．摂食姿勢が安定して再現できるよう整え，内視鏡挿入時に動いてしまわないように補助者が介助する．「カメラで見ながら数口食べてもらう検査です．カメラが鼻を通るときは少し痛いですが10秒程度で通過します．通るとだんだん痛みが治まります．検査は数分で終わります」などと手技を説明する．

潤滑剤を用いて無麻酔で経鼻から内視鏡を挿入する．粘膜をこすらないように中鼻道を通すと疼痛が少ないうえに観察が容易になる．口蓋垂が観察できる位置までカメラが進んだらいったん止め，姿勢と痛みの程度を確認をしたら食材を摂取させる．

ポータブル化：嚥下内視鏡検査の利点の1つが検査場所を問わないことである．その利点を拡大するために持ち運びやすくする工夫がなされてきた．筆者らはLivet社の協力で，Wi-Fi接続にてCCDカメラのワイヤレス化を実現し，モニタと記録装置をiPadにすることでポータブル化を

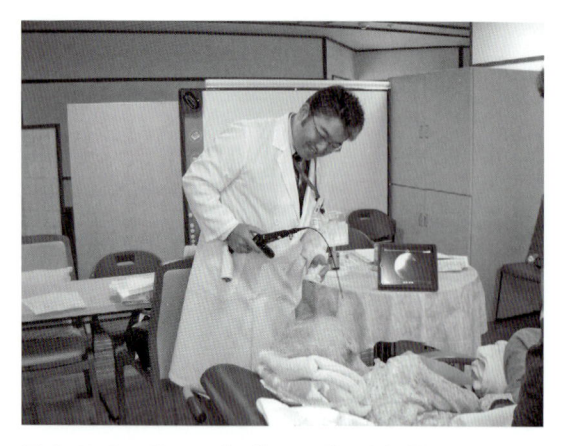

図3-Ⅱ-2　ポータブル化した嚥下内視鏡

いっそう進めることができた（図3-Ⅱ-2）．簡易光源やエンドシースを用いるとさらに機動性が向上する．

⑤診断

個別の咽頭喉頭の立体構造を理解する．口腔期は奥舌の動きを観察して咀嚼時の運動，送り込み時の舌運動や喉頭蓋が果たす役割を評価する．嚥下前に梨状窩に食材が流入したり，嚥下後に残留する場合は梨状窩の貯留能力を評価する．嚥下後に食材が残留する場所は収縮が不十分な場所である．喉頭侵入や誤嚥の形跡がないか，嚥下反射後によく観察する．誤嚥物が直接観察できることもあるが，気管後壁側に張り付いた誤嚥物は観察が困難である．喉頭侵入の有無や，特に声帯上に侵入が至っていないかを観察して誤嚥リスクを検討する．披裂間切痕部分から持続的に唾液などが誤嚥していないかを観察する．

(3) 嚥下検査の注意点

嚥下造影も嚥下内視鏡もそもそもの目的は「肺炎，窒息，低栄養を防ぐ」ことである．そのため，検査で誤嚥させて肺炎や発熱を引き起こしては何にもならない．嚥下検査を要する対象は易感染性であることが多く，検査前に嚥下機能の予測を立てて，その予測が正しいかどうかの判断に嚥下検査をするべきである．ルーティンで検査をして誤嚥したら終了というのは臨床上利益が少なく，誤嚥させない検査計画を立案するべきである．万が一誤嚥した場合，当院では検査中であっても誤嚥時には呼吸理学療法チームが直ちに排出を試みる．検査に起因したと思われる発熱や肺炎は8年間認められていない．

8. 治療方法

多発脳卒中に代表される偽性球麻痺タイプと延髄外側梗塞に代表される球麻痺タイプで嚥下障害に対する治療方法が異なる．

(1) 食形態の工夫

偽性球麻痺タイプでは，反射惹起の遅延に対応するため，ゆっくり流れる適度な付着性がある食材が適する．水分はとろみを用いるとよい．

球麻痺タイプでは，下咽頭収縮不全に対して付着性は低く変形能が高く一塊で流れるものが適する．ゼリーは誤嚥される際も一塊で誤嚥されるので，窒息や肺炎を防ぐには体温で溶けるゼラチンゼリーが推奨される．ゼラチンゼリーは室温で溶け始めるので，提供する際は器ごと氷などで冷やしながら提供するとよい．食道入口部開大不全があるがいくらか食材が通過する場合は，液状またはゼラチンゼリーの5mmスライスを推奨する．声門閉鎖不全が観察される場合は液状のものや唾液が特に誤嚥しやすく，ゼラチンゼリーを咀嚼せずに飲み下すことを試してみる．なお，筆者の病院での食事箋の例を表3-Ⅱ-3に示した．

(2) 食事姿勢の工夫

咽頭期障害がある場合，誤嚥しにくい姿勢は座位，腹臥位，側臥位である．座位は仙骨座りなど後方に崩れると誤嚥リスクが高まるため深く座るとよい．腹臥位は容易ではないが，側臥位は比較的容易に整えることができる．側臥位は側臥位も後方に崩れると誤嚥リスクが高まるため，両肩を結んだラインが水平面に対して垂直に近づくようにする．筆者らはこの側臥位を「完全側臥位」[4]とよんでいる．完全側臥位は座位よりも誤嚥リスクが低く，球麻痺，偽性球麻痺を問わず適応がある．

送り込み障害がある場合，咀嚼する食材が適応になることがある．咀嚼しても送り込みが困難な場合は口腔が上に向くように姿勢を背側に倒して行く．顎が上がらないよう体ごと倒していくが，このときに体幹が水平面と成す角度が45〜60度

表 3-II-3　嚥下障害に対応する食事箋

副菜		主食
球麻痺タイプ	偽性球麻痺タイプ	
ゼリー食1品	ペースト食（とろみあり，なし）	スベラカーゼ粥
ゼリー食2品	移行食	ペースト粥
ゼリー食4品	ソフトとろみ食―口大刻み	全粥
移行食	ソフトとろみ食	米飯
ソフト食	ソフト食	麺とろみつき
五分菜食	五分菜とろみ食	麺
常食	五分菜食	
	常食	

球麻痺タイプには滑りがよく変形能が高いもの，偽性球麻痺タイプにはゆっくり流れ咀嚼が容易なものを優先する．
ソフト食：舌で押しつぶせる柔らかさでまとまりやすいもの．
ソフトとろみ食：ソフト食にあんかけしたもの．
移行食：ソフトとろみ食を細かく刻んだもの．
ゼリー食：市販のゼリー，またはゼラチンゼリーを指定．
五分菜食：繊維が強い，特に咀嚼が困難な食材を避けたもの．
スベラカーゼ粥：酵素を用いてでんぷんを分解しペーストにした粥．

では誤嚥リスクが高まるため，30度以下まで下げる必要がある．筆者らは体幹角度を0度とした「完全仰臥位」を選択することもある．送り込み障害に咽頭期障害が同時にある場合は，咽頭期障害に対応した姿勢を優先する必要がある．完全側臥位をとり頸部だけを回旋させ口腔を上方に向けた姿勢の「完全側臥位頸部回旋位」を勧める．

（3）臨床上の問題

統一した職員教育が必要である．徹底するためには教育システムと現場の疑問に即座に対応する専門家の配置が望ましい．当院では嚥下担当看護師を配置し，病棟横断的な仕事と地域へ開かれた仕事を展開している．

（4）口腔ケア・歯科治療

適切な口腔ケアは肺炎発生を抑制する可能性がある．特に職員による毎食後のケアが重要である．歯科による口腔環境整備（抜歯を含む）・義歯および軟口蓋挙上装置（PLP）作成など，嚥下治療における歯科に役割は大きい．

（5）訓練

嚥下障害の改善には喉頭侵入や誤嚥を防ぐ食事摂取方法の指導，再現と十分な栄養，運動が基本になる．障害の種類により効果が明らかな訓練として以下の2つがある．

①シャキア法（咽頭喉頭筋力低下，食道入後部開大不全）

仰臥位で頭部を挙上し，へそを覗き込むような姿勢で静止する．1分挙上，1分休憩を1回として30回を1セットとして1日3度行う．虚弱高齢者では実施不能な場合も多く，当院ではリクライニング位で実施し付加を調整することがある．

②バルーン訓練（食道入後部開大不全）

バルーン付のカテーテルを挿入してバルーンを膨らませ，食道入口部を開大させる訓練である．バルーン単純引き抜き法と持続拡張法に大別される．いずれも即時効果が大きく，ある程度の長期効果も望める．バルーン法は自主トレーニングとして継続できないと効果が減弱するので，自主トレーニングが可能と予測される場合に適応となる．認知障害がなくても訓練の継続が困難なこともあり，長期にわたって外来で心理的なサポートをする必要がある．

（6）手術治療

気管食道分離術，輪状咽頭筋切断術，喉頭挙上術，声帯内転術などがある．球麻痺で適応になることがあり，気管切開，胃瘻造設術も含めて観血的治療の適応を検討する．

（福村直毅）

2　嚥下性肺炎

要　旨

　嚥下性肺炎は嚥下障害が原因で生じる肺炎である．加齢により罹患率が急増する．医療・介護関連肺炎の主な原因が嚥下障害と考えられている．嚥下性肺炎の治療はNHCAPガイドラインが参考になる．

1. 疫学：増え続ける肺炎

　2011年に肺炎が脳卒中を抜き日本人の死因の第3位（9.9％）となった．脳卒中での死亡が減るなかで肺炎での死亡は増え続けている．厚生労働省の患者調査によると，肺炎入院患者数は増加の一途をたどっている（図3-Ⅱ-3）．特に高齢者が占める割合が高く，肺炎発症は50歳ごろから増え始め，80代でピークを迎える（図3-Ⅱ-4）．高齢者肺炎の多くが嚥下性肺炎であると指摘されている．

　嚥下性肺炎は脳卒中後の死亡原因として重要である．脳卒中に並存する肺炎の多くが嚥下性肺炎である．嚥下性肺炎の予防には口腔ケア，薬剤，肺炎球菌ワクチンの効果が示されているが，根本的には質の高い嚥下治療が必須である．

　日本呼吸器学会にて嚥下性肺炎を含む医療・介護関連肺炎（NHCAP）が新しく定義され，独立したガイドラインとして発表されている[5]．

2. NHCAP

　肺炎診療ガイドラインでは，市中肺炎（community acquired pneumonia；CAP），院内肺炎（hospital acquired pneumonia；HAP），人工呼吸器関連肺炎（ventilator associated pneumonia；VAP）に分類して論じられてきた．2005年にATS（米国胸部疾患学会）とIDSA（米国感染症学会）が共同で医療ケア関連肺炎（healthcare associated pneumonia；HCAP）という疾患概念を提唱した．これを受けて日本では介護保険や国民皆保険など特徴的な医療制度があることを考慮し，介護を加えた医療・介護関連肺炎（nursing and healthcare associated pneumonia；NHCAP）という疾患概念が提唱された．表3-Ⅱ-4に定義を示した[5]．NHCAPの主な発症機序として，誤嚥性肺炎が指摘されている．脳卒中に関連した肺炎はNHCAPに含まれると解釈できる．

　NHCAP診療の問題は多様な環境で種々の病

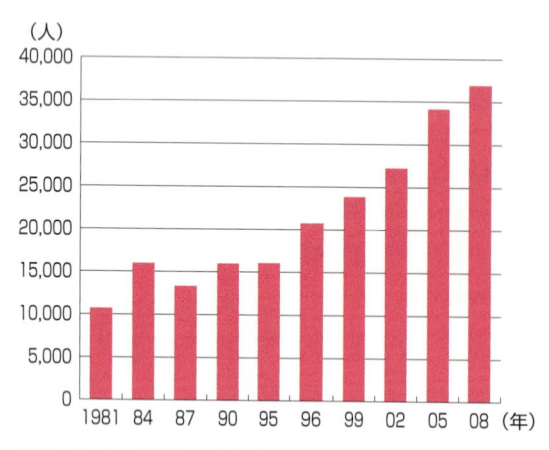

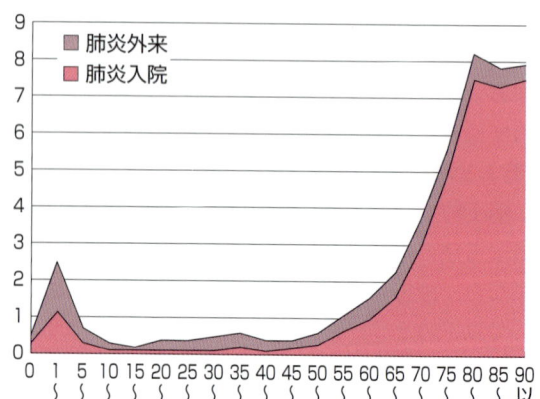

図3-Ⅱ-3　肺炎入院患者数（1日）
（厚生労働省患者調査より）

図3-Ⅱ-4　肺炎発症率（1,000人対1日）
（厚生労働省患者調査より）

表 3-Ⅱ-4 NHCAP の定義

1. 長期療養型病床群もしくは介護施設に入所している.
2. 90日以内に病院を退院した.
3. 介護を必要とする高齢者, 身体障害者.
4. 通院にて継続的に血管内治療 (透析, 抗菌薬, 化学療法, 免疫抑制剤などによる治療) を受けている.

介護の基準：PS3・限られた自分の身の回りのことしかできない, 日中の50%以上をベッドか椅子で過ごす, 以上を目安とする. 1. には精神病床も含む.

(日本呼吸器学会, 2011)[5]

態, 基礎疾患, 合併症を背景として発症する肺炎であることから一律に重症度を規定し予後を予測することが困難な点である. そのためどのような治療が必要なのかを判断の最重要項目に据えた治療区分が提案されている (図3-Ⅱ-5)[5].

入院管理の判断は肺炎そのものの重症度だけではなく, 基礎疾患や合併症, 栄養状態, 精神的・身体的活動性, 家族や関係者の援助の状況などを勘案し, 最終的に担当医師が判断するものとされている. 肺炎そのものの重症度評価にはA-DROP分類やI-ROAD分類などがある.

3. 治療

(1) 抗菌薬

喀出痰の培養結果は原因菌を意味するものではない. より侵襲的な検査を実施できないことが多いので抗菌薬選択には経験的 (エンピリック) 治療を優先するべきである (図3-Ⅱ-6, 表3-Ⅱ-5)[5].

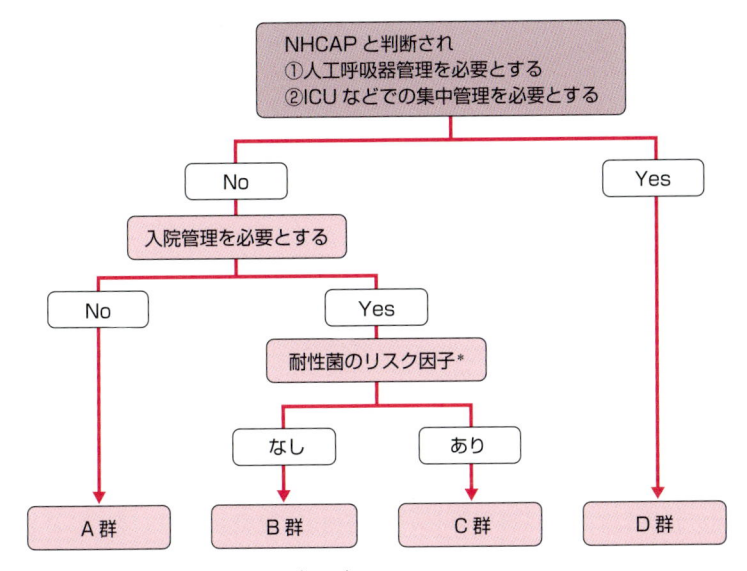

図 3-Ⅱ-5 治療区分アルゴリズム
*耐性菌のリスク因子.
*過去90日以内に抗菌薬の投与がなく, 経管栄養も施行されていない場合は, 耐性菌のリスクなし群と判断.
*ただし, 以前にMRSAが分離された既往がある場合は, MRSAのリスクありと判断.

(日本呼吸器学会, 2011)[5]

サイドメモ29 嚥下性肺炎の診断基準について

現在の診断基準では, 肺炎に嚥下障害が並存すれば嚥下性肺炎になる. しかしそれでは嚥下障害治療が進歩して, 嚥下障害患者において嚥下障害が原因ではない肺炎が優勢になったとき, 治療効果を図ることができなくなる. 患者らの入院管理では嚥下障害がある場合でも, 年肺炎発生率が2%程度に抑えられている. 嚥下障害診断, 治療が前提となった新しい嚥下性肺炎の診断基準や治療ガイドラインが作成されなければならない.

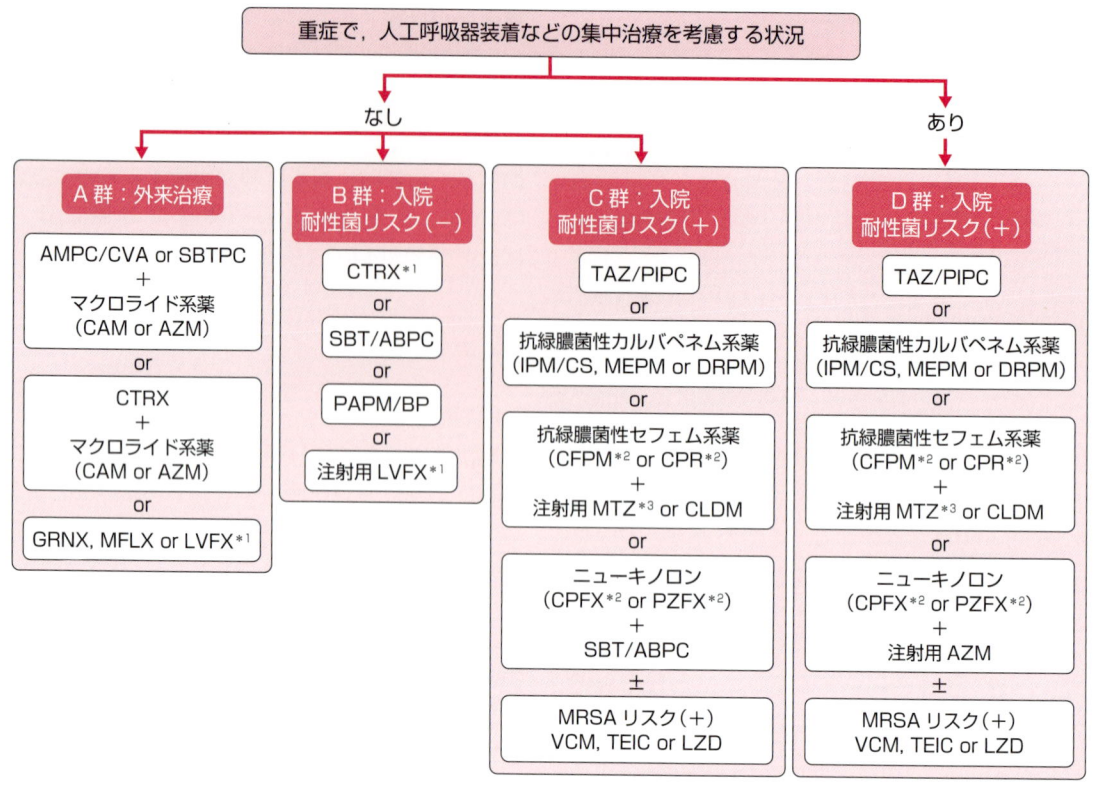

```
                    ┌─────────────────────────────────┐
                    │ 重症で，人工呼吸器装着などの集中治療を考慮する状況 │
                    └─────────────────────────────────┘
                         │                              │
                        なし                            あり
```

A群：外来治療	B群：入院 耐性菌リスク（−）	C群：入院 耐性菌リスク（+）	D群：入院 耐性菌リスク（+）
AMPC/CVA or SBTPC + マクロライド系薬 (CAM or AZM) or CTRX + マクロライド系薬 (CAM or AZM) or GRNX, MFLX or LVFX[*1]	CTRX[*1] or SBT/ABPC or PAPM/BP or 注射用 LVFX[*1]	TAZ/PIPC or 抗緑膿菌性カルバペネム系薬 (IPM/CS, MEPM or DRPM) or 抗緑膿菌性セフェム系薬 (CFPM[*2] or CPR[*2]) + 注射用 MTZ[*3] or CLDM or ニューキノロン (CPFX[*2] or PZFX[*2]) + SBT/ABPC ± MRSA リスク（+） VCM, TEIC or LZD	TAZ/PIPC or 抗緑膿菌性カルバペネム系薬 (IPM/CS, MEPM or DRPM) or 抗緑膿菌性セフェム系薬 (CFPM[*2] or CPR[*2]) + 注射用 MTZ[*3] or CLDM or ニューキノロン (CPFX[*2] or PZFX[*2]) + 注射用 AZM ± MRSA リスク（+） VCM, TEIC or LZD

図 3-Ⅱ-6 NHCAP の推奨抗菌薬

耐性菌のリスク因子
・過去 90 日以内に抗菌薬の投与がなく，経管栄養も施行されていない場合は，耐性菌のリスクなし群と判断．
・ただし，以前に MRSA が分離された既往がある場合は，MRSA のリスクありと判断．
[*1]：嫌気性菌に抗菌力が不十分なため，誤嚥性肺炎疑いでは不適．
[*2]：嫌気性菌に抗菌力が不十分なため，誤嚥性肺炎疑いでは嫌気性菌に抗菌活性を有する薬剤（MTZ, CLDM, SBT/ABPC など）と併用する．
[*3]：2011 年 7 月現在，本邦未発売．

(日本呼吸器学会，2011)[5]

（2）肺炎発症時の嚥下機能

肺炎など気道炎症が発症したときは嚥下機能が発症前よりも低下することが多い．嚥下性肺炎発症前に嚥下障害を指摘されていない場合でも，炎症の影響や低栄養，吸引によるストレスなどで誤嚥しやすい状態に変化していることがある［サイ

サイドメモ30　実施時のリスクが高いと評価される嚥下造影

NHCAP 診療ガイドラインでは，座位で嚥下造影を行うと検査中および検査後に誤嚥する危険があり，ベッドサイドで行えるスクリーニング検査を優先するよう指摘している．この指摘は一般的な嚥下造影検査の方法が臨床的に大きな問題があることを示している．造影剤を誤嚥したかを評価する方法は，嚥下障害がある場合，誤嚥するまで検査することにつながってしまう．この検査が異常なことは，たとえば歩行障害の検査時に転ぶまで繰り返し試験する医療者がいないことからも明らかだろう．臨床的に適切な検査とは誤嚥するかどうか，つまり食塊の軌跡を評価するものではなく人体側の機能を評価するものでなければならない．適切に訓練された術者が実施すれば，誤嚥させることなく誤嚥リスクを検出できる．スクリーニング検査は嚥下障害の有無をある程度推測できるが，嚥下障害の個別性を評価できないため治療に結びつかない．適切な嚥下造影検査を広げなければ嚥下性肺炎を防ぐことは難しい．大きな効果をあげている嚥下障害治療ではあるが，最低限の検査の質を保証しなければ衰退してしまうだろう．

表3-Ⅱ-5　推奨抗菌薬の英文略語の説明，商品名

英文略語	薬剤名	商品名
AMPC/CVA	アモキシシリン・クラブラン酸	オーグメンチン，クラバモックス
SBTPC	スルタミシリン	ユナシン
CAM	クラリスロマイシン	クラリス，クラリシッド
AZM	アジスロマイシン	ジスロマック
CTRX	セフトリアキソン	ロセフィン
GRNX	ガレノキサシン	ジェニナック
MFLX	モキシフロキサシン	アベロックス
LVFX	レボフロキサシン	クラビット
SBT/ABPC	スルバクタム・アンピシリン	ユナシンS
PAPM/BP	パニペネム・ベタミプロン	カルベニン
TAZ/PIPC	タゾバクタム・ピペラシリン	タゾシン
IPM/CS	イミペネム・シラスタチン	チエナム
MEPM	メロペネム	メロペン
DRPM	ドリペネム	フィニバックス
CFPM	セフェピム	マキシピーム
CPR	セフピロム	ケイテン，ブロアクト
注射用MTZ	メトロニダゾール	本邦未発売
CLDM	クリンダマイシン	ダラシン，ダラシンS
CPFX	シプロフロキサシン	シプロキサン
PZFX	パズフロキサシン	パズクロス，パシル
VCM	バンコマイシン	塩酸バンコマイシン
TEIC	テイコプラニン	タゴシット
LZD	リネゾリド	ザイボックス
AZM	アジスロマイシン	ジスロマック

ドメモ29］．肺炎治療中に経口栄養を開始する際は嚥下内視鏡などで嚥下機能を確認することが望ましい［サイドメモ30］．嚥下検査にアクセスが困難な場合は，発症前の食事条件よりも安全と推測される条件を選択するとよい．嚥下機能を評価せずに食事形態を変更すると，当然適切でない食事を提供してしまうリスクがある．特に退院直前に形態を変更すれば退院後肺炎を再発する引き金になり得る．肺炎発症前の食事条件や気道管理上の問題点を把握し修正することに加えて，肺炎後の廃用症候群改善までは嚥下機能評価なしに食事条件を戻すとリスクがあることを理解し説明する必要がある．病前の食事条件に戻るまでの期間は，当院の経験上数週間から数カ月，重症例では1年以上かかることもある．

(3) 口腔ケア

嚥下性肺炎の予防には毎食後の口腔ケアが重要である．施設職員が口腔ケアに精通することが望ましい．老人保健施設で毎食後の口腔ケアに歯科による専門的口腔ケア，イソジンガーグルによるうがいを併用すると肺炎発生率が低下したと報告がある．歯科による口腔ケア指導が施設職員による口腔ケアの質を高める．筆者の病院では歯科衛生士が学習会，実地指導を行ったうえで毎食後職員による口腔ケアを徹底している．歯磨き粉やうがい薬は用いずブラッシングを行う．必要なケアができているか，口臭で確認する．

（福村直毅）

3 栄養問題

> **要旨**
> 脳卒中の栄養は超急性期とそれ以外で切り替えねばならない．脳浮腫のコントロールが必要な時期を超えてからは回復に必要な栄養を迅速に確保する．栄養量の目安はHarris-Benedictの推定式が有名である．栄養方法や栄養内容を検討するうえで多職種からなる栄養サポートチームが活躍している．

1. はじめに

 私たちは平均でどれくらい栄養を消費しているのか．国連食糧農業機関統計データベース（FAOSTAT）によると，2009年に日本で消費された栄養は国民1人当たり平均で2,723 kcalであった（図3-Ⅱ-7）．この値は1996年以降徐々に低下している．世界各国の1人当たりの1日の栄養消費量は1992年から2007年の平均値で比較するとアメリカ合衆国の3,728 kcalを筆頭にヨーロッパが多い．アジアでは韓国が3,058 kcal，日本が2,888 kcal，中国が2,825 kcalである．報告中最も少ないのはエリトリアの1,549 kcalであった．先進国での消費はおよそ1/3と考えられており，アジア諸国では1人当たり1日平均で2,000 kcal程度を摂取しているものと推定される．

2. 脳卒中後の栄養管理

 脳卒中後の栄養管理では，超急性期と亜急性期以降に分けて考える必要がある．超急性期には脳浮腫を抑えるための計画，亜急性期以降は回復できるエネルギー投与を重視した計画になる．特に高齢者は早期から十分なエネルギー投与と運動を導入しなければ後から介入を強化しても回復が困難になるので注意するべきである．

 亜急性期以降の栄養管理は，Harris-Benedictの推定式にて基礎代謝を推定する（表3-Ⅱ-6）．アジア人女性では高めに出るとの報告があるが，ストレス係数，活動係数を決め基礎代謝に掛けて必要栄養量を推定する．障害者は歩行だけでも運動負荷が高くなると報告されている．当院回復期の検討では体重が維持される活動係数は1.6であった．病院ごと，病態ごとに事情は変化するが参考にしてほしい．

 脳卒中後の栄養管理で重要になるのは栄養ルートの検討である．特に急性期では80％の患者に嚥下障害が出現するとされる．脳卒中後の栄養開

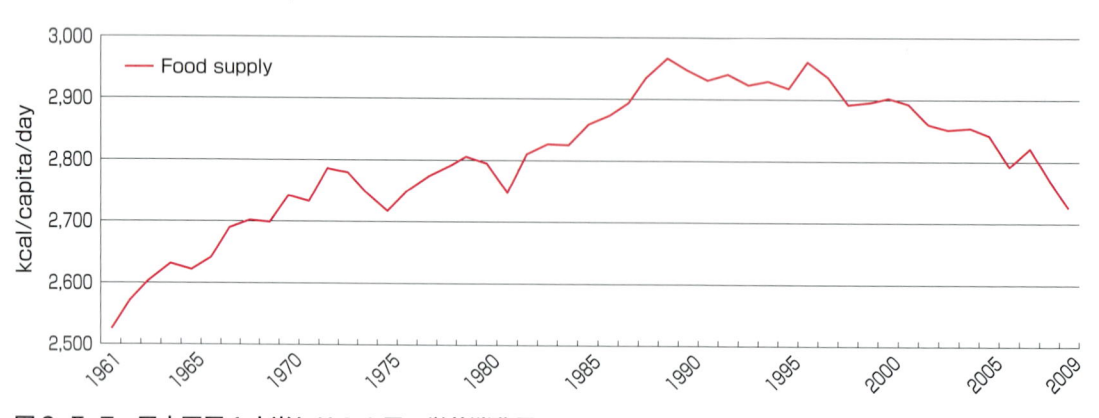

図3-Ⅱ-7 日本国民1人当たりの1日の栄養消費量

（FAOSTATより引用）

表 3-Ⅱ-6　Harris-Benedict の推定式

> 男性：66.47 + 13.75 ×体重（kg）+ 5.0 ×身長（cm）− 6.75 ×年齢（歳）
> 女性：655.09 + 9.56 ×体重（kg）+ 1.85 ×身長（cm）− 4.68 ×年齢（歳）
> 必要栄養量＝基礎代謝（basal energy expenditure；BEE）×活動係数×ストレス係数
> 活動係数：無動状態 1.0，活動状態 1.1 〜．
> ストレス係数：通常 1，手術 1.1〜1.8，褥瘡 1.1〜1.3．
> ※ストレス係数は目安に過ぎない．患者の状態を観察して適宜変更が必要である．

始時には，嚥下障害があると仮定して栄養方法を決定する必要がある．

3. 栄養サポートチーム

　患者が栄養障害になることを防ぎ，あるいは栄養障害の状態から回復する手助けをする専門チームが栄養サポートチームである．診療報酬上も栄養サポートチーム加算（週1回）200点が認められている．栄養サポートチームは栄養管理に係る専門的知識を有した医師，看護師，管理栄養士，薬剤師など多職種横断で構成されるのが望ましい．チームの目的は特に低栄養状態の回避と低栄養からの適切な回復支援である．

（1）スクリーニング

　低栄養患者のスクリーニングには体重，BMI，血中アルブミン値，主観的包括評価（SGA）などがよく用いられる．カットオフ値の考えかたは多様であるが，BMI＜18，血中アルブミン値＜3.5 g/dl（診療報酬上は血中アルブミン値 3.0 g/dl 以下）がひとつの基準である．低栄養リスク患者のスクリーニングには「経口摂取をしていない」「栄養投与量が不十分である」ことを確認する．

（2）栄養管理

　栄養サポートチームは栄養管理方法を検討し，主治医に助言する．栄養サポートチームは多職種で構成されるチームであるため，回診，カンファレンスでそれぞれの専門的意見を集約し方針を決定する．栄養投与ルートとして用いられるカテーテルの選択や管理方法，投薬方法についても助言できるとよい．モニタリングを実施し，栄養改善の程度や栄養療法に伴う合併症の早期発見や対応ができるようにする．

4. Refeeding syndrome

　飢餓状態の患者に対して急激に高カロリーを投与すると電解質バランスの不均衡や代謝の異常が起きることがある．これを refeeding syndrome といい，神経性食思不振症や担がん状態を背景にすることが多い．脳卒中後の嚥下障害などで十分な栄養が不能であった場合などは，いきなり目標カロリーを投与せずに総量の 25％より開始し，3〜5日間かけて増量する．バイタル，電解質をモニターする．このとき，漫然と投与カロリーを上げないままだと当然低栄養による問題が生じるので，栄養計画が必要である．

5. 栄養ルートの考えかた

　安全な栄養を実施するには適切な栄養ルートを選択する必要がある．2009 年の ASPEN/SCCM の急性期栄養ガイドライン[6]（以下ガイドライン）と当院の栄養ルート選択チャート（図3-Ⅱ-8）をもとに説明する．

　最も自然で望ましいのは経口ルートでの経腸栄養である．「経腸栄養法は，経静脈栄養法よりも好ましい投与経路（Grade B）」（ガイドライン）．まず，経腸栄養ができるのか判断する．短腸症候群やクローン病などで経腸栄養が使えないのであれば経静脈栄養となる．「経腸栄養がうまくできない場合，経静脈栄養の必要性を評価すべき（Grade C）」（ガイドライン）．腸管の炎症など，ごく短期間消化管が使えないと判断されるのであれば末梢静脈栄養，それ以外は中心静脈栄養を検討する．

　経腸栄養を阻害する因子を認めなかった場合は，経口ルートが可能であるかを判別する．「経

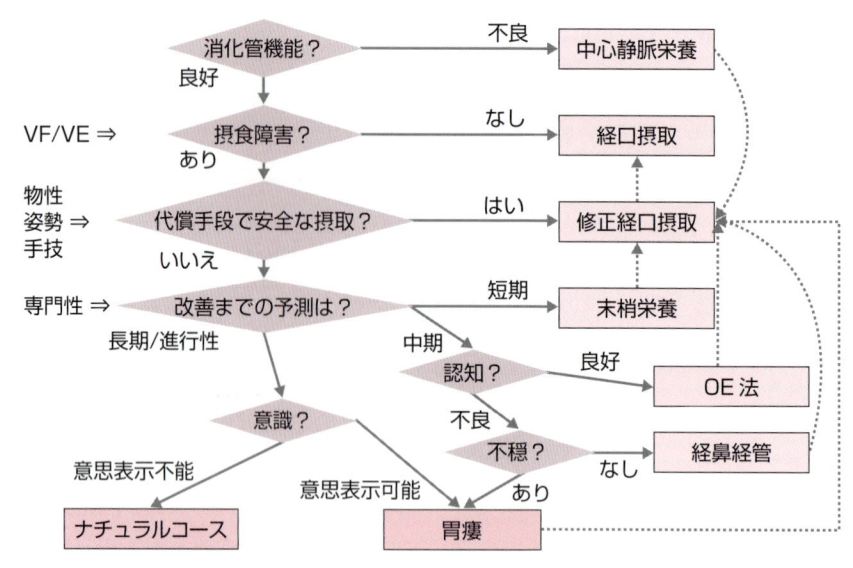

図3-Ⅱ-8 当院の第一選択栄養ルート

腸栄養を施行されている患者では，誤嚥の危険を評価するべき（Grade E）」（ガイドライン）．誤嚥の危険がないと評価できれば通常の経口摂取を実施する．誤嚥の危険があると評価された場合は，嚥下機能の代償方法を検討する．姿勢・食材・嚥下手技などで代償できると評価できれば，代償方法を用いた経口摂取（修正経口摂取）を実施する．安全な経口摂取方法がみつからなかった場合は，経口摂取以外の栄養ルートを検討する．

短期間（数日程度）で経口摂取方法が獲得できると予測された場合は，末梢栄養を検討する．1週間以上1カ月程度の期間で経口摂取が獲得できると予測された場合は，末梢栄養以外の方法を検討する．手技の認知ができて実施可能であれば後述する間欠的口腔食道経管栄養法（OE法）を検討する．

OE法が困難な場合は，チューブ留置時に事故抜去のリスクが高いかを判断し，リスクが低いと評価されれば経鼻経管栄養，リスクが高いと評価されれば胃瘻を検討する．経口摂取獲得に数カ月以上が予測される場合や経口摂取獲得のめどが立たない場合は，終末期であるかを慎重に評価し，家族とよく相談したうえで栄養ルートを獲得するか検討する．「終末期の患者において，特殊な栄養療法は必ずしも必要ではない．栄養療法を行うかどうかの判断は，患者および家族との十分な会話・現実的な目標に基づいて，また患者自身の意思を尊重して決断されるべきである（Grade E）」（ガイドライン）．栄養を続けると判断した場合は胃瘻を検討する．栄養を続けないと判断した場合は栄養をしないか，あるいは末梢輸液を少量続ける試みがされている．

6. 間欠的口腔食道経管栄養法（OE法）

チューブを口から挿入して下部食道に先端を留置して栄養する方法である．液状の栄養剤でも自然滴下で投与できるため，投与時間が短く，また投与のたびに挿入し抜去するため栄養に要する時間が短く，QOL向上につながる方法である．

①目的

腸管は栄養に活用できるが，経口摂取が困難な症例の栄養ルートとして使用する．

②適応

手技の目的が理解でき，かつ実施に協力できる症例が適応となる．

③禁忌

腸管機能低下．食道通過障害．嘔吐反射が強い症例では導入が困難であるが，1週間程度でなれることが多い．

④準備

胃カテーテル（16Fr）．細いカテーテルだと口

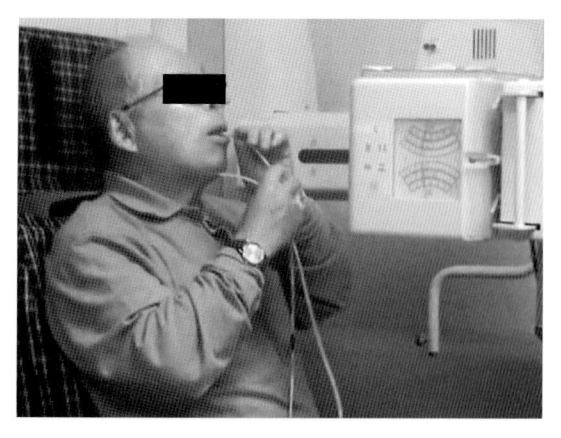

図 3-Ⅱ-9　OE 法の確認
　透視下にカテーテルを経口で挿入している.

腔内や咽頭,食道でループするリスクが高くなるため当院では 16Fr を使用している.

⑤導入の評価
　透視下にカテーテルを挿入し,先端が十分に胃内に到達したと判断したら造影剤を注入し,胃内が造影されることを確認する(図3-Ⅱ-9).このときの口唇の位置をカテーテルにマークする(マーク1).次にゆっくりカテーテルを引き抜き,カテーテル先端が下部食道に位置するよう調整する.造影剤を 20 m*l* 注入し,エアで後押しする.下部食道が造影され,次いで食道から胃へ造影剤が排出されるのを確認する.造影剤の排出が良好に確認できれば OE 法導入が可能である.このときの口唇の位置をカテーテルにマークする(マーク2).

⑥栄養手技
　胃カテーテルを経口でマーク1が口唇に位置するまで挿入する.シリンジと聴診器を用いてエア注入音の確認(ダブルチェック)と胃液の逆流確認を行う.次にカテーテルをマーク2が口唇に位置するまで引き抜く.栄養剤をチューブにつなぎ滴下する.

（福村直毅）

4 胃瘻と流動食

要旨

経口摂取が困難な場合，安全な経腸栄養を獲得する方法に胃瘻がある．適応判断があいまいだった胃瘻造設によって望まない延命が問題視されている．一方で胃瘻により改善する症例が多くある．注入栄養は半固形化が有効である．

1. 胃瘻とは

胃瘻とは胃内と体外を結ぶ管状の交通路をいう．多くは経腸栄養の経路として用いられる．また胃内の減圧目的にも用いられる．ここでは経口以外の腸瘻，食道瘻なども含めた瘻孔を介した経腸栄養ルートの代表として胃瘻という用語を用いる．脳卒中リハの観点では，経口摂取での栄養が不十分になった症例に対する経口摂取以外の経腸栄養ルートを検討することが大切になるからである．

2. 胃瘻の現状

わが国において新規の胃瘻造設は年間 20 万人程度と類推されている．胃瘻造設後の生存期間中央値は 753 日と報告[7]があり，胃瘻導入後の生命予後は改善されてきている．胃瘻造設後に経口摂取を再獲得したり栄養状態が改善する症例があり，わが国の胃瘻造設後ケアが向上していることを示唆する．一方で，胃瘻造設後に意識障害の進行で意思表示が不能となったケースなどでターミナル医療のあり方が問われている．

2012 年 1 月 28 日に日本老年医学会が治療の差し控えや中止も選択肢として考慮すると見解をまとめた．胃瘻そのものは治療手段として有用なものであるが，それゆえに過剰医療の代表と目される．胃瘻を造設した人の身体状態や環境が変化して，胃瘻を使わずに看取るという希望が出されることがある．現状では胃瘻栄養を中止した場合，医療者が殺人罪に問われる可能性があると考えられており，法整備が待たれている．

3. 胃瘻の実際

(1) 適応

表 3-Ⅱ-7 に適応を示す[8]．一般に正常の消化管機能を有し，4 週間以上の生命予後が見込まれる成人および小児が適応となる．

摂食・嚥下障害を繰り返す肺炎については嚥下障害診察が重要である．肺炎や窒息を生じるリスクが少ない経口栄養が可能であるかを見極めなければならないからである．

(2) 禁忌

表 3-Ⅱ-8 に禁忌を示す[8]．

(3) 胃瘻カテーテルの種類

カテーテルは内部ストッパーの形状とカテーテルの長さにより次に述べるように大きく 4 種類に

表 3-Ⅱ-7　胃瘻の適応

1. 摂食・嚥下障害
   - 脳血管障害，認知症などのため，自発的に摂食できない
   - 神経・筋疾患などのため，摂食不能または困難
   - 頭部，顔面外傷のため摂食困難
   - 喉咽頭，食道，胃噴門部狭窄
   - 食道穿孔
2. 繰り返す誤嚥性肺炎
   - 摂食できるが誤嚥を繰り返す
   - 経鼻胃管留置に伴う誤嚥
3. 炎症性腸疾患
   - 長期経腸栄養を必要とする炎症性腸疾患，特にクローン病患者
4. 減圧治療
   - 幽門狭窄
   - 上部小腸閉塞
5. その他の特殊治療

(小川，2009)[8]

表 3-Ⅱ-8　胃瘻の絶対的禁忌と相対的禁忌

絶対的禁忌
・通常の内視鏡検査の絶対禁忌
・内視鏡が通過不能な咽頭・食道狭窄
・胃前壁を腹壁に近接できない
・補正できない出血傾向
・消化管閉塞（減圧ドレナージ目的以外の場合）

相対的禁忌
・多量の腹水貯留
・極度の肥満
・著明な肝腫大
・胃の腫瘍性病変や急性粘膜病変
・横隔膜ヘルニア
・出血傾向
・妊娠
・門脈圧亢進
・腹膜透析
・がん性腹膜炎
・全身状態不良
・生命予後不良
・胃手術既往
・説明と同意が得られない

(小川, 2009)[8]

表 3-Ⅱ-9　胃瘻の合併症・トラブル

造設時
① 出血
② 他臓器穿刺
③ 腹膜炎
④ 肺炎
⑤ 瘻孔感染
⑥ 早期事故抜去

交換時
① 腹腔内誤挿入と誤注入
② その他

カテーテル管理
① バンパー埋没症候群
② ボールバルブ症候群
③ 事故抜去
④ 胃潰瘍

皮膚
① 瘻孔感染
② 肉芽

(小川, 2009)[8]

分けられる．
　内部ストッパーは以下のバルーン型，バンパー型がある．
　①バルーン型：内部ストッパーがバルーンになっているタイプ．24 時間を経過すると交換に対して保険請求が可能である．1，2 カ月ごとの交換が行われている．
　②バンパー型：内部ストッパーがバルーン以外のタイプ．4 カ月を過ぎると交換に対して保険請求ができる．6 カ月程度での交換が行われている．
　カテーテルはボタン型とチューブ型があり，それぞれ組み合わせた商品がある．ボタン型は目立たず事故抜去リスクが低いと考えられる．チューブ型は栄養チューブとの接続が容易で，固形化注入時の抵抗が比較的少ない．

（4）合併症・トラブル
　表 3-Ⅱ-9 に主な合併症，トラブルを示す[8]．

（5）注入方法
　注入される栄養について液状と半固形状の 2 つの形状がある．液状の栄養剤では瘻孔から注入剤の漏れ，下痢，食道への逆流，注入に時間がかかるなどの問題がみられるケースがある．半固形化の栄養剤はこれらの問題点を改善するために開発されてきた．半固形化の方法はさまざまな提唱がされているが，そのなかから 2 つの方法を紹介する．

①ペースト食の注入
　ミキサーなどでペースト状にした食材をシリンジで注入する方法である．ミキサーにかけるときにシリンジで注入しやすいよう適宜水分を加えるとよい．重度の嚥下障害でペースト食を摂取しているが十分量は摂れない場合などがよい適応である．経口摂取で摂りきれない食事を胃瘻から注入する．胃瘻注入から経口摂取に移行する場合や一部経口摂取が可能な場合に導入するとよい．

②ウルトラ寒天®を用いた半固形化
　ウルトラ寒天®（伊那食品工業）は常温でもゲル状の半固形のままの寒天である．経管栄養剤を 1％ウルトラ寒天®でゲル化する．ウルトラ寒天®の特徴は 3 つある．付着性が低くゲル状であるため注入圧を低く抑えることができ，粉末は 80 度以上の熱湯で溶けるため調理の手間が減る．また，ウルトラ寒天®ゲルは胃酸と混合すると胃酸とともにゲル化する[9]．筆者の病院では応用とし

て0.75％濃度のウルトラ寒天®を経鼻経管チューブから注入している．

4. 特殊な経管栄養方法

（1）腸瘻
経腹壁に空腸に瘻孔をつくる方法である．胃切除後などで胃瘻が不可能な症例などで用いられる．空腸に注入されるため食塊を貯留するスペースがなく，通常固形化注入は行わない．また，下痢のリスクが高いため，50～100 ml/時を目安にゆっくり注入する．利点として逆流による症状（逆流性食道炎，嘔吐）が起きにくくなる．欠点として注入に時間がかかるため離床しにくくなる．

（2）PEG-J
胃瘻のチューブを延長して，幽門を超えた位置まで挿入する手技である．胃瘻造設後に胃食道逆流のコントロールが困難になった場合などに考慮する．利点，欠点は腸瘻に準じる．

（3）PTEG
経皮的に食道に瘻孔をつくる手技である．胃切除後などで胃瘻が不可能な症例などで用いられる．頸部では食道は気管の左を走行するため，左頸部に瘻孔を造設する．造設時に反回神経麻痺を生じる可能性があるため，右反回神経麻痺症例の場合，両側反回神経麻痺を生じるリスクがあることから禁忌となる．また，チューブが比較的細く，長いために通常固形化注入は行わない．

（4）IOE法
間欠的に経口でチューブを挿入し，先端を下部食道に留置して栄養剤を注入して終了後チューブを抜去する方法である．方法を理解して協力できる症例で用いる．実施には熟練を要するので経験豊富な職員が介助するとよい．食道内への注入なので生理的な蠕動運動の惹起が期待されるため，注入時間を10分程度と短くできる．注入時間が短く離床が行いやすいことと常時チューブを留置しなくてよいことから，入院中で経口摂取への移行が期待される症例がよい適応である．

（福村直毅）

文献 Reference

1) Perry L et al：Screening for dysphagia and aspiration in acute stroke: a systematic review. *Dysphagia* **16**：7-18, 2001.
2) 本橋 豊・他：地域高齢者の摂食・嚥下障害スクリーニングのための新たな簡易質問紙の開発．科学研究費助成事業データベース 研究課題番号11670361, 1999.
3) 大熊るり・他：摂食・嚥下障害スクリーニングのための質問紙の開発．日摂食嚥下リハ会誌 **6**：3-8, 2002.
4) 福村直毅・他：重度嚥下障害患者に対する完全側臥位法による嚥下リハビリテーション―完全側臥位法の導入が回復期病棟退院時の嚥下機能とADLに及ぼす効果．総合リハ **40**：1335-1343, 2012.
5) 日本呼吸器学会：医療・介護関連肺炎（NHCAP）診療ガイドライン, 2011.
6) Martindale RG et al：Guidelines for the provision and assessment of nutrition support therapy in the adult critically ill patient: Society of Critical Care Medicine and American Society for Parenteral and Enteral Nutrition: Executive Summary. *Crit Care Med* **37**：1757-1761, 2009.
7) Suzuki Y et al：Survival of geriatric patients after percutaneous endoscopic gastrostomy in Japan. *World J Gastroenterol* **16**：5084-5091, 2010.
8) 小川滋彦監修：PEGのトラブルA to Z―トラブルから学ぶ対策そして予防．PEGドクターズネットワーク, 2009.
9) 福村直毅・他：胃液の逆流を予防する注入方法の検討 介護食用に特別に開発された低凝固力の寒天での固形化注入．日摂食嚥下リハ会誌 **14**：464, 2010.

III 排泄障害

1 神経因性膀胱

要旨

神経因性膀胱は下部尿路を支配する神経障害によって生じた膀胱・尿道の機能異常の総称である．排尿を蓄尿期と排出期に分けて考える．診断には詳細な問診と排尿観察記録が重要で，これだけで病態の把握が可能な場合が多い．詳細な診断には尿流動態検査法が有用で蓄尿期と排出期の膀胱・尿道機能が正確に評価できる．評価に基づき治療計画を立てるが，腎・尿管の上部尿路機能を保ち尿路感染の制御することを前提に，QOL向上を目指すことが大切である．

1. 正常な排尿

正常排尿は，①尿が150 ml程度溜まると尿意を感じる（初期尿意），②尿意があっても300〜500 mlの尿を失禁なくためることができる（蓄尿機能），③排尿が始まればスムーズに排尿でき，かつ残尿を認めない（排出機能），④排尿を随意的に開始することができる，随意的に排尿を途中でとめることができる（随意的調節），という4つの要素がある．

2. 排尿のメカニズムと神経支配

排尿のメカニズムは尿をためる蓄尿機能（蓄尿

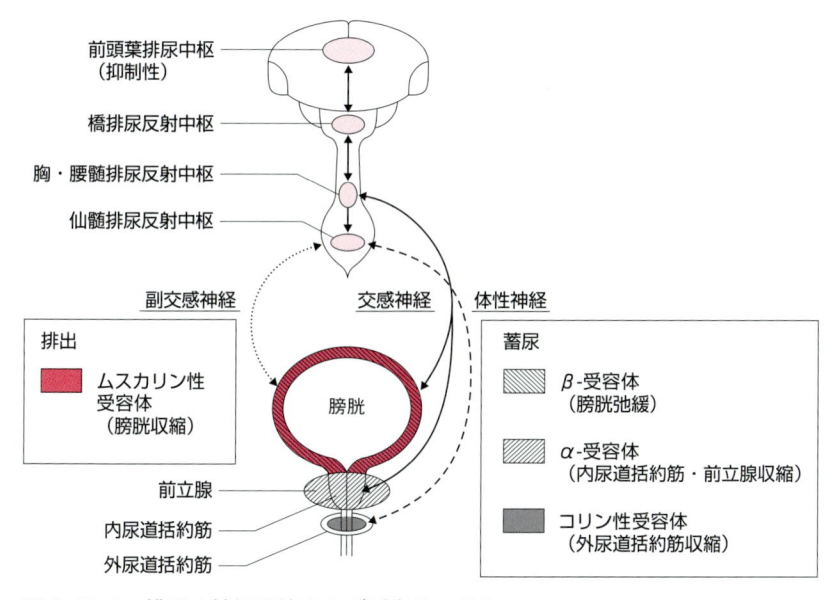

図 3-III-1　排尿の神経調節および受容体の分布

期）と尿を出す排出機能（排出期）に分けると理解しやすい（図3-Ⅲ-1）．

(1) 蓄尿期

蓄尿は主として交感神経系（下腹神経）が関与する．β受容体作用により膀胱は弛緩し，α受容体作用により内尿道括約筋は収縮し，結果，膀胱内に尿が溜まる．一部，体性神経（陰部神経）から随意的に外尿道括約筋が収縮し蓄尿を支持する．

(2) 排出期

尿の排出は主として副交感神経系（骨盤神経）が関与する．ムスカリン性受容体を介して膀胱は収縮する．副交感神経優位になると交感神経系は抑制され内尿道括約筋は弛緩し，結果，尿が排出される．排出期においても体性神経（陰部神経）を介して随意的に外尿道括約筋を収縮させ尿排出を止めることもできる．

(3) 排尿の神経支配

蓄尿や尿の排出の中枢神経の支配は仙髄（S2～4，オヌフ核），胸・腰髄（Th11～L2），橋，大脳の前頭葉にある．前頭葉は抑制性支配である．排尿は自分の意思で排尿しようとしない限り抑制されているが，これは前頭葉の働きによる．

3. 神経因性膀胱

神経因性膀胱は下部尿路を支配する神経障害によって生じた膀胱・尿道の機能異常の総称である．原因疾患としては脳血管障害，脊髄疾患，糖尿病などによる末梢神経障害があげられる．

(1) 臨床症状の観察

神経因性膀胱の診断を行うには，症状の問診・観察を丁寧に行うことが重要である．頻尿，尿失禁，残尿感，排尿困難（尿閉・排尿時間の延長）など自覚症状を聴取する．尿失禁の場合，「尿意がなく出てしまっていた」とか「尿意あるが間に合わなかった」とか，尿意の有無など詳細に問診をとることは重要である．尿失禁は無意識にまたは不随意に膀胱に貯留した尿が排出される状態をいうため[1]，意識的にトイレ以外の適さない場所で排尿してしまうこと（いわゆる放尿など）は「排尿の失敗」とはいえても尿失禁には該当しな

表3-Ⅲ-1　尿失禁のタイプ

1. 切迫性尿失禁		
	① 運動性切迫性尿失禁	膀胱の無抑制収縮により，抑制しきれない尿意があり，間に合わず漏らしてしまう．夜間何度もトイレに行きたくなる．
	② 感覚性切迫性尿失禁	膀胱や尿道の知覚過敏により，抑制しきれない尿意があり，間に合わず漏らしてしまう．就寝後には症状がない．漏れる量は多くない．
2. 反射性尿失禁		膀胱の反射性収縮と尿道の不随意な弛緩により，尿意がなく，ある程度膀胱に尿が溜まると反射的に漏れる．
3. 腹圧性尿失禁		尿道緊張の低下のため，咳やくしゃみ，笑ったときや急に立ち上がったり，荷物を持ち上げたときに漏れる．経産婦に多い．
4. 溢流性尿失禁		尿道の狭窄（閉塞）と膀胱の収縮力低下により膀胱内の残尿が限度を越えて溜まったときにあふれだして漏れる．下腹部が張ったり，排尿困難がある．
5. 真性尿失禁		尿道括約筋機能が欠如しているか，非常に低下しているために尿を膀胱内に蓄えることが全くできず，漏れてしまうもの．
6. 機能性尿失禁		膀胱尿道機能に異常がないにもかかわらず，排尿動作が円滑にできないなどの他の身体の要因により尿が漏れてしまうもの．

い．失禁はタイプ分類があり，あてはめて考えると参考になる（表3-Ⅲ-1）．

その他，詳細な観察として1回の自排尿量，そのときの尿意の有無，残尿量，1日の尿回数，場合により飲水量などを2～3日間の記録をとること（いわゆる排尿日誌）も重要であり，記録様式は各患者に合わせて作成することが望ましい（図3-Ⅲ-2）．詳細な記録はそれだけで神経因性膀胱の病態の大半が明らかにできる．

脳血管障害患者の場合，神経因性膀胱以外に前立腺肥大症や糖尿病末梢神経障害など併発し病態を複雑にしている場合がある．また，膀胱炎や尿路結石を併発している場合もある．尿検査や腹部エコー検査・CT検査も考慮する．

月日	時間	自排尿量（ml）	失禁の有無	尿意の有無	残尿量（ml）
（例）1/1	9：00	200	無	有	50

図3-Ⅲ-2　排尿日誌の一例

表3-Ⅲ-2　Lapidesによる神経因性膀胱の分類

無抑制神経因性膀胱	排尿を引き起こす仙髄排尿反射中枢への上位中枢からの抑制経路の障害．排尿反射は亢進しわずかの膀胱容量で排尿筋が収縮し膀胱内圧は上昇する．膀胱からの知覚路は保たれており残尿は少ない．
反射性神経因性膀胱	脳幹と仙髄の間の運動路と知覚路の両者の障害．排尿は仙髄の反射のみで行われる．わずかの膀胱容量で排尿筋が収縮し膀胱内圧が上昇するが，尿意はなく残尿が多い．
自律性神経因性膀胱	仙髄と膀胱の間の運動路と知覚路の両者の障害．尿意はなく，排尿筋の収縮もみられない．膀胱内圧は膀胱の伸展性（コンプライアンス）に依存する．
知覚麻痺性神経因性膀胱	膀胱からの知覚路の障害．尿意はなく，膀胱容量は増大する．
運動麻痺性神経因性膀胱	骨盤神経の運動路の障害．尿意はあるが排尿に必要な排尿筋収縮はない．

表3-Ⅲ-3　ICSの分類（1988）

			蓄尿期	排出期
膀胱機能	A 排尿筋の活動性		1 正常 2 過活動	排尿筋の活動性　1 正常 2 低活動 3 無収縮
	B 膀胱知覚		1 正常 2 亢進 3 減弱 4 欠如	
	C 膀胱容量		1 正常 2 高容量 3 低容量	
	D コンプライアンス		1 正常 2 高（high） 3 低（low）	
尿道機能			1 正常 2 機能不全	1 正常 2 閉塞

（2）尿流動態検査法（ウロダイナミック・スタディ）

　神経因性膀胱の蓄尿・排泄機能を客観的に評価し得るものとしては尿流動態検査法が最も有用である．膀胱内圧測定，外尿道括約筋筋電図，尿流量測定，尿道内圧測定の4つの測定を1度に同時に行い記録する．これにより神経因性膀胱の膀胱・尿道機能の詳細な病態を明らかにできるのである．病態の分類は古典的にLapides分類[2]が（表3-Ⅲ-2）が有名であるが，近年ではInternational continence society（ICS）分類[3,4]（表3-Ⅲ-3）がよく用いられている．ICS分類は蓄尿期・排出期それぞれの膀胱および尿道機能の評価ができ，その後の治療計画につなげやすい．

　ただし尿流動態検査の実施は，設備が高額であり患者負担も少なくないため限られた施設や患者のみに行われているのが現状である．膀胱内圧測定は簡易的にベッドサイドででき，有用であるので紹介する．生理食塩水（生食）を膀胱内留置カテーテルと閉鎖的につなぎ，その生食を逆行性に膀胱内注入して，ルート内に立てた水柱（cm-H_2O）で膀胱内圧を測定する方法である．生食の注入量と膀胱内圧（cmH_2O）をグラフで記録することで膀胱機能をある程度推し量ることが可能である．図3-Ⅲ-3に筆者が行っているものを一例として示す．さらに表3-Ⅲ-4に正常排尿における膀胱内圧の目安となる事項をあげる[5]．

（3）神経因性膀胱の画像診断

　腎，腎盂，尿管，膀胱，尿道の形態的な異常がないかどうかは画像検査が有用である．経静脈的に造影剤を投与し，腎盂，尿管，膀胱を撮影する経静脈性尿路造影（IVP，DIP）や，尿道から逆行性に造影剤を投与して膀胱などを撮影する排尿時膀胱尿道造影（VCG）などがある．

　尿路の形態異常や，結石などの異物の有無，膀胱尿管逆流（VUR）がないかどうかが客観的に評価できる．

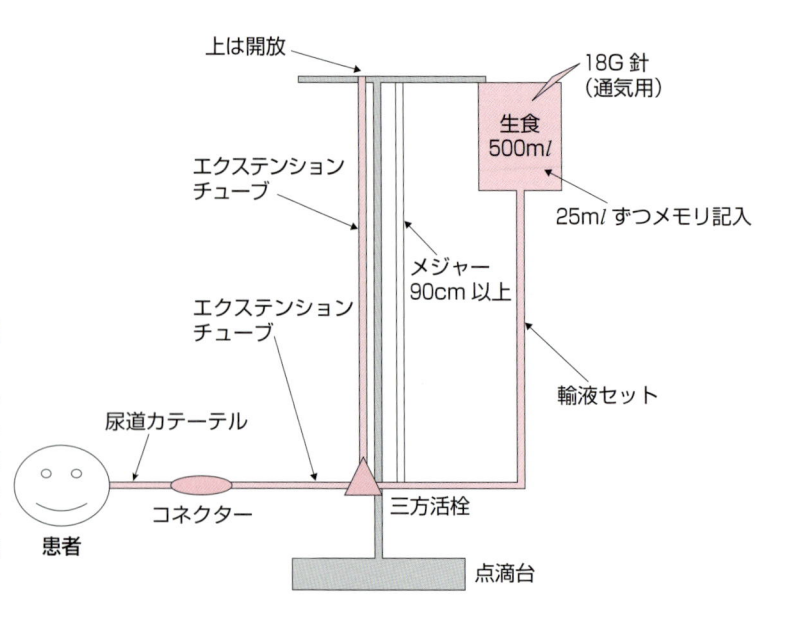

図3-Ⅲ-3　ベッドサイドで行う簡易膀胱内圧測定の一例

生食を25 mlずつ膀胱内に注入し各時点での内圧を回路内の水柱を用いて測定（cmH₂O）し記録していく．生食の注入は最大尿意時か，尿道口からの生食の脇漏れがある場合に終了する．注入終了時に随意排尿指示し排尿時の膀胱内圧も測定する．

表3-Ⅲ-4　正常排尿における膀胱内圧の目安

- 尿が150 ml程度膀胱にたまると尿意を感じる（初期尿意）．
- 尿意があっても300〜500 mlまで失禁なく尿をためることができる．
- 蓄尿時の内圧は12〜14 cmH₂Oと低圧である．
- 随意排尿時には60 cmH₂O以上の内圧がある．

（福田，2002）[5]

4．神経因性膀胱の治療

（1）治療目標

神経因性膀胱の治療目標は，重要な順に，①腎・尿管（上部尿路）の機能が保たれる，②尿路感染のコントロールが成されている，③膀胱内圧が高圧にならずに蓄尿・排出ができる，④頻尿や尿失禁，排尿困難などの自覚症状が改善する，⑤より高いQOLが得られる，となる．「③膀胱内圧が高圧にならずに蓄尿・排出ができる」は逆圧による腎障害から患者を守ることにある．

脳血管障害の場合，急性期には排尿筋の無緊張による尿閉，溢流性尿失禁を呈することが多い．回復期には1回尿量が増加しても残尿が多くなることがあり注意が必要である．

（2）行動療法

脳血管障害の場合，可能であれば早期に膀胱内留置カテーテルの抜去やオムツの離脱に努める．排尿管理の放置は身体機能および精神機能の回復の妨げになることを心得ておくべきである．

実際の排尿管理は排尿に関連する動作も考慮し，尿器やポータブルトイレなどで環境への配慮を行い，尿意がはっきりしない患者には，時間ごとにトイレへの誘導を行うことも有効である．失語症患者には身振り，絵カードなど患者のコミュニケーション能力に合わせて排尿の意思を伝わりやすくする．可能な限り能動的な排泄を目指していくことが肝要である．

残尿が100 ml以上ある場合，自排尿があっても感染コントロールするために定時に間欠導尿を行う［参照 p132］．

（3）薬物治療およびその他の治療

日進月歩，日々新たな排尿障害にかかわる薬剤が開発されている．ここでは大まかな考え方を記載する．表3-Ⅲ-5に具体的な薬剤名を示すが，詳細については専門書を参照されたい．

①蓄尿時に膀胱機能の障害がある場合（膀胱機能が過活動の場合）

治療方針-膀胱の収縮を抑え膀胱容量を増やす．

〔具体的な治療方法〕

・薬剤は抗コリン薬，平滑筋直接弛緩・カルシウム拮抗薬，三環系抗うつ薬を考慮する．

表3-Ⅲ-5 神経因性膀胱の薬物療法の例

薬剤名	(商品名)	作用機序など
①蓄尿時に膀胱機能の障害がある場合（膀胱機能が過活動の場合）		
イミダフェナシン	(ウリトス®)	抗コリン作用
塩酸オキシブチニン	(ポラキス®)	抗コリン作用＋膀胱平滑筋調節作用（カルシウム拮抗作用）
塩酸プロピベリン	(バップフォー®)	抗コリン作用＋膀胱平滑筋調節作用（カルシウム拮抗作用）
イミプラミン	(トフラニール®)	三環系抗うつ薬の抗コリン作用を利用
②蓄尿時に尿道機能の障害がある場合（尿道括約筋の機能不全）		
塩酸クレンブテロール	(スピロペント®)	β_2刺激薬．腹圧性尿失禁に対する適応あり
エストリオール	(エストリオール®)	女性ホルモン．α作動作用あり．月経中のエストロゲン期には尿道内圧は高い
塩酸エフェドリン	(エフェドリン®)	α作動作用（保険適応外）
③排出期に膀胱機能の障害がある場合（膀胱機能が低活動の場合）		
塩化ベタネコール	(ベサコリン®)	コリンエステル類
臭化ジスチグミン	(ウブレチド®)	コリンエステラーゼ阻害薬
④排出期に尿道機能の障害がある場合（尿道閉塞または尿道括約筋の過活動）		
塩酸タムスロシン	(ハルナール®)	前立腺肥大症による排尿障害に適応あり．α1a受容体遮断薬．尿道内圧を低下させる
シロドシン	(ユリーフ®)	前立腺肥大症による排尿障害に適応あり．α1a受容体遮断薬．尿道内圧を低下させる
ウラビジル	(エブランチル®)	α1a受容体遮断薬だが選択性が低い．尿道内圧を低下させる女性に用いることができる
ダントロレンナトリウム	(ダントリウム®)	末梢性筋弛緩薬
ジアゼパム	(セルシン®)	ベンゾジアゼピン系薬剤の筋弛緩作用を利用

・カプサイシンや塩酸オキシブチニンを膀胱内へ直接薬剤を注入する（膀注）治療がある．
・神経ブロック（仙骨神経ブロック，骨盤三角部下注入法）．

②蓄尿時に尿道機能の障害がある場合（尿道括約筋の機能不全）
　治療方針-蓄尿期の排出路の抵抗を増やす．
　〔具体的な治療方法〕
・α受容体刺激薬やβ_2受容体刺激薬を考慮する．
・骨盤底筋訓練が有効なことがある．

③排出期に膀胱機能の障害がある場合（膀胱機能が低活動の場合）
　治療方針-排出期の膀胱収縮力を増やす．
　〔具体的な治療方法〕
・コリン作動薬，コリンエステラーゼ阻害薬を考慮する．
・Crede手技：下腹部を手で圧迫して外圧で膀胱内圧を高める（ただし逆圧による膀胱尿管逆流の併発に注意しなければならない）．
・代償尿意：腰仙髄領域の皮膚を用手的に刺激して排尿反射を促せることがある．

④排出期に尿道機能の障害がある場合（尿道閉塞または尿道括約筋の過活動）
　治療方針-排出路の抵抗を減らす．
　〔具体的な治療方法〕
・α1a受容体遮断薬を考慮する．
・筋痙縮の影響が考えられる場合骨格筋弛緩薬を考慮する．

（笛吹 亘）

2 排便異常

要旨

脳卒中患者の訴えに便秘，下痢は多い．常時便対処をしている看護師，介護士と連携を取り，また薬剤師との情報交換も密にして対応していくことが求められる．

食べる力の低下による食事量，特に繊維質食物の摂取不足，いきむ・踏ん張る力が弱くなること，不適切な排便姿勢による大腸の蠕動運動の低下，便意の鈍麻，肛門括約筋の機能低下，全身疾患管理の薬の影響などにより，排便異常は起きる．

1. 便秘

便秘は大きく分けて結腸性の便秘と直腸性の便秘がある．

結腸性便秘に対して処方される下剤には酸化マグネシウム（マグミット®，マグラックス®）などの緩下剤とプルゼニド®，ラキソベロン®，センナ®などの刺激性下剤がある．緩下剤は大腸での水分吸収を減らして便を軟らかくする働きがある．刺激性下剤は大腸の蠕動運動を促進し通過時間を早める働きがある．直腸に便がたまって出ない直腸性便秘の場合，大腸に作用する緩下剤も刺激性下剤も効果は期待できない．座薬や浣腸，摘便を選択することになる．

排便コントロールのために排便日誌を付けることが勧められる．飲んだ下剤の量と排便の量，柔らかさ，回数等を記録し調節していく方法である．便の性状の記録ではブリストルスケールが使われている．Type 4のバナナ状便が目標になる（1コロコロ便，2硬い，3やや硬い，4バナナ状便，5やや軟便，6泥状便，7水様便）．

また，排便には姿勢が大切である．前かがみの座位が推奨され，座位になることで重力が働き，腸蠕動が推進され，いきみやすいためである．ベッド上の寝たままの排便は一日も早く克服されなければならない．

2. 下痢

下剤の調節の過程で下痢になることは多い．排便日誌を付け，調節をしたい．また，寝たきりの人や便意を訴えられない人の肛門の手前に硬い便がたまり，その周りを下痢便が流れ出る「嵌入

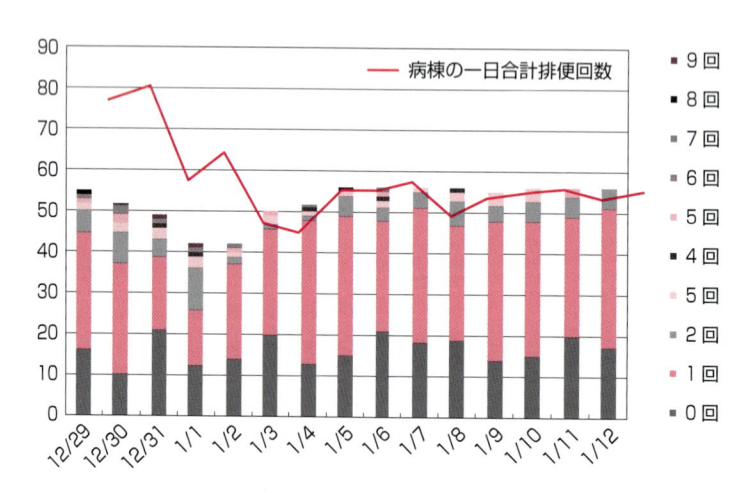

図 3-Ⅲ-4　排便回数別人数

便」には注意が必要である．直腸の内診をしてみるとすぐに判別でき，摘便などで「嵌入便」を取り去ることで改善する．

脳卒中の急性期，出血性消化性潰瘍を予防するためプロトンポンプ阻害薬は多くの患者に投与されている．同薬の副作用で慢性的な頻回の下痢を起こすことは稀ではない．Collagenous colitisといわれており，投薬中止により改善する．「下痢には下痢止め」のパターンに陥るのではなく薬の副作用を疑ってみたい．

3. ノロウイルス

排便で対応に苦慮するものに冬季に多く発生するノロウイルスの流行がある．糞便や吐物には大量のウイルスが含まれており飛沫感染もあるので直ちに処理をすることが必要である．人から人に手を介して伝染するため，手袋はその都度捨てる．洗浄用アルコールや逆性石鹸は無効であり，流水による十分な洗浄が感染予防に有効とされている．図3-Ⅲ-4は排便回数の調査をまとめたもので，最初の数日間はノロウイルスの小流行があった．頻回排便者が増え，平常の5割増しの排便回数があった．排便のたびにトイレまで移動させ，間に合わないときはオムツになるという対応では汚物にまみれて介護が大変になり感染を広げかねない．ノロ感染時は洋式トイレ利用者も含めて，皆ポータブルトイレを使うとよい．「マイトイレ（＝ポータブルトイレ）」に移るのでオムツ対応は少なくてすみ，流行を広げない一つの対策となり得る．

（中野友貴）

文　献　Reference

1) 千野直一・他：現代リハビリテーション医学，第3版，金原出版，2009，p 189．
2) 栗田　孝・他：TEXE 泌尿器科学，南山堂，1994，pp 325-326．
3) Abrams PB et al : The standardization of terminology of lower urinary tract function. *Scand J Urol Nephrol* **114** (Supple) : 5-9, 1988.
4) 吉田　修・他：新図説泌尿器科学講座6 腎疾患・神経泌尿器科学・老年泌尿器科学，メジカルビュー社，2000，pp 216-217．
5) 福田　孝：排尿障害　ウロダイナミックス検査と神経因性膀胱．脳21 **5**：58-62, 2002．

IV 脳卒中後の抑うつ

要旨

脳卒中後うつ状態はリハの阻害因子になり，長期予後の悪化につながることから，早期に発見し，適切な薬物治療や心理療法を行う必要がある．発見には訴えの聞き取りの他に，スクリーニングテストが有用な場合も多い．薬物治療には三環系抗うつ薬，SSRI，SNRIといった薬剤が使用され，副作用に留意した使用が求められる．同時に支持的，受容的な態度で接することも重要であり，多職種のさまざまな角度からのアプローチを生かす意味で，リハチームの力を発揮すべき分野でもある．

1. 脳卒中後うつ状態の重要性

脳卒中後うつ状態（post stroke depression；PSD）は1980年代より注目されるようになった概念で，うつ状態になることがリハの阻害因子になり，ADLやQOL，ひいては長期予後に悪影響を与えるという点で重視されている．その頻度は18～62％と報告により差異はある[1]が，うつ病の既往やADL低下例ではより生じやすいとされる．脳卒中治療ガイドライン2009[2]でも「抗うつ薬の投与の有用性」（グレードA），「十分な評価の必要性」（グレードB），「運動やレジャーの推奨」（グレードB）として，脳梗塞慢性期，慢性期脳出血，リハの3カ所で記載されている．

責任病巣との関連で，左前頭葉を重視する報告[3]もあるが，左右差はないとする報告[4]もあり，一定の見解はみていない．

2. 症候と評価法

PSDの症状としてよくみられるのは，「こんな体になってしまって」というような自らの後遺障害を嘆く言葉や「生きていても仕方がない，何も楽しみはない」という喜びの消失，「家族に負担をかけるのが申し訳ない」という罪悪感や無力感，将来への不安，食思不振，不眠，希死念慮など多岐に渡る．めまいや倦怠感などを初期症状として訴えることもあり，脳血管障害後はうつ状態を呈しやすいことを念頭に置いて観察したり，話をよく聞く必要がある．どこまでが病巣に基づく症状で，どこからが自らの発症や後遺障害に基づく反応性の症状かの区別は難しいが，双方の関与の可能性を考えるべきである．

うつ状態であるかどうかを客観的に評価する方法として，SDS（self rating depression scale），HAM-D（hamilton depression scale），M.I.N.I.（mini international neuropsychiatric interview）（表3-IV-1）[5]，JSS-D（Japan stroke scale –depression）などがある．

SDSは自己評価を促す評価法であり，HAM-DやM.I.N.I.は評価者が面接を行いながら評価を行う．JSS-Dは評価者の表情に関する評価も加えた評価法である．このようなスケールを用いた評価はPSDを見落とさない意味でも，早期に治療につなげる意味でも大変有用である．筆者は回復期リハ病棟でM.I.N.I.を用いたスクリーニングテストを行っている．15分程度の面接で，通常の観察では気付かないうつ状態の発見ができ，多職種でのカンファレンスや精神科医へのコンサルテーションにつなげることができ，有用である．

また，脳卒中発症前にうつ病や精神疾患の既往がある場合は，再発や悪化を招くことがあり，積極的に精神科医へのコンサルテーションを行うことが望ましい．

3. 抗うつ薬の薬物治療

脳卒中発症後まもなく，うつ状態の程度が軽い

表3-Ⅳ-1　M.I.N.I. で使用する質問表

| | | 記入日 | 年　　月　　日 |

質　問　表

A1　この2週間以上、毎日のように、ほとんど1日中ずっと憂うつであったり沈んだ気持ちでいましたか？　　　　いいえ　はい

A2　この2週間以上、ほとんどのことに興味がなくなっていたり、大抵いつもなら楽しめていたことが楽しめなくなっていましたか？　　　　いいえ　はい

A3　この2週間以上、憂うつであったり、ほとんどのことに興味がなくなっていた場合、あなたは：

　a　毎日のように、食欲が低下、または増加していましたか？　または、自分では意識しないうちに、体重が減少、または増加しましたか（例：1カ月間に体重の±5%、つまりの70kgの人の場合、±3.5kgの増減）？
　　<u>食欲の変化か、体重の変化のどちらかがある場合、「はい」に○をつける。</u>　　　　いいえ　はい

　b　毎日のように、睡眠に問題（たとえば、寝つきが悪い、真夜中に目が覚める、朝早く目覚める、寝過ぎてしまうなど）がありましたか？　　　　いいえ　はい

　c　毎日のように、普段に比べて話し方や動作が鈍くなったり、またはいらいらしたり、落ち着きがなくなったり、静かに座っていられなくなりましたか？　　　　いいえ　はい

　d　毎日のように、疲れを感じたり、または気力がないと感じましたか？　　　　いいえ　はい

　e　毎日のように、自分に価値がないと感じたり、または罪の意識を感じたりしましたか？　　　　いいえ　はい

　f　毎日のように、集中したり決断することが難しいと感じましたか？　　　　いいえ　はい

　g　自分を傷つけたり自殺することや、死んでいればよかったと繰り返し考えましたか？　　　　いいえ　はい

医師チェック欄：

必ず A1, A2 のどちらかを含んで，5つ以上「はい」がある場合にうつ状態とする

(大坪・他, 2000)[5]

場合は心理的支持を行いながら，見守ることで十分に回復が可能である場合も多い．しかし，リハの明らかな阻害因子になっていたり，食思不振や不眠など身体的な苦痛症状がある場合，希死念慮などがみられる場合は薬物療法を検討すべきである．

薬物療法としては脳卒中治療ガイドライン 2009 にも記載されている，三環系抗うつ薬，選択的セロトニン再取り込み阻害薬（SSRI），セロトニン・ノルアドレナリン再取り込み阻害薬（SNRI）などがある（表3-Ⅳ-2）が，最近では SSRI か SNRI を第一選択薬として用いることが多い．いずれも神経伝達物質であるセロトニン，ノルアドレナリンの代謝にかかわる薬剤で，悪

Ⅳ　脳卒中後の抑うつ　**255**

表3-Ⅳ-2 主な抗うつ薬の種類（商品名）

・三環系抗うつ薬	トリプタノール®, トフラニール®, ノリトレン®, デジレル®
・SSRI	デプロメール®, ルボックス®, パキシル®, ジェイゾロフト®, レクサプロ®, レメロン®
・SNRI	トレドミン®, サインバルタ®

心，口渇，便秘，排尿障害，鎮静などの副作用がみられる．とりわけ，高齢者や体重が軽い場合は低用量から開始するなどの配慮が望ましい．また，副作用として眠気やふらつきを生じることもあるので，転倒を招く危険性もあり，開始の際は他職種との情報共有も重要である．いずれの薬剤も効果が現れるまで，2週間程度の期間がかかることが課題とされている．

4. 脳卒中後うつへの対応

うつ状態を呈した場合に，対応する際に気をつけなければいけないこととして，励まさないことは周知のとおりであるが，リハにおいて無理をさせないことや休息を取らせることも重要である．支持的・受容的態度で接しながらも，とりわけ反応性にうつ状態に陥っている場合は，障害を負ったからといって，決して人間としての価値に変わりはないことをゆっくりと伝え，運動や気分転換の重要性を説くと効果的な場合がある．

家族のリハに対する過大な期待が本人の心理的負担になっている場合もある．このような場合は，家族会への参加を促したり，家族同士での交流などが有効な場合がある．

また，本人の焦燥や不安が強い場合や障害の受容が困難な場合は，理詰めで説得するようなことはあまり有効ではなく，患者会に出たり，何らかの社会活動に参加するなかで，自らの障害に対する気づきを得たり，焦っても仕方がないといった悟りを得ることがある．医療者は，家族関係の調整をしたり外へ出る機会を促したりといった，間接的な方法で働きかけ，自ら回復するのを見守る姿勢が重要である．

〔宮澤由美〕

文献 Reference

1) 岡田和悟・他：うつ，アパシー．総合リハ **39**：1165-1175, 2011.
2) 篠原幸人・他：脳卒中治療ガイドライン2009，協和企画，2009.
3) Robinson RG et al：Escitalopram and problem-solving therapy for prevention of poststroke depression ; a randomized controlled trial. *JAMA* **299**：2391-2400, 2008.
4) Kim JS, Choi-Kwon S：Poststroke depression and emotional incontinence:correlation with lesion location. *Neurology* **54**：1805-1810, 2000.
5) Sheehan DV et al: M.I.N.I. International Neuropsychiatric Interview（大坪天平・他訳：M.I.N.I. 精神疾患簡易構造化面接法 日本語版，星和書店，2000）

V てんかん

要旨

てんかん発作は脳卒中の合併症として稀ならず経験するものである．発症急性期における痙攣発作については急性期の全身管理の項を参照いただきたい［参照 p108］．ここでは亜急性期以降に経験するてんかんのうち，全身てんかん発作を中心に述べる．脳卒中におけるてんかん発作の多くは局所脳組織傷害に起因したもので，治療はいわゆるてんかん治療であるので，まずそれについて詳述し，次に非てんかん性のてんかん発作について簡単に述べる．抗てんかん薬の薬理作用などについて，ここ数年発売された新規抗てんかん薬を含め簡単に解説する．

1. てんかん発作と病態

てんかん発作が1回生じたからといって常にてんかん病態が背景にあるわけではない．抗てんかん薬の慢性投与を必要とするか否かは十分に吟味する必要がある．脳卒中患者は自らの状態を訴えにくい条件にあることが多く，抗てんかん薬による過剰鎮静が表面化せず，脳卒中後遺症の症状と誤認されやすい条件にある．それが患者のQOLを損ない，リハの効果を低減させ得る可能性が存在する．

2. てんかんの管理

(1) 診断の条件

臨床発作と脳波所見の2つが重要である．全身てんかん発作（全般性強直間代発作）は，通常1分弱の持続性を持ち，30秒弱の強直発作と30秒弱の間代発作から成る．てんかん波は傾眠時に賦活されやすいので，脳波検査を行う際には必ず自然睡眠時の記録を行うよう努めるべきである．なお，1回の脳波検査でてんかん波が検出されない場合，それはてんかんを支持する所見が得られなかっただけであり，てんかんが否定されたことにはならない．

(2) 脳卒中に合併するてんかんの特徴[1,2]

脳卒中後のてんかんの発生頻度はすべての病型を合わせて3〜15％と報告される．病型別では出血性，虚血性に関係ないとする報告や出血性に多い，逆に虚血性に多いとするものがあり，一定の見解はない．脳卒中発症後2週間以上経過して初発した遅発性てんかんがその後も繰り返しやすく，皮質病変や脳卒中が重症であるほど発症リスクが高い．

発作型の特徴は，ほとんどは局在関連てんかん（部分てんかん発作）である．抗てんかん薬を投与していないときには全身てんかん発作（二次性全般化発作）が出現する．投薬後は，運動症状を伴う単純部分発作（例：一側の上肢がピクピク，リズミカルに動く），自律神経症状を伴う単純部分発作（例：数秒から数分の頭痛，吐き気），複雑部分発作（例：急に数分間もうろうとして応答しなくなり，数分から数十分で回復する）などが残りやすい．

なお単純（部分）発作とは意識障害を伴わない発作であり，複雑（部分）発作とは意識障害を伴う発作を指す．

(3) 薬物療法[1-8]

抗てんかん薬を投与すれば脳機能は抑制される．それをいかに軽度にコントロールするかが，抗てんかん薬投与の際の重要なポイントになる．

①薬物療法の基礎

抗てんかん薬では適薬の選択が発作抑制の成否に直接影響する．また，薬剤によっては治療濃度と中毒濃度が近接しているので，中毒を避けるために至適量を投与する必要があり，慎重な容量調整が要求される．以下のポイントを知ったうえで

薬物療法を行いたい．なお，副作用として通常，傾眠，めまい感，失調，脱力，倦怠感，食欲不振，薬疹，皮膚粘膜眼症候群などのほか，表3-V-1のような臓器障害が出現することがあるので注意を要する．

1）薬理作用と相互作用[3,4]

抗てんかん薬は神経細胞の過剰興奮を抑制することで発作を抑制する．グルタミン酸受容体の興奮性 Na^+ チャンネルと興奮性 Ca^{2+} チャンネルの抑制，GABA-A受容体が結合した抑制，Cl^- チャンネルを介した興奮の抑制，GABA分解酵素の抑制，グルタミン酸の遊離の抑制などがある[3]．

ガバペンチンとレベチラセタム以外はチトクローム P450（CYP）やグルクロン酸転移酵素（GT）によって代謝されるので，これらの酵素を誘導あるいは阻害する薬剤と併用すると血中濃度が変動する．カルバマゼピンは，フェノバルビタールやフェニトインなどの薬物代謝酵素を誘導する薬剤と併用すると血中濃度が低下する．逆にシメチジン，オメプラール，ベラパミルなどの代謝酵素を阻害する薬剤と併用すると血中濃度が上昇する．フェニトインはテオフィリンやカルバマゼピンで血中濃度が低下し，シメチジンやベラパミル，ゾニサミドなどで上昇する．バルプロ酸はフェニトイン，カルバマゼピン，シメチジンなどで血中濃度が低下する．ゾニサミドは他の抗てんかん薬の併用により血中濃度が低下し，その併用薬を減量あるいは中止すると血中濃度が上昇する．また三環系抗うつ薬の併用で上昇する．グレープフルーツジュースではカルバマゼピン，ジアゼパムで血中濃度が上昇する（表3-V-2）．そのほか多くの相互作用があり，「日本医薬品集」や「今日の治療薬」などの成書を参照されたい．

2）新規抗てんかん薬[3,5]

ここ数年新世代の抗てんかん薬がわが国でも発売され，使用可能となった．いずれも他の抗てんかん薬で効果が得られない場合の併用療法で，ガバペンチン（ガバペン®），トピラマート（トピナ®），レベチラセタム（イーケプラ®）は部分発作（二次性全般発作を含む）に対して，ラモトリギン（ラミクタール®）は部分発作（二次性全般発作を含む）のほか，強直間代発作，Lennox-Gastaut症候群に適応がある．それぞれの薬理作用や他剤との相互作用を考慮して併用する必要がある．

抗てんかん薬はイオンチャンネルや受容体に対する作用で効果を発揮するものが多いが，ガバペンチンの作用機序はグルタミン酸の遊離の抑制である．体内でほとんど代謝を受けず，代謝酵素を誘導しない．また，レベチタセタムはシナプス小胞体の蛋白結合部に作用することで効果を発揮する．体内で代謝されずに腎排出される部分が約70％あり，CYPやGTを介した薬物相互作用が生じにくい．したがって，この2剤は他の抗てんかん薬と併用しやすいと考えられる．

3）生体内利用度（バイオアベイラビリティー）

吸収率に近い概念と理解してほしい．抗てんかん薬のなかで頻用されるフェニトイン製剤は生体内利用度の差が，臨床の場に大きく影響を及ぼす薬剤のひとつであり，同一量を投与しても製剤が異なれば，得られる薬物血中濃度が異なってくる．

表3-V-1 抗てんかん薬の副作用

カルバマゼピン	骨髄抑制，低ナトリウム血症，振戦，心毒性，肝障害，腎障害，間質性肺炎，性機能障害など
フェニトイン	歯肉増成，骨髄抑制，肝障害，心毒性，小脳萎縮，間質性肺炎など
バルプロ酸	肝障害，体重増加，卵巣機能障害，振戦，膵炎，脳萎縮，高アンモニア血症，間質性肺炎など
フェノバルビタール	肝障害，骨髄抑制，呼吸抑制など
ゾニサミド	腎・尿路結石，骨髄抑制，間質性肺炎など
クロバザム	気道分泌過多など
ガバペンチン	腎障害，肝障害など
ラモトリギン	骨髄抑制，肝障害，無菌性髄膜炎など
トピラマート	腎・尿路結石，代謝性アシドーシス，肝障害，緑内障など
レベチラセタム	歯肉腫脹，肝障害，骨髄抑制，関節痛など

表 3-V-2　主な抗てんかん薬の薬理学的特長

	商品名	半減期(時間)	定常状態に達する日数	肝代謝	代謝酵素	腎排泄	有効血中濃度(μg/ml)	特記事項
カルバマゼピン	テグレトール	9〜27	5〜10	+	CYP3A		4〜10	グレープフルーツジュースで血中濃度が上昇
フェニトイン	アレビアチン,ヒダントール	12〜36	4〜7	+	CYP2C9 CYP2C19		10〜20	強アルカリ性のため配合不可
バルプロ酸	デパケン,バレリン,ハイセレニン,デパケンR,セレニカR	6〜15	2〜4	+	GT		50〜100	CYP2C9・GTを阻害する
フェノバルビタール	フェノバール	40〜136	14〜21	+	CYP2C9		10〜30	
ゾニサミド	エクセグラン	27〜46	7〜10	(+)	CYP3A	+	10〜30	
クロバザム	マイスタン	25〜30		+	CYP3A4 CYP2C19			
ガバペンチン	ガバペン	5〜7			・・・	+		
ラモトリギン	ラミクタール	30		+	GT	+		バルプロ酸により血中濃度上昇
トピラマート	トピナ	25〜30		+	CYP3A4	+		
レベチラセタム	イーケプラ	6〜8			・・・	+		

CYP：チトクローム P450，GT：グルクロン酸転移酵素

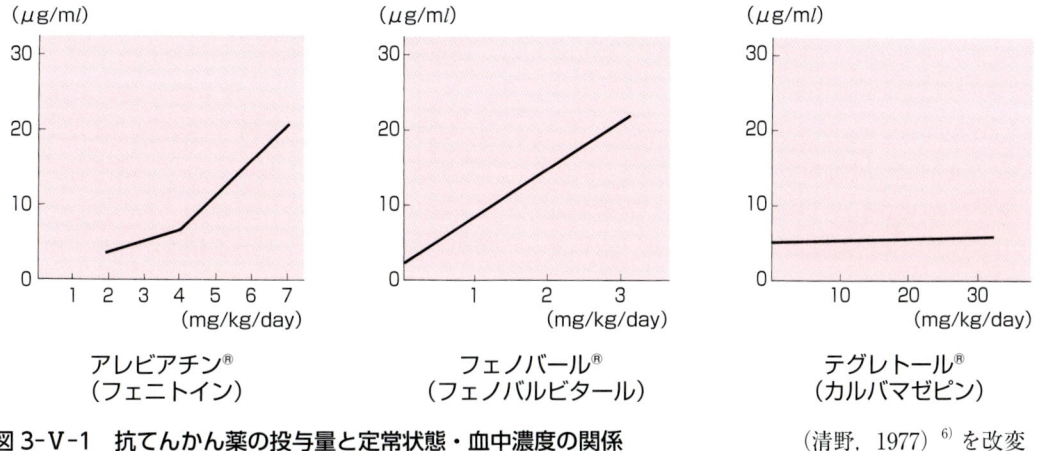

図 3-V-1　抗てんかん薬の投与量と定常状態・血中濃度の関係　　（清野，1977）[6] を改変

アレビアチン® (フェニトイン)　　フェノバール® (フェノバルビタール)　　テグレトール® (カルバマゼピン)

4）定常状態

薬物を慢性投与する場合，一定の量を投与した後，それに見合う安定した血中濃度が得られるまでに，ある程度の時間が必要である．詳しくは表3-V-2を参照していただきたいが，おおむね半減期の5倍であると覚えておくと便利である．

5）投与量−血中濃度の関係[6]

抗てんかん薬では図3-V-1のように，薬物により投与量−血中濃度の関係が異なる．特に注意が必要なのはフェニトインであり，血中濃度が10 μg/mlに近づいたら濃度が急に上昇し得ると考えておいたほうがよい．

6）離脱発作

抗てんかん薬が定常状態に達しているときに大幅に急激な減量を行うと，血中濃度が減少している期間にてんかん発作が頻発することがある．急に抗てんかん薬を中断した場合，それによりてんかん重積発作が出現することさえある．

②具体的な指針

1）1回のてんかん発作への対処

初診時にてんかん発作がまだ持続している場合はジアゼパム10 mgを静注する．すでに発作が治まっている場合には，再発防止のためにフェニトイン250 mgの静注あるいはフェノバルビタール（100 mg）1A筋注を行う．

2）てんかん重積発作への対処 [2, 7)]

脳卒中後のてんかん重積発作は1%程度である．てんかん重積は意識が回復しないまま，発作が頻発する状態あるいは一定時間（一般的には30分）以上持続する状態であり，死亡する可能性がある重篤な状態であり，迅速な対応が要求される．このときの抗てんかん薬は，ジアゼパム10 mg静注・注入速度5 mg/分を行う．発作を繰り返すときは20分ごとに計3回まで追加する（呼吸抑制に注意）．ジアゼパム10 mg静注を2回あるいは3回行っても治まらない場合は，静注用フェノバルビタール（ノーベルバール®）15～20 mg/kgを50～75 mg/分で静注する（体重50 kgの患者であれば750 mg～1,000 mg（ノーベルバール®3A～4A）を10分以上かけて静注）．

ジアゼパムで治まった場合，ジアゼパムは急速に血中から他の体内組織に分布するため，血中濃度が短時間に低下し，それにつれて一旦おさまったようにみえたてんかんがまた生じることがある．そのためフェニトインを5～20 mg/kgの静注を追加する．

てんかん治療ガイドラインのてんかん重積状態治療フローチャートを図3-V-2に示す．

なお，1日2回以上のてんかんがあった場合はけいれん重積に準じて治療したほうが安全である．

3）慢性期における抗てんかん薬投与の指針

基本的には以下の方針を勧める．

（i）適薬の選択 [2, 3-5)]

てんかん治療ガイドライン2010ではエビデンスレベルの高い研究やアメリカエキスパートオピニオンに基づき，合併症のない高齢者の部分発作にはカルバマゼピン，ラモトリギン，レベチラセタム，ガバペンチンの順で，合併症のある高齢者の部分発作にはレベチラセタム，ラモトリギン，ガバペンチンの順で推奨されている．

脳卒中後のてんかん発作は合併症のある部分発作に相当するが，わが国では新規抗てんかん薬であるラモトリギン，レベチラセタム，ガバペンチンは第1選択薬としては認められておらず，従来の薬剤が効果不十分のときの併用療法として認められている．したがって，実際の臨床上はカルバマゼピンが第1選択薬として推奨され，第2選択薬はフェニトイン，ゾニサミドである [5)]．1剤でコントロールされない場合に新規薬剤の併用を考慮するということになる．バルプロ酸は全般発作の第1選択薬であるが，焦点発作にも効果があり，ガイドラインでも部分発作に対して選択を考慮してもよい薬剤として記載がある．臨床的な調査では現在，脳卒中後のてんかんに対してかなり使用されているが [8)]，本来は全般発作に対する薬剤であることは認識しておく必要がある．

高齢者では各種臓器の合併症を有することが多いが，それらも抗てんかん薬の選択上重要である．心疾患や腎疾患を有する患者ではカルバマゼピンは使用しない．パーキンソン病患者ではバルプロ酸は使用しない．その他，フェニトインは肝障害や顆粒球減少などの重篤な副作用の頻度がやや高いので注意を要する．

（ii）適量の選択

フェニトインは4 mg/kgから開始する．定常状態に達した後，ふらつきやめまいなどの副作用の有無や，血中濃度を測定しながら調整する．なお，前述のように血中濃度の上昇が直線的ではないので容量調整が難しい場合がある．カルバマゼピンは5 mg/kgから，ゾニサミドは4 mg/kgで開始し，同様に副作用や血中濃度をみながら調整する．ゾニサミドは投与量に比例して血中濃度が直線的に上昇するので容量調整がしやすく，臓器障害の頻度が他剤と比較して少ない．

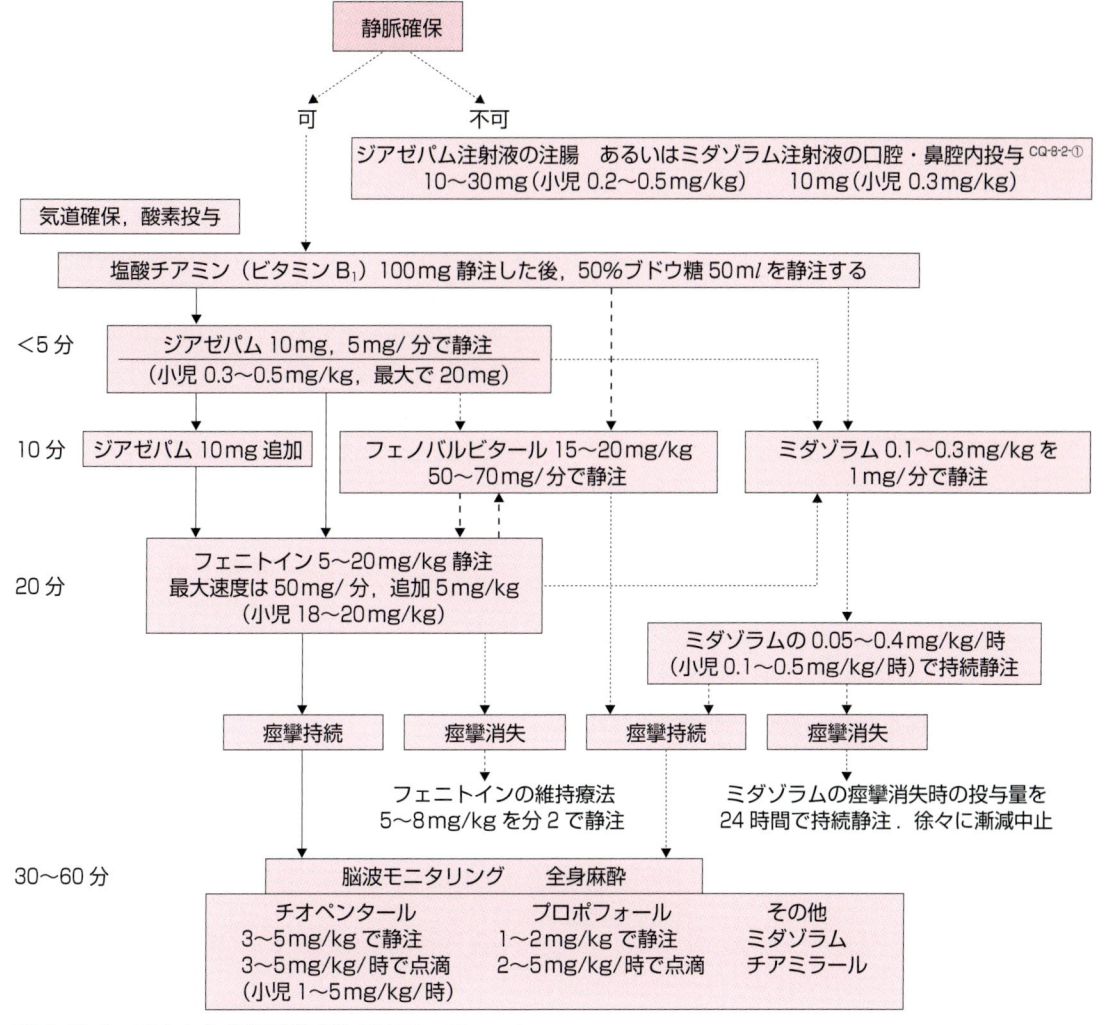

図 3-V-2　てんかん重積状態の治療フローチャート

カッコ内は小児量.
栄養障害性急性脳症であり，ビタミン B₁ の急速な消費により惹起されるウェルニッケ脳症では，ブドウ糖の投与が痙攣を増強することがあるために，病歴が不確かなときは，糖を投与する前にビタミン B₁・100 mg を静注する.

(日本神経学会, 2010)[2]

特に重度の脳卒中後遺症で，長期の臥床患者では少量の抗てんかん薬でも強い眠気を生ずることがあり注意が必要である．抗てんかん薬は肝臓で代謝されるものが多いが，新規薬剤では腎で代謝されるものもある（表3-V-2）．肝機能障害や腎機能障害を有する患者では代謝経路により投与量を減量することも考慮する．

(iii) 他剤への変更

1/4 ずつ 2 週間以上の間隔をあけて他剤と置換していくことを勧める．

(iv) 難治性てんかん[2]

2剤，3剤の抗てんかん薬を投与しても発作を繰り返すときは難治性てんかんと考えられる．脳卒中では脳動静脈奇形や脳梗塞の発作のなかに難治性てんかんが 20 〜 30% 存在するといわれる．この場合にはてんかん治療の専門医療機関に治療を依頼する必要がある．

4) 抗てんかん薬の予防投与について

予防投与における明らかなエビデンスはない．脳卒中治療ガイドライン 2009 では，脳卒中後にてんかんを起こしやすい因子がいくつかあるが，高齢者で頭頂葉を侵す大きな出血性梗塞では数日

間予防的に抗てんかん薬を投与してもよいとされる（急性期の全身管理の項を参照）．また，発症14日以降で初発した遅発性てんかんでは，てんかんが再発しやすいとされる．皮質型の大きな脳出血では約30％にてんかんの合併があり，手術例では抗てんかん薬が投与されているものが多い．

これまでにてんかん発作を生じたことはなく，脳波でてんかん波が認められず，抗てんかん薬の副作用による不利益が生じていることが疑われるときは減量，中止を考慮する．減量・中止にあたっては以下の方針を勧めたい．1/5ずつ減量する．減量の間隔は1カ月以上空ける．開始時の1/2近くの量になった時点で脳波検査を行い，さらに中止6カ月後に再度，脳波上てんかん波が出現していないことを確認しておく［サイドメモ31］．

（4）非てんかん性のてんかん発作

てんかん発作は脳卒中そのものの症状として出現し得る．リハ医療では，脳卒中後遺症患者に突然てんかん発作が生じたときに，この点が問題になる．この場合，2つの可能性を考える必要がある．すなわち，それがてんかん発作である場合と，脳卒中の再発に伴った直接的脳刺激症状として生じる場合の2つである．てんかん発作の症状からこの両者を鑑別するのは困難である．脳卒中発作によるてんかん発作時でも，その処置は他のてんかん発作時と同様であるから，発作に準じて処置を行い，その後神経学的診察を行い，厳重に経過をみる．また，必要に応じてCT，MRI検査を行い，両者の鑑別を行う．

（北原正和，牛山雅夫）

サイドメモ31　抗てんかん薬の予防投与について

抗てんかん薬の予防投与が急性期に行われ，その後再検討されることなく，漫然と継続投与されている症例をときにみかける．急性期の全身状態不良な患者に全身痙攣が生じる不利益を考えれば，痙攣防止のために抗てんかん薬を投与する必要もある．しかしその鎮静作用の有害性を考えれば，いつまで継続投与すればよいか検討することは重要である．抗てんかん薬により傾眠，活動性の低下を生じ，離床や積極的なリハの妨げになり，ADLの低下をきたす場合もある．

ちなみに頭部外傷後の抗てんかん薬の予防投与に関する研究では，予防投与によるてんかん病態形成の防止作用には否定的見解が示されている[9]．

文献　Reference

1) 定藤章代：脳卒中とてんかん．日本臨床 **64**（増刊号7）：451-453，2006．
2) 日本神経学会監修，てんかん治療ガイドライン作成委員会編：てんかん治療ガイドライン2010，医学書院，2010．
3) 浦部晶夫・他編：抗てんかん薬．今日の治療薬2011，南山堂，2011，pp868-875．
4) 井上有史：成人てんかんの薬物療法．脳神経 **57**：195-201，2005．
5) 赤松直樹・他：脳血管障害に伴う二次性てんかんの治療．循環器内科 **69**：488-490，2011．
6) 清野昌一・他：てんかんの薬物療法，血中濃度を用いた臨床経験．臨床神経学 **17**：805-810，1977．
7) 永山正雄：全身痙攣・てんかん重積状態の管理．救急・集中治療 **23**：1065-1073，2011．
8) 奥田志保・他：脳卒中後患者における抗てんかん薬の選択．てんかん研究 **29**：455-459，2012．
9) 小林正人・他：外傷性てんかんの危険因子と抗痙攣剤の効果に関する臨床的調査―多施設共同研究―．脳神経 **49**：723-727，1997．

VI 痙縮（痙性）

要旨

脳血管障害や神経難病のリハや介護では，治療可能な障害が見過ごされる場合がある．痙縮も治療可能な障害（病態）のひとつとしてあげられる．治療により，疼痛の緩和，姿勢保持能力の改善，運動機能の改善，拘縮・変形の予防が期待できる．患者の生活の質（quality of life；QOL）の向上，また全般的な介護負担の軽減という観点からも，痙縮は積極的治療の対象と考える．

1. 痙縮の定義

筋トーヌスが亢進した状態には，痙縮（spasticity）と固縮（rigidity）がある．

痙縮は上位運動ニューロン・錐体路障害を示唆し，腱反射亢進やBabinski反射などの病的反射を伴う．これは筋伸張反射亢進を反映したものであり，罹患肢の関節を急速に屈曲・伸展することで誘発される．最初は強い抵抗を感じるが途中で急に抵抗が抜けるのが特徴とされている（折りたたみナイフ現象；clasp-knife phenomenon）．原因としては，脳卒中，頭部外傷，脊髄損傷，脳性麻痺，多発性硬化症，神経変性疾患などがあげられる．

一方で固縮は，錐体外路障害時にみられる筋緊張異常で，筋を受動的に伸張した際に，一様の抵抗がみられる（緊張性伸張反射）．パーキンソン病で認められる鉛管様固縮（持続的な抵抗を示す），歯車様固縮（断続的な抵抗を示す）が代表的である．本項目は，脳卒中後遺症において高頻度で合併する痙縮について解説する．

2. 痙縮による姿勢異常や肢位がADL・QOLに与える影響

上肢では，肩関節の内転・内旋，肘関節屈曲，前腕回内，手関節掌屈，握りこぶし状変形，母指屈曲などがあげられる．下肢では，股関節の屈曲・内転，膝関節屈曲，足関節内反尖足，足趾屈曲などの屈曲パターンのほか，膝関節伸展，母趾過伸展なども生じる．痙縮があることで立位・歩行時に支持が可能になるといった利点もあるが，悪影響を及ぼすことも多い．動作時の問題として，物を離す・物に手を伸ばす（リーチ）・巧緻動作の制限だけでなく，起居・移乗・歩行時のバランス障害や過剰努力による易疲労なども大きな問題となる．関節可動域（range of motion；ROM）制限の問題から，着衣動作の妨げや清拭時の疼痛，姿勢異常による座位や睡眠時のポジショニング困難など介護量増大につながる場合もある[1]．またそれらに伴い，自信喪失，社会的交流の減少などQOLの低下を引き起こすことがある．

3. 痙縮治療の進め方

痙縮の治療にはさまざまな治療法が存在する．しかし，個々の患者の希望や需要が多様であり，「この方法が最良である」というものはなく，患者のニーズや症状に応じて選択することが望ましい．これらの治療法は，単独で痙縮が解決させるものではなく，運動療法などと併用することで効果を得ることができるということが基本であり，常に念頭に置いておく必要がある．また，痙縮の増悪に関与している原因の除去も必須である．英国内科医師会によるガイドライン[2]を参考に筆者の行っている痙縮治療の進め方について紹介する（図3-VI-1）．

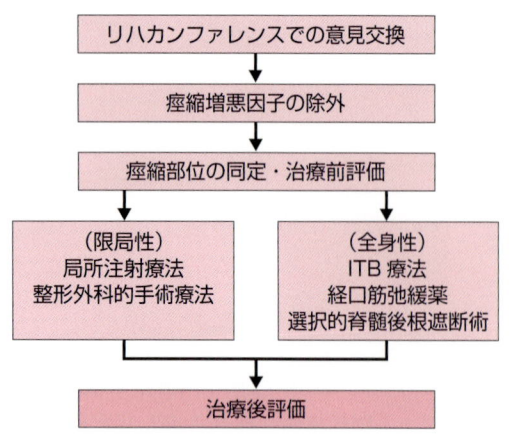

図 3-Ⅵ-1　痙縮治療の進め方

まずは痙縮を増強させている因子の除外である．膀胱の過膨張，便秘，皮膚・尿路・呼吸器感染症などの有無，褥瘡，不適合な衣類や装具，不良姿勢の存在，疼痛の有無について確認し，問題点が明らかになればその調整を行う．

次に，治療の対象となる痙縮のある部位を評価する．患者にとって痙縮は有害なものかどうか，その部位の痙縮をコントロールすることで機能向上を図れるのかなどを検討する．特に痙縮が全身性のものであるのか，限局性もしくは多限局性のものであるのかを判断する．限局性であればA型ボツリヌス毒素の筋肉内注射が，多限局性であればフェノールブロックをはじめとする神経ブロックの併用なども検討している．痙縮コントロール目的の整形外科的手術（腱延長など）を行う施設もある．全身性の痙縮に対しては経口薬による抗痙縮薬やバクロフェン髄腔内投与を考慮する．

これらの過程はすべて多職種から成るチームで意見をまとめることが重要である．日常生活や訓練場面において，痙縮がもたらす問題点などを明らかにし，治療対象の筋，運動療法の計画，評価方法（後述）などを検討する．治療前には本人・家族へのインフォームドコンセントが欠かせない．そして治療後には効果判定を行い，改めて以後の治療計画を立てていく．

4．痙縮の治療法

（1）運動療法

有酸素運動，筋力増強訓練，吊り下げ式トレッドミル歩行訓練，筋持続伸長訓練（ストレッチや装具療法など）が行われる．非麻痺側上肢の抑制による強制使用（CI療法；constraint induced movement therapy）やロボットを用いた上肢機能訓練は上肢痙縮を改善する．経皮的末梢神経電気刺激（transcutaneous electrical nerve stimulation；TENS）は，痛みの局所・周辺・あるいは支配脊髄神経起始部などに表面電極を置き低周波を通電する電気療法の一種である．抗痙縮効果があるとされており，装具療法と併用して随時運動時に適応することで，痙縮ならびに運動機能の改善が期待できるといわれている．また，ボツリヌス毒素やフェノールの注射後には拮抗筋への働きかけ（能動的訓練，筋再教育訓練など）に主眼を置いた運動療法と十分なストレッチが重要となる．

（2）薬物療法（経口筋弛緩薬）

痙縮のコントロールには，従来から抗痙縮薬がよく用いられており，脳卒中治療ガイドライン2009でもグレードAに推奨されている．しかし多くの場合は十分な効果を得ることができないのが実情である．筋弛緩薬には中枢性（エペリゾン塩酸塩）と末梢性（ダントロレンナトリウム）が代表的である．エペリゾン塩酸塩は上肢痙縮にも効果的で副作用も少ないとされているが，脳卒中後の痙縮には有効性が低い[3,4]．筋弛緩作用が得られたとしてもその作用が強く出すぎる場合があること，また副作用としての眠気・ふらつきが問題となることがある．

（3）局所注射療法

薬物・運動療法のみで適切な効果が得られない場合には，神経ブロックによる限局した痙縮のコントロールが適している場合がある．骨の変形や拘縮がなく，視診・触診などで特定の筋の異常緊張が明確に把握できるならば治療のよい対象である．神経ブロックに関するエビデンスとしては，フェノールやエチルアルコールを用いた運動点あるいは神経ブロックはグレードB，A型ボツリヌス毒素治療はグレードAとされている．神経ブ

ロック用絶縁電極注射針を用いて筋電図モニターを行いながら筋を同定し，さらにエコーなどを用いて安全に確実に治療をすることが望ましい．

① Muscle-afferent-block（MAB）

局所麻酔薬とアルコールを10対1の割合で注射する．局所麻酔薬が一次的にγ運動線維をブロックし，二次的に筋紡錘求心線維の活動低下を招来する．アルコールが神経線維のNaチャンネルを持続的にブロックすることで，持続的な筋緊張緩和を期待し得る．速効性はあるが，効果の持続が短く反復施注が必要である．A型ボツリヌス毒素製剤と異なり筋力的作用が少ないため，筋力低下の要素が疑われる例での使用も可能である．しかし，標的筋群が多くなると多量の局所麻酔薬が必要となり，安全性の面から十分な効果が得られないことがある．

② フェノールブロック

針電極による電気刺激を行い，経皮的に神経ブロックの目標筋の筋内神経を探し，神経破壊剤を注入する方法である．選択的に神経ブロックができ，安価であるというメリットがあるが，熟練した手技を要し，反復投与による筋の線維化，感覚障害などの弊害がある．pure-motor である閉鎖神経や脛骨神経の筋枝であれば感覚障害を生じることなく治療が行えるため，部位による薬剤の使い分けが重要である．

③ ボツリヌス治療

脳卒中治療ガイドライン2009で痙縮治療のグレードAとして推奨され，わが国でも成人上下肢痙縮に対し保険適応が承認された．現在市販されているのはA型ボツリヌス毒素製剤（グラクソ・スミスクライン株式会社，ボトックス®注）である．ボツリヌス神経毒素は神経活動を巧みに利用し，シナプス前膜に出現する受容体を認識することで細胞内に容易に取り込まれる．神経伝達物質の遊離に不可欠な蛋白群を特異的に分解することで作用を発現する．わが国においてはまだ歴史が浅い治療法であるが，今後の痙縮治療の中核となることは間違いない．

（4）バクロフェン髄注（intrathecal baclofen；ITB）療法

筋弛緩薬の内服治療としても用いられているバクロフェンは，GABAB受容体に作用して中枢神経抑制作用を発現し，脊髄の単シナプス反射および多シナプス反射の両方を抑制する．内服治療では血液-脳関門により髄液中濃度が上がりにくく，作用部位の脊髄に届きにくいことから，増量により副作用が発現する場合がある．そこで欧米では髄腔内への直接投与に対する臨床試験が行われ[5]，わが国でも2005年に脳脊髄疾患に由来する痙縮に対して承認，脳卒中治療ガイドライン2009では顕著な痙縮に対して保険適応が認められた．

脳卒中でもくも膜下出血や脳幹部の病変では四肢麻痺を呈することが多く，ITBのよい適応となる．ポンプの植え込みを行い，数カ月ごとに薬液を補充する．痙縮やスパズムに伴う疼痛緩和が得られ，睡眠の質の向上なども報告されている．長期的使用によりカテーテルの閉塞・ねじれ・切断などのトラブルや，過量投与による呼吸抑制をきたすこともあるが，効果が確実に期待できる治療法である．ただ，治療法に対する医療者側の認知度にばらつきがみられること，植え込み手術ができる医師や施設が少ないこと，術後の薬液補充に関しての知識や技術不足などの問題があり，この治療は十分には浸透していないのが現状である．今後はリハ科の医師もITB講習会へ参加するなどして知識を深める必要がある．

（5）その他の治療

外科的治療としてアキレス腱延長術，腱移行術，腱切離術，選択的末梢神経縮小術，選択的脊髄後根遮断術などが行われる．それ以外にも，治療は多岐にわたり，それぞれの治療の併用の報告も増えている．

5．効果判定

機能障害の評価はBrunnstrom recovery stage（BRS）[6]，Fugl-Meyer assessment（FMA）[7]，modified Ashworth Scale（MAS）[8]，motor activity log（MAL）[9]，disability assessment scale（DAS）[10]，歩行速度，visual analogue scale（VAS）[11]などによって判定されることが多い．QOLの評価としてEuro Qolや施設で作成した満足度アンケート

を用いることもある．

しかし，痙縮の定量評価方法はいまだ不十分という側面もあり，ビデオ撮影することで治療前後の評価を行い患者に提示している場合も多い．局所の治療であっても，動作時の過剰努力が減少することで，予想以上にADLが改善する場合（歩容改善，疼痛改善など）もある．上肢の痙縮治療後に歩容が改善することも日常数多く経験する．一方で痙縮の低下と治療満足度が必ずしも相関しているといえないことも，臨床的に治療効果判定を難しくしている．

6. おわりに

Lundströmら[12]は脳卒中発症の12カ月後に38％の患者において痙縮が生じたとしている．

Sommerfeldら[13]は脊髄損傷の場合，発症から1年以上経過した患者の65〜78％で痙縮を認めたとしている．しかし，わが国では脳卒中慢性期（回復期や生活期）のリハには時間的制限が存在しており，痙縮の増悪を招く事態に陥ることもある．当然，痙縮の治療では，治療の時期や方法の選択は適切に行われるべきであるが，それに並行して可能な限り濃密な運動療法を行うことができる環境（自主トレーニングの学習や十分な介護保険でのリハの利用など）を整える必要がある．医師・理学療法士・作業療法士・ケアマネジャー・そして患者家族が痙縮に対しての認識を深め，一丸となって治療に臨む姿勢を大切にしていくことが最も重要であると筆者は考えている．

（阿部理奈）

文献 Reference

1) St George CL et al：Spasticity.Mechanisms and nursing care. *Nurs Clin North Am* **28**：819-827, 1993.
2) Royal College of Physicians：Spasticity in adult：management using botulinum toxin.National guidelines, Royal College of Physicians,British Society of Rehabilitation Medicine, 2009.
3) Bresolin N et al：Efficacy and tolerability of eperisone and baclofen in spastic palsy；A double-blind randomized trial. *Adv Ther* **26**：563-573, 2009.
4) 手塚博幸・他：中枢性疾患に伴う痙性麻痺および筋緊張性疾患に対する塩酸Eperizoneの臨床効果の検討. *Prog Med* **6**：1451-1462, 1986.
5) Penn RD, Kroin JS：Intrathecal baclofen alleviates spinal cord spasticity. *Lancet* **1**：1078, 1984.
6) Brunnstrom S：Moter testing procedures in hemiplegia：based on sequential recovery stages. *Phys Ther* **46**：357-375, 1966.
7) Fugl-Meyer AR et al：The post-stroke hemiplegic patient. 1. a method for evaluation of physical performance. *Scand J Rehabil Med* **7**：13-31, 1975.
8) Bohannon RW, Smith MB：Interrater reliability of a modified Ashworth scale of muscle spasticity. *Phys Ther* **67**：206-207, 1987.
9) van der Lee JH et al：Clinimetric properties of the motor activity log for the assessment of arm use in hemiparetic patients. *Stroke* **35**：1410-1414, 2004.
10) WHO：DISABILITY ASSESSMENT SCHEDULE WHODAS Ⅱ. Phase 2 Field Trials-Health Services Research. 12-Item Interviewer Administered Version, February 2000.
11) Wewers ME, Lowe NK：A critical review of visual analogue scales in the measurement of clinical phenomena. *Res Nurs Health* **13**：227-236, 1990.
12) Lundström E et al：Prevalence of disabling spasticity 1 year after first-ever stroke. *Eur J Neurol* **15**：533-539, 2008.
13) Sommerfeld DK et al：Spasticity after stroke：Its occurrence and association with motor impairments and activity limitations. *Stroke* **35**：134-139, 2004.

VII 疼痛

1 肩の痛み

要 旨

肩の痛みは，脳卒中のリハで日常的に遭遇する問題である．一般的に麻痺が重いほど出現しやすく，ケアや訓練での肩関節あるいはその周囲の軟部組織の微小損傷がその原因と考えられている．疼痛が出現すると上肢機能に大きく影響するため，その予防が重要である．また，早期からの積極的な治療が重要である．

肩関節亜脱臼も日常的に遭遇するが，亜脱臼そのものが疼痛の原因というより軟部組織損傷をきたしやすい状態にあると理解すべきだろう．さらに三角巾やアームスリングが疼痛を予防するかどうか議論が残るが，患者の状況を見定め必要時には正しく装着する．

肩手症候群は疼痛が慢性化しやすく対応に苦慮することが多い．なるべく早い診断と治療が必要である．

1．脳卒中と肩の痛み

脳卒中による上肢麻痺に肩の疼痛が合併することが多いが，その頻度に定説はまだない．研究によってその頻度は5～84％までと大きな幅がある[1]．脳卒中発症からの期間など研究ごとの対象の差や疼痛の定義の違いなどによって出現率に幅が出るためである．

一般的に麻痺が重症なほど出現しやすいといわれている．痛みの原因は，肩関節周囲炎と総称される軟部組織損傷による疼痛，拘縮，痙縮，肩手症候群などが複合的に関与している．

脳卒中発症後早期に超音波エコーを活用した研究では[2]，弛緩した上肢麻痺に対する機械的損傷が肩の軟部組織損傷の誘因となり，それが肩痛出現と関係しており，病棟での移乗介助などがその誘因となり得ると論じている．脳卒中患者のケアにおいて，肩の疼痛を予防する視点をもつことが重要である．

片麻痺の上肢の機能は，下肢よりも重症となりやすく回復する可能性も低い．そのため施設によっては訓練の対象として十分に認識されない場合もあるが，疼痛は患者のQOLを著しく低下させる．随意運動の回復が期待できなくとも，愛護的な関節可動域訓練や日常生活での肩の保護などはリハ病棟にいる間は，標準的なケアの一部として行われるべきである．疼痛は出現してから対応するより，予防するほうがより容易である．

2．肩の痛みのある患者の診察

リハの場面で脳卒中患者を最初に診察するときには，肩の疼痛の有無を確認する必要がある．疼痛と麻痺の重症度などは関連するため，同時に麻痺の重症度や感覚障害，特に関節位置覚の障害なども評価しておく必要がある．肩の疼痛に関連する項目を以下に示す．

(1) 疼痛の性質の問診

意思疎通が可能な患者の場合には，病前に肩の疼痛があったかどうかを聞く．そのうえで，下記を確認する．

①現在の疼痛の有無（安静時痛か運動時痛か）や場所

運動時痛のみの場合は，軟部組織損傷であることが多い．判然としない場合も多いが，肩のどの部位が痛むかも聞いておく必要がある．

②夜間就寝時の疼痛の有無

肩手症候群などによる重症の肩痛の場合，就寝時の疼痛を訴える場合が多い．夜間痛は安静時疼痛の一種ではあるが，患者が最も苦痛にする場合が多く，聴取しておかなければならない．

（2）関節可動域の評価

関節可動域の制限の有無は，その時点ですでに肩関節に何らかの損傷が生じているかどうかを推測するうえで重要である．また，痙縮の有無も同時に判断できる．外旋時の疼痛が最もよく観察される．

・有痛性制限の有無を評価する．
・手指や肘の可動域も同時に評価する．手指の症状はさまざまだが，肩手症候群では屈曲時の疼痛が目立つ場合が多い．

（3）肩関節亜脱臼の有無

肩関節亜脱臼そのものが肩の疼痛の原因となり得るかどうかには議論が多いが，いずれにせよ両者が合併することは多い．亜脱臼の存在は肩関節の軟部組織損傷が起きやすいことを示唆するので，その存在の確認は重要である．

（4）手指の浮腫や色調の確認

疼痛の原因が肩手症候群かどうかを判断するうえで，手や手指の浮腫，指節間関節や中手指節関節の部分に特徴的な色調変化などの有無は重要である．

3. 肩関節痛に対する治療の一般原則

臨床で経験する片麻痺の肩の疼痛は治りにくい．したがって予防が重要である．急性期からの肩の下にクッションを置き，無理な外旋や外転位にならないようなケアを行うなど注意が必要である．脳卒中治療ガイドライン2009[3]から抜粋して記載すると下記の項目が推奨される．

・麻痺側肩の関節可動域制限および疼痛に対して関節可動域訓練は勧められる（グレードB）．
・非ステロイド抗炎症薬の内服は，麻痺側肩の疼痛を減弱させるので勧められる（グレードB）．
・肩関節亜脱臼の予防として，三角巾やスリングの使用を考慮してもよい（グレードC1）．
・麻痺側肩の疼痛に対するステロイド関節内注射は，機能改善に有効性を示す科学的根拠がないので勧められない（グレードC2）．

肩関節痛をきたす病態は複数あるので，当然，それぞれの病態に対応した対策をとるべきだが，一般論として前述の4項目は臨床的な印象と矛盾しないため遵守すべきだろう．関節内注射は整形外科領域の日常診療では多く用いられるが，脳卒中の麻痺肢を対象とする場合は行う必要はない．

4. 肩関節亜脱臼

（1）概要

肩関節亜脱臼とは，三角筋や棘上筋の麻痺のために上肢を肩から懸垂する能力が低下し，肩甲上腕関節において肩甲骨関節窩と上腕骨頭の間が広がることである．臥位では目立たず，座位や立位で増強される．肩甲骨の関節窩は正常ではやや上向きになっているが，重症の麻痺で下を向いてしまうことも亜脱臼の要因になっているといわれているが[4]，その影響は少ないとの意見もある[5]．

肩関節亜脱臼は日常的にはよく遭遇するが，肩峰の直下の肩関節外側面に指を当てると，凹みとして亜脱臼の存在を知ることができる．座位で1横指以上の場合を亜脱臼ありとするのが一般的である．正確な評価を行うためにはX線撮影が必要である．最近は，超音波エコーの活用なども提案されているが，日常臨床では触診で十分用が足りる．

亜脱臼そのものが疼痛の原因となり得るかどうかについては議論が分かれる．しかし，亜脱臼の存在は肩の軟部組織が損傷されやすいことを示唆しているので，その存在を把握してリハの計画を立てる必要がある．

（2）亜脱臼と麻痺

肩関節亜脱臼は，片麻痺患者の30〜50％に生じる[5]．上肢を懸垂する筋の麻痺が亜脱臼の原因の中心を占めることから，当然麻痺の重症度が増すと亜脱臼の出現も増える．

継時的に亜脱臼を観察した研究[5]によると，初

診時にブルンストロームステージⅢ以上の患者に亜脱臼が改善する例があったとしている．すなわち，麻痺の改善に伴って亜脱臼も改善する可能性がある．亜脱臼整復のメカニズムは，三角筋と腱板の筋力の回復，屈筋共同運動パターンからの分離による肩甲骨の上方回旋，腱板と肩甲骨の上方回旋によるロッキング機構の再獲得などが考えられている．

片麻痺の改善に期待できる患者こそ肩を愛護的に扱う必要があるが，急性期に上肢の機能的予後を判断できない場合も多い．したがって，ブルンストロームステージⅢより重症の麻痺の場合には，発症早期からポジショニングや座位でのアームレストの工夫が必要である．

5. アームスリングについて

脳卒中治療ガイドライン2009に示されているように[3]，アームスリングの治療的有効性は明らかではない．理論的には肩の保護に役立つと考えられるが，日常的な起居動作や訓練のなかで肩関節に疼痛の原因となるような力が不用意に働いてしまうこともあるためとも考えられる．

三角巾や肘屈曲型アームスリングでは，肩の内転・内旋位での拘縮を誘発する．上肢からのフィードバックが減少し治療的に悪影響があるなどの指摘がある．個々の患者で個別的に検討すべき問題だが，疼痛誘発の可能性と装着しないことで麻痺肢の改善がどの程度見込まれるかを吟味して判断すべきである．表3-Ⅶ-1は装着の目安である．

（1）三角巾

肩関節亜脱臼のある患者にはよく三角巾が用いられる．装着方法は図3-Ⅶ-1に示した[6]．よく反対側の腋窩を通さず直接首にかけるやり方を見るが，懸垂力が不十分でかつ頸部痛の原因になりやすいので避けるべきである．

表3-Ⅶ-1 アームスリングの装着の目安

ブルンストロームステージ	装着の目安
ステージⅠ	亜脱臼の有無にかかわらず使用
ステージⅡ，Ⅲ	亜脱臼や痛みがあれば使用
ステージⅣ～Ⅵ	亜脱臼の有無にかかわらず使用せず 装着で肩の痛みが軽減すれば使用 装着で歩行のバランスがよくなる場合使用

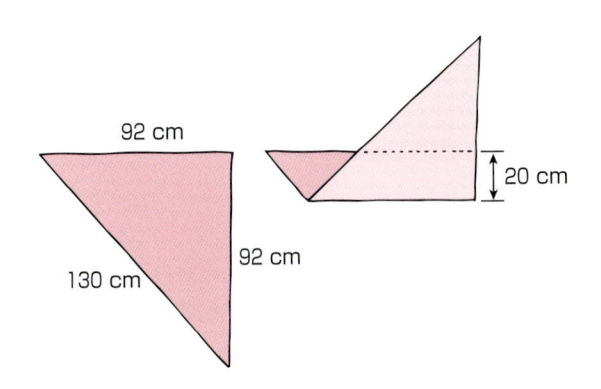

左の大きさのナプキンか木綿布を用意し，右のように折り曲げて，縫うか安全ピンでとめる．

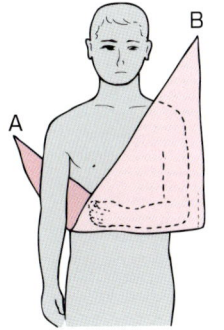

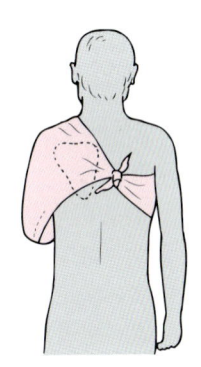

三角巾で左のように前腕を包み，後方で肩甲骨を押さえ，同時に前腕をグッと押し上げるように固くAとBを結ぶ．一度結んでおけば，あとは患者自身で脱着できる．よく，緩んで肩が脱臼したままはめていることが多いので，介助者は常に点検し，締め直し，形式的にならぬようにする．上腕骨頭の整復力は不確実である．

図3-Ⅶ-1 三角巾の作り方と締め方

（服部・他，1974）[6]

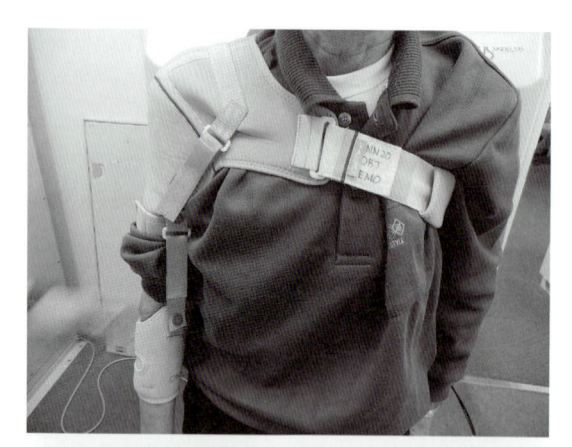

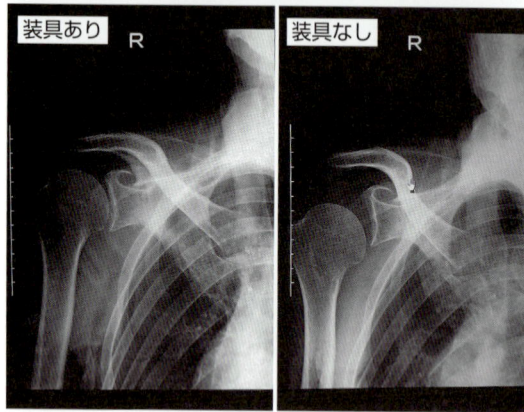

図 3-Ⅶ-2　肘伸展型アームスリング装着例および装着前後の X 線

表 3-Ⅶ-2　RSD の診断基準（Kozin）

Definite RSD	・一肢遠位部の疼痛と圧痛 ・血管運動障害の症状と徴候（皮膚温・皮膚色調の変化） ・一肢の腫脹（しばしば関節周囲に顕著に認められる） 　上記 3 つがある状態 ・皮膚の萎縮が通常存在する
Probable RSD	・疼痛と圧痛があり，血管運動障害の症状と徴候，または，腫脹がある場合 ・皮膚の萎縮が通常存在する
Possible RSD	・血管運動障害の症状と徴候，または腫脹がある場合 ・疼痛はないが軽い圧痛を認めてもよい ・皮膚の萎縮がときに存在する
Doubtful RSD	一肢に説明できない疼痛と圧痛がある

（水間，2005）[10]

（2）肘屈曲型アームスリング

装着するのが比較的簡便で，肘伸展型よりも多く用いられている．三角巾とほぼ同様の効果を期待する．

（3）肘伸展型アームスリング

自然の肢位となり外観がよい．装着がやや煩雑となる．装着例を写真に示し，装着前後の X 線撮影も示す（図 3-Ⅶ-2）が，亜脱臼は整復されており，患者の満足度も高い．歩行可能な患者など活動性の高い患者には考慮してよい．

6．肩手症候群

肩手症候群は肩の安静時疼痛と運動痛とともに手指の腫脹，熱感および疼痛を生じる症候群である．脳卒中以外にも心筋梗塞や頸髄疾患など他の疾患もこの症候群の原因になる．麻痺が重症ほど出現しやすい．肩関節亜脱臼が誘因として重視されている[7]．日常生活で肩に不用意な牽引力が加わるなどさまざまな疼痛刺激が肩に加わることが誘因として想定されている．

1947 年に Steinbrocker によって shoulder hand syndrome として報告されたが，その後反射性交感神経ジストロフィー（RSD）の一種と考えられるようになった．さらに RSD は 1994 年の国際疼痛学会で複合性局所疼痛症候群（complex regional pain syndrome；CRPS）の type Ⅰ と定義された．すなわち，脳卒中の上肢に出現する CRPS のことを肩手症候群とよぶ，と理解すればよい[8]．

（1）診断

脳卒中の発症後 1〜4 カ月の間に発症することが多い．発症頻度は 12.5〜25％程度である[9]．

最も重要な症状は疼痛である[7]．ある程度進行すると肩の安静時痛，肩や手指の運動時痛は明瞭となる．肩は外旋時の痛みが特に目立ち，内旋位で拘縮している場合も多い．弛緩して伸展しているようにみえる手指を屈曲させると激しく痛がることが多い．さらに手指の浮腫も特徴的である．手や手指は全体に浮腫状になり色調はどちらかといえば蒼白となる．さらに指節間関節や中手指節

表 3-Ⅶ-3　肩手症候群の臨床的特徴

痛み
- 自発的
- アロディニア
- 痛覚過敏

運動障害
- 筋力低下
- 筋の協調運動の障害
- 関節可動域制限

皮膚の変化
- 色調変化
- 発汗障害
- 皮膚温調節障害
- 浮腫 / 腫脹

心理的問題
- 不安
- 抑うつ

(Pertoldi et al, 2005)[7]を改変

関節の部分に特徴的な発赤が生じる．

診断基準や病期の分類が提案されているが，一例を表 3-Ⅶ-2 に示す[10]．片麻痺の上肢では特に疼痛がなくとも手指に浮腫を認めることがあったり，他の原因で肩の疼痛がある場合があるので，慎重に診断しなければならない．長期化すると抑うつ的になるなど症状は多彩である（表 3-Ⅶ-3）[7]．

（2）肩手症候群の治療

①副腎皮質ホルモン

肩手症候群を強く疑う場合にはなるべく早く投与し，糖尿病や胃潰瘍の患者では十分に注意しなければいけない．脳卒中治療ガイドライン 2009[3] によると「肩手症候群の疼痛に対して，疼痛の程度に応じてコルチコステロイドの低用量経口投与が勧められる（グレードB）」となっている．

分量は，プレドニン®（5 mg）6Tab 分 1〜3 を食後，投与期間は 2〜3 週連続投与．疼痛を観察しながら漸減する．患者によっては 5 mg 程度まで減らしてから疼痛が再燃する場合もある．そのような場合には低容量でやや長めに投与することもある．

②非ステロイド性抗炎症薬

日常的に汎用されるが著明な効果はない．むしろこれらの薬剤で効果が不十分であることが肩手症候群を強く疑う根拠ともなる．しかし疼痛コントロールのために内服させることが一般的である．

③星状神経ブロック

効果はあるが一時的であり繰り返す必要がある．侵襲的であり，回復期リハの場面ではあまり用いられない．

④温熱療法

教科書には交代浴が記載されている．入浴など肩を含め上肢全体を温めると一時的だが疼痛は緩和される．関節可動域訓練などは，可能なら入浴後などに行うと，患者の苦痛が少なくてすむ．

⑤関節可動域訓練

疼痛のために十分に行えない場合もあるが，温熱療法を併用しながら可能な範囲で可動域を維持する訓練を行うべきである．ただし，肩手症候群の誘因に日常生活での軟部組織損傷が想定されているので，あくまでも注意深く行う必要がある．

〈冨山陽介〉

2 中枢性疼痛

要 旨

脳卒中後に生じる中枢性疼痛を「脳卒中後中枢性疼痛」と定義する．痛みの性質には多様性があり，診断には脳卒中発症の詳細な病歴聴取と感覚異常を中心とした神経学的検査が重要である．治療においては，薬物療法・外科的治療などさまざまな方法が実践されている．リハにおいては，「生物心理社会学的モデル」に基づいた多角的な評価のうえ，疼痛軽減のみにとらわれない，日常生活活動に即した治療目標設定と介入が重要である．

1. 概念

脳卒中後に生じる障害側上下肢の痛みは，リハやその後の生活・QOL の阻害因子となる重要な問題である．その頻度は比較的高く，約 20～70％の患者に発生すると報告されている[11]．痛みの原因は大きく 2 つに分けられ，筋痙縮や麻痺での不動による関節拘縮など筋骨格系に由来するものと，神経障害に由来する神経因性疼痛とがある．

中枢性疼痛（central pain）は，神経因性疼痛のひとつに分類され，脳または脊髄に障害があり，末梢の侵害受容器からの入力がなくても，あたかも受容器が強く刺激されたかのような激しい疼痛が生じる状態である．これは，末梢からの入力が遮断されたことで，それよりも中枢側のニューロン活動が異常に亢進して，自発的な異常インパルスを発生すること（求心路遮断亢進）によるものである．特に脳卒中後に生じる中枢性疼痛を脳卒中後中枢性疼痛（central post-stroke pain；CPSP）という[12]．CPSP の診断・評価・治療についての概要を解説する．

2. 病態・診断

脳卒中後に出現する痛みは，中枢性疼痛のみならず，痙縮，肩の痛み，筋骨格系の痛みなどが絡みあい複雑な病態を形成するが，これらを明確に鑑別する基準は明らかになっていない．したがって，これまでに報告されている CPSP の発症率も 1.3～12％と幅が広い[13]．適切な診断の鍵として，痛みと脳卒中についての詳細な病歴聴取と感覚異常についての神経学的検査があげられる（表 3-Ⅶ-4）[13,14]．

原因となる病変部位としては，視床，特に後腹側部の病変に由来して対側の運動感覚障害をきたす「視床痛」が有名であるが，視床以外にも延髄外側部（Wallenberg 症候群），内包後脚，中心後

表 3-Ⅶ-4 Central post-stroke pain の診断基準（例）

必須条件
- 中枢神経系の病変に対応する身体領域の痛みがある．
- 脳卒中の既往があり，その発病以降に痛みが現われた病歴がある．
- 中枢神経系の病変を示す画像所見とその病変に対応した身体領域に感覚異常の徴候が確認できる．
- 侵害受容性や末梢神経障害性といった他の痛みの原因である可能性がない，もしくは非常に低いと考えられる．

補助的基準
- 運動，炎症やその他の組織損傷と痛みに関連性がない．
- 灼けるような，氷水に手足を沈めたときのような，電気が走るような，うずくような，圧迫されるような，蜂にさされたような，しびれた部位に感覚が戻ってきてびりびりする状態，といった言葉で表現される痛みがある．
- 触覚刺激や低温覚刺激に対するアロディニアや異常感覚がある．

（白井・他，2012）[13]（Klit et al, 2009）[14]

回（一次感覚野），島限皮質（二次感覚野）などでも生じることがある．しかし，画像所見のみからは痛みの出現の予想や診断は困難である．

疼痛の出現時期は，脳卒中の発症後数週間から数カ月の範囲にわたるが，1カ月以内に発症する頻度が高い[15]．疼痛の発現部位は，麻痺側の四肢遠位部に多く，上肢，下肢，顔面，体幹の順に多いとされる．

疼痛の性質は多様であり，耐え難い持続的・発作性の痛みで，しびれ感，針で刺したような痛み，灼熱痛を伴うこともある（painful dysesthesia）．閾値を超えた刺激に対する強い痛みが持続することもある（hyperpathia）．普通では痛みを起こさないような刺激によって異常な誘発痛が起こることもある（allodynia）[16]．精神状態，気圧の変化や天候（くもり，雨降前），気温（寒さ）などで誘発されやすい．

3. 治療

治療においては，まず当該疼痛がCPSPであるかどうかを正確に診断することが第一歩である．また，うつ症状や不眠などの精神症状を随伴していることも少なくないため，この管理も重要となる．当該患者と治療方針や効果について討論し，現実的な治療目標を設定する必要がある．治療法としては，薬物療法のほかさまざまな方法が試みられている．

薬物療法として，抗うつ薬や抗てんかん薬の投与が一般的に行われているが，十分に効果があるとはいい難いのが現状である．脳卒中治療ガイドライン2009では，エビデンスからみた薬物療法の効果を評価しており，アミトリプチリン（トリプタノール®）が有効であり推奨（グレードB），ラモトリギン（ラミクタール®）が有効との報告あり（グレードC1），これまで使用頻度の高かったカルバマゼピン（テグレトール®）については有効性を示す根拠なし（グレードC2）とまとめている[3]．また，2010年2月に末梢神経障害性疼痛の治療薬として発売された抗てんかん薬・プレガバリン（リリカ®）も，保険適応外だが臨床的効果を期待できる可能性がある．NSAIDsなどの消炎鎮痛薬は効果が低い．

処方例：アミトリプチリン（トリプタノール®）：75 mg/日
ラモトリギン（ラミクタール®）：200 mg/日
プレガバリン（リリカ®）：150 mg/日

薬物療法が奏効しない場合は，機能的脳外科手術が選択されることもある．さまざまな手法で大脳の一部を刺激することが行われており，発症メカニズムと関連して刺激部位や手法についての多くの検討がなされている．外科的治療には，神経刺激術と神経破壊術がある．前者としては，脊髄硬膜外刺激法，深部脳刺激法，大脳皮質運動野刺激法，経頭蓋磁気刺激法などがある．後者としては，ガンマナイフ治療がある[17]．しかし，専門性の高い領域の治療となるため，実施可能な施設が限定されているのが現状である．

リハを実施するうえでの視点として重要なことは，CPSPが脳卒中発症直後からみられることは稀で，不全麻痺などの諸症状が改善するとともに出現することを念頭に進めることである．疼痛の出現を，諸症状の"悪化"と捉える患者も少なくない．身体的痛みの認知は，心理因子や社会的因子によってさまざまな影響を受ける．そのため，現状の痛みが「慢性疼痛」に移行する可能性を念頭に置きつつ，個々の患者が抱える問題点を「生物心理社会的モデル」に基づいて層別化し多面的に評価する必要がある[18]．「痛み表現」「痛みに対する反応」「生活・人生における痛みの影響」の3つの側面について評価を行うのが望ましい[19]．

運動療法では，局所の症状と全身の姿勢運動パターンの関係を分析し，機能的動作獲得を目標に進める必要がある[13]．現状の身体機能で行える運動や日常生活動作を繰り返すことを初期目標に設定し，それらが徐々に達成されるにつれて日常生活動作に即した新しい行動内容を治療目標に追加していく[18]．疼痛によって日常生活における活動状況を低下させないという視点が重要である．

（藤原　大）

文献 Reference

1) Turner-Stokes L, Jackson D：Shoulder pain after stroke: a review of the evidence base to inform the development of an integrated care pathway. *Clin Rehabil* **16**：276-298, 2002.
2) Huang YC et al：Physical findings and sonography of hemiplegic shoulder in patients after acute stroke during rehabilitation. *J Rehabil Med* **42**：21-26, 2010.
3) 篠原幸人・他：脳卒中治療ガイドライン 2009, 協和企画, 2009.
4) 栢森良二：脳卒中―上肢装具. 新編装具治療マニュアル 疾患別・症状別適応（加倉井周一・他編), 医歯薬出版, 2000, p80.
5) 猪飼哲夫・他：脳卒中片麻痺患者の肩関節亜脱臼の検討―経時的変化について．リハ医学 **29**：569-575，1992.
6) 服部一郎・他：リハビリテーション技術全書, 医学書院, 1974, p351.
7) Pertoldi S et al：Shoulder-hand syndrome after stroke. A complex regional pain syndrome. *Eura Medicophys* **41**：283-292, 2005.
8) 梶原敏夫：肩手症候群. 現代リハビリテーション医学, 改訂第3版（千野直一編), 金原出版, 2009, p528.
9) Brandstater ME：Stroke Rehabilitation. Physical Medicine & Rehabilitation：Principles and Practice, 4th ed, Delisa JA, Lippincott Williams & Wilkins, 2005.
10) 水間正澄：複合性局所疼痛症候群（CRPS）・RSD. 最新リハビリテーション医学, 第2版（米本恭三・他監修), 医歯薬出版, 2005, pp363-368.
11) Kim JS：Post-stroke pain. *Expert Rev Neurother* **9**：711-721, 2009.
12) Leijon G et al：Central post-stroke pain - neurological symptoms and pain characteristics. *Pain* **36**：13-25, 1989.
13) 白井 誠・他：慢性疼痛への理学療法―脳卒中と神経障害．PT ジャーナル **46**：123-130，2012.
14) Klit H et al：Central post-stroke pain：clinical characteristics, pathophysiology, and management. *Lancet Neurol* **8**：857-868, 2009.
15) Andersen G et al：The incidence of central post-stroke pain. *Pain* **61**：187-193, 1995
16) 青木可奈・他：視床痛と肩手症候群‐診断と治療．*MB Orthop* **24**：173-176，2011.
17) 平戸政史・他：脳卒中後疼痛（視床痛）の病態と外科治療．脳神経外科ジャーナル **17**：205-213，2008.
18) 住谷昌彦・他：慢性疼痛症候群の標準的治療．理学療法 **28**：768-775，2011.
19) Strong J et al（熊澤孝朗監訳）：痛み学 臨床のためのテキスト, 名古屋大学出版会, 2010.

Ⅷ 転倒・骨折

> **要旨**
>
> 脳卒中患者では，転倒・骨折事故が高率に起こる．一方，転倒を恐れて十分なリハを実施しないと，廃用症候群による二次的機能低下を生じる．脳卒中リハを進めるうえで，安全性と活動性の両立は重要な課題である．
>
> 転倒・骨折予防策として，ハイリスク患者のラベリング，患者の状況に応じた転倒予防対策，転倒カンファレンス，スタッフ教育，不必要な精神神経系薬剤の減量・中止が重要である．リハ病棟移動当日に転倒予防対策をとるとともに，転倒・骨折事故のリスクについてわかりやすく本人，家族に説明することが求められる．

1. 転倒リスク評価

転倒予防に関しては，大高らの優れた総説がある[1,2]．さまざまな転倒評価アセスメントと転倒予防策が紹介されている．しかし，一般病棟を対象としたリスク評価ツールを用いてみると，脳卒中患者ではほぼすべてがハイリスクとなってしまい，手間がかかるだけで実用的ではない．

当院で行った転倒リスク評価の概要を示す．対象は，2003年1月1日以降に当院リハ病棟に入り，2004年12月31日以前に退院ないし転棟した患者386名である．

転倒者は116名であり，転倒患者率30％だった．大腿骨頸部骨折が4名に生じ，全転倒回数270回の1.5％だった．転倒率を延べ入院患者数でみると，9.5回／1,000人日となった．この指標は，全転倒回数÷延べ入院患者数×1,000で計算する．転倒場所は，ベッドサイドが205回（75.9％）と最も多く，ついで看護室・ディルームが29回（10.7％）だった．

転倒リスクを評価し，有意だったものをロジスティック回帰分析にかけたところ，入棟時FIM車椅子移乗2～3点（一部介助）と評価された患者は，6～7点（自立）と判断された患者と比べ，14.7倍も転倒しやすいという結果になった．さらに，入棟時FIM車椅子移乗1点（全介助）の患者は，27名中16名（59.3％）が一部介助以上となってから最初の転倒を起こしていた．睡眠剤などの精神神経系薬剤服用患者は，服用がない患者と比べ転倒リスクが1.6倍という結果だったが，統計的には有意ではなかった．

結果をまとめると次のようになる．①入棟時車椅子移乗一部介助群が最も転倒しやすい．②当初，車椅子移乗全介助でも介助量が減ってくると転倒する．③車椅子移乗が自立している患者は転倒しにくい．④全介助にとどまる群も転倒しにくい．⑤精神神経系薬剤内服者は転倒リスクが高まる可能性がある．

Oliverらは，STRAITIFYアセスメントツールにて，次の項目を転倒リスクにあげている[3]．①転倒したことがある，②興奮している，③日常生活に影響する視力障害がある，④頻回にトイレが必要である，⑤移乗，移動スコアが3か4である（Barthel Indexを使用，全介助0〜自立6）．移乗，移動能力が中途半端な群で転倒リスクが高いと評価している点は，当院研究と同じである．

2. 転倒・骨折事故予防策

Oliverらは，病院での転倒予防に関する10研究のまとめを行っている[4]．全研究を統合すると，相対危険度は0.79（95％信頼区間：0.69〜0.89）となり，病院での転倒予防プログラムに効果がある可能性を示唆している．介入の種類として，リスク評価，教育プログラム，設備チェック，ハイリスク患者へのラベリング，アラーム設置，抑制，個別の看護プログラムの7つをあげている．

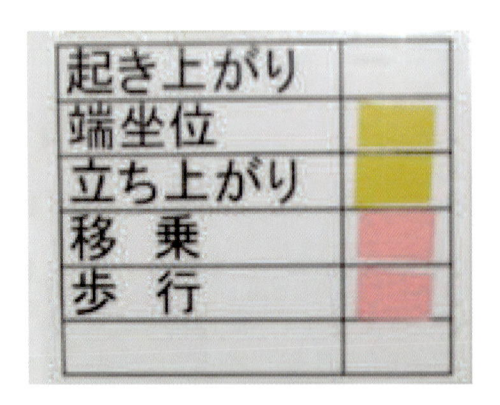

図 3-Ⅷ-1 ラベリングの具体例

なお，教育プログラムとは，スタッフ教育のことを示している．

上記分類を参考に，当院で行っている具体的対策について説明する．

(1) ハイリスク患者へのラベリング

転倒の多くはベッドサイドで生じ，また，車椅子移乗能力が一部介助～監視にとどまっている群に最も転倒が多くなっていることに着目し，起居移動動作能力の状況をベッドサイドに掲示する（図3-Ⅷ-1）．介助は赤，監視なら黄のテープを各ADL項目上に貼る．自立の場合，テープは貼らない．自立度が上がると，テープの色が次第に変わっていく．全介助患者と歩行まですべて自立の患者では転倒リスクは低いと判断する．一方，赤と黄のテープが混在している場合には，転倒リスクが高いと判断する．リハの進行具合を一目で示すこともでき，患者の励みにもなる．

(2) 患者の状況に応じた転倒予防対策

当院転倒予防対策の概要を模式図で示す（図3-Ⅷ-2）．起居動作能力，認知能力により，4種の類型に大別する．

①起居介助群

ずり落ち防止のために，四方をベッド柵などで囲むこと（四点柵）が有効である．ただし，不穏があり，かつ，ベッド柵を越える能力がある場合には，高所からの転落に伴い骨折の危険性が高まる．この場合には，四点柵はむしろ禁忌となる．マットレスを含め床からの高さが30 cm程度まで下がる低床型の電動ベッドを使用する．衝撃吸収マットとの併用で，たとえ転落しても骨折事故を起こさないように工夫する．排泄誘導を行い，尿意を訴え動こうとする前に対応することも必要となる．

②起居自立・移乗介助＋認知機能低下なし群

自己管理が可能であり，移乗用手すりの設置，ナースコールの徹底など，ベッドサイドでの安全性確保が対策の中心となる．

③起居自立・移乗介助＋認知機能低下あり群

最も転倒リスクが高く，複数回転倒者が多数含まれる．総合的に評価し，個別対策を行う．認知

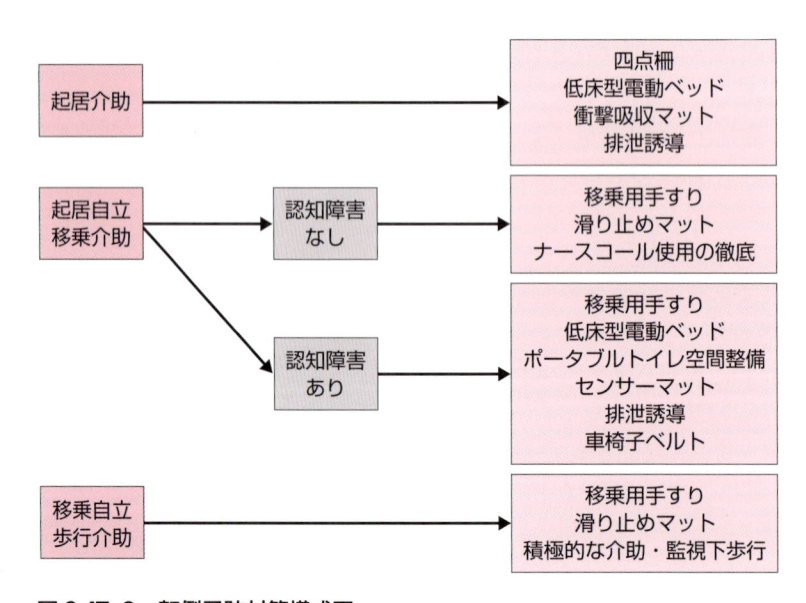

図 3-Ⅷ-2 転倒予防対策模式図

症がある場合にはナースコールを適切に使用できないので，各種アラームが有効である．当院では床置きのセンサーマットを使用している．注意すべきは，中途半端に認知機能が保たれていると，センサーマットを避けて動こうとして，転倒を誘発することがある．効果がないと判断した場合には，撤去したほうが安全である．排泄に関する対策も重要である．ベッドサイド排泄空間整備を徹底して行うと，転倒予防に効果がある［参照 p170］．

④移乗自立・歩行介助群

この群は，基本的には車椅子使用で病棟内生活が自立している．ベッドサイド環境整備が対策の中心となる．また，介助・監視下で病棟内歩行訓練を積極的に行い，早期に歩行自立させることで転倒リスク低下を目指す．

（3）転倒カンファレンスとスタッフ教育

転倒事故が発生した際には，病棟スタッフ，担当リハスタッフがすぐに集まり，転倒予防対策の適否について協議する．さらに，毎週，病棟関係者全員が集まるミーティングで転倒事故に関する報告を行い，情報を共有している．なお，この際，身体抑制についても必要性の有無をチェックしている［参照 p303］．

定期的に行っているリハ関係職種学習会では，リスクマネジメントを重視し，転倒に関する教育を毎年行っている．

（4）不必要な精神神経系薬剤の減量・中止

精神神経系薬剤使用により，転倒の危険性が増加する．Campbellらは，睡眠薬を含む向精神病薬漸減（プラセボ使用）と運動プログラムの組み合わせについてランダム化比較試験を行った．向精神病薬漸減のハザード比は0.34（0.16～0.74）となり，有意に転倒を減少させた[5]．

Leipzigらは，高齢者における薬物と転倒に関するメタアナリシスを報告した．精神神経用薬使用のオッズ比は，1.73（1.52～1.97）と有意に転倒と関係していた．一方，精神科入院患者では，向精神病薬使用のオッズ比は0.41（0.21～0.82）となり，むしろ減少していた[6]．

以上の研究結果をふまえ，当院では，精神神経薬剤使用が転倒発生に悪影響を及ぼすと考え，入院時にできる限り睡眠剤などを使用しないことを説明している．ただし，精神科疾患がある患者はこの限りではない．

（5）移動当日からの対応とインフォームドコンセント

リハ病棟移動当日に病棟スタッフと療法士が起居移動動作，認知機能を評価し，ベッドサイド環境調整や車椅子選定を共同で行う．病棟でのADLを定期的に評価し，安全性が確認できた項目から監視や介助をはずしていく．

医師からは，転倒・骨折事故のリスクについてわかりやすく本人，家族に説明する．リスクを認識し，対策をとっていることを説明していると，骨折事故を起こしたときにも家族からの納得を得やすい．

（水尻強志）

文献 Reference

1) 大高洋平・他：総説 エビデンスからみた転倒予防プログラムの効果．1．狭義の転倒予防．リハ医学 **40**：374-388，2003．
2) 大高洋平・他：総説 エビデンスからみた転倒予防プログラムの効果．2．転倒にまつわる諸問題と転倒研究における今後の課題．リハ医学 **40**：389-397，2003．
3) Oliver D et al：Development and evaluation of evidence based risk assessment tool（STRATIFY）to predict which elderly inpatients will fall: case-control and cohort studies. *BMJ* **315**：1049-1053, 1997.
4) Oliver D et al：Do hospital fall prevention programs work? A systematic review. *J Am Geriatr Soc* **48**：1679-1689, 2000.
5) Campbell AJ et al：Psychotropic medication withdrawal and a home-based exercise program to prevent falls: a randomized, controlled trial. *J Am Geriatr Soc* **47**：850-853, 1999.
6) Leipzig RM et al：Drugs and falls in older people: a systematic review and meta-analysis: I. Psychotropic drugs. *J Am Geriatr Soc* **47**：30-39, 1999.

IX 感染症対策

要旨

感染防止・感染対策の基本である標準予防策（standard precautions；スタンダード・プリコーション，以下標準予防策）は，病院に限らず，診療所・在宅・施設等患者が存在するすべての場面において共通して実践すべき予防策である．患者に感染を拡げない，医療従事者が感染しないという目的を達成するため必要な予防策である．すべての医療従事者が，この標準予防策を理解し，日常業務のなかで確実に実践することで効果を発揮する．ここでは，感染対策の基本である標準予防策・感染経路別予防策について解説する．

1. 感染防止対策の考え方

はじめに感染防止対策の考え方として，私たち医療従事者は，感染が成立する条件を知っておくことが大切である．感染は病因（微生物），病原巣，排出口，侵入口，伝播経路，宿主の6つの要因が揃ったときに成立する．

感染防止対策は，この感染成立の要因のいずれかを遮断することだが，経済性と効果を考えると，菌やウイルスなどに関係なく，病因が宿主に伝播する「伝播経路」を遮断することが効率的であるといわれている．また，感染症陽性の患者は氷山の一角に過ぎず，感染症陽性であっても，未検査やウインドウピリオドなどにより検査結果が「陰性」の場合がある．このことから検査結果だけでは感染症の有無を判断できないということが理解できるだろうか．

つまり，標準予防策とは感染症の有無にかかわらず，すべての患者を対象とし，感染のリスクが高い物質（血液・汗以外の体液・排泄物・分泌物・粘膜・創傷のある皮膚）を感染の可能性があるものとして扱う．これは最も重要で基本的な予防策であり，日常業務のなかで標準的に実践することで未知なる感染症への初期対応も可能であり，医療従事者・患者双方を感染から守ることを目的としている．

2. 手指衛生

標準予防策の具体的な実践項目を一覧表に示す（表3-IX-1）[1]．これらの実践項目を適切な場面で，正しく実践することで患者－医療従事者間の病因の伝播を高い確率で防止できる．この実践項目は，日常業務のあらゆる場面で必要であり，1項目の場合，または数項目組み合わせの場合もある．このなかで病因の伝播リスクを減少させる最も重要な項目は「手指衛生」である．逆にいえ

表3-IX-1 標準予防策の項目一覧表

① 手指衛生（日常的手洗い，手指消毒，手術時手指消毒）
② 防護用具の着用（サージカルマスク，ビニールエプロン，手袋）
（感染源と考えられる物質に触れる可能性がある部位を保護．接する患者状態，ケア内容により身につける防護具は異なる）
③ 患者配置
④ 汚染器材の管理
⑤ 環境整備
⑥ リネンの管理
⑦ 鋭利な器具の取り扱い
⑧ 廃棄物の取り扱い
⑨ 血液媒介病原体対策
⑩ 呼吸器衛生／咳エチケット
⑪ 安全な注射の手技
⑫ 特別な腰椎穿刺処置のための感染予防策
（骨髄造影，腰椎穿刺，脊髄麻酔を実施する医師，介助者はサージカルマスクを装着する）

（INFECTION CONTROL 編集室，2009）[1]

図 3-IX-1　感染防止対策の基本構造
感染経路別予防策は標準予防策にプラスして行う対策．標準予防策は感染防止対策の「土台」．

ば，これを徹底していないと簡単に感染が拡大するということになる．この「手指衛生」は，日常的手洗い・手指消毒（衛生学的手洗い）・手術時手指消毒の3種類に分けられる．このなかですべての医療従事者がマスターしなければならない手指衛生は，日常的手洗いと手指消毒である．

2009年に医療施設における手指衛生のためのWHOガイドラインが完成した．このガイドラインのなかで紹介されている手指衛生を実施する5つのタイミングは，①患者に触れる前，②清潔・無菌操作前，③体液に曝露された可能性のある場合，④患者に触れた後，⑤患者周辺の物品に触れた後である．私たちはこの適切なタイミングを知り，手指衛生を使い分けることで感染の発生防止につなげていかなければならない．

3. 感染経路別予防策

次に感染症または感染症の疑いがある場合だが，標準予防策に加えて必要と考えられる感染経路別予防策を実施する（図3-IX-1）．主な伝播様式は「接触感染」「飛沫感染」「空気感染」であり，これらの伝播様式を知り，それに応じた予防策を実践する（図3-IX-2）．具体的な実施内容は表3-IX-2に示す[1]．

感染経路別予防策を実践する際，本人と家族への協力を依頼することも必要である．行動制限の必要性，治療法，隔離が必要な理由と期間の予想，汚染物の処理方法，面会制限などについて詳しい説明を行い，理解を得ることが大切である[2]．

4. 感染と保菌

そのほかに，医療従事者として「感染」と「保菌」についても理解していなければならない．「感染」は病因が生体に入って何らかの反応を起こすことであり，「保菌」とは菌が培養されたとしても生体に何の反応も出ていないことをいう[3]．たとえば，咽頭培養をしてMRSAが検出されたとしても，咽頭痛も発赤もないといった状況を指す．感染を発症している場合は治療が必要だが，保菌では治療の必要はない．ただし，個々

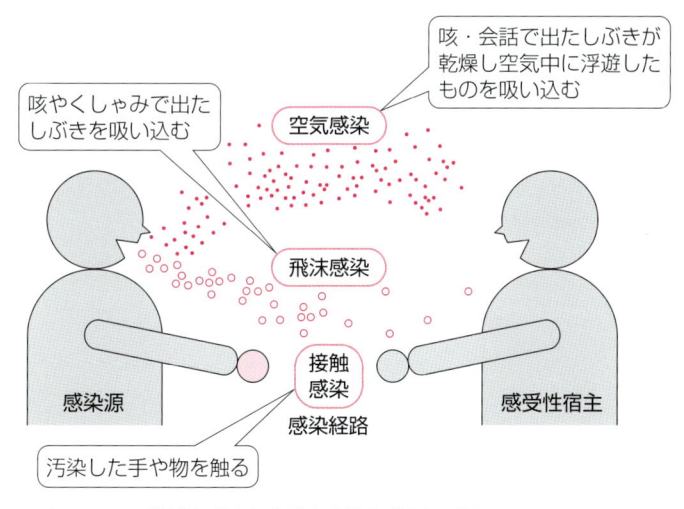

図3-IX-2　「接触感染」「飛沫感染」「空気感染」について

表 3-Ⅸ-2　感染経路別予防策の具体的な実施内容

	患者配置	防護用具	汚染した器具	環境表面	呼吸器衛生咳エチケット
接触予防策	個室または集団隔離	入室時**手袋**装着 患者や周囲環境に触れる時は入室前に**ガウン**着用	標準予防策に準ずる	清掃・消毒（高頻度接触面を重点的に）	
飛沫予防策	個室または集団隔離複床室はベッド間隔1.5m以上とカーテンで仕切る	入室時**サージカルマスク**着用	標準予防策に準ずる	清掃・消毒（高頻度接触面を重点的に）	患者搬送時，患者へ指示する
空気予防策	個室に隔離 **陰圧** 1時間6～12回の換気（戸外へ排気再循環であれば高性能ろ過フィルターを通す） 扉を閉める	入室時**N95マスク**着用	標準予防策に準ずる	清掃・消毒（高頻度接触面を重点的に）	可能であれば患者へ指示する

(INFECTION CONTROL 編集室，2009)[1]

の患者の臨床的状況（褥瘡・排膿している創・便失禁・気管切開と痰吸引など）および施設における罹患率・発生率を考慮し標準予防策を用いるのか，標準予防策に加えて経路別予防策を用いるのかの判断が必要である．

5. おわりに

最後に，感染防止対策はあくまでも実践である．遵守してこそ初めて意味があるものとなるので，継続することが重要となる．

（相馬裕子）

文　献　Reference

1) INFECTION CONTROL 編集室：INFECTION CONTROL，2009年春季増刊 感染対策らくらく完全図解マニュアル，メディカ出版，2009.
2) 柴田 清：臨床看護，2009年10月臨時増刊号 ナースが知りたい感染管理の基礎知識，へるす出版，2009.
3) 洪 愛子：ベストプラクティス　NEW感染管理ナーシング，学研，2006.

X 褥瘡

要旨

診療報酬上，2012年度より栄養評価とともに入院基本料に包括化され，医療現場で安全を管理するうえで，予防的対策を実践することが求められている．また，入院期間短縮や医療費負担軽減など，患者のQOLのみならず医療現場におけるチーム医療と多職種協働による質の向上が重要である．

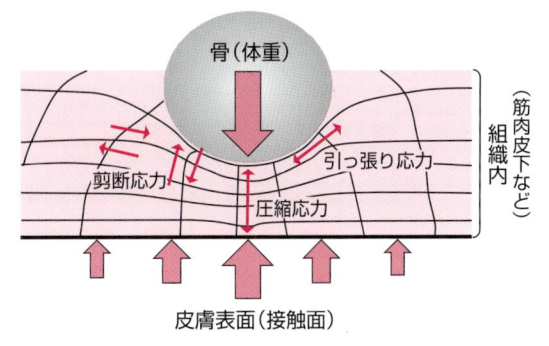

図 3-X-1 褥瘡の発生機序

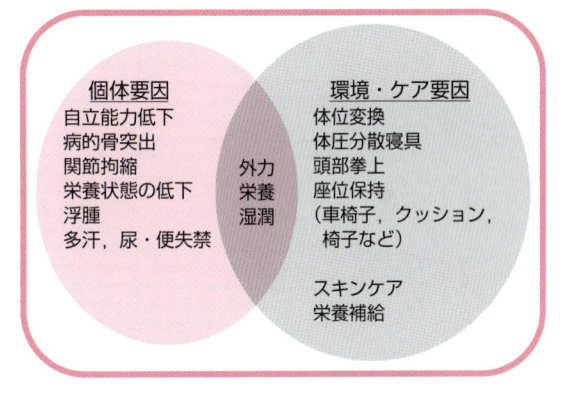

図 3-X-2 褥瘡発生の概念図

1. はじめに

褥瘡とは「身体に加わった外力は骨と皮膚表層間の軟部組織の血流を低下，あるいは停止させる．この状況が一定時間持続されると組織は不可逆的な阻血性障害に陥り，褥瘡となる」と日本褥瘡学会では定義付けている[1]．いわゆる，長期間ベッドに寝ている，あるいは車椅子を利用する場合，一定時間，体重の集中する部位の骨と寝具に挟まれた皮膚組織が圧迫され，「血の流れが悪くなり，皮膚やその下にある組織が死んでしまう外傷」をいう．一般的に床ずれといわれる．

2. 発生機序

一般に外部から力が加わる場合，それを"外力"というが，外力が物体にかかるときに起こり内部に生じる力を"応力"（図3-X-1）という．この応力とは，内部に3つの力（圧縮応力・引っ張り応力・剪断応力）が複合して虚血を起こすと考えられている．最大の発生要因は外力（可動性・活動性・知覚の認知が要因となる圧迫）であるが，次に要因としてあげられるのは組織耐久性の低下である．組織耐久性の低下を引き起こすものには，外的要因（湿潤と摩擦・ずれ），内的要因（低栄養や加齢，全身の機能低下）がある．

日本褥瘡学会学術教育委員会では，研究報告として褥瘡発生の概念図を作成している．それには，個体要因と環境・ケア要因に分別され，共通する概念は「外力」「栄養」「湿潤」「自立」である．この4項目は，褥瘡発生に大きく関与しているとされている[2]（図3-X-2）．

3. 好発部位

骨突出部に発生しやすく，仰臥位・側臥位・座位といった姿勢により好発部位が異なる．最も多い部位は仙骨部であり，褥瘡の約半数といわれる．次に多い部位は踵骨部，または大転子部である（図3-X-3）．

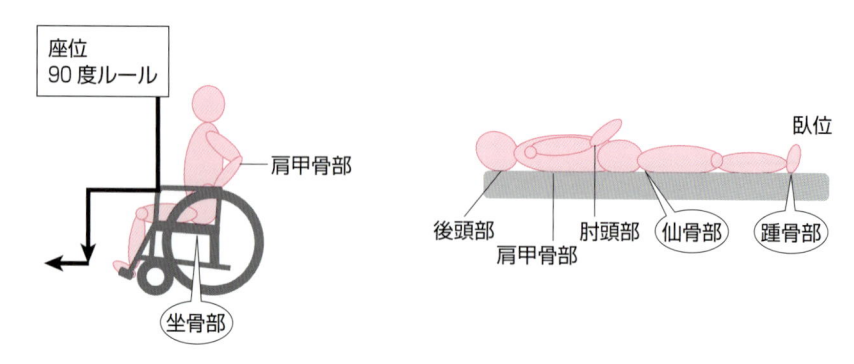

図 3-X-3　褥瘡の好発部位　　（仙台東部栄養サポートネットワークより引用）

表 3-X-1　褥瘡危険因子評価表（厚生労働省別紙様式 5）

褥瘡に関する危険因子評価表

氏名　　　　　　　殿　　　　男　女　病棟　　　　　　　　計画作成日　　．　．
明・大・昭・平　　年　月　日生（　歳）　記入担当者名
褥瘡の有無　1. 現在　なし　あり（仙骨部，坐骨部，尾骨部，腸骨部，大転子部，踵部）
　　　　　　2. 過去　なし　あり（仙骨部，坐骨部，尾骨部，腸骨部，大転子部，踵部）
　　　　　　褥瘡発生日＿＿＿＿．＿＿．＿＿

危険因子の評価	日常生活自立度	J (1,2)	A (1,2)	B (1,2)	C (1,2)
	基本的動作能力（ベット上　自力体位変換） （椅子上　座位姿勢の保持，除圧）		できる できる	できない	できない
	病的骨突出		なし		あり
	関節拘縮		なし		あり
	栄養状態低下		なし		あり
	皮膚湿潤（多汗，尿失禁，便失禁）		なし		あり
	浮腫（局所以外）		なし		あり

【記載上の注意】
1　日常生活自立度の判定に当たっては「『障害老人の日常生活自立度（寝たきり度）判定基準』の活用について」（平成3年11月18日厚生省大臣官房老人保健福祉部長通知・老健第102-2号）を参照
2　日常生活自立度がJ1〜A1である患者については，当該評価表の作成を要しないものである．

4. 褥瘡のリスクアセスメント

　まず，日常生活自立度の低い患者が要注意となるが，これは，「障害高齢者の日常自立度（寝たきり度）判定基準」[参照 p21]で判断することが多い．自立度の低い人のなかで，さらに褥瘡になりやすい要因がある．褥瘡ケアにおいては，褥瘡の発生要因を知り，発生の危険性を予測するスケールを活用するとともに要因を排除する技術が必要となる．

（1）リスクアセスメント：褥瘡危険因子評価表（表 3-X-1）

　厚生労働省は危険因子の評価基準として，褥瘡発生リスクの高い入院患者の選定に「障害高齢者の日常自立度（寝たきり度）判定基準」を提示している．判定Bランク以上の者を危険因子の評価対象としており，1つでも危険因子があれば褥瘡発生の危険性ありと判断し，看護計画を作成す

表3-X-2 ブレーデンスケール

知覚の認知	1．全く知覚なし	2．重度の障害あり	3．軽度の障害あり	4．障害なし
湿潤	1．常に湿っている	2．たいてい湿っている	3．時々湿っている	4．めったに湿っていない
活動性	1．臥床	2．座位可能	3．時々歩行可能	4．歩行可能
可動性	1．全く体動なし	2．非常に限られる	3．やや限られる	4．自由に体動する
栄養状態	1．不良	2．やや不良	3．良好	4．非常に良好
摩擦とずれ	1．問題あり	2．潜在的に問題あり	3．問題なし	
				Total

＊ Copyright：Braden and Bergstrom. 1988　訳：真田弘美（東京大学大学院医学系研究科）／大岡みち子（North West Community Hospital. IL. U.S.A

るという介入に直結する方法である．2012年からは主に急性期病院での評価基準として必須項目となっている．

（2）リスクアセスメント：ブレーデンスケール（表3-X-2）

褥瘡発生概念図（図3-X-2）から，医療者が介入可能な要因を項目として作成されている．6～23点で採点するが，点数が低いほど褥瘡が発生しやすいと判断される．わが国では，病院などは14点，施設や在宅では17点がほぼ妥当な境界値といわれている．

（3）リスクアセスメント：OHスケール（表3-X-3）[3]

日本人の褥瘡危険要因を導き出し4項目に集約し，この項目を点数化して危険度を定量化したのがOH（大浦・堀田）スケールである．

表3-X-3 OHスケール

危険要因		点数
1．自力体位変換能力　意識状態の低下　麻酔・安静度・麻痺	できる	0
	どちらでもない	1.5
	できない	3
2．病的骨突出（仙骨部）	なし	0
	軽度・中等度	1.5
	高度	3
3．浮腫	なし	0
	あり	3
4．関節拘縮	なし	0
	あり	1

OHスケールの危険要因レベル
合計点数　0点⇒なし（偶発的褥瘡），1～3点⇒軽度レベル，4～6点⇒中等度レベル，7～10点⇒高度レベル

（溝上，2007）[3]

5. 褥瘡の深達度分類と創評価

発生してしまった褥瘡は，適切な治療と処置を実施するうえで，創の程度，経過の把握，評価，記録をする必要がある．

（1）褥瘡の分類：NPUAPステージ分類（図3-X-4）[4]

国際的には現在，米国褥瘡諮問委員会（National Pressure Ulcer Advisory Panel；NPUAP）のステージ分類[4,5]が一般的に使用されている．褥瘡は初期状態である「ステージⅠ」（消退しない発赤）から，経時的に「ステージⅣ」（筋肉，骨，支持組織に及ぶ組織壊死）まで進行するトップダウンの様式で損傷が進行することを示している．しかし，2007年の改定版では，新しい褥瘡分類としてSuspected DTI（疑DTI）と「判定不能」が追加された．

（2）褥瘡経過評価用スケール：DESIGN-R（デザインアール）ツール（表3-X-4）[4]

褥瘡の重症度を分類するとともに，治癒過程を数量化することができる褥瘡状態判定スケールである．評価項目はD：Depth（深さ），E：Exudate（滲出液），S：Size（大きさ），I：Inflammation／Infection（炎症／感染），G：Granulation Tissue（肉芽組織），N：Necrotic Tissue（壊

X　褥瘡　**283**

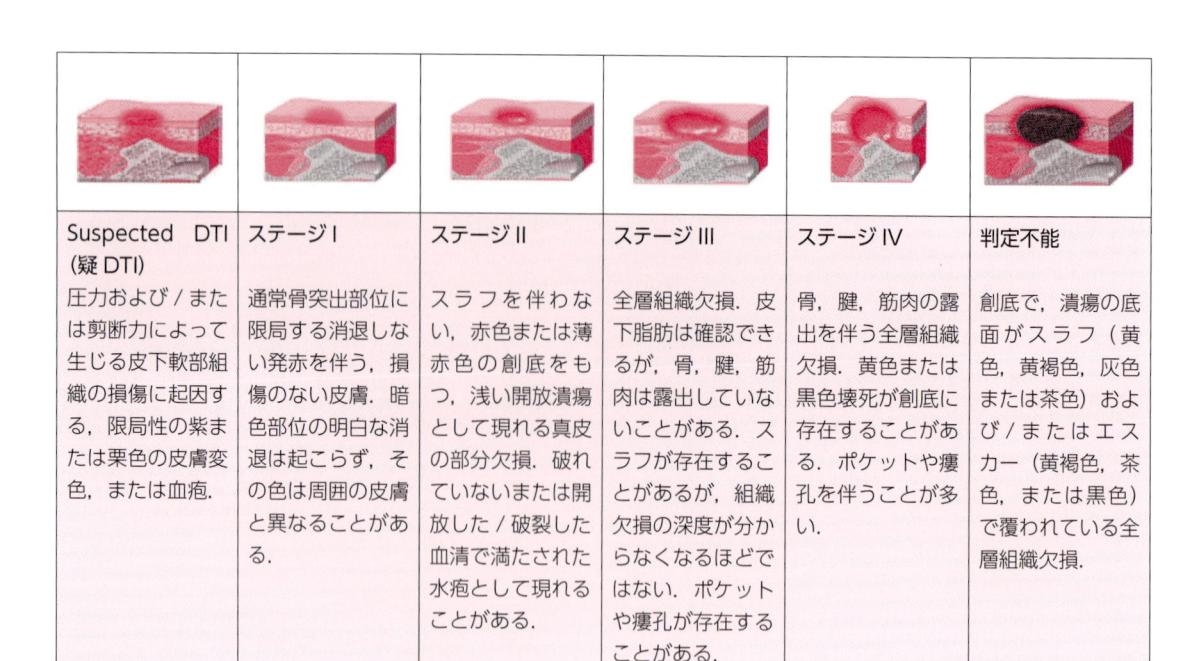

Suspected DTI (疑DTI)	ステージI	ステージII	ステージIII	ステージIV	判定不能
圧力および／または剪断力によって生じる皮下軟部組織の損傷に起因する，限局性の紫または栗色の皮膚変色，または血疱．	通常骨突出部位に限局する消退しない発赤を伴う，損傷のない皮膚．暗色部位の明白な消退は起こらず，その色は周囲の皮膚と異なることがある．	スラフを伴わない，赤色または薄赤色の創底をもつ，浅い開放潰瘍として現れる真皮の部分欠損．破れていないまたは開放した／破裂した血清で満たされた水疱として現れることがある．	全層組織欠損．皮下脂肪は確認できるが，骨，腱，筋肉は露出していないことがある．スラフが存在することがあるが，組織欠損の深度が分からなくなるほどではない．ポケットや瘻孔が存在することがある．	骨，腱，筋肉の露出を伴う全層組織欠損．黄色または黒色壊死が創底に存在することがある．ポケットや瘻孔を伴うことが多い．	創底で，潰瘍の底面がスラフ（黄色，黄褐色，灰色または茶色）および／またはエスカー（黄褐色，茶色，または黒色）で覆われている全層組織欠損．

図3-X-4　NPUAPステージ分類（2007年改訂版）　　　　　　　　　　　　　　　　　（日本褥瘡学会，2009）[4]

死組織），およびP：Pocket（ポケット）である．軽度はアルファベットの小文字，重度は大文字で表記する．EからPまでの6項目に異なる点数を付けて合計0～66点とし，点数が高いほど重症度が高いとされ，治療に伴って点数が減少すれば改善傾向であることを示している．「D（深さ）」項目は表記のみとなっている．

6. 褥瘡の予防と発生後のケア

褥瘡の予防と発生後のケアについて，観察から具体的介入をどのように進めたらよいか，フローチャートにて示す．フローチャートに示される各項目は，以下のような意味をもつ．

（1）皮膚の観察

褥瘡の予防は皮膚の観察から始まる．日本人高齢者の場合には過度の「骨突出」が特有であり，寝たきり期間が長くなると，比較的痩せている場合には，広背筋と殿筋の萎縮により，仙骨の存在が肉眼的に観察できるようになる．また，円背や関節拘縮により骨突起が顕著にみられる場合がある．発生後の深さ判定においても重要である．

（2）褥瘡発生の予測

前述したようなリスクアセスメント・スケールを用いて行う．その際，褥瘡発生の有無にかかわらず定期的にリスクを評価することが必要になる．

（3）圧迫・ずれの排除

①圧迫の排除

健常人は睡眠中に約15分ごとに寝返りをうつといわれている．これを自力でできない人に対して行う人為的寝返りが体位変換である．臨床の現場で15分ごとの体位変換は困難であり，その間隔は原則2時間とされている．しかし，一概に体位変換といえず，好発部位が圧迫され褥瘡発生の恐れがある体位では無効である．臥位の場合では，30度や90度の側臥位を基本として，さまざまなクッションを利用し，一点に圧力が集中しないよう安楽なポジショニングが重要である．車椅子座位などの場合でも，15分ごとの上半身拳上（プッシュアップ）で除圧を介助し，股関節，膝関節，足関節がすべて90度（90度ルール，図3-X-3）となるポジショニングの心がけが重要となる．クッションの使用方法として，最近では圧迫や引っ張り張力が加わり血行障害の原因とされるため円座は使用禁止とされている．また，圧迫の軽減に効果的とされる用具は，体圧分散マットレス（表3-X-5）[4]である．体圧分散マットレスには構造や機能などさまざまな商品が多数あり，個々

表3-X-4 褥瘡経過評価用ツール：DESIGN-R

Depth：深さ 創内の一番深い部分で評価し，改善に伴い創底が浅くなった場合，これと相応の深さとして評価する					
d	0	皮膚損傷・発赤なし	D	3	皮下組織までの損傷
	1	持続する発赤		4	皮下組織を超える損傷
	2	真皮までの損傷		5	関節腔，体腔に至る損傷
				U	深さ判定が不能の場合

Exudate：滲出液					
e	0	なし	E	6	多量：1日2回以上のドレッシング交換を要する
	1	少量：毎日のドレッシング交換を要しない			
	3	中等量：1日1回のドレッシング交換を要する			

Size：大きさ　皮膚損傷範囲を測定：[長径（cm）×長径と直交する最大径（cm）]					
s	0	皮膚損傷なし	S	15	100以上
	3	4未満			
	6	4以上　16未満			
	8	16以上　36未満			
	9	36以上　64未満			
	12	64以上　100未満			

Inflammation／Infection：炎症／感染					
i	0	局所の炎症徴候なし	I	3	局所の明らかな感染徴候あり（炎症徴候，膿，悪臭など）
	1	局所の炎症徴候あり（創周囲の発赤，腫脹，熱感，疼痛）		9	全身的影響あり（発熱など）

Granulation Tissue：肉芽組織					
g	0	治癒あるいは創が浅いため肉芽形成の評価ができない	G	4	良性肉芽が，創面の10%以上50%未満を占める
	1	良性肉芽が創面の90%以上を占める		5	良性肉芽が，創面の10%未満を占める
	3	良性肉芽が創面の50%以上90%未満を占める		6	良性肉芽が全く形成されていない

Necrotic Tissue：壊死組織　混在している場合は全体的に多い病態をもって評価する					
n	0	壊死組織なし	N	3	柔らかい壊死組織あり
				6	硬く厚い密着した壊死組織あり

Pocket：ポケット　毎回同じ体位で，ポケット全周（潰瘍面も含め）[長径（cm）×長径と直交する最大径（cm）]から潰瘍の大きさを差し引いたもの					
p	0	ポケットなし	P	6	4未満
				9	4以上　16未満
				12	16以上　36未満
				24	36以上

部位［仙骨部，坐骨部，大転子部，踵骨部，その他（　　　）］ ＊深さ（Depth：d, D）の得点は合計点に加えない．

（日本褥瘡学会，2009)[4]

の患者状況に応じた選択が必要である．種類によっては，リハモードなど座位保持を安定できる製品もある．

②ずれの排除

ずれとは褥瘡発生要因としてあげられており，垂直方向の圧迫ではなく，体が寝具に接触したまま移動した場合に，内部組織にかかる外力である．一般に体位変換や頭側拳上（ギャッチアップ）の際に体がずり落ちることで起こりやすい．そのため，体位変換は2名で骨突起部を浮かせて行う必要があり，頭側拳上は30度以下が推奨されている．これ以上の角度に上げる場合は，体がずれないように膝関節部の床板を屈曲させてから，頭側の床板を上げる．さらに頭側拳上後は，

表 3-X-5 体圧分散用具

使用方法からみた体圧分散用具の分類

種類	特徴・説明	製品例
特殊ベッド	フレームとマットレスが一体となって機能するベッド．接触面の圧迫を，毛細血管圧より低く保つことができる	ローエアロスベッド，空気流動型ベッドなど
交換マットレス	ベッドフレームに直接敷き，通常のマットレスと交換して使用する．厚みが 15 cm 以上あるため，頭側挙上 45 度までなら減圧環境が提供可能	【エア】アドバン，ビッグセルーインフィニティ，ネクサスなど 【ウレタン】マキシフロート，アルファプラ，ディンプルマットレスなど 【エア+ウレタン】アルファプラ ソラ
上敷マットレス	標準マットレス（体圧分散機能なし）の上に重ねて使用するマットレス．厚みがないものは，頭側挙上 30 度までしか減圧環境を提供できない	トライセル，プライム レボなど
リバーシブルマットレス	裏面を体圧分散マットレスとして使用できるマットレス．頭側挙上 30 度まで減圧環境を提供	ソフィア，ホスピタマットレス，エバーフィットマットレスなど

素材からみた体圧分散用具の分類

種類	特徴・説明	製品例
エア	空気で構成されているもの．セル構造が多層（2 層または 3 層）のものは身体を低圧で支持できる	【2 層】トライセル，ネクサス，プライム レボ，ビッグセルーインフィニティなど【3 層】アドバン
ウォーター	水で構成されているもの	アクアメディック 2
ウレタンフォーム	ポリウレタンに発泡剤を入れて作られたもの	マキシフロート，ディンプルマットレス，ホスピタマットレス，エバーフィットマットレスなど
ゲル・ゴム	ゲルまたはゴムで構成されているもの	アルファプラ，アクションパッドなど
ハイブリッド	2 種類以上の素材で構成されているもの	アルファプラ ソラ
その他	上記以外の素材で構成されているもの	

機能からみた体圧分散用具の分類

種類	特徴・説明	製品例
圧切替	加圧と減圧が周期的に起こり（例：エアセルの膨張と収縮），圧再分配を行う機能．エアマットレスの場合，圧切替がないものを静止型と呼び区別している	トライセル，ネクサス，プライム レボ，アドバン，ビッグセルーインフィニティなど
ローリング	患者を側方へ回転させる機能	クレイドなど

(日本褥瘡学会，2009)[4]を改変

一旦ベッドから上半身を離すように起こし，背部に生じたずれを解除する「背抜き」を行うことが必要である．また，頭側下降（ギャッチダウン）後もずれが生じるため，側臥位でのずれ解除を行うことが勧められる．体圧分散マットレスでは，ずれを生じにくくする「背上げ」の機能が付いたものもある．

③スキンケア

皮膚は常に清潔を保ち，湿潤を避けることが必要である．ここでいう湿潤とは，尿や便による排泄物や発汗である．週 2 回以上を目標に入浴やシャワー浴を行うが，難しい場合は毎日の清拭で清潔を保持する．洗浄の方法は，洗浄剤を十分に泡立てて，強く擦らず滑らせるように泡で洗浄する．泡を洗い流した後は水気が残らないよう押し当てて水分を拭き取る．場合によっては，保湿剤を塗り乾燥し過ぎないようなケアも必要である．

④栄養管理

褥瘡の危険因子には栄養障害も大きな素因の 1 つとしてあげられる．身体症状や食事摂取量・方

表3-X-6 ドレッシング材

保険償還	使用材料	商品名	使用用途
技術料に包括	ポリウレタンフィルム	パーミエイド®S オプサイト®ウンド エアウォール® テガダーム™トランスペアレントドレッシング	・観察が容易な透明であり，粘着性を持ち創面を保護 ・浅い創傷の適度な湿潤環境保持
真皮に至る創傷用	キチン	ベスキチン®W	・観察が比較的容易な半透明であり，創面を保護 ・適度な湿潤環境保持により上皮化促進
	ハイドロコロイド	デュオアクティブ®ET レプリケアライト®	
	ポリウレタンフォーム	ハイドロサイト®薄型	
	ハイドロジェル	ニュージェル®	・乾燥した壊死組織の軟化，自己融解促進
皮下組織に至る創傷用	ハイドロコロイド	デュオアクティブ®CGF レプリケア®	・創面を閉鎖し湿潤環境の保持により，肉芽形成を助長 ・深さのある創に充填し，過剰な滲出液を吸収 ・残存する壊死組織の融解排除を促進（銀イオン含有は抗菌作用あり）
	キチン	ベスキチン®W-A	
	アルギン酸塩	アルジサイト銀® ソーブサン カルトスタット® アクティブヒール®	
	ハイドロファイバー®	アクアセル®Ag	
	ポリウレタンフォーム	ハイドロサイト®プラス ハイドロサイト®ADプラス・ADジェントル	
	ハイドロポリマー	ティエール®	
	ハイドロジェル（異形型）	イントラサイト®ジェルシステム グラニュゲル®	・乾燥した壊死組織の軟化，自己融解促進
筋・骨に至る創傷用	キチン	ベスキチン®F	・創の保護，湿潤環境の保持にて治癒促進

（日本褥瘡学会，2009)[4]を改変

法（静脈栄養・経腸栄養），血液検査データ（ヘモグロビン・アルブミン・血清蛋白質）や身体計測など，褥瘡発生や発生後の増悪に影響する要因を定期的に評価し管理を行うことが大切である．

　特にわが国の褥瘡患者はるいそう（筋肉・体脂肪ともに極端に低下した状態）であることが多く，脆弱な皮膚あるいは骨突出や拘縮により褥瘡発生を助長させる．低栄養状態の持続は，可動性や活動性を低下させ，リハを含む体動もできない状況となるため，早期から栄養改善へのかかわりが必要である．

⑤リハビリテーション

　拘縮やADLの低下など褥瘡発生へ影響する要因への管理方法として，重要な役割を担っている．特に拘縮は，廃用症候群の1つであり，リハとして頻繁にかかわる病態の1つである．拘縮の発生は，ADLのみならず，臥床体位や車椅子での肢位や動作にもさまざまな制限を生じる可能性がある．これらの動作あるいは肢位の制限により介助量が増し，褥瘡発生リスクが増大する．拘縮の進行により褥瘡の発生のみならず，頸部の可動性制限により摂食と嚥下の低下は経口摂取困難を招き，また，清潔が保ちにくいなどさまざまなケアにも支障をきたすこととなるため，「いかに拘縮を起こさないか」が重要である．

　基本的には，早期からの離床と運動により拘縮を予防し，全身のリラクゼーションが得られる姿勢や良肢位を整えることが重要となる．これには，リハスタッフだけではなく，医師，看護師，介護職などによるチームでのアプローチが不可欠である．

表3-X-7 外用薬

	主成分	商品名	使用する創や使用目的	特徴	注意点
主に滲出液(E)，感染(I)，壊死組織(N)の制御を目的とする外用薬	カデキソマー・ヨウ素	カデックス®軟膏0.9% カデックス®外用散0.9%	・感染創 ・滲出液が多く汚染度の高い創	・滲出液の吸収力が高く，殺菌作用にも優れる	・創周囲皮膚への付着で灼熱感 ・甲状腺機能異常や腎機能低下患者
	スルファジアジン銀	ゲーベン®クリーム	・感染創 ・浸軟融解化による壊死組織除去	・抗菌作用，耐性菌を生じにくい ・組織浸透性が良い	・滲出液の多い創には不向き ・長期使用で肉芽に浮腫
	ポピドンヨード・シュガー	ソアナース®パスタ ネグミン®シュガー軟膏 ユーパスタ®コーワ軟膏	・感染創 ・滲出液が多い創 ・不良肉芽組織の改善	・滲出液吸収作用が良い ・抗菌作用	・意味もなく長期間使用して，創を乾燥させ過ぎないこと
	ブロメライン	ブロメライン®軟膏	・壊死組織除去	・壊死組織の蛋白分解を起こす	・周囲皮膚に付着させない（刺激作用がある）
主に肉芽の形成(G)，創の縮小(S)を目的とする外用薬	トレチノイントコフェリル	オルセノン®軟膏0.25%	・肉芽組織形成や増殖	・肉芽組織増殖作用が強い	・長期間使い過ぎると肉芽組織が皮膚より盛り上がりすぎることがある（オルセノン肉芽）
	プロスタグランジンE1	プロスタンディン®軟膏0.033%	・肉芽組織や表皮形成 ・浅い褥瘡での保湿	・血流増加，血管新生促進作用 ・表皮形成促進作用	・10g/日以上の使用量は，全身投与と同等の作用を発現させる恐れがある
	ブクラデシンナトリウム	アクトシン®軟膏3%	・肉芽組織や表皮形成増殖 ・創の縮小	・血流改善作用 ・肉芽組織や表皮への作用 ・創縮小作用	・滲出液吸収による創の乾燥
	トラフェルミン	フィブラスト®スプレー	・肉芽組織や表皮形成の増殖	・血管新生作用および強い肉芽組織増殖促進作用 ・スプレーを噴霧するだけで使いやすい	・冷蔵庫保存
	アルミニウムクロロヒドロキシアラントイネート	アルキサ®軟膏2% イサロパン®外用散6% ソフレット®ゲル6%	・肉芽増殖や表皮形成の増殖	・皮膚への刺激性がほとんどない	・イソジンと併用しない（着色を起こす）
	塩化リゾチーム	リフラップ®軟膏5%	・肉芽増殖	・線維芽細胞の増殖促進作用	・卵白アレルギーでは禁忌

（真田・他, 2007)[6]を改変

⑥患者教育

褥瘡発生，再発を予防するために，体位変換方法やポジショニング，車椅子，座位の姿勢など，患者・家族（介護者）への指導・教育が重要である．また，退院後の継続したフォローという点においても，在宅介護支援の1つとして必要な項目である．

7. 褥瘡治療の実際

褥瘡の治療を実践するにあたり，これまでに述べた除圧や栄養管理など全身管理が必要不可欠であり，また，褥瘡の局所治療では，適切な時期に適切な材料や処置方法を選択し活用することで，効果を上げることができる．

局所処置の方法には，薬物療法（外用薬），創

傷被覆材（ドレッシング材），外科的治療（デブリードマン），物理療法（陰圧閉鎖療法），消毒・洗浄などがある．この項では，(1)褥瘡の深さに応じた処置方法，(2)基本的なケアである消毒・洗浄の方法，(3)最新の治療法として話題となっている物理療法（陰圧閉鎖療法）について述べる．

（1）褥瘡の深さに応じた処置方法
①浅い褥瘡（真皮までの損傷：d-1, 2）
浅い褥瘡は，発赤，水疱，びらん・浅い潰瘍に分類され，創面の保護と湿潤環境の保持が重要である．一般的に創面が保護され，観察が容易であるドレッシング材（表3-X-6)[4]が有効だが，適度な湿潤環境により上皮化を促せる外用薬（表3-X-7)[6]を用いてもよい．

②深い褥瘡（皮下組織より深部の損傷：D-3, 4, 5）
深い褥瘡では，創部の状態により優先的な処置方法を選択することが重要であり，DESIGN-R分類の深さ以外の項目のなかで，大文字を小文字に変えていくような治療方針を考えていく．なかでも第一に，N→n（壊死組織の除去）を考え，壊死組織を残存する場合は積極的に除去（外科的デブリードマン）することが有効である．また，難治化した深いポケットを有する場合では，ポケット深部に壊死組織や感染巣が残存しやすく，治療効果が及びにくいため，切開を必要とする場合もある．その他の創部状態についての処置方法については表3-X-6, 7を参考にしてほしい．

（2）創部および創周囲皮膚の消毒・洗浄の方法
創部ケアの基本は洗浄であるため，細胞毒性のある消毒薬などの使用は避け，体温程度の生理食塩水または蒸留水，水道水を使用して洗浄する．壊死組織がある場合は圧をかけ，排液が透明になるまで洗浄する．壊死組織が除去され，肉芽組織の増殖を図る時期になれば，創面を軽く流す程度とする．また，創周囲皮膚は弱酸性の洗浄剤を使用し，スキンケアの項目で述べたような洗浄を心がけるとよい．

（3）最新の物理療法（陰圧閉鎖療法）
創局所にスポンジ類の被覆材とチューブ類を設置し，フィルムで密閉したのち陰圧装置による吸引をかけることで創傷治癒を促進する方法である．わが国では，2010年の診療報酬から承認・導入された先進的方法の1つであるVAC（Vacuum Assisted Closure）-ATS®（KCI社）として吸引装置とそのシステムが製品化され広く活用されるようになった．使用の場合，固定などの関係で安静を強いられる場合もあるが，できるだけリハや活動性を低下させない運用を考えることが重要である．

8．おわりに

最近の栄養や褥瘡に関する学会では，セラピストの多数の参加者あるいは発表があることを耳にする．これまで述べてきたなかにもあったが，褥瘡とリハとの関係は非常に深く，「褥瘡は仕方なく生じてしまうもの」ではなく，「有効なリハで予防できるもの」という意識をより高めることが重要であり，他職種と連携を取り，今後も幅広く活躍することを望んでいる．

（安藤共和）

文献 Reference

1) 日本褥瘡学会：科学的根拠に基づく褥瘡局所治療ガイドライン，照林社，2005，p115．
2) 真田弘美・他：褥瘡発生要因の抽出とその評価．褥瘡会誌 5：136-149，2003．
3) 溝上祐子：早わかり―褥瘡ケア・ノート，照林社，2007．
4) 日本褥瘡学会：褥瘡予防・管理ガイドライン，日本褥瘡学会，2009．
5) NPUAPホームページ：http://www.npuap.org/pr2.htm
6) 真田弘美・須釜淳子：実践に基づく最新褥瘡看護技術，照林社，2007．
7) 溝上祐子：カラー写真とイラストで見てわかる！創傷管理―予防的スキンケア・褥瘡から創傷治療の実際，メディカ出版，2006．
8) 溝上祐子・河合修三：知識とスキルが見てわかる専門的皮膚ケア，メディカ出版，2008．
9) 日本看護協会認定看護師制度委員会創傷ケア基準検討会：スキンケアガイダンス，日本看護協会出版会，2006．

XI 離院問題

要 旨

脳損傷患者の離棟・離院は，生命にかかわる問題となる可能性もあり，リスク管理上で重要な課題である．発生要因は，見当識障害のみに留まらず多岐にわたっている．予防・対策は，マニュアルの整備や職員間での共有，各種機器を使用したものがある．離棟・離院の発生要因やそのリスクを個々の症例によって明確にしたうえで，具体的な対応策を実践する．実践のうえでは，プライバシー保護の観点から患者・家族への説明と同意が必要である．

1. 求められるリスク管理

　脳卒中および脳外傷患者は，救命された後にも多様な症状を呈し，身体的障害のみならず高次脳機能障害を合併することが多い．高次脳機能障害者を入院管理する場合，その問題点に離棟・離院がある．離棟・離院は，転倒，転落，交通事故などの事故につながる可能性があり，生命の維持を左右することさえあるため，リスク管理のうえで重要な課題である．どのような要因で生じたのか分析し，再発防止に努めていかなければならない．

　患者の安全確保は，入院管理上の絶対条件となる．離棟・離院した患者に事故が起きた場合，病院はその管理責任を問われる可能性がある．過去の統合失調症患者が無断離院して交通事故死した判例[1])では，離院が予想され得なかった症例だったという裁判所の判断から，病院側の賠償責任が否定された．この判決の前提として，無断離院が予想されなかったことがあげられる．つまり，無断離棟・離院の可能性が高い症例に対しては，予防対策の構築が期待されていることになる．

　離棟・離院の発生要因とその予防・対策について概説する．

2. 発生要因

　発生要因として，患者の認知障害（地誌的オリエンテーションの能力低下），精神状態（認知症，精神発達遅滞，せん妄，うつなどの精神疾患，アルコール依存など），治療および処置に対する不安・不満，医療従事者への不満（接遇の不適切），医療環境への不適合，社会的背景への不安などがある．

　無断で離棟・離院する症例は，そうでない症例と比較して，その運動・認知機能に一定の特徴を示すことが推測される．見当識障害を有する患者は，入院の意義を理解できない場合がある．自分の障害を認識できず，入院を続けるよりは自宅へ帰ろうとする動因・帰宅欲求が，離棟・離院の動機になっているケースが多い．

　橋本らの脳外傷患者を中心とした調査によると，離棟・離院群に離棟未遂群を加えた「リスクあり群」では，離棟なし群と比較して，FIM認知項目の記憶と問題解決，神経心理学的検査のMMSEおよび三宅式記銘力検査の成績が有意に低かった．これらの結果より，離棟・離院リスクの高い患者の障害像として，
①車椅子・歩行にかかわらず移動能力がある．
②FIM認知項目全般，特に記憶と問題解決能力の障害が重度である．
③見当識の障害がある．
④神経心理学的検査において記銘力低下を認める．
などをあげている[2])．

　個々の発生要因を明らかにするには，患者およびその家族とのコミュニケーションが必須となる．基礎となる脳疾患に由来する高次脳機能障害や残存機能・能力のほか，患者の生い立ちや性

格，現状の精神状態などについて，詳細に把握したうえでスタッフ間での共有を進めることが，下記の予防・対策の原点となる．

3. 予防・対策

病棟・病院システムとして，予防および離院時の対策方法の確立と職員間での共有が問題となる．

予防の段階として，入院時のオリエンテーションや入院治療計画の説明に際して，病状と入院の必要性を理解できるようにきちんと説明するのは必須である．離棟・離院リスクの高い患者については，家族・関係者にもその旨を説明して，対応策も明確に説明しておく．前医での離棟・離院の有無は必ず把握しておく．患者の日頃と異なる言動・行動は注意して観察する．病棟スタッフは患者の不安や精神的ストレスを理解し，日頃からその軽減に努める．リハスタッフなどが患者を病棟から連れ出す場合は，病棟スタッフにその旨をことわり，患者の所在を明らかにしておく．ハイリスク患者においては，院内の移動に際して必ず付き添いをつける．病棟では頻回の巡視を行う．週末・休日は特に離棟・離院の可能性が高まるので，常に所在を確認する．無断離棟・離院が発生した場合は，何より患者の居場所を早急に把握することが肝要である．

具体的には，以下のような予防・対応策があげられる[3]．

（1）マニュアルの整備・普及

「離棟・離院防止マニュアル」「離棟・離院者（行方不明者）捜索マニュアル」の作成とそれに沿った職員訓練などの一連のシステム整備が必要である．個々の施設の規模や環境に応じて，マニュアルが整備されるべきである．個々のスタッフは事態発生時に迅速に対応できるよう，マニュアルの存在を明確に把握しておく必要がある．

（2）予防機器の設置

・センサーマット（東京センサ社製，マットスイッチ）[4]

ベッドサイドや病室の出入口に設置することで，患者の行動開始を早急に察知することが可能である．一方で，比較的動きの俊敏な患者では察知が困難であったり，マットを乗り越える行為による転倒のリスクを伴うという問題がある．

・アクセスコール（竹中エンジニアリング社製，徘徊感知器）[5]

離棟・離院のポイントとなる場所に受信機を設置することで，どの場所を通過したかを知ることができる利点がある．一方で同じセンサーを複数の患者が装着している場合は，警報を発しているセンサーを誰が装着しているか識別できない問題がある．

（3）捜索機器の設置

・ココセコム®（セコム社製，携帯送信機）[6]

携帯している離院後の患者の存在を，GPS（global positioning system）によって特定できる利点がある．一方で，患者自身が比較的容易に取り外せることに問題がある．

（4）高いリスク患者への予防的対応

・リストバンド装着
・名前シールを衣服への貼り付け
・捜索用個人特徴書の作成

高リスク群の患者につき個別対応が必要な場合に適している．一方で，個人情報（プライバシー）保護の側面から問題を生じることがある．本人および患者家族には必要性に関する十分な説明と同意が求められる．

上記の対応は画一的なものではない．前述したが，個々の症例の状況を細かく検討したうえで具体的な対応策を実践するのが原則である．

一方で，脳卒中および脳外傷患者のリハを行う病院・病棟は，開放病棟であることが多いため，上記のようなシステムの構築や機器の整備を実践しても，対応には限界があることも認識する必要がある．離棟・離院のリスクが極めて高く，開放病棟での管理が困難な症例も存在するのは事実であり，閉鎖病棟をもつ病院・施設との連携を考慮する必要がある．高次脳機能障害患者を受け入れる地域での医療・福祉ネットワークづくりが，リスク管理の側面からも必要である．

（藤原　大）

文 献　Reference

1) 深谷 翼：無断離院した入院患者の交通事故死．精神科治療 **6**：249-253，1991．
2) 橋本圭司・他：脳損傷者の離棟・離院―FIM，神経心理学的検査による障害像の検討と当院における対策．リハ医学 **39**：317-321，2002．
3) 橋本圭司・他：脳損傷者の離棟・離院：第2報―当院における対策実施前後の比較．リハ医学 **40**：369-373，2003．
4) 株式会社東京センサホームページ：http://www.t-sensor.co.jp
5) 竹中センサーグループホームページ：http://www.takex.co.jp
6) SECOMホームページ：http://www.secom.co.jp

第4章

脳卒中医療に関係する倫理的問題

I 認知症，うつを含む精神疾患への対応

要旨

精神的問題に対して適切に取り組むために，まずは患者を全人的に理解する姿勢が重要である．発生する問題は要因別に反応性の精神障害（急性期の破局反応，破壊的行動など），機能性精神障害（うつ病，不安障害など），器質症状精神障害（認知症，性格変化など）に分けられる．一人の患者に複数の障害が共存合併し得る．転移，逆転移感情に配慮しながらチーム医療を深化させることも重要である．

1. はじめに

脳卒中医療におけるリハは数カ月から数年に及び，この間に患者家族の生活はさまざまな変化を余儀なくされ，多くの精神的な問題が生じる．これらの問題を早期に把握し適切に対応するため，リハにかかわるスタッフが急性期より一貫して継続的にかかわることが理想である．しかし医療制度上の制約により，患者は急性期病院，回復期リハ病院，療養型病院，施設，在宅等を相互に移動しながらの療養とならざるを得ない．リハにかかわるすべてのスタッフが相互に有機的に機能連携する，チーム医療の質の高さが求められる．

2. 全人的な理解

人は困難に直面したとき，これまで慣れ親しんだ方法で立ち向かうことが多い．患者の過去の行動を理解することは，今後の行動の予測に役立ち，精神的問題の理解と解決にも役立つ．具体的には患者の過去の病歴，教育歴，職歴など，すなわち生物－心理－社会（bio-psycho-social）にわたる情報を包括的に把握することが有用である（生物心理社会モデル）．リハ患者全員に対して確認することが推奨される基本的な項目を表4-I-1に示す．

これらを順番に画一的に聴取する必要はない．目の前にいる患者が単なる「右不全麻痺の患者」ではなく，「●●市で生まれ，若くして家業を継いだ．脳卒中により仕事への復帰が困難という現実に直面し，見舞いに来る家族へは気丈に振る舞っているが，リハ担当者には不安をぶつけてくるAさん」と，その人のことが全人的に理解できるように話を伺う．何よりも相手に対する「人間的理解」を深めようとする真摯な態度が求められる．しかしながらリハの現場でこれらの情報を聴取することはしばしば困難である．配慮に欠く情報聴取となれば，患者家族より「なんでそんなことまで聞かれるのか」との疑念や治療スタッフへの不信の元にもなり得る．そのためか「リハと直接関係のない（実際は大いに関係があるのだが）」情報を聴取することに躊躇するスタッフも多いと聞く．

表4-I-1 リハビリテーション患者への確認項目

① 基本的な生活史：出生地，同胞の有無，教育歴，職歴，結婚歴など．
② 精神科的既往の有無：
　・安定剤，睡眠薬などの服用歴．
　・自殺念慮，自殺企図エピソードの有無．
　・暴力，交通事故など衝動性エピソードの有無．
　・アルコールに関連する問題の有無．
　・せん妄の既往の有無．
③ 過去にリハビリテーションを受けたことがあるか，そのときの内容や態度．
④ 知的レベルの評価：教育歴などにより推量，今回の疾病による変化の有無．
⑤ 社会的適応レベルの評価：職歴などにより推量，今回の疾病による変化の有無．
⑥ 社会的支援の有無：同居家族以外の支援者，公的支援の利用状況など．

以下に情報を聴取する際のコツを述べる．

(1) 本人が一番関心のある話題から始める

温かみのある態度で，まず主訴に関することから聞き始める．その後，関連していそうな事項をさりげなく聞いてみる．本人がいいよどむのならそれ以上尋ねることはせず，そっと観察を続ける．

(2) 援助を受けることにまつわる感情を理解する

障害を負い，援助を受けることで，患者にはさまざまな肯定的感情（安心，感謝など）と否定的感情（不安，落胆，挫折感，羨望，被害感，怒り，悲しみ，羞恥心など）が生じる．患者の言動より，抱いている心理状態を想像しながらかかわることが重要である．

(3) 過去にどのような困難があり，それをどう乗り越えてきたかについて話題にする

リハが「やらねばいけないが，大変な営み」であることは厳然たる事実である．その大変さをねぎらう会話のなかで，「これほどでなくても，これまでにもいろいろ大変なことがありましたよね…そのときは，どうやって乗り越えてこられたんですか？」と問いかけてみる．「乗り越えた」よりも「我慢」「辛抱」などがフィットする患者もいるので，反応により質問の方法を工夫する．そこから一気に過去の生活史が語られる場合も少なくない．

(4) チーム内で収集した情報を有機的にまとめ上げる

公的サービスの導入が検討されている症例であれば，ソーシャルワーカーが上記の情報をある程度網羅して聴取しやすい．得られた情報はチーム全員で共有する．同じことを別々の人から繰り返し質問されると，患者は辟易してしまい，チームがばらばらにかかわっているという印象を与えることになる．治療上あえて確認が必要な場合は「●●さんからも伺っておりますが，あらためて確認させてください」などと断りを必ず入れる．

(5) 情報を"丁寧に"取り扱う

患者から聴取したのはすべて患者の個人情報である．なかには自殺歴などのデリケートな情報も含まれている．チーム全体で共有すべき内容については「今お話しいただいたことはとても重要な内容なので，チーム全体で共有させていただきます」と本人に確認する．また，本人のことについて家族から情報を聴取する際にも，本人が意識障害や重度の認知障害などで意思が確認できない場合を除いて，本人の承諾を得てから行うよう配慮する．

3. 精神的諸問題

リハ患者に生じやすい精神面の問題にはさまざまなものがある．要因別に大別すると反応性の精神障害（急性期の破局反応，破壊的行動など），機能性精神障害（うつ病，不安障害など），器質症状精神障害（認知症，性格変化など）に分けられる．一人の患者に複数の障害が共存合併し得る．

(1) 反応性の精神障害

慣れ親しんだ環境から引き離されたことによる落胆，自暴自棄，破壊的行動などが，入院，病棟移動，転院等の際に反応性に認められることがある．これらは精神医学的には適応障害（adjustment disorder）と記述される．特に，急性期に深刻な障害という現状に直面したときにみられる精神的な危機は破局反応（catastrophic reaction）といわれる．多くは一過性であるがしばしば脳卒中後うつ病（post-stroke depression；PSD）に合併しリハの障害となる．対応はうつ病に準じ，支持的，保護的な対応が中心となるが，過度の安静による廃用や依存退行を引き起こさぬような配慮も必要とされる．

(2) 機能性の精神障害

PSDは，ADL，QOLをはじめリハの正否にかなり大きな影響を与える．また，PSDの存在はその後の認知症発症の危険因子ともなる．しかしながらPSDの半数以上が未治療のままとの報告もある．その対応の詳細は別項［参照 p254］に譲るが，支持的，保護的対応と，薬物療法が中心となる．不安障害では全般性不安障害（generalized anxiety disorder；GAD）の頻度が高いといわれる．GADはPSDに高頻度に合併してみられる．PSD同様，抗うつ薬（SSRIなど）を主体に

した治療により改善が期待できる．幻覚妄想などの精神病様症状を認めることもあるが，多くは後述する器質症状精神障害（特にせん妄）であることが多い．"配偶者への嫉妬妄想"がしばしば認められるが，脳卒中発症により配偶者間の力関係に変化が生じることや，アルコールによる前頭側頭葉領域への障害により説明される．これら精神病様症状には，非定型抗精神病薬（リスペリドン，オランザピン，クエチアピン，ペロスピロンなど）や感情調整薬（バルプロ酸）の投与が推奨されるが，運動機能の悪化を考慮し慎重な投与が望ましい．

（3）器質症状精神障害

認知症を含む認知障害，性格変化など，脳の器質的な障害に起因する病態と，せん妄に代表される全身疾患に起因した精神障害を合わせて器質症状精神障害（organic brain syndrome；OBS）とよぶ．いずれも身体因子に起因しているため，全身状態の把握評価が欠かせない．

脳病変の巣症状としての精神症状は早期より出現し，しばしば遷延し，リハの妨げとなる．代表的なものとして，前頭葉障害による「発動性低下，感情表出低下（前頭連合野）」や「抑制欠如（眼窩前頭野）」，側頭葉障害による「情緒障害（側頭葉内側部の辺縁系）」，基底核障害による「発動性の低下」，視床関連障害による「発動性の低下」などがある．発動性の低下は，広範な機能不全（多発脳梗塞など）によっても生じ，リハを阻害する．発動性の低下の「進行」がみられたときはせん妄や慢性硬膜下水腫による急性の意識障害を疑い身体診察を怠らない．慢性の発動性低下に対しては，リハに対する意欲を引き出す行動療法的な工夫に加え，脳循環代謝改善薬であるニセルゴリン，ドパミン作動薬であるアマンタジン，抗うつ薬（SNRI）などの投与が考慮される．抑制欠如，情緒障害に対しては，患者の怒りを増長しないような対応上の戦略が求められる．薬物療法としては感情調整薬（カルバマゼピン，バルプロ酸）や非定型抗精神病薬（リスペリドン，クエチアピン，オランザピンなど）の投与が試みられる．

認知症があり，脳血管障害（cerebrovascular disease；CVD）があり，両者に因果関係がある場合には脳血管障害による認知症（vascular dementia；VaD）と診断される．VaDは，アルツハイマー型認知症（Alzheimer's disease；AD）と比較すると，麻痺などの脳神経学的な徴候を伴う，進行が階段状である，障害の分布がまだら状である，情動失禁を伴いやすいことなどが特徴である．記憶障害は比較的軽度だが，遂行機能障害はより高度になる傾向があるといわれる．表4-I-2にICD-10での診断基準（要旨）を提示する．

Hachinskiの虚血スコア（表4-I-3）は臨床症候のみからADと鑑別する目的で作成された簡便な方法である．合計点数が4点以下ならAD，7点以上ならVaDの可能性が大きい．

しかしながらVaDには，ADが数多く含まれている．その比率は報告によりさまざまであるが，高齢になるほどその比率は高くなる．ADの合併が推定される症例にはAD治療薬であるコリンエステラーゼ阻害薬（ドネペジル，ガランタミン，リバスチグミン），NMDA受容体拮抗薬（メマンチン）の投与が推奨される．認知症に随伴する行動心理症状（behavioral and psychological symptoms of dementia；BPSD）としては，感情失禁とアパシー（意欲障害）がみられやすい．患者の心理に配慮した対応が中心となるが，症状の程度によっては薬物療法が試みられる．感情失禁に対しては，抗うつ薬，感情調整薬の他に

表4-I-2 ICD-10の診断基準（要旨）

A 認知症がある
　認知機能障害は不均一あるいはまだら状で記憶障害や知的能力の低下があるが，病識や判断力は比較的よく保たれる．
B 突然発症，階段的な増悪，局所神経徴候等
C ＣＴあるいは最終的に病理によって確認
D 特徴的な徴候
　高血圧，頸動脈雑音，一過性のうつ気分，情動不安定，再発する梗塞により生じる一過性の意識混濁やせん妄．
　人格は比較的良く保たれているが，無感情，抑制欠如，自己中心性，妄想的態度，易刺激性，病前性格先鋭化等の人格変化が認められることもある．

表4-Ⅰ-3 Hachinskiの虚血スコア

特徴	点数
急激な発症	2
階段的増悪	1
動揺性の経過	2
夜間の錯乱	1
人格が比較的保たれる	1
うつ症状	1
身体的訴え	1
情動失禁	1
高血圧の既往	1
脳卒中の既往	2
アテローム硬化合併の証拠	1
局所的神経症状	2
局所的神経徴候	2

β遮断薬投与が有効との報告もあるが，有害事象に留意しながら慎重に投与する．アパシーの薬物療法については前述したとおりである．

4. 治療関係の理解―チーム医療の深化

他人の世話を受けたり，誰かの世話をするとき，人の心のなかにさまざまな感情が生まれる．ケアを受ける側とケアをする側に分けてあげると以下のようになる．
（1）ケアを受ける側の感情
　①肯定的感情：安心，感謝など．
　②否定的感情：不安，落胆，挫折感，羨望，被害感，怒り，悲しみ，羞恥心など．
（2）ケアをする側の感情
　①肯定的感情：愛他的本能，同情，共感，愛他主義，役割意識など．
　②否定的感情：負担感，被害感，不安，無力感，怒り，罪悪感など．

一人の患者のなかにも複数の感情がわき上がる．ケアを受ける人とケアをする人それぞれの感情の組み合わせにより，新たな感情が生まれる．特にリハ医療の現場では患者は心理的に「退行」状態にあることが多く，さまざまな情緒的反応が生じやすい．援助者側も，心理的にも身体的にも親密な距離で接することが多くなり，また食事，排泄などの重要な日常動作を援助することが多いため，情緒的反応を起こしやすくなる．ケアを受けることを情けない，ふがいないと感じている患者の気持ちに共感・配慮しながらじっくりかかわると，やがては安心感を抱いてもらえるようになる．患者の悲観的，被害的言動に振り回され，無力感や怒りが沸いてくると，患者もますます落ち着かなくなるなど，ケアにまつわる心理の相互作用は，多くのスタッフが体験することである．

ここで転移感情について理解しておくことが重要である．転移とは過去の対象（親密な関係，主として両親）に向けられた欲求，感情，態度などを，現在の対象に向けて満足を求めることである．代表的なものとして愛護的にかかわるスタッフに自身の母親への感情を無意識に重ねる，頼もしい主治医に父親への感情を無意識に重ねるなどである．感情には当然敵意や拒絶などの否定的感情も含まれる．肯定的感情を陽性転移，否定的感情を陰性転移とよび，適度な陽性転移は治療関係を良好にするが，過度の陽性転移感情は患者の心理的退行を促進し，自立を阻害する．もちろん陰性転移は治療阻害因子となる．

その一方で，援助者側に生じる転移感情のことを逆転移とよぶ．たとえば実の母親との間で心理的葛藤を抱えているスタッフは，同じような雰囲気をもつ患者とのかかわりで苦痛を感じたりする．ここでさらに付け加えなければいけないことがある．それはリハの現場では一人の患者に複数のスタッフ，他職種がかかわるため，治療チーム内でも転移感情，逆転移感情の抱き方に濃淡の差が出るということである．このスタッフ間のギャップを個々人の問題として放置しておくと，治療チーム内に不協和音が発生し，チームが機能不全に陥ることがしばしば見受けられる．転移感情，逆転移感情について理解し，患者の転移や自身の逆転移について自覚することで，治療チーム全体が有機的に機能する．それにはチームカンファレンスが有用である．そこでは「医学的事実」にとどまらず，かかわりにまつわる心理的な「大変さ」を共有し，共感する，批判しない文化（no blame culture）が重要である．

（田村 修）

文 献　Reference

1) 篠原幸人・他：脳卒中治療ガイドライン2009，協和企画，2009.
2) 日本神経学会監修：認知症疾患治療ガイドライン2010，医学書院，2010.
3) 渡辺俊之：ケアの心理学，ベストセラーズ，2001.

II 高齢者医療・ケアを巡る倫理的課題

1 侵襲的治療

要旨

侵襲的治療の「侵襲」の度合いは，個々の患者の身体状況によって異なる相対的な概念であるため，適応の判断にあたっては，治療内容が患者に及ぼすメリットとデメリットについて慎重な検討を心掛ける必要がある．

年齢を理由にした過少医療は慎むべきである．予後やQOLの向上が図れるものであれば，高齢というだけで侵襲的治療を避けるものではない．

わが国では，事前指示（advanced directive）に関する法制化はされていないが，提示された場合は，患者の意思を代弁するものとして尊重し，治療の適否の総合的判断の一因とすべきである．

侵襲を伴う処置・手術・与薬などは，患者に対する十分な説明のもとで行われるべきであるが，高齢者や脳卒中後遺症を有する患者の場合，理解力や判断力，意思決定能力が乏しかったり欠如していることもあるため，必要なら代諾者（法定代理人，成年後見人，配偶者または家族など）の同席のもとで円満な治療方針の決定を行うように心がけたい．

1. はじめに

侵襲的治療とは，人体の一部を切開・切除をする行為や薬剤の投与によって生体内に何らかの変化をもたらす治療行為などを指し，その内容は多岐に分かれている．ある医療行為がどの程度「侵襲的」であるかは，医療を受ける側，すなわち個々の患者の身体状況によって異なってくる．

大小の差はあれ，侵襲的治療は合併症発生のリスクや身体的・精神的苦痛を伴うことが多く，患者への詳細な説明のうえ，十分な理解と同意のもとで行われるべきである．しかし，高齢患者や脳卒中罹患者の場合，その治療内容の理解が困難な場合も多く，医療現場では，侵襲を伴う治療に関して，医学的適応とともに倫理的な観点に基づいた考察とアセスメントをもった判断が求められる．

まず念頭に置くべきことは，治療によって得られるメリットが，被るデメリットを上回ることができるかという点である．高齢患者は，加齢による体組成変化に加え，侵襲に対する調節機能の低下，感染防御などの免疫機能低下もみられ，腎機能，循環機能，代謝機能の低下を伴っている可能性が高く，身体的な負担を要する治療や検査による合併症発生の危険を常にはらんでいることを考慮しなければならない[1]．

また，先述したように，患者自身の理解能力や判断能力の問題がある．認知症の患者はもちろん，認知症がない患者の場合でも，必要と判断すれば，配偶者や近親者の立ち会いのもとで，治療の内容や必要性，リスクの説明を詳細に行うなど，状況に応じた配慮をしたうえで治療や検査の方針を立案していく必要がある．次に，高齢者または脳卒中後遺症により，ADLや判断能力に問題が生じた患者に対する「侵襲的治療」について，頻度の高いものを中心にその一端を述べることとする．

2. 侵襲的治療の実際（頻度の高いものなど）

（1）脳・神経疾患

主に高齢者で脳神経外科手術の適応となる症例数が多い慢性硬膜下血腫，正常圧水頭症，脳腫瘍，破裂動脈瘤について端的に述べる．

・慢性硬膜下血腫は，歩行障害，認知症様症状を呈する．局所麻酔下で穿頭血腫除去を行うことで症状が速やかに改善するので低侵襲でありながら高い治療効果が得られる[2]．

・正常圧水頭症は，認知障害・歩行障害・尿失禁を三徴とするが，脳室シャント術により，主に歩行障害の改善が期待でき，ADL向上に寄与できる可能性が高い．

・脳腫瘍の最多は髄膜腫であり，症状改善に重点を置いた手術が要求される．無症候性の髄膜腫に至っては手術を行うか経過観察にするかは症例ごとに判断する必要がある．高齢者の転移性脳腫瘍も増加しているが，定位放射線治療などが奏功することも多く，治療選択の幅も広がってきている．

・破裂動脈瘤に対する開頭クリッピング術は高齢者でも全身状態がよければ施行する．発症後72時間以内の緊急手術が一般的で，早い段階での判断が迫られる．未破裂動脈瘤に対する破裂率と手術のリスクに関しては議論が終結していないが，厳重なインフォームドコンセントのうえで，開頭クリッピング術，コイル塞栓術，経過観察のいずれかを選択する[3]．

（2）悪性疾患

平均寿命の延長に伴い高齢者の悪性腫瘍が急増しており，臨床上でも外科手術や抗がん剤治療，放射線治療の適応が問われる事例が増えている．肺がん，消化器がん，ラテントがん（潜在がん）を例に述べる．

・肺がんは年々増加傾向にあり，治療手段としては，外科手術，抗がん剤治療，放射線療法があり，肺がんの組織型，進行度，患者の身体能力により治療方法は多岐に分かれる．標準的治療となれば，いずれの方法も侵襲が大きく，高齢者の場合はやや縮小した内容の治療となる傾向がある．治療に対する耐容力については，年齢よりも個々の患者がもつ予備能力が重要で，「肺癌診療ガイドライン」でも高齢であるという理由だけで，手術や抗がん剤治療の非適応を決しないようにするべきであるとされている[4]．

・胃がんや大腸がんでは，早期のものは，より低侵襲な内視鏡的切除術の適応が拡大されており，手術に関してもより小さな手術創で行う腹腔鏡下手術の割合も急速に増加している．根治が期待できない場合でも，原発巣の進行による腸閉塞や消化管出血のためにQOLの悪化をきたす可能性があり，高齢であっても手術治療（根治的または対症的）は常に視野に入れておく必要がある．

・がんのなかには非常に成長が遅く，患者が死亡した際の剖検時に偶然みつかるラテントがん（潜在がん）というものがある．ラテントがんはその1％しか臨床がんに進展せず，主に前立腺がんや甲状腺がんの一部がこれに相当する．ラテントがんのほとんどが，一生涯不顕性，すなわち症状が出ないし致命的状況もきたさないがんであるため，このような生命予後に影響しないがんが偶然発見された場合，患者への十分な説明と理解のうえで治療を行わないという選択肢もあり得る[5,6]．

（3）緊急を要する疾患

「rule of rescue」を旨とする救急医療の現場にあっては，侵襲的治療の必要性が発生した場合，早急な判断が迫られることは珍しくない．頻度の高い疾患群を下記に述べる．

・「急性冠動脈症候群の診療に関するガイドライン（2007年改訂版）」によれば，急性冠動脈症候群の治療において，「65歳以上の高齢者」は，非典型的な症状を呈し，多枝病変や左室機能障害を有することが多く短期予後に影響を与える危険因子とされており，しばしば迅速な判断が求められる．緊急または早期の冠血管インターベンション治療（PCI）が強く推奨されている．冠動脈バイパス手術も，off-pump冠動脈バイパス術やMID-CAB（minimally invasive direct coronary artery bypass）の普及により，その適応は広がりつつある．耐術能があれば，高齢者であっても非高齢者と同等の治療をすべきものであると考えられている[7]．

・高齢者の急性腹症の診療にあたって注意することは，発症時の症状が典型的でなく，個別臓器の症状が目立たないことが多い点である．そのため，病初期の対応が遅れ，一旦悪化すれば，各臓器の予備機能が低下していることから，急速に重篤な状態に陥ってしまう恐れがある．急性腹症をきたす疾患として，上部および下部消化管穿孔，胆道疾患（結石嵌頓，胆管炎など），急性膵炎，腸管膜動脈閉塞，腸閉塞，尿管結石，大動脈解離など，短時間で危機的状況となる疾患から保存的治療が可能な疾患まで多様であるため，手術や処置の適応について迅速な鑑別と判断を迫られることが多い．また，急性腹症に対する処置や手術治療は，準備が不十分な状況で過大な侵襲を加えることが多く，耐術能や併存疾患，抗凝固療法の有無など，慎重なリスク評価を行う必要もある．また，急性腹症の患者はしばしばショックバイタルに陥っていることがあり，治療の適否の判断が困難なときに，本人の意思を確認できないといった困難が生じることもあり得る．

（4）WithholdとWithdrawが問題となる治療

治療を差し控えること（withhold）と開始した治療を中止すること（withdraw）は，倫理的には変わらないという欧米の考え方に対し，日本では「withdraw」は法的な問題も含めて受け入れられないという傾向が強い．将来withdrawを迫られる可能性のある治療に関しては，その適応を慎重に検討する必要がある．

・人工呼吸器による治療は，呼吸不全によりバイタル維持が困難な患者には救命するための有効な手段であるが，患者の病状によっては，治療が長期化した際に，患者のQOLを著しく悪化させていることもあり，医療側と患者家族側の現場の判断による治療中止（機器の取り外し）など，社会的問題となる事例も散見される．

・胃瘻造設による経腸栄養や慢性腎不全に対する人工透析治療などは，患者の病状に応じた唯一無二な生命維持手段であるため，一旦開始すれば，治療の中断や縮小は，法的にも倫理的にも容易ではなく，一定のコンセンサスを得たガイドラインも存在しない．治療開始後の療養生活や患者・家族の身体的・精神的・経済的負担を考慮した長期的ビジョンに沿った判断が必要となる．

3. 侵襲的治療にあたって

（1）インフォームドコンセント

一般に侵襲性の大きい医療処置を行うときの要件は，医学的適応（救命・回復の可能性と死亡・後遺症の評価に基づく）の詳細な検討と，インフォームドコンセント（十分な情報提供をされたうえでの本人の同意）が不可欠の原則であることはいうまでもない．患者が適切な判断ができるように，われわれ医療側は，行われようとしている治療行為に関して，その目的・必要性・方法・合併症について十分に説明する法的義務があり，これらの義務に違反すると民事法上の債務不履行や不法行為に基いた損害賠償責任が発生し（民法415条・709条），場合によっては刑法上の身体への侵襲行為についての傷害罪に問われることがある（刑法204条）．

しかし，患者が高齢者や脳卒中後遺症患者の場合，認知機能の低下または喪失により，医療側の説明内容の十分な理解や論理的な判断ができないことも想定され，侵襲的治療がどこまで許容されるかという問題が発生する．患者本人に意思決定能力が認められない場合，通常は法定代理人または成年後見人による代諾が原則だが，日本では家族や血縁関係者に決定が委ねられ，明確な優先順位がきまっていないことも多く，あいまいな「力関係」が決定要因になることも珍しくはない[8]．このため医療者側には，家族内での話し合いを促し，患者の意思を最も反映でき得る判断が下せるような介入をする必要が求められる．

（2）事前指示書（Advanced Directive）

ある個人が，自らの意思を示すことができないような健康状態に陥ったときのために，前もってそのときの対応を口頭または文書で表明しておく手段の総称で，Living willとA Medical Power of Attorneyの2通りの方法がある．Living willとは個人が生命の終末期での医療処置について前もってその意思を文章に記しておく手段のことで，A Medical Power of Attorneyとは，信用する人物（配偶者，両親，子供など）に自らの意思

決定権を託したことを証明する文書である．実際の医療現場では，高齢患者に対する侵襲的な処置が予想される場合，患者関係者からこれらの文書などの提示を受けることがしばしば発生する．わが国では，いずれの手段も法制化されていないが，患者の意思を代弁するものであり，治療の適否に関する判断基準のひとつとして尊重されるべきである[9]．

（3）治療拒否と過剰な治療依頼

侵襲的治療であるとはいえ，救命や治療後のQOLの向上が十分に見込めると医療側が判断し，十分な説明を行ったにもかかわらず，思いもかけない治療拒否に遭遇することがある．また，反対に，治療の回復が見込めない状況で，侵襲的治療そのものが憚られる状況下であっても，患者の家族・関係者から，患者のQOLを顧みない過剰とも思える延命治療を依頼されることもあり得る．いずれの場面でも，医療者側の常識を逸脱した，思いもよらない拒否や依頼に対して，われわれ医療者は，ともすれば「強い」パターナリズムをもって介入する傾向にあるが，患者や家族の意識の根底にある判断基準や価値観，患者周辺を取り巻く社会的・経済的状況などの情報を詳細に聞き出し，冷静かつ慎重に判断すべきである．

（4）Agism（年齢差別）など

介護を要する高齢者が重大な疾患によって生命の危険にさらされた際に，家族・関係者の間に「どうせ長くないので余計なことはしなくてよいのでは」といった思いが浮上し，患者がそのような「空気」のなかで積極的処置を望むことを遠慮してしまったり，あるいは，医療者と家族が，安易に「医療の手控えの合意」を成立させてしまうことがあり得る．高齢の患者に対して，われわれは無意識のうちに，治療の適応条件に一定の線引きをしていることがある．患者本人の意思を確認する前に，医療者と家族・関係者が生命の短縮につながる方向付けをしてしまうことは，慎むべきである[10]．

4．おわりに

（1）患者の最善の利益のために

われわれ医療者は，治療により得られる恩恵と被る苦痛について，慎重に考慮し適応を判断すべきであることはいうまでもないが，「患者にとっての最善の利益とは何なのか」という命題の答えは，個々の患者によって異なっていることを常に念頭に置いておく必要がある．特に侵襲を伴う治療においては，短期的・長期的な見通しを予測しつつ，治療後によって得られたQOLと余命との積を最大限にすることを目標としたい．

以前は「高齢」というだけであきらめられていた侵襲的な治療も，医療器具や薬剤の開発が進み，各分野でより低侵襲に行うことが可能となってきている．このように治療の選択肢の多様化から，侵襲的治療の適応も拡大されつつあり，われわれ医療者は，積極的にこれらの治療方法を患者に提示していく義務を背負っている．また，エビデンスに基づいた各疾患別のガイドラインも整備されてきており，数年で治療内容に関する常識が変わってしまうこともあり得るため，旧来の治療概念に固執せず，必要であれば積極的に専門家の意見を仰ぐ姿勢も必要である．

（2）倫理的問題には多職種合同で対応

意思決定能力がない患者に侵襲的治療の必要が生じ，「やるかやらないか？；to do, or not to do」という岐路に立たされたときには倫理的問題が多分に包含されており，慌ただしい医療現場において，従来のような医師を頂点としたヒエラルキーでは，適切な判断が下せないことが往々にしてある．特に倫理的問題を含む困難なケースには，医師・看護師以外の多職種で情報を共有しあいながら，多角的なアプローチを心がけるようにしたい．また施設ごとあるいは施設の枠を超えた医療倫理に関するコンサルテーションシステムの充実も望まれている．

（林　浩三）

2 身体拘束

要 旨

身体拘束は基本的人権と尊厳ある生を送るためにあってはならない行為である．「緊急やむを得ない場合」の3要件を満たす場合に限り，身体拘束を行う場合がある．その際は，各施設に定められた手順を遵守し，用件を満たさなくなった場合は早急な解除を行う．

脳卒中患者においては病期に応じた環境設定が必要である．そして効果的なリハを行うことが拘束の予防にもつながり，精神的安定を図るためにも重要である．

表4-Ⅱ-1 「緊急やむを得ない場合」の3要件

① 切迫性：本人または他の患者・利用者などの生命・身体が危険にさらされる可能性がある．
② 非代替性：行動制限以外に代替するケアがない．
③ 一時性：行動制限が一時的であること．

1. 身体拘束

身体拘束は人間の基本的人権を守るために，また，尊厳ある生を送るためにあってはならない行為である．拘束はADLの低下や認知機能，精神症状の悪化などを招く恐れがあり，患者のQOLを著しく損なう．

介護保険施設などでは介護保険指定基準[11]において身体拘束廃止が規定されており，拘束を行わないことを前提としたさまざまな取り組みが行われている．

医療現場においても人権擁護のため身体拘束はしないことが原則である．しかし，緊急やむを得ない場合，拘束を余儀なくされる場合がある．その場合は，各施設・院所においてガイドラインに則った対応が求められる．また，拘束をやむず行う場合は，本人・家族の同意を得たうえで十分に観察を行い，必要性を常に検討し，身体拘束の要件に該当しない場合は速やかな解除が必要である．

2. 緊急やむを得ない場合とは

「身体拘束ゼロへの手引き」[12]における「緊急やむを得ない場合」とは，表4-Ⅱ-1の3要件を満たし，かつ，それらの要件の確認等の手続きが極めて慎重に実施されるケースに限られる．

表4-Ⅱ-1の3要件に該当する場合，やむを得ず，拘束を行う．その場合，以下のような対応が求められる．

①身体拘束の判断

「緊急やむを得ない場合」に該当するかどうかの判断は，各施設・院所でルールを定めておき，担当の医師・スタッフ個人で行わないようにする．医師を含む2名以上の合議で行い，医師による判断を原則とする．

②患者・家族への説明・同意

本人・家族に対し，身体拘束について内容・目的・理由・期間・二次障害の可能性・拘束を行わなかった場合の治療への影響などについて説明を行う．その際，説明手続きや説明者について明文化し，そのうえで同意文書を取り交わす．

③身体拘束の実施

事前に説明し，理解を得られている場合でも身体拘束を実際に行う時点で必ず個別に説明を行う．

④身体拘束実施中の対応

拘束の実施中は観察を十分に行い，その状況をその都度記録に残す．要件に該当しなくなった場合は早期に身体拘束を解除する検討が必要である．

⑤身体拘束の解除

「緊急やむを得ない場合」に該当するかどうかを医療チームで観察・再検討し，要件に該当しな

くなった場合には直ちに解除する．

3. 身体拘束といわれる行為

介護保険指定基準において禁止の対象となっている行為は表4-Ⅱ-2の11項目である[12]．

4. 脳卒中患者における身体拘束

急性期においては，輸液ライン，酸素，呼吸器，モニターなどの治療が行われる．住み慣れた場所とは異なるさまざまなアラーム音・ライン管理のなか，ベッド上での安静が強いられる．脳卒中発症による意識障害やせん妄，不穏状態などが起こりやすく，治療がスムーズに行われることが困難となりやすい．治療を安全に行い，患者の生命を守るためやむを得ず身体拘束を行わざるを得ない状況が想定される．

急性期の治療から亜急性期，慢性期への移行時は疾患から起こる障害によりトラブルが起こりやすくなる．

亜急性期においては変化する患者の状態をチーム間で十分に把握し患者個別に適した環境設定を行う．積極的なリハを行うことで大きな効果が期待できる時期であり，拘束はADL拡大の障害となる．離院なども起こりやすい時期であるが，センサーなどを活用することでできるだけ動くことを抑制しない．それが拘束の解除やさらなるADLの改善，精神的安定につながる．

また，慢性期においては慢性期病棟や在宅において，もち得る能力を生かし，安全な環境の工夫と見守りの体制をつくることで拘束しない生活を設定していくことが重要である．

5. 身体拘束廃止に向けて

生命を守るための身体拘束は，限定された条件下でなければならないにもかかわらず拡大解釈された適応も想定される．高田[13]は「人間は自由を求める存在」であり拘束は「日本国憲法に定められている基本的人権，人間の尊厳を侵す行為」であると述べている．拘束を廃止するために一つひとつの事例を，分析・検討し，患者が人として尊厳を保持し，人権の擁護を受けて，その人なりの価値観を大切にした生活環境と，ケアの提供を追及していかなければならない．

（田中久子）

表4-Ⅱ-2　身体拘束行為

① 徘徊しないように，車椅子や椅子，ベッドに体幹や四肢をひもなどで縛る．
② 転落しないように，ベッドに体幹や四肢をひもなどで縛る．
③ 自分で降りられないように，ベッドを柵（ガードレール）で囲む．
④ 点滴・経管栄養などのチューブを抜かないように，四肢をひもなどで縛る．
⑤ 点滴・経管栄養等のチューブを抜かないように，または皮膚をかきむしらないように，手指の機能を制限するミトン型の手袋などをつける．
⑥ 車椅子や椅子からずり落ちたり，立ち上がったりしないように，Y字型拘束帯や腰ベルト，車椅子テーブルをつける．
⑦ 立ち上がる能力のある人の立ち上がりを妨げるような椅子を使用する．
⑧ 脱衣やオムツ外しを制限するために，介護衣（つなぎ服）を着せる．
⑨ 他人への迷惑行為を防ぐために，ベッドなどに体幹や四肢をひもなどで縛る．
⑩ 行動を落ち着かせるために，向精神薬を過剰に服用させる．
⑪ 自分の意思で開けることのできない居室等に隔離する．

（厚生労働省，2001）[12]

3 高齢者虐待

> **要 旨**
>
> 「高齢者虐待防止法」が2006年に,「障害者虐待防止法」が2012年に施行された.医療に携わる者は虐待を早期発見しやすい立場にある.虐待の恐れがある事例に直面した場合は,高齢者・障害者の保護に努め,情報を包括支援センターに通報しなければならない.
>
> 虐待に対して持つべき視点は,①虐待している家族を加害者として捉えない,②虐待が起こる環境要因を検討する,の2点であり高齢者の人権を守り,虐待を未然に防ぐことの重要性について述べる.

1. 高齢者虐待

近年,高齢者の虐待が深刻な社会的問題となっている.高齢者虐待の早期発見・早期対応を図るとともに,養護者の支援を行い,負担軽減を図るために,2006年4月「高齢者虐待の防止,高齢者の養護者に対する支援等に関する法律」(以下,高齢者虐待防止法)が施行された.高齢者虐待とは「高齢者虐待防止法」において65歳以上の高齢者に対して養護者が「身体的虐待」「介護・世話の放棄・放任」「心理的虐待」「性的虐待」「経済的虐待」を行った場合とされている.

介護・医療に携わる者は,生命を守り,人権を守る立場として高齢者虐待を早期発見しやすい立場にある.虐待の恐れがある事例に直面したときは,高齢者の保護に努め,情報を市町村・地域の包括支援センターに通報しなければならない.

われわれが虐待に対してもつべき視点は以下の2点である.
①虐待している家族を加害者として捉えない.
②虐待が起こる環境要因を検討する:介護疲れ,病状・介護の理解不足,経済的問題,貧困な社会保障など.

介護・医療に携わる者の役割は,虐待の背景にあるさまざまな問題を把握し,包括支援センターを中心として地域・介護のネットワーク,医療・行政などの必要関係機関と連携するとともに,高齢者・養護者・家族全体への支援を行っていくことである.高齢者を虐待から守り,人権を保護し,生命を守る,その上で安定した生活を送ることができるように支援する.そして何より,虐待を未然に防ぐことが何より重要である.

2. 障害者虐待[14]

2012年10月「障害者虐待の防止,障害者の養護者に対する支援等に関する法律」(以下,障害者虐待防止法)が施行された.障害者の定義は「身体障害,知的障害,精神障害(発達障害を含む)その他の心身の機能の障害がある者であって,障害及び社会的障壁により継続的に日常生活・社会生活に相当な制限を受ける状態にあるもの」で障害者手帳を取得していない場合も含まれる.

法律上の枠組みとしては「養護者による障害者虐待」「障害者福祉施設従事者等による障害者虐待」「使用者による障害者虐待」に分けられる.

障害者虐待が生じる場所は家庭と施設に分けられる.家庭内においては障害者・養護者それぞれが虐待と認識していない場合がある.虐待の恐れがある事例に直面した場合は,障害者虐待防止(権利擁護)センターに通報し,障害者を虐待から保護することを最優先する.そして,虐待が起こってしまった背景を踏まえ障害者地域生活支援センターを中心に養護者への支援を行うことが重要である.

また,施設においては専門的な知識と技術を培うことが虐待の予防につながる.「虐待の芽」はどこにでも生まれる.「虐待防止マニュアル」の整備を行うなど組織として虐待を予防する対応が

求められる.

　私たち医療従事者は高い倫理観を持ち，障害者の人権を擁護する視点を持ち続けなければならない．それにより利用者本人の人格を尊重し虐待を未然に防ぐことにつながっていくのである．

（田中久子）

文献 Reference

1) 全日本民主医療機関連合会：高齢者医療実践ハンドブック，保健医療研究所，2010.
2) 児玉南海雄監修：標準脳神経外科学，第12版，医学書院，2011.
3) 篠原幸人・他：脳卒中治療ガイドライン2009，協和企画，2009.
4) 特定非営利活動法人日本肺癌学会：肺癌診療ガイドライン，web最新版.
5) 井口昭久：これからの老年学，第二版，名古屋大学出版会，2008.
6) 日本内分泌外科学会，日本甲状腺外科学会：甲状腺腫瘍診療ガイドライン2010年版，金原出版，2010.
7) 日本循環器学会・他：急性冠動脈症候群の診療に関するガイドライン（2007年改訂版），2007.
8) 田中　裕・他：臨床倫理ノート（2）家族の反対により侵襲的治療を施行しなかった重症くも膜下出血の1例．救急医 31：1107-1110，2007.
9) 日本老年医学会：老年医学テキスト，改訂第3版，メジカルビュー社，2008.
10) 京力深穂・他：臨床倫理ノート（3）侵襲的治療を断念しQOLの保持を選択したガス壊疽を併発した末期癌患者の症例．救急医 31：1553-1559，2007.
11) 介護保険法第87条（指定介護老人福祉施設の基準）の「指定介護老人福祉施設の設備及び運営に関する基準」に基づく「指定介護老人福祉施設の人員，設備及び運営に関する基準」（平成11年3月31日　厚生省令第39号）の第12条（指定介護福祉施設サービスの取扱方針）の第4項（介護老人保健施設省令第40号，介護療養型医療施設省令第41号においても同様）
12) 厚生労働省：身体拘束ゼロへの手引き，2001.
13) 高田早苗：改めて身体抑制を問う−看護倫理研究の最重要課題−．日看倫理会誌 2：1，2010.
14) 全国社会福祉協議会　障害者の虐待防止に関する検討委員会：障害者虐待防止の手引き（チェックリスト）〔Ver.2〕，2011.

III 終末期医療

> **要 旨**
>
> 脳卒中の終末期は，急性期と慢性期の2つに分けて考える．終末期かどうかの判断は難しく，特に治療の差し控えを考える場合，慎重になる必要がある．終末期医療の治療方針を決定するにあたっては，厚生労働省「終末期医療の決定プロセスに関するガイドライン」に従うのが原則であり，決定にあたっての情報整理のツールとしてジョンセンらの臨床倫理の四分割表は有用である．

1. 終末期とは

 日本医師会「グランドデザイン2009」[1]では，終末期を狭義の終末期，いわゆる臨死状態と，広義の終末期に分けている．狭義の終末期とは，死が切迫している状態で，予後1～2週間以内，死が不可避な時期である．一方，広義の終末期とは，①最善の医療を尽くしても，病状が進行性に悪化することを食い止められずに死期を迎えると判断される時期で，②主治医を含む複数の医師，看護師，その他複数の医療関係者が判断し，③患者，あるいは患者が意思決定できない場合は，患者の意思を推定できる家族等が十分納得した段階としている．臨死状態よりも長い期間（数週から数カ月）で終末期をとらえている．

 終末期は多様な形態をとり得る．2008年2月に日本学術会議が発表した「対外報告 終末期医療のあり方について 亜急性型の終末期について」[2]によれば，終末期を救急医療等による急性期終末期，がん等による亜急性期終末期，高齢者等の慢性期終末期の3つに分類している．

 「急性期終末期」とは，ICUで治療される救命限界に達した多発外傷や多臓器不全の患者が代表例である．2007年11月に発表された日本救急医学会のガイドライン[3]は，救急医療現場の終末期として，①脳死状態，②行える限りのすべての治療を行っても予後数日と考えられる状態，③生命維持が人工臓器に依存し，臓器の機能不全が不可逆的で移植などによる代替手段のない場合，④積極的治療後に悪性疾患など回復不能な疾患が判明した場合の4つをあげている．

 「亜急性期終末期」とは学術会議の定義によれば，悪性腫瘍により予後が半年以内の場合とされる．

 「慢性期終末期」とは，認知症や脳卒中後遺症で寝たきり，経管栄養中の患者が誤嚥性肺炎を反復している場合などが想定される．臨死状態と考えられる時期に至っても治療により回復する場合があり，予後の判断が難しく，急性期と亜急性期の終末期とは異なる特徴がある．

2. 脳卒中の終末期と関連する医療倫理

 脳卒中は，現在，日本の死因の第4位であるが，その「終末期」とはどのような状態であろうか．日本学術会議の分類に従えば，脳卒中の終末期には急性期と慢性期が存在する．

（1） 脳卒中の「急性期終末期」

 「急性期終末期」に相当する代表例として，重症のテント上の脳出血で，脳ヘルニアが完成し，四肢麻痺，呼吸停止に陥り人工呼吸器を装着して，予後あと数日という状態にある患者があげられる．日常臨床でしばしば遭遇し，医療倫理的に問題となるのはその前段階，予後は厳しいと予想されるが，厳密には終末期とはいえない段階での急性期重症脳卒中患者に対して，DNAR（Do not attempt resuscitation：蘇生を試みない）指示を出す，あるいはDNARと併せて，呼吸状態悪化時の気管内挿管や人工呼吸器装着を行わない

指示をあらかじめ出すことであろう．高齢者の脳卒中が増加していることを反映して，家族が蘇生措置など侵襲的治療を希望しない例に遭遇することが以前に比べて多くなった．

DNAR指示とは，終末期の患者が心肺停止をした場合に蘇生措置をしないよう，医師があらかじめ指示を出すことで1976年にアメリカで初めて報告され[4]，多くの議論が積み重ねられ欧米の病院を中心に定着した考え方になった．

当初は悪性腫瘍が主要な対象疾患であったが，他の疾患にも対象が広がり，1995年，脳卒中を対象としたDNAR指示の基準がアメリカとカナダの学会によって協同で作成された[5,6]．それによれば，次の条件の2つ以上を満たすときにDNARを考慮するとしている．①患者は完全片麻痺ないしは四肢麻痺で，意識障害ないし全失語ないし認知症を呈する（Glasgow Coma Scale 9未満）かつADLが全介助，②テント上の脳ヘルニアを起こしている病変，あるいはテント下の小脳，脳幹の多発性病変，③肺炎，肺塞栓，敗血症，心筋梗塞など重大な合併症の存在．DNAR指示は医師，看護師を含めたチームと家族が協議して決定し，疑義がある場合はセカンドオピニオンを求めるとしている．

2000年以降，人工呼吸器を装着した脳卒中患者の予後が当初考えられていたほどは悪くないという報告がなされるようになった．2005年に発表されたJAMAの総説[7]によれば，それまで発表された17の論文をまとめると，人工呼吸器を装着した重症脳卒中患者の発症30日時点での死亡率は58%（46～75%）で，長期生存者の約3分の1は後遺症がないか軽度の障害（Barthel Index 90～100ないしmodified Rankin Scale 0～2）であった．さらに，入院早期にDNAR指示が出されること自体が，その後の患者のケアのあり方に影響を及ぼし予後を悪くする可能性があるという指摘[8,9]が続いた．こうしたことから，特に急性期死亡率の高い脳出血について，2007年のアメリカ心臓病協会，脳卒中協会のガイドライン[10]には，急性期のDNARは少なくとも発症24時間，そして2010年のガイドライン[11]からは48時間，十分に治療した段階で，適応があれば指示を出すようにと記載されている．

（2） 脳卒中の「慢性期終末期」

「慢性期終末期」に相当する代表例として，多発性脳梗塞により全くコミュニケーションがとれず寝たきりで経管栄養を受けている状態にある患者が，誤嚥性肺炎や心不全など重篤な急性合併症を起こした場合があげられる．気管内挿管や人工呼吸器装着などの侵襲的治療をどこまで行うかが医療倫理的に問題となることが多い．

重度の脳卒中後遺症患者が肺炎など合併症を起こした場合の，DNAR指示や人工呼吸器装着などの侵襲的治療の差し控えの指示の実態や，予後に及ぼす影響についての研究はほとんどない．Marrieらは市中肺炎のDNAR指示についての実態を報告[12]している．それによると，18歳以上の市中肺炎患者1,339名のうち入院24時間以内にDNAR指示が出た患者は199名（14.9%）で，DNAR指示が出た患者は出なかった患者と比較して高齢で，老人施設からの入院が多く，認知症や虚血性心疾患，慢性閉塞性肺疾患などの合併症が多く，肺炎の重症度も高い傾向にあった．院内死亡率はDNARが指示された群で高く20.1%だった．

DNARや人工呼吸器などの侵襲的治療の差し控えの指示が，障害をかかえた高齢者肺炎の予後に及ぼす影響について自施設で検討した（未発表データ）．2005年1月1日～2009年12月31日の5年間に当院を退院した85歳以上の全市中肺炎患者（実際には定期往診中の患者や介護施設からの入院患者が多く，医療介護関連肺炎の範疇に入る例が大半）349名について後方視的に検討した．平均90歳，アルツハイマー型認知症，血管性認知症，ないしその合併が225名（64.5%），237名（70.8%）が入院前に歩行不能，55名（15.7%）が経管栄養中の患者であった．自宅からの入院と介護施設からの入院がほぼ半々だった．入院30日以内の死亡率が18.9%だった．入院48時間以内にDNAR，気管内挿管，人工呼吸器の差し控え（侵襲的治療の差し控え）の指示が出された患者が121名（34.7%）いた．多変量解析を行うと，発症30日以内の死亡に関与する因子は肺炎の重症度（A-DROP score），心不全合併の有無，入

院48時間以内の侵襲的治療差し控えの指示の有無だった．入院早期の侵襲的治療差し控えの指示は，実際に蘇生措置を行う，人工呼吸器を装着するなどの医療行為実施の有無とは独立して肺炎の予後に関与していた．統計学的有意差はないが，侵襲的治療差し控えの群で，経口摂取不能の場合の経管栄養導入の遅れ，言語療法を含めたリハ処方の遅れなどがあり，侵襲的治療差し控えの指示が，それ以外のケアの質にも影響を及ぼしている可能性が考えられ，慎重な対応が求められる．

3. 厚生労働省「終末期医療の決定プロセスに関するガイドライン」

　脳卒中診療において，急性期，慢性期ともなんらかの治療の差し控えを考えなければならない状況は存在する．患者，家族の意向や患者のQOLを無視して，できる治療をフルコースで行うという対応は現実的ではない．2012年3月に発表された日本老年医学会「高齢者ケアの意思決定プロセスに関するガイドライン　人工的水分・栄養補給の導入を中心にワーキンググループ試案改訂第一版」[13]にはこの点について踏み込んだ記載がみられる．「ある医学的介入をしても，ほとんど死を先送りする効果はなく，たとえわずかに先送りできたとしても，その間，本人の人生の物語をより豊かにできず，かえって辛いあるいは意識の非常に低い時期をもたらすだけという場合，そのような医学的介入はすべきではない」．

　その人にとって，望ましい死のあり方とはどのようなものなのか，そうした問いに，丁寧に答えていくことが，今後，ますます重要になっていくだろう．しかし，一方で，患者が本当に終末期にあるのか，厳密には終末期の状態にない場合，本当に治療の差し控えを行ってもよいのか，治療の差し控えがその後の患者のケアの質に影響を及ぼしていないのか慎重である必要がある．

　こうしたなかで，終末期医療のあり方について，患者，家族と時間をかけて話し合うための基本となるガイドラインが，厚生労働省「終末期医療の決定プロセスに関するガイドライン」（2007年5月）[14]である．そのエッセンスは次のようにまとめることができる．①終末期における医療行為の開始，不開始，中止は多職種から構成される医療チームによって医学的妥当性を慎重に判断すべきである．②患者の意思が確認できる場合は，十分なインフォームドコンセントに基づく患者の意思決定を尊重する．③患者の意思が確認できない場合は，家族による患者の推定意思を尊重する．④治療方針の決定が困難な場合は，複数の専門家からなる委員会を設置し，治療内容の検討，助言を行う．

　ガイドラインは，チーム医療が機能せず，終末期医療における治療の差し控え，中止が医師単独の判断で行われ問題となった川崎協同病院事件や射水市民病院事件のような例を予防するうえで，大きな役割を果たすことが期待される．一方，問題点も存在する．延命治療の中止については，ガイドラインに従ったプロセスで実施したとしても，民事的，刑事的責任を問われないという保証はない．また，悪性腫瘍終末期患者のように余命の予測が比較的つきやすい場合と異なり，脳卒中の急性期，慢性期ともに，そもそも現在の状況が終末期といい切って治療の差し控えを行ってもよいのか悩む場面が少なくない．

　終末期医療については，それに従えば万全という診療ガイドラインは存在せず，医学的判断だけでなく，患者，家族の意向も含めた多面的な情報収集を行い，医療チームによる十分な議論のうえで治療方針を決定することが重要である．

4. 臨床倫理の四分割表と具体例

　ジョンセンらは，直面したケースの問題点を整理し，よりスムーズに問題解決へと導くためのチェックリストとして，臨床倫理の四分割表[15]を考案した（図4-Ⅲ-1）．四分割表は，医療チームが倫理的ジレンマに陥った症例について，医学的適応，患者のQOL，患者の意向，周囲の状況の4つに分けて問題点をあげ分析し解決策を探ろうというものである．四分割表を埋めるだけで自然に解答が導き出されるものではないが，患者と患者を取り巻く問題を漏れなく抽出できるという点で，終末期医療の意思決定を行うために利用

医学的適応	患者の意向
1) 診断と予後 2) 治療目標の確認 3) 医学の効用とリスク 4) 無益性	1) 患者に判断能力があるか 2) インフォームド・コンセント 3) 治療の拒否 4) 事前の意思表示（リビング・ウィル） 5) 代理決定
QOL(quality of life)	周囲の状況
1) QOLの定義と評価 2) 誰がどのように決定するのか 3) QOLに影響を及ぼす因子	1) 家族や利害関係者 2) 守秘義務 3) 経済，公共利益 4) 施設の方針，診療形態，研究教育 5) 法律，しきたり 6) 公共の利益 7) 宗教 8) その他

図4-Ⅲ-1　臨床倫理の四分割表

（ジョンセン・他，2006）[15]を改変

できる有力な方法論である．

実際の検討症例を提示する．

50歳代，男性．以前から糖尿病，高血圧があったが，単身者で大酒家のため治療を中断しがちでコントロール不良な状態が続き2年前から人工透析を行っている．橋出血を発症して緊急入院．呼吸状態が悪く入院当初から人工呼吸管理を要した．入院後数日経過し，全身状態はやや落ち着いたが，意識障害（JCS200）が遷延していた．この状態で透析を再開すべきかどうか検討した．

医学的適応：
診断：橋出血，糖尿病，高血圧症，慢性腎不全（維持透析中）．
病態：
①重症橋出血，意識障害（JCS200），完全右片麻痺．
②発症数日の段階だが，バイタルサインは安定しており，肺炎などの合併症を発症しなければ救命される可能性が高い．
③血腫径は約2cmで橋腹側左側にあり右片麻痺を呈している．麻痺の回復は期待できないが，血腫の吸収に伴って意識が回復する可能性があり，人工呼吸器からの離脱や経口摂取の可能性も0ではない．
④慢性腎不全で維持透析中．透析を再開しないと確実に死亡する．
⑤抗凝固剤の工夫によって，脳出血急性期であっても人工透析の継続は可能である．

本人の意向：意識障害が強く本人の意向は確認できない．リビング・ウィルなど本人の病前の意向を確認できる情報はない．

代理決定者は患者の兄．

QOL：本人と意思疎通できず，急性期治療中であり現時点でのQOLの評価は困難である．

将来，最大限に回復した場合，車椅子生活から屋内介助歩行，人工呼吸器から離脱でき気管切開を閉じ，食事形態を工夫すれば経口摂取可能，意思疎通は可能．

最悪の場合，気管切開，人工呼吸器装着，経管栄養で植物状態かそれに近い状態．

周囲の状況：もともと，患者は飲酒問題でたびたび兄に迷惑をかけていた．また，糖尿病の治療も医療スタッフの働きかけにもかかわらず十分行えず，結局，糖尿病性腎症から慢性腎不全になってしまった．家族や医療スタッフの受けはよくない．

兄としては，飲酒問題でさんざん迷惑をかけた弟だが，できるだけのことはしてあげたいという気持ちと，植物状態で生かされてはかわいそうだという気持ちがある．

方針：医学的適応からは透析の再開をためらう理由はない．本人の意向は確認できない．代理決定者である兄は透析を拒否しているわけではない．現時点で予想される最悪の状態をもとにしたQOL判断で透析を差し控えるのは危険である．よって，生命維持のために透析を再開する．1カ月の時点で患者の回復の状態をみて透析継続の適応を再検討する．

その後の経過：結果的には約3カ月透析を継続したが，患者は脳出血を再発し死亡した．発症1カ月の時点では，人工呼吸器から離脱できず経管栄養の状態であったが，意識はJCS3まで回復し，ある程度の意思疎通が可能になったため透析を継続した．

〔安田 肇〕

文献 Reference

1) 日本医師会：グランドデザイン2009―国民の幸せを支える医療であるために：http://dl-med.or.jp/dl-med/nichikara/gd2009.pdf
2) 日本学術会議臨床医学委員会終末期医療分科会：対外報告 終末期医療のあり方について–亜急性型の終末期について：http://www.scj.go.jp/ja/info/kohyo/pdf/kohyo-20-t51-2.pdf
3) 日本救急医学会：「救急医療における終末期医療に関する提言（ガイドライン）」を使用するにあたって：http://www.jaam.jp/html/info/info-20071116.pdf
4) Rabkin MT et al：Orders not to resuscitate. *N Engl J Med* **295**：364-366, 1976.
5) Alexandrov AV et al：Do-not-resuscitate orders in acute stroke. *Neurology* **45**：634-640, 1995.
6) Alexandrov AV et al：Agreement on disease-specific criteria for do-not-resuscitate orders in acute stroke. *Stroke* **27**：232-237, 1996.
7) Holloway RG et al：Prognosis and decision making in severe stroke. *JAMA* **294**：725-733, 2005.
8) Hemphill JC 3rd et al：Hospital usage of early do-not-resuscitate orders and outcome after intracerebral hemorrhage. *Stroke* **35**：1130-1134, 2004.
9) Zahuranec DB et al：Early care limitations independently predict mortality after intracerebral hemorrhage. *Neurology* **68**：1651-1657, 2007.
10) Broderick J et al：Guidelines for the management of spontaneous intracerebral hemorrhage in adults 2007 update. a guideline from the American Heart Association/American Stroke Association Stroke Council, High Blood Pressure Research Council, and the Quality of Care and Outcomes in Research Interdisciplinary Working Group. *Stroke* **38**：2001-2023, 2007.
11) Morgenstern LB et al：Guidelines for the management of spontaneous intracerebral hemorrhage. A guideline for healthcare professionals from the American Heart Association/American Stroke Association. *Stroke* **41**：2108-2129, 2010.
12) Marrie TJ et al：Community-acquired pneumonia and do not resuscitate orders. *J Am Geriatr Soc* **50**：200-209, 2002.
13) 日本老年医学会：高齢者ケアの意思決定プロセスに関するガイドライン 人工的水分・栄養補給の導入を中心に：http://www.jpn-geriat-soc.or.jp/guideline/jgs_ahn_gl_2012.pdf
14) 厚生労働省：終末期医療の決定プロセスに関するガイドライン：http://www.mhlw.go.jp/shingi/2007/05/dl/s0521-11a.pdf
15) ジョンセンAR・他（赤林 朗・他訳）：臨床倫理学 臨床医学における倫理的決定のための実践的なアプローチ, 新興医学出版社, 2006.

第5章

関係する諸制度

I 診療報酬制度

要旨

　診療報酬制度では，リハ料は特掲診療料に含まれ，出来高払いとなっている．診療報酬は2年ごとに改定される．2006年度改定より，4つの疾患別リハ料に再編された．脳卒中に対するリハは，脳血管疾患等リハ料で算定する．各疾患別リハ料とも20分を1単位として単価が決まっており，標準的算定日数上限が定められている．

　脳卒中診療とのかかわりが深い，脳卒中ケアユニット入院医療管理料，回復期リハ病棟入院料，亜急性期入院医療管理料は，基本診療料のなかの特定入院料に位置づけられている．

1. 診療報酬制度の概要 [1,2]

　診療報酬点数表には，医科，歯科，調剤，DPC，訪問看護などが含まれる．なお，DPCとはDiagnosis Procedure Combination（診断群分類）に基づいて評価される入院1日あたりの定額支払い制度であり，急性期入院医療の支払い方式として用いられている．

　医科診療報酬点数表は，表5-I-1のような構成となっている．診療報酬は，基本診療料＋特掲診療料で算定する．リハ料は特掲診療料に含まれる．特掲診療料が基本診療料に包括されることがあるが，2012年度診療報酬改定時点でリハ料は出来高払いのまま残っている．同様に，DPC点数表でも，リハは出来高評価となっている．

　リハ医療と関係の深い脳卒中ケアユニット入院医療管理料，回復期リハ病棟入院料，亜急性期入院医療管理料は，第1章基本診療料 第2部入院料等のなかにある特定入院料に含まれている．また，第2章特掲診療料の第1部医学管理等には，地域連携パス（地域連携診療計画管理料，地域連携診療計画退院時指導料），退院時リハ指導料，退院前訪問指導料の規定がある．また，在宅患者訪問リハ指導管理料は，同章第2部在宅医療に定められている．

　診療報酬は2年ごとに改定される．回復期リハ病棟入院料は，2000年度改定で導入された．2006年度改定時に，リハ料の大幅な変更が行われ，4つの疾患別リハ料（心大血管疾患，脳血管疾患等，運動器，呼吸器）に再編された．2012年度現在，リハ料は，表5-I-2のような構成になっている．脳卒中に対するリハは，脳血管疾患

表5-I-1 医科診療報酬点数表の概要

第1章　基本診療料
　第1部　初・再診料
　第2部　入院料等
第2章　特掲診療料
　第1部　医学管理等　　　第8部　精神科専門療法
　第2部　在宅医療　　　　第9部　処置
　第3部　検査　　　　　　第10部　手術
　第4部　画像診断　　　　第11部　麻酔
　第5部　投薬　　　　　　第12部　放射線療法
　第6部　注射　　　　　　第13部　病理診断
　第7部　リハビリテーション
第3章　介護老人保健施設入所者に係る診療料

表5-I-2 リハビリテーション料の構成

第1節　リハビリテーション料
　心大血管疾患リハビリテーション料
　脳血管疾患等リハビリテーション料
　運動器リハビリテーション料
　呼吸器リハビリテーション料
　リハビリテーション総合計画評価料
　摂食機能療法
　難病患者リハビリテーション料
　障害児（者）リハビリテーション料
　がん患者リハビリテーション料
　集団コミュニケーション料

等リハ料で算定する．各疾患別入院料とも20分を1単位として単価が決まっており，標準的算定日数上限が定められている．脳血管疾患等リハ料の算定日数上限は発症，手術または急性増悪から180日である．

2. 脳卒中リハビリテーション医療と診療報酬，介護報酬

脳卒中治療を，発症早期，回復期，維持期に分けると，各ステージに対応する診療報酬および介護報酬は，表5-I-3のようになる［サイドメモ32］．

脳卒中ユニットにおけるチーム医療実践，早期からのリハ介入，集中的なリハ実施，嚥下リハなど，脳卒中医療に関するさまざまなエビデンスが診療報酬や介護報酬に影響を及ぼしている．

（水尻強志）

表5-I-3 脳卒中治療のステージに対応する診療報酬，介護報酬

	発症早期	回復期	維持期
基本診療料	脳卒中ケアユニット入院医療管理料	回復期リハビリテーション病棟入院料 亜急性期入院医療管理料	
リハビリテーション料	脳血管疾患等リハビリテーション料 　リハビリテーション総合計画評価料 　摂食機能療法		
	初期，早期リハビリテーション加算	標準的算定日数上限超における月13単位規定，医療保険・介護保険併用禁止規定	
介護保険			訪問リハビリテーション，通所リハビリテーション

サイドメモ32　標準的算定日数上限規定問題

2006年度診療報酬改定において導入された疾患別リハ料算定日数上限設定に対し，リハ診療報酬改定を考える会（多田富雄会長）がつくられ，リハ医療の打ち切り制度撤廃運動が展開された．請願書名は，わずか1.5カ月で最終的に48万人に達した．翌2007年度，2年に1回という改定スケジュールからすると，異例中の異例というしかない疾患別リハ料診療報酬改定が実施された．その後，2008年度診療報酬改定において，標準的算定日数を超えてリハを行った場合でも，1月13単位に限り算定できるという規定に変更された．

厚労省は，急性期，回復期リハは主に医療保険，維持期リハは主に介護保険，という医療と介護の役割分担をすることを基本方針として打ち出している．2012年度診療報酬改定において，算定日数上限超え1月13単位以内規定に関しては，「要介護被保険者等については平成26年3月31日までに限る」ということを明示した．介護保険分野における訪問・通所リハを充実させるという条件を出しているが，介護保険事業所は医療保険以上に偏在が著しい．過疎地域において，介護分野のリハ資源がないところでは，標準的算定日数を超えると，維持的リハが受けられなくなる可能性が高い．標準的算定日数を超えても，リハが必要な状態は多い．特に，失語症などの高次脳機能障害は，緩やかに改善することがある．**標準的算定日数上限規定強化により，リハ医療が打ち切られることが危惧される．**

文献　Reference

1) 東京保険医協会：2012年4月改定 保険点数便覧，東京保険医協会，2012.
2) 松田晋哉：DPCとは何か．リハ医学 **45**：278-284，2008.

II 介護保険制度

要旨

　介護保険制度は2000年度より施行された．成立の背景には，高齢障害者の増加，核家族化に伴う家族介護力低下の問題がある．一方，介護保険制度創設のねらいのひとつが増大する医療費，特に老人医療費対策にある，ということも示されている．

　介護保険制度の保険者は，市町村および特別区である．被保険者は40歳以上の者で，第1号被保険者（65歳以上）と第2号被保険者（40歳以上65歳未満の医療保険加入者）に分類される．利用料は原則として10％負担である．

　2006年度，予防重視型システムへの転換を柱とする大幅な制度見直しが行われた．

　介護保険は，介護を社会的に受ける権利を高齢者に広げる役割を果たした．一方，低所得層対策，施設待機者増大，介護労働者待遇悪化，要介護認定システムの問題などが介護保険制度の問題点として表面化してきている．

　介護サービスは，居宅サービス，地域密着型サービス，施設サービスに大別される．居宅サービス，地域密着型サービスは要支援1，2を対象とした介護予防サービスと要介護1〜5に提供される介護サービスに分かれる．

万人，230万人になるといわれている［参照 p2］．

　核家族化に伴う高齢者世帯の増加も顕著である．2010年には，全世帯数4,863万中，単独世帯は25.5％，核家族世帯は59.8％，3世代世帯が7.9％だった．全世帯中65歳以上の者のみで構成する高齢者世帯は1,021万（21.0％）を占めている．1986年には高齢者世帯は236万世帯であり，約4.3倍に増加している[2]．家族介護が困難になるなか，介護の社会化は避けて通れない課題である．

　介護保険法の第一条では次のように述べている[3,4]．「この法律は，加齢に伴って生ずる心身の変化に起因する疾病等により要介護状態となり，入浴，排せつ，食事等の介護，機能訓練並びに看護及び療養上の管理その他の医療を要する者等について，これらの者が尊厳を保持し，その有する能力に応じ自立した日常生活を営むことができるよう，必要な保健医療サービス及び福祉サービスに係る給付を行うため，国民の共同連帯の理念に基づき介護保険制度を設け，その行う保険給付等に関して必要な事項を定め，もって国民の保健医療の向上及び福祉の増進を図ることを目的とする」．

　一方，介護保険制度創設のねらいのひとつが増大する医療費，特に老人医療費対策にある，ということも示されている[5,6]．

1. 介護保険制度の背景と目的

　介護保険制度は2000年4月より施行された．介護保険制度成立の背景には，高齢障害者の増加，核家族化に伴う家族介護力低下の問題がある[1]．

　高齢化が進み，要介護者は急速に増加している．2000年には虚弱高齢者は130万人，認知症高齢者は20万人，寝たきり高齢者は120万人だったが，2025年には，それぞれ260万人，40

2. 介護保険制度の概要

（1）保険者と財源

　保険者は，市町村および特別区である．

　財源の内訳は公費50％（国25％，都道府県12.5％，市町村12.5％），保険料50％となっている．

（2）被保険者と保険料

　被保険者は40歳以上の者である．年齢により，以下の2つに区分される．

　①第1号被保険者：65歳以上．

②第2号被保険者：40歳以上65歳未満の医療保険加入者．

第1号被保険者は，市町村が決めた保険料を負担する．保険料は，国の定めた基準では所得に応じた6段階設定となっているが，自治体ごとにより細かい設定も可能となっている．一定額以上の年金受給者からは，年金からの特別徴収（いわゆる天引き）が行われている．介護保険料の基準額（第3段階）は，制度発足当初は平均月額2,911円だったが，2012年度から始まる第4期には，平均月額4,972円に増加している．市町村の提供する介護サービスの水準に応じて保険料は異なる．

一方，第2号被保険者については，全国一律に保険料を算定し，医療保険に上乗せされて徴収されている．

（3）要介護認定
①要介護認定申請
被保険者が保険給付を受けようとするとき，市町村に認定申請をする．認定は30日以内に行われる原則となっている．なお，認定の効力は申請時にさかのぼるため，申請と同時に介護サービス利用は可能である．

②基本調査と主治医意見書
市町村は，対象者に対する訪問調査（基本調査）を行う．一方，主治医は要介護状態に関する主治医意見書を記載する．基本調査結果等を基にコンピュータソフトによる要介護認定基準時間の算出が行われ，一次判定がなされる．

③介護認定審査会
市町村ごとに設置されている介護認定審査会の審査を経て，以下の内容について二次判定が行われる．
①要介護状態または要支援状態に該当するか否か．
②介護が必要な程度（要介護度）はどの程度か．
③第2号被保険者については，要介護状態の原因が特定疾病（表5-Ⅱ-1）に該当するか．

④ケアマネジャー（介護支援専門員）
介護保険制度では，要介護者が心身の状況などに応じて適切なサービスを受けられるよう，ケアマネジャー（介護支援専門員）が関与する仕組みを取り入れている．ケアマネジャーは，要介護認定申請の代行，介護サービス計画（ケアプラン）の策定，サービス担当者会議の開催，給付管理業務などを行う．要介護者の状態を把握し，課題を分析し，必要な介護サービスの調整を図るケアマネジメントが最も大切な業務である［参照p328］．

⑤利用者負担と介護保険サービス給付
介護保険利用料は，原則として定率負担（10％）である．介護保険サービスには居宅サービスと施設サービスがある．居宅サービス給付は区分支給限度基準額の枠内で行われる（表5-Ⅱ-2）．また，施設サービスを利用するためには，要介護1以上の認定が必要である．

3. 2006年度介護保険制度の見直しと現状

（1）介護保険制度の見直し
2006年4月より，予防重視型システムへの転換という名目のもと，要介護認定制度が変更され

表5-Ⅱ-1　16の特定疾病

- がん【がん末期】※（医師が一般に認められている医学的知見に基づき回復の見込みがない状態に至ったと判断したものに限る）
- 関節リウマチ※
- 筋萎縮性側索硬化症
- 後縦靱帯骨化症
- 骨折を伴う骨粗鬆症
- 初老期における認知症
- 進行性核上性麻痺，大脳皮質基底核変性症およびパーキンソン病※【パーキンソン病関連疾患】
- 脊髄小脳変性症
- 脊柱管狭窄症
- 早老症
- 多系統萎縮症※
- 糖尿病性神経障害，糖尿病性腎症および糖尿病性網膜症
- 脳血管疾患
- 閉塞性動脈硬化症
- 慢性閉塞性肺疾患
- 両側の膝関節または股関節に著しい変形を伴う変形性関節症

（※印は2006年4月に追加，見直しがなされたもの）

表 5-Ⅱ-2　居宅サービスにおける1月当たりの区分支給限度額

	2000〜2005年度	2006年度以降
要支援→要支援1	6,150単位	4,970単位
要支援2		10,400単位
要介護1	16,580単位	16,580単位
要介護2	19,480単位	
要介護3	26,750単位	
要介護4	30,600単位	
要介護5	35,830単位	

注：通常は，1単位＝10円で計算するが，都市部では単価が高く設定されている．2006年度の介護保険見直し時，要支援は要支援1に変更された．また，要介護1は要支援2と要介護1に分かれた．

た（図5-Ⅱ-1）．一次判定ソフトで要介護認定基準時間が32分以上50分未満となった群は，認知症の程度や状態の安定性をふまえて要支援2と要介護1とに区分される．要支援1と要支援2に対しては予防給付，要介護1〜5に関しては介護給付が提供される．予防給付と要介護非認定者に対する介護予防事業（地域支援事業）は，地域包括支援センターが担当する．

なお，区分支給限度額（表5-Ⅱ-2）は，要支援1と要支援2で引き下げられている．

（2）要介護（要支援）認定者数と年度別給付費の推移[7]

要介護（要支援）認定者は，2000年度から2005年度までの5年間で256万人から432万人へと68.8％増えた．一方，介護保険見直し後，2009年度の認定者数は485万人となっており，4年間の増加は53万人（12.2％）に抑制された．

軽度群（要支援と要介護1）の合計は，2000年度の102万人から2005年の214万人まで109.8％と2倍以上の増加を示した．一方，2005年度から2009年度の4年間では，軽度群（要支援1〜要介護1）は210万人と0.2％減少した．軽度群の内訳をみると，2005年度までは要支援は要介護1の半数程度にとどまっていた．しかし，2006年度以降は，要支援1ないし2が軽度群の約6割を占めるようになった．

年度別給付費（1カ月平均）は，2000年度から2005年度までの5年間で，2,936億円から4,715億円となり，2000年度の60.6％増となった．しかし，2006年度は4,669億円（1.0％減）とわずかながら減少した．その後，再び上昇に転じたが，2009年度は5,416億円であり，4年間で747億円（14.8％）の伸びにとどまっている．

4. 介護保険制度の問題点

介護保険は，介護を社会的に受ける権利を高齢者に広げる役割を果たした．一方，低所得層対策，施設待機者増大，介護労働者待遇悪化，要介護認定システムなどが問題点として表面化してきている．

（1）低所得層対策

介護保険制度は，中高所得層には優しいが，低所得層にとっては厳しい制度である．措置制度時代には，低所得層は無料であったサービス利用が，所得にかかわらず10％負担となった．また，新たに保険料が徴収されるようになった．

全日本民医連「2000年介護実態調査」結果を以下に示す[8,9]．

要介護度と世帯収入との関係をみた（表5-Ⅱ-3）．世帯収入200万円未満層が全体の33.9％を占めた．200万円以上400万円未満層が32.4％となり，両者で全体の2/3となった．独居が21.0％，夫婦2人暮らしが19.8％，その他核家族が15.1％であり，合わせて65.9％が介護力に乏しかった．主介護者が女性である者は78.0％を占め

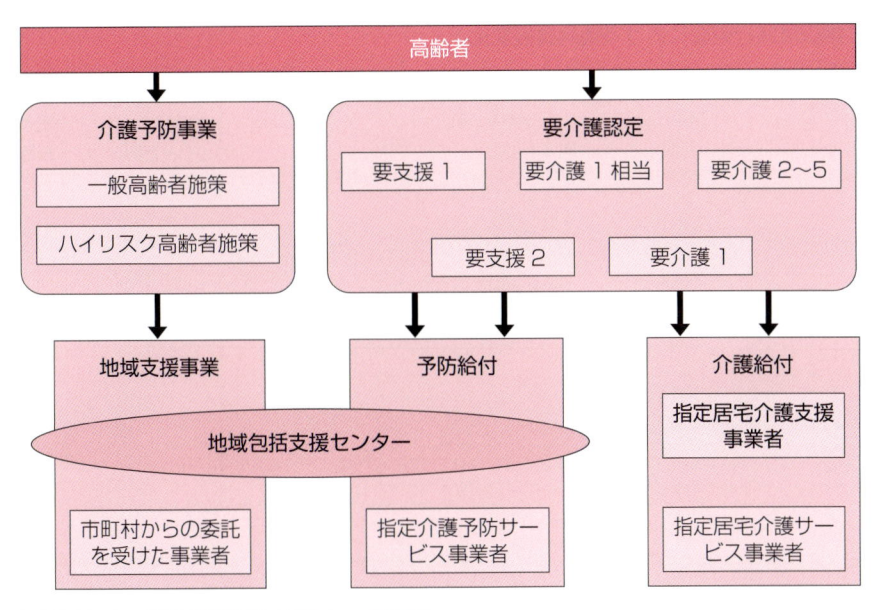

図 5-Ⅱ-1　予防重視型システムへの転換

表 5-Ⅱ-3　要介護度と世帯収入との関係　　　　　　　　　　　　　　　　　　　　　　　　（単位：％）

要介護度	例数	200万未満	200〜400万	400〜600万	600〜800万	800〜1,000万	1,000万以上	総数
要支援	1,308	47.7	30.4	8.7	5.6	3.7	3.8	100.0
要介護1	3,500	43.6	30.0	10.6	6.0	4.4	5.4	100.0
要介護2	2,701	31.8	32.4	13.4	8.4	5.9	8.1	100.0
要介護3	1,756	26.9	34.5	16.2	8.5	5.6	8.4	100.0
要介護4	1,486	24.2	33.2	17.4	10.5	6.0	8.7	100.0
要介護5	1,797	23.3	35.6	16.6	9.5	6.7	8.4	100.0
総数	12,548	33.9	32.4	13.4	7.8	5.3	7.1	100.0

わからない 4,798 人，無回答 4,857 人を除外．　　　　　　　　　　　　　　　　　　　　　　　　（水尻, 2002)[9]

た．異性の要介護者を介護している場合，約半数が70歳以上だった．

介護保険施行後の介護費用の変化をみた（表5-Ⅱ-4）．介護保険前と比し自立度・認知症度の変化がないと回答した者7,734名を対象に介護費用の変化を調べた．介護保険前には，月額平均8,938.4円だった介護費用が，介護保険施行後には14,410.1円となり，約1.6倍となった．増加傾向は，世帯収入が低い群で著しかった．各収入段階の中央の値を世帯収入概算値とした場合（1,000万円以上では1,100万円と概算），介護保険後全費用が世帯収入概算値に占める割合は，200万円未満層で最も高く，12.2％だった．

わが国では，独居や夫婦2人暮らしの高齢者世帯が増えており，介護力に乏しい[2]．さらに，要介護高齢者は低所得層に多い．このような状況で介護にかかる費用が介護保険前と比べ大幅に増大している．介護保険は，応益負担の原則で運営されている．これは，受けるサービスが同じなのに負担が違うのは不公平という考え方である．しかし，「費用負担における公平」を優先する結果，保険料未納や自己負担の大きさのため，要介護者が介護保険から排除されるのであれば，公正さに欠けるといわざるを得ない．低所得層は要介護状態の危険因子であることを考えると，低所得層への配慮はより強めるべきである[10]．根本的には，

表5-Ⅱ-4 介護保険施行前後における費用負担変化

年間世帯収入	例数	介護保険実施前費用平均値（月額）円	介護保険実施後全費用平均値（月額）円	増加率	世帯収入概算値（年額）万円	介護保険実施後全費用／世帯収入概算値
200万未満	1,426	5,973.7	10,197.4	70.7%	100	12.2%
200～400万	1,333	7,447.1	13,349.9	79.3%	300	5.3%
400～600万	546	11,638.3	18,043.5	55.0%	500	4.3%
600～800万	306	11,607.8	17,107.8	47.4%	700	2.9%
800～1,000万	200	14,382.4	22,515.0	56.5%	900	3.0%
1,000万以上	274	25,061.6	31,623.6	26.2%	1,100	3.4%
わからない	1,652	7,687.1	13,540.2	76.1%		
無回答	1,170	9,371.6	14,152.1	51.0%		
合計	6,857	8,938.4	14,410.1	61.2%		

介護保険前と比べ，自立度・認知症度の変化がないと回答した者7,734人を対象とした．介護保険実施前後費用のいずれかに無回答だった877人11.3%を除外した．介護保険実施後全費用には，保険料・利用料・保険外負担を含む．

(水尻，2002)[9]

公的医療費・社会保障費用の総枠拡大が必要である[5,10]．

（2）施設待機者問題

介護保険施設入所希望者が増えている．これには，家族介護力が低下していること，居宅サービスの給付水準が低く介護負担軽減が不十分なこと，費用負担の面で施設のほうが有利なこと，複数の施設に申し込むためカウント上の問題があることなどの理由が考えられている．今後の高齢化進行を考慮すると，施設入所希望者は増え，それに伴い，入所待機者も増大すると予想される．

特養待機者問題に対しては，2002年8月に厚生労働省令が改正され，原則として入所申込み順という基準から必要性が高い者を優先的に入所という方向になった．自治体に運用が任されているが，概ね次のような基準になっている．要介護度，日常生活自立度，介護者の状況，その他特記事項（認知症症状による顕著な問題行動，医療的処置の状況，住居環境，介護保険による居宅サービスや施設サービスの利用状況，入所待機期間など）を点数化し，施設自体の事情も勘案し，入所を決定する．

新方式により，公正な対応が可能かどうか問題となる．たとえば，介護保険による居宅サービスや施設サービスの利用状況を点数化した場合，家族介護で頑張っているものや低所得のため介護サービス利用が控えているものの優先順位が下がってしまうことになる．待機者問題の根本的解消には，施設定員や居宅サービスの拡充が必要であり，費用の増加は避けられない[5,10]．

（3）介護労働者の待遇悪化

介護保険給付費抑制が進むなか，介護労働者の不足が顕著となった．厚生労働省は，「介護職員については，離職率が高い，人材確保が難しいなどの状況にあり，これは介護職員の賃金が低いなどの処遇の問題が一因である」ことを要因としてあげている[11]．

2009年度介護報酬改定では，介護労働者の待遇改善を名目に，プラス3%の改定が実施された．ただし，土台となる基本報酬は一部を除いて変更がなく，体制などに応じ各種加算で評価するという方式で改定が行われた．また，2009年10月より，介護職員改善交付金制度が2年半の時限措置として実施された．

しかし，社会保障費抑制が続くなか，介護報酬は低い水準にとどめおかれており，介護労働者の人材不足は改善していない．

（4）要介護認定システムの問題

要介護認定システムには，さまざまな問題点が指摘されている．たとえば，2009年度に行われ

た要介護認定システム変更において，一次判定で軽度化が進み，二次判定でも覆すことが困難になると批判を浴びた．要介護認定の見直しに係る検証・検討会が行われ，非該当者および軽度者の割合が増加したことが確認され，要介護認定方法が2009年10月より変更されている[12]．

実態にあわない要介護認定がおりる危険性があることを考慮し，主治医意見書記載時に次のような工夫をすることが求められる．

①ADLは自立しているが，手段的ADLに介助を要する群

家事動作や公共交通機関利用に介助が必要なことを主治医意見書の特記事項に記載する．

②運動機能の低下していない認知症者

意見書の「認知能力」の部分を適切に記載する，認知症の行動・心理症状（BPSD）を特記事項に具体的に記述する．

③悪性腫瘍，臓器不全および神経難病など医学的状態が不安定な場合

病歴を詳細に記述する．特に，意見書の「症状としての安定性」に関する部分に具体的内容を記載する．

5. 主な介護サービス

（1）居宅サービス
①訪問サービス

1）訪問介護

介護福祉士やヘルパーなどの訪問介護員が家庭に訪問して行うサービスである．食事や排泄，入浴の介助などの身体介護，調理や洗濯，掃除などの生活援助，通院等乗降介助（介護タクシー）の3種類に分類される．

介護予防型訪問介護では，できることは本人に行わせるという立場で援助が行われる．

2）訪問入浴介護

訪問入浴車などで家庭を訪問し，浴槽を居室内に運び込み，入浴の介護を行う．

3）訪問看護

看護師その他の医療従事者が家庭を訪問し，療養上のお世話や必要な診療の補助を行う．訪問看護ステーションの訪問看護と医療機関からの訪問

表5-Ⅱ-5 医療保険からの訪問看護が優先される条件

介護保険から除外される疾患	末期の悪性腫瘍 多発性硬化症，重症筋無力症，スモン，筋萎縮性側索硬化症，脊髄小脳変性症，ハンチントン舞踏病，進行性筋ジストロフィー症，パーキンソン病（ヤールの臨床的症度分類のステージ3以上であって生活機能症度がⅡ度ないしⅢ度のものに限る），シャイ・ドレーガー症候群，クロイツフェルト・ヤコブ病，亜急性硬化性全脳炎，後天性免疫不全症候群，頸髄損傷および人工呼吸器を使用している状態
特別訪問看護指示書を記載した場合	患者の急性増悪などにより一時的に頻回の訪問看護を必要とした場合（14日以内に限り実施）

看護がある．主治医の訪問看護指示書（有効期間は1〜6カ月）が必要である．

医療保険でも訪問看護があるが，介護認定を受けている者は原則として介護保険優先となる．ただし，末期の悪性腫瘍や筋萎縮性側索硬化症などの難病，急性増悪のため特別訪問看護指示書を記載した場合では，医療保険から給付される（表5-Ⅱ-5）．

4）訪問リハビリテーション

PT・OT・STが家庭を訪問するサービスである．訪問リハの提供施設は病院・診療所と介護老人保健施設である．2012年度介護報酬改定により，主治医の指示書が月1回→3月に1回と緩和された．訪問看護ステーションからのリハ専門職の派遣は訪問看護7と扱われ，訪問リハの統計には含まれていない．

5）居宅療養管理指導

医師，歯科医師，薬剤師，管理栄養士，歯科衛生士などが，家庭を訪問して療養上の管理および指導を行う．なお，居宅療養管理指導は，介護保険区分支給限度額には含まれない．診療報酬は別途算定される．

②通所サービス

1）通所介護

一般的にはデイサービスといわれる．デイサービスセンター，特別養護老人ホームなどの指定通所介護事業所に通所し，入浴や食事，生活などに

関する相談・助言，健康状態の確認，その他の必要な日常生活上のお世話，機能訓練などを受ける．利用者本人の社会参加や家族の介護疲れの軽減が目標となっている．

２）通所リハビリテーション

介護保険施行以前はデイケアとよばれていた．病院・診療所，老人保健施設に併設されており，通所介護と比べ，医療的ケアと機能訓練に優れている．職員として，理学療法士，作業療法士，言語聴覚士が配置されている．ただし，現行の人員基準では，曜日によってはリハ専門職が配置されないことがある．

通所系の介護予防サービスでは，生活機能の維持・向上を目標とし，運動器の機能向上，栄養改善，口腔機能の向上を目指したプログラムが組まれる．

③短期入所サービス

１）短期入所生活介護
２）短期入所療養介護（介護老人保健施設）
３）短期入所療養介護（介護療養型医療施設等）

ショートステイともよばれる．短期間施設に泊まり，日常生活の世話を受け，心身の機能維持のためのサービスを受ける．介護者の介護負担軽減に役立つ．特別養護老人ホームなど福祉施設で行う場合を短期入所生活介護，介護老人保健施設や介護療養型医療施設などで行う場合を短期入所療養介護という．

④福祉用具・住宅改修サービス

１）福祉用具

福祉用具サービスには，貸与と購入の２種類がある．

購入品目は，排泄・入浴に関係するものと，身体の状態にあわせて採型が必要なリフトの吊り具のみである．他は貸与となる．購入の場合には，要介護の状態にかかわらず同一年度で10万円が支給限度額となっている（表5-Ⅱ-6）．

２）住宅改修

要介護状態にかかわらず，20万円までの給付を受けることができる．手すりの設置，段差の解消，滑りの防止などのための床材の変更，引き戸などへの扉の取り替え，洋式便器などへの便器の取り替えなどが主な内容である．要介護状態区分が3段階以上上がった場合や転居した場合には，再度20万円の補助を受けることができる．

⑤特定施設入居者生活介護

都道府県知事から介護保険の指定を受けた有料老人ホームおよび軽費老人ホームのうちケアハウス（これらを特定施設という）に入所している者に行うサービスである．日常生活上のお世話や機能訓練などを提供する．特定施設入所者生活介護と他の事業所のサービス（たとえば，訪問介護など）を重複して利用することはできない．

⑥介護予防支援・居宅介護支援

介護利用者が適切に介護サービスを利用できるようにするため，利用者の依頼のもと，ケアマネジャーが介護サービス計画の策定に関与することを意味する．2006年度介護保険見直し以降，要支援1，2に対しては，介護予防支援という言葉が用いられるようになった．

（２）地域密着型サービス

①夜間対応型訪問介護

夜間の定期巡回に，24時間態勢での随時訪問を組み合わせたサービスである．緊急時対応の工夫がされている．

②認知症対応型通所介護

認知機能が低下している要介護（要支援）者に対する通所サービスである．

③小規模多機能型居宅介護

通いを中心としながら，訪問や短期間の宿泊などのサービスを同じ事業所が随時提供している．連続性のあるケアが特徴となっている．

④認知症対応型共同生活介護

通常グループホームとよばれているサービスである．移動能力が比較的保たれている認知症高齢者を対象としている．5〜9人で共同生活を送りながら，日常生活の介護を受ける．大規模な施設と比べ家庭的な雰囲気でサービスが提供されるため，行動障害の軽減の効果があるといわれている．

⑤地域密着型特定施設入居者生活介護

定員30人未満の小規模な特定施設（介護専用有料老人ホームなど）のことである．

⑥地域密着型介護老人福祉施設入所者生活介護

定員30人未満の小規模な特別養護老人ホーム

表5-Ⅱ-6 介護保険で提供される福祉用具

	種目	具体例
貸与種目	車いす，車いす付属品 特殊寝台，特殊寝台付属品 床ずれ予防用具 体位変換器 手すり スロープ 歩行器 歩行補助具 認知症高齢者徘徊感知機器 移動用リフト（つり具の部分を除く）	自走用，介助用，電動式　クッションなど付属品 介護用ベッド，ベッド付属品 エアマット ポータブルトイレ用など工事を伴わないもの 簡易スロープなど工事を伴わないもの 多脚杖，クラッチなど（1本杖は対象外）
購入種目 （特定福祉用具）	腰掛便座 特殊尿器 入浴用補助具 簡易浴槽 リフトのつり具	ポータブルトイレ 集尿器 入浴用椅子，バスボード，浴槽縁につける手すり

（介護支援専門員テキスト編集委員会，2012）[3]を改変

のことである．

（3）施設サービス

①介護老人福祉施設

老人福祉法上の特別養護老人ホーム（特養）が介護保険施設になったものである．2003年度の介護報酬改定で，小規模生活単位型介護老人福祉施設（ユニットケア）ができた．

介護報酬は他の2つの施設と比べ低くなっている．しかし，診療報酬は包括性ではなく，別に算定可能となっている．

②介護老人保健施設

老人保健法に基づく老人保健施設（老健）が介護保険法の指定を受けたものである．老健は，医療と福祉を統合した総合的ケア施設と位置づけられている．また，家庭復帰の準備をする通過型施設という意味で，病院と家庭との中間施設と位置づけられている．

老健は，長期入所者だけではなく，短期入所や通所リハなどの居宅サービスも実施しており，在宅支援施設としての機能を兼ね備えている．

なお，2012年度改定にて，在宅復帰者が多い在宅強化型老健施設の介護報酬が新設された．

③介護療養型医療施設

療養病床を有する病院，診療所が介護保険法の指定を受けたものである．2012年3月末に廃止されることが決まっていたが，延期された．

（4）各種介護サービスの利用状況の特徴

①居宅サービスの利用状況

居宅サービスの利用者は，2000年度の123.6万人から，2009年度の285.9万人へと131.3％増加している．

介護度ごとにみると，次のような特徴がある（図5-Ⅱ-2）．要介護度が低い場合（要支援1〜要介護1），訪問介護と通所介護の利用が多く，それぞれ50％前後となっている．通所リハと福祉用具・住宅改修サービスが15％前後で続き，他の居宅サービスの利用は10％未満にとどまっている．訪問介護，通所介護，通所リハはすべての要介護度で一定の利用がある．それに対し，福祉用具・住宅改修サービスは，要介護2で利用がはねあがる．2006年度介護保険見直し時に行われた低要介護者に対する福祉用具利用制限の影響がうかがえる．居宅療養管理指導，訪問看護，訪問入浴介護，短期入所サービスは要介護度が重くなるにつれ，利用者が増えるという構造になっている．訪問リハは利用者が少なく，最も多い要介護5でも6.4％という低い水準にとどまっている．

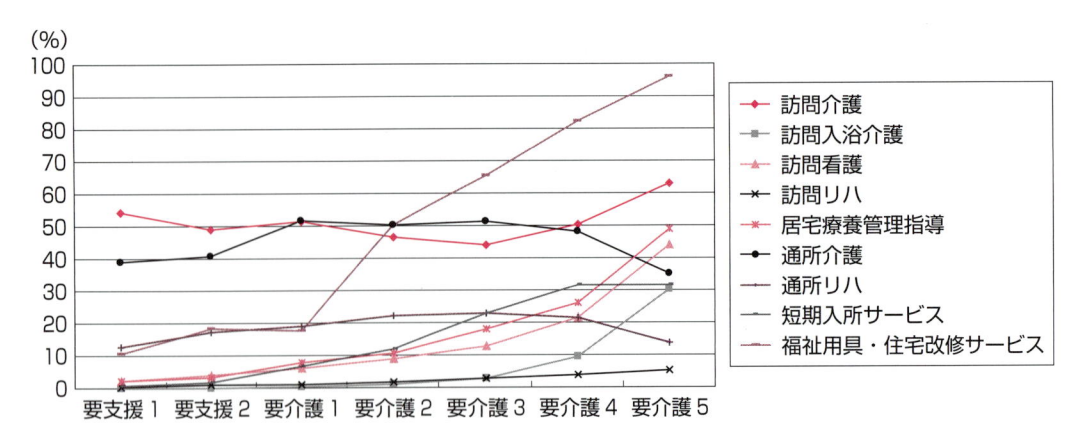

図5-Ⅱ-2　居宅サービスのケアプランに占める割合　　　　　　　　　　　　　　　　　　（厚生労働省，2011）[7]

②施設サービスの利用状況

　施設サービスの年度ごとの利用状況をみた．利用者は，2000年度の60.4万人から2009年度83.4万人へと38.1％増えている．同時期に要介護1以上の認定者は，224万人から359.4万人60.4％増となっており，施設サービス利用者はその値を下回っている．1カ月当たり平均では，介護老人福祉施設43万人，介護老人保健施設32万人，介護療養型医療施設9万人である．老人保健施設と老人福祉施設入所者は伸びているが，介護療養型病床利用者は減っている．

　介護保険3施設以外にも入所サービスがある．居宅サービスに分類される特定施設入居者生活介護と地域密着型サービスに含まれる認知症対応型共同生活介護である．前者の利用者は月平均13万人，後者は月平均14万人となっている．

（水尻強志）

文献　Reference

1) 厚生労働省：介護保険制度の概要：http://www.mhlw.go.jp/seisakunitsuite/bunya/hukushi_kaigo/kaigo_koureisha/gaiyo/index.html
2) 厚生労働省：平成22年国民生活基礎調査の概況　Ⅰ世帯数と世帯人員数の状況：http://www.mhlw.go.jp/toukei/saikin/hw/k-tyosa/k-tyosa10/1-1.html
3) 介護支援専門員テキスト編集委員会：六訂・介護支援専門員基本テキスト，長寿社会開発センター，2012．
4) 介護保険法：http://law.e-gov.go.jp/htmldata/H09/H09HO123.html
5) 二木　立：第2章　21世紀初頭の介護保険と介護　求められる抜本改革．21世紀初頭の医療と介護，勁草書房，2001，pp125-178．
6) 堤　修三：公的介護保険制度創設の背景．総合リハ **28**：5-10，2000．
7) 厚生労働省：平成21年度　介護保険事業状況報告（年報）：http://www.mhlw.go.jp/topics/kaigo/osirase/jigyo/09/index.html
8) 水尻強志：介護保険に対する民医連の対応と運動．民医連医療 **368**：18-25，2003．
9) 水尻強志：在宅介護の実態とリハ医の役割．臨床リハ **11**：1000-1004，2002．
10) 近藤克則：介護保険における政策科学の試み．「医療費抑制の時代」を超えて－イギリスの医療・福祉改革，医学書院，2004，pp266-299．
11) 厚生労働省：政策レポート．介護職員処遇改善交付金について：http://www.mhlw.go.jp/seisaku/2009/12/03.html
12) 厚生労働省：第4回　要介護認定の見直しに係る検証・検討会資料：http://www.mhlw.go.jp/shingi/2010/01/s0115-9.html

III 高齢者用住宅

要 旨

わが国では，諸外国と比べ介護施設・ケア付き高齢者住宅が少ない．急速な高齢化が進むなか，高齢者用住宅の整備が求められている．

介護保険の特定施設に指定されている施設を除き，高齢者用住宅居住者で介護サービスが必要な場合には，介護保険の居宅サービスを利用する．国土交通省と厚生労働省が所管する「高齢者住まい法」の改定により，「サービス付き高齢者向け住宅」制度が創設され，2011年10月より登録が始まっている．

介護保険施行以降，有料老人ホーム数が急速に増加し，トラブルも増えている．

1. 高齢者用住宅整備の必要性

わが国では，諸外国と比べ介護施設・ケア付き高齢者住宅が少ない（図5-III-1)[1]．2005年時点で，65歳以上人口に占める割合は，介護保険3施設（特養，老健，介護療養型医療施設）およびグループホームで3.5%，シルバーハウジング・高齢者向け優良賃貸住宅・有料老人ホームおよび軽費老人ホームで0.9%，合計4.4%に過ぎない．デンマーク，英国では，高齢者用住宅の比率が高く，介護施設・ケア付き高齢者住宅は65歳以上人口の10%以上となっている．

団塊の世代の高齢化に伴い，高齢化が急速に進行する．特に都市部の高齢化が著明となる．単独世帯や夫婦2人暮らしも増加する［参照 p2］．

国土交通省では，住生活基本計画（全国計画）のなかで，高齢者人口に対する高齢者向け住宅の割合を2005年の0.9%から，2020年には3〜5%にすることを目標として示している[2]．

○各国の高齢者の居住状況（定員の比率）（全高齢者における介護施設・高齢者住宅等の定員数の割合）

介護保険3施設など[※2] (3.5%)	[※1] (0.9%)	4.4%	日本 (2005)
ナーシングホーム，グループホームなど (4.2%)	サービスハウスなど (2.3%)	6.5% ※制度上の区分は明確ではなく，類型間の差異は小さい．	スウェーデン (2005)[※3]
プライエム (2.5%)	プライエボーリ・エルダボーリなど (8.1%)	10.6%	デンマーク (2006)[※4]
ケアホーム (3.7%)	シェルタードハウジング (8.0%)	11.7%	英国 (2001)[※5]
ナーシング・ホーム (4.0%)	アシステッドリビングなど (2.2%)	6.2%	米国 (2000)[※6]

図5-III-1　各国の介護施設・ケア付き高齢者住宅の状況
※1 シルバーハウジング，高齢者向け優良賃貸住宅，有料老人ホームおよび軽費老人ホーム（軽費老人ホームは2004年）
※2 介護保険3施設およびグループホーム
※3 Sweden Socialstyrelsen（スウェーデン社会省）聞き取り調査時の配布資料（2006）
※4 Denmark Socialministeriet（デンマーク社会省）聞き取り調査時の配布資料（2006）
※5 Elderly Accommodation Counsel（2004）「the older population」
※6 医療経済研究機構「米国医療関連データ集」（2005）

（内閣府，2010)[1]

2. 高齢者用住宅および老人ホームなどの居住系サービスの種類

高齢者用住宅および老人ホームなどの居住系サービスは次のように分類される．

（1）高齢者用住宅

高齢者向けに整備された住宅である．介護サービスが必要な場合には，介護保険居宅サービスを利用する．

①シルバーハウジング

バリアフリー化され，生活援助員（ライフサポートアドバイザー）が生活相談や緊急時対応などのサービスを提供する公共賃貸住宅である．運営主体は地方公共団体などである．60歳以上の自立した高齢者が対象である．収入要件があり，持ち家があれば入居できない．

②高齢者専用賃貸住宅（高専賃）

高齢者の入居を拒まない住宅として都道府県知事に登録された賃貸住宅のうち，専ら高齢者の単身・夫婦世帯のみを入居対象とする住宅である．

③高齢者円滑入居賃貸住宅（高円賃）

高齢者の入居を拒まない賃貸住宅として整備された住宅である．

④高齢者向け有料賃貸住宅（高有賃）

バリアフリー化した構造・設備が備わり，緊急時対応サービスが受けられる賃貸住宅として都道府県知事が認定した高齢者向け住宅である．

（2）老人ホームなどの居住系サービス

同じ名称の施設でも，介護保険の特定施設に分類されるものとそれ以外のものとに分かれる．前者では，特定施設入居者生活介護を算定する．後者では，介護サービスが必要な場合には，介護保険居宅サービスを利用する．

①ケアハウス

身の回りのことは自らできるが，独立して生活するには不安がある人を対象とした施設である．

②軽費老人ホーム

食事の提供その他日常生活上必要な便宜の供与（無料または低額な料金）を目的とした施設である．食事サービスの付いているA型と自炊型のB型がある．ケアハウスも軽費老人ホームの一形態である．

③養護老人ホーム

主に経済的な理由によって自宅での生活が困難な高齢者の自立者を入所させ，養護することを目的とする施設で，行政による措置施設である．

④有料老人ホーム

入浴，排泄もしくは食事の介護，食事の提供またはその他の日常生活上必要な便宜（洗濯，掃除などの家事または健康管理）の供与を目的とした施設である．さまざまな類型や権利形態がある．

類型としては，介護付，住宅型，健康型，がある．なお，介護保険特定施設に認可された施設以外は，介護付と表記することができない．住宅型では外付けの介護サービスを利用する．健康型は介護が必要となったら，契約解除となる．

権利形態としては，利用権方式，建物賃貸方式などがある．利用権方式とは，居住部分と介護や生活支援等のサービス部分の契約が一体となっているものである．有料老人ホーム特有の契約方式で，本人の退去をもって，契約が終了する．

3. サービス付き高齢者向け住宅登録制度の創設

国土交通省と厚生労働省が所管する「高齢者の居住の安定確保に関する法律（高齢者住まい法）」の改定により，「サービス付き高齢者向け住宅」

表5-Ⅲ-1　サービス付き高齢者向け住宅登録制度の創設

【登録基準】 ＜住宅＞床面積（原則 25m² 以上），便所，洗面設備等の設置，バリアフリー． ＜サービス＞サービスを提供すること（少なくとも安否確認・生活相談サービスを提供）． ＜契約＞高齢者の居住の安定が図られた契約であること，前払家賃等の返還ルールおよび保全措置が講じられていること． 【事業者の義務】 入居契約に係る措置（提供するサービスなどの登録事項の情報開示，入居者に対する契約前の説明）． 誇大広告の禁止． 【指導監督】 ・住宅管理やサービスに関する行政の指導監督（報告徴収・立入検査・指示など）．

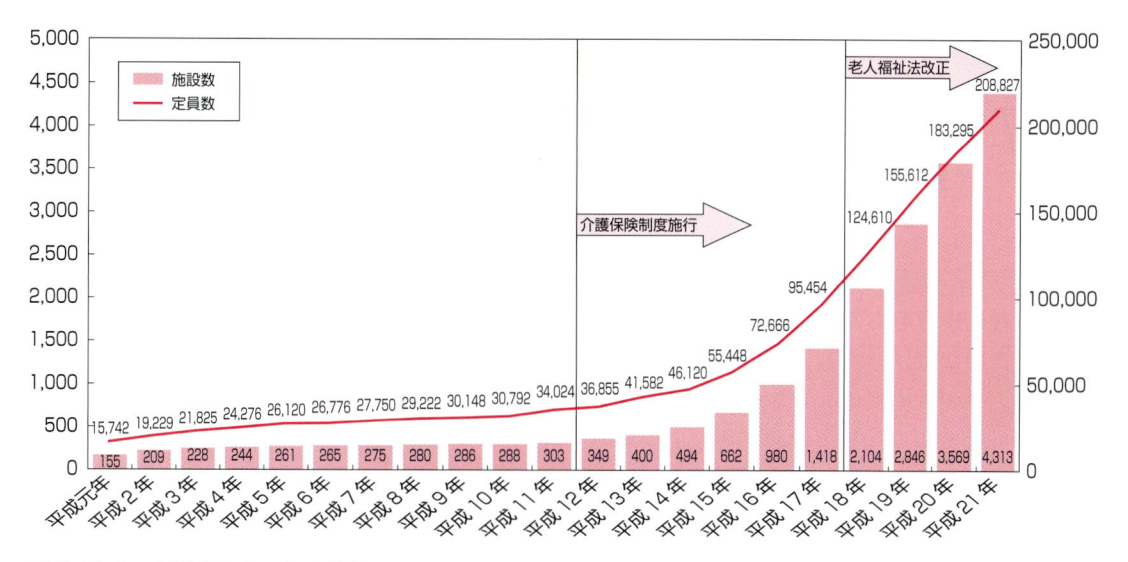

図 5-Ⅲ-2 有料老人ホームの推移
（注）1．平成元年は社会福祉施設調査（10月1日現在）
   2．平成2年以降は厚生労働省（旧厚生省を含む）調べ（平成2年は10月1日現在，平成10年は4月1日現在，他は7月1日現在）

（内閣府，2010）[1]

制度が創設され，2011年10月より登録が始まった（表5-Ⅲ-1）．これに伴い，高専賃，高円賃，高優賃の既存3施設が廃止され，サービス付き高齢者向け住宅に一本化されることになった．また，有料老人ホームも基準を満たせば登録が可能となった．複雑な制度を一本化し，補助・融資・税による支援策を充実することで民間による供給を促進することを目指している．

4. 有料老人ホームや高齢者向け住宅を巡る諸問題

有料老人ホームが急激に増加している（図5-Ⅲ-2）．有料老人ホームの運営にさまざまな問題があることが指摘され，契約に関するトラブルが絶えない状況になっている[1]．具体的には，「入居後短期間で退所したが，少額しか返還されない」「退去時に原状回復費用として高額なリフォーム代を請求された」「解約をしたが，返還期日が過ぎても返還金が支払われない」といった事例が報告されている．

一方，要介護認定をされた生活保護世帯や低所得者向けの高齢者用住宅では，基本的サービスが提供されず，ほとんどのサービスを関連事業所の介護サービスでまかなう形態が増えてきている．訪問介護事業所を運営する事業所が自らの訪問介護だけで居宅サービス区分支給限度基準額いっぱいとなるように週間スケジュールを組むと，訪問看護や訪問・通所リハなど他のサービス利用が困難になる．

高齢者が安心して地域で暮らしていくためには，有料老人ホームや高齢者用住宅に居住する要介護者に対する介護の質を向上させる必要がある．

（水尻強志）

文献 Reference

1) 内閣府：有料老人ホームの契約に関する実態調査報告：http://www.cao.go.jp/consumer/iinkaikouhyou/2010/houkoku/101217_report_roujin.html
2) 国土交通省：住生活基本計画（全国計画）：http://www.mlit.go.jp/jutakukentiku/house/torikumi/jyuseikatsu/hyodai.html

IV 社会資源の利用とケアマネジメント

要 旨

脳卒中後遺症をもちながら地域で安定した生活を送るためには，社会資源の有効な活用が必要である．そのためには，ケアマネジメントの視点が不可欠である．社会資源利用においては介護保険優先の原則があり，介護保険サービスに熟知することが最も重要である．その他，障害者自立支援法，身体障害者手帳，障害年金，生活保護，成年後見制度などについても理解を深めることが求められる．

1. 社会資源の定義

社会資源とは，社会的ニーズを充足するさまざまな制度や物質，人材などのことをいう．具体的には，施設，設備などの物的資源，各種専門職，家族，ボランティアなどの人的資源，制度，政策，法律などの制度的資源などが含まれる．

リハに積極的に取り組んだとしても，脳卒中では，障害を残し，日常生活に援助を要することが少なくない．障害をもちながら地域で安定した生活を送るためには，社会資源の有効な活用が必要となる．

2. ケアマネジメントの視点

ケアマネジメントは，1990年代までに米国や英国などで普及した介護支援の手法であり，「社会的な介護費用の効率性を図る」という側面と「自立とQOL向上のためにニーズに基づく援助を行う」という二面性がある[1,2]．わが国でも，介護保険施行と同時にケアマネジャー（介護支援専門員）が配置された．社会資源の利用にあたっては，ケアマネジメントの視点が不可欠である．また，チームアプローチの必要性とチームのまとめ役としてのケアマネジャーの重要性はケアマネジメントにおいて繰り返し強調されている[1-5]．図5-IV-1にチームケアマネジメントのプロセスを示す．

まず，ケース発見，情報収集とアセスメントから始まる．表5-IV-1にアセスメント方式に関する

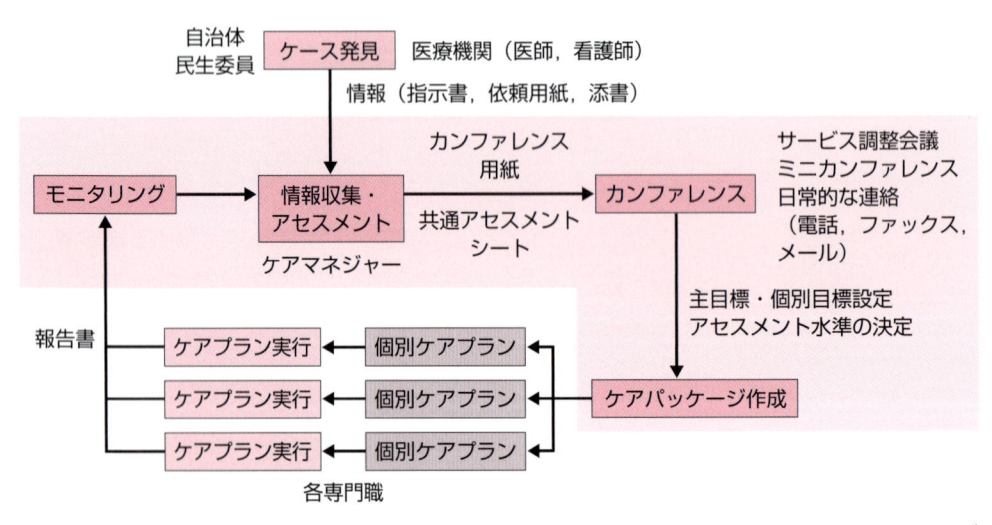

図 5-IV-1 チームケアマネジメントのプロセス

(水尻, 2003)[4]

表 5-Ⅳ-1　課題分析標準項目

1．基本情報に関する項目

No.	標準項目名	項目の主な内容（例）
1	基本情報（受付，利用者など基本情報）	居宅サービス計画作成についての利用者受付情報（受付日時，受付対応者，受付方法など），利用者の基本情報（氏名，性別，住所，電話番号などの連絡先），利用者以外の家族などの基本情報について記載する項目
2	生活状況	利用者の現在の生活状況，生活歴などについて記載する項目
3	利用者の被保険者情報	利用者の被保険者情報（介護保険，医療保険，生活保護，身体障害者手帳の有無など）について記載する項目
4	現在利用しているサービスの状況	介護保険給付の内外を問わず，利用者が現在受けているサービスの状況について記載する項目
5	障害高齢者の日常生活自立度	障害高齢者の日常生活自立度について記載する項目
6	認知症高齢者の日常生活自立度	認知症高齢者の日常生活自立度について記載する項目
7	主訴	利用者およびその家族の主訴や要望について記載する項目
8	認定情報	利用者の認定結果（要介護状態区分，審査会の意見，支給限度額など）について記載する項目
9	課題分析（アセスメント）理由	当該課題分析（アセスメント）の理由（初回，定期，退院退所時など）について記載する項目

2．課題分析（アセスメント）に関する項目

No.	標準項目名	項目の主な内容（例）
10	健康状態	利用者の健康状態（既往歴，主傷病，症状，痛みなど）について記載する項目
11	ADL	ADL（寝返り，起きあがり，移乗，歩行，着衣，入浴，排泄など）に関する項目
12	IADL	IADL（調理，掃除，買物，金銭管理，服薬状況など）に関する項目
13	認知	日常の意思決定を行うための認知能力の程度に関する項目
14	コミュニケーション能力	意思の伝達，視力，聴力などのコミュニケーションに関する項目
15	社会とのかかわり	社会とのかかわり（社会的活動への参加意欲，社会とのかかわりの変化，喪失感や孤独感など）に関する項目
16	排尿・排便	失禁の状況，排尿排泄後の後始末，コントロール方法，頻度などに関する項目
17	褥瘡・皮膚の問題	褥瘡の程度，皮膚の清潔状況などに関する項目
18	口腔衛生	歯・口腔内の状態や口腔衛生に関する項目
19	食事摂取	食事摂取（栄養，食事回数，水分量など）に関する項目
20	問題行動	問題行動（暴言暴行，徘徊，介護の抵抗，収集癖，火の不始末，不潔行為，異食行動など）に関する項目
21	介護力	利用者の介護力（介護者の有無，介護者の介護意思，介護負担，主な介護者に関する情報など）に関する項目
22	居住環境	住宅改修の必要性，危険個所等の現在の居住環境について記載する項目
23	特別な状況	特別な状況（虐待，ターミナルケアなど）に関する項目

（水尻，2003）[4]（介護支援専門員テキスト編集委員会，2012）[6]を改変

課題分析標準項目を示す[4,6]．なお，厚生労働省は，アセスメント様式はこの課題分析標準項目を具備すればよいと明言している．次に，カンファレンスを実施して問題点を明らかにし，解決要因を探る．そして，解決のためにどのような専門職がアプローチをするべきかケアパッケージを決める．各専門職がそれぞれケアプランを作成し実施するなかで，プランどおりに実施されているか，プラン自体が適切だったか，新たな問題点が生じていないかなどをモニタリングする．そして，再アセスメントを行い，ケアパッケージを修正する．

表5-Ⅳ-1の課題分析標準項目に示すように，ケアマネジメントの視点に立ち，総合的なアプローチをしようとすると，アセスメントすべき項目は多岐にわたる．特に，参加にかかわる項目（生活状況，現在利用しているサービス状況，介護力，居住環境など）は，社会資源利用の検討をするために不可欠な項目である．これら環境因子について効果的なかつ効率的な情報収集を行うことが求められる［参照 p28］［サイドメモ33］．

3. 社会資源利用の実際

（1）介護保険優先の原則

2000年4月の介護保険導入後，社会資源の利用方法が大きく変化した．福祉と医療という別々の制度で提供されていた介護サービスが再構築され，市町村による一元的な制度運営となった［参照 p316］．介護保険制度以外にも，障害者自立支援法，障害者手帳，障害年金などさまざまな制度がある．しかし，現時点では，介護保険が優先されており，介護保険サービスに熟知することが，社会資源を理解するうえで最も重要である．

（2）社会資源利用の目的とサービス選択

社会資源利用にあたり，目的を踏まえ，サービス選択を図ることが適当である．なお，目的としては，総合相談，生活援助，機能訓練，問題行動対応，医療的処置・全身管理，介護負担軽減・介護者の休息，経済的援助などがある．

施設利用においても，在宅生活準備をするのか，それとも長期療養目的に利用するのかを検討したうえで選択することになる［サイドメモ34，35］．

4. 社会資源に関連する諸制度

（1）障害者自立支援法（障害者総合支援法）

社会福祉基礎構造改革の一環として，2003年4月より障害者福祉サービス利用の仕組みがそれまでの措置制度から支援費制度に移行した．さらに，2006年4月より，障害者自立支援法が施行され，障害者福祉サービス提供方式が大幅に変更された．なお，2013年4月からは，障害者自立支援法は障害者総合支援法に名称を変えることが決まっているが，法律の根幹部分には大きな変更はない．

障害者自立支援法では，身体・知的・精神障害制度の一本化を図り，サービス提供主体を市町村に一元化した．その事業内容は，自立支援給付

サイドメモ33　集中的ケアマネジメントを可能とする介護保険改革[7,8]

近藤は，介護保険導入前後で，介護者の負担感，抑うつについて調査を行った．しかし，介護者の負担感，抑うつ両者とも改善は認められず，介護保険の効果はほとんどみられなかった，とまとめている．英国でも，ケアマネジメントの研究で効果・効率が実証されているのは複雑なニーズをもつ少数例に濃厚にかかわる集中的ケアマネジメントについてだけである．

より集中的なケアマネジメントを可能にする制度への改革のためには，本人の状態像だけでなく環境因子にも着目してニーズの複雑な例を認定すること，そのような例ではケアマネジャーの受け持ち数を少なく制限し，労働に見合うように介護報酬を引き上げること，などが必要となる．また，施設入所はしていないがニーズが高く複雑な例に対しては，給付できる介護サービス量を引き上げることが求められる．介護者の負担を軽減し施設入所を予防できれば，介護保険給付額総額は低く抑えられ，結果として介護保険財政も好転すると思われる．

（国の制度）と地域生活支援事業（市町村と都道府県の制度）とに分かれる．前者には，介護給付，訓練等給付，自立支援医療，補装具が含まれる．これまでの障害者サービスは，機能に着目され再編される．たとえば，入所更生施設や身体障害者療護施設などの入所施設の住まいの部分は，介護給付の施設入所支援となる．一方，日中生活事業は，入所更生施設では訓練等給付になり，身体障害者療護施設では介護給付の生活介護となる．

　障害者自立支援法では，介護保険要介護認定と同様の仕組みとして，障害程度区分の決定が行われる．まず，認定調査があり，106項目にわたるアセスメントが実施される．結果をコンピュータソフトが解析し，一次判定が決定される．その後，市町村審査会が医師意見書などを合わせて検討し，二次判定を行う．障害程度区分は6区分に分かれている．最終的には，障害程度区分のみならず，他の勘案事項，審査会の意見等を踏まえて，市町村が支給決定を行う．

　障害者自立支援法では，福祉サービス（介護給付，訓練等給付），自立支援医療，補装具，地域生活支援事業の4種類のサービスそれぞれに，原則1割の負担をしなければならない．収入の違いにより細かな減免制度がある［サイドメモ36］．

　障害者において，65歳以上の者および40歳以上65歳未満の医療保険加入者に関しては，原則的に介護保険による給付が優先される．例外として，介護保険の区分支給限度額を超えたサービスを要する場合や介護保険で非該当になった場合，あるいは介護保険サービスにない障害者福祉サービス固有のもの（行動援護，自立訓練，就労施行支援，就労継続支援など）を受ける場合には，支給が認められる場合がある．

（2）身体障害者手帳

　一定の障害をもつ者に対して，申請により身体障害者手帳が交付される．発症後症状が固定した時期に申請可能であり，脳卒中では概ね3カ月程度（自治体によっては6カ月程度）となっている．脳卒中では，肢体不自由（上肢，下肢，体幹機能障害）か，音声・言語・咀嚼機能障害で認定されることが多い．

　身体障害者手帳申請にあたり，所定の様式に基づいた診断書記載が必要となる．診断書記載がで

> **サイドメモ34** 介護保険外サービス
>
> 　介護保険以外にも，独自にさまざまなサービスを提供している市町村がある．たとえば，介護保険にもあるサービスの追加（上乗せサービス）として，ヘルパー派遣事業，住環境整備事業などがある．介護保険にはないサービス（横出しサービス）として，配食サービス，紙オムツの支給，寝具乾燥サービス，訪問理美容サービス，緊急通報システムなどがある．

> **サイドメモ35** 社会資源利用の裏技
>
> 　社会資源の利用において，複数の制度に同種のサービスがある場合には，さまざまな工夫が可能である．
>
> 　たとえば，訪問看護の場合，身体障害者手帳による医療費の補助があれば，医療保険から受けたほうが経済的負担は軽くなる．表5-Ⅱ-5（p321）に記載したような疾患，たとえば，末期の悪性腫瘍や神経難病の場合には，まず身体障害者手帳の有無や等級を確認する．身体障害者手帳がなければ診断書を記載する．あっても等級が妥当でなければ，等級変更を申請する．また，特別訪問看護指示書があれば，医療保険で頻回に訪問看護を受けることができる．医療処置が多い，重度の脳血管障害者の場合に有用である．
>
> 　装具の場合にも，医療保険で作製する訓練用装具の他に，身体障害者福祉法でつくる更生用装具がある．厚生年金法でも装具を作製することもできる．
>
> 　どの制度を使えば，最も利点が大きいかを熟知し，介護保険制度以外の社会資源を駆使できるソーシャルワーカーやケアマネジャーは頼りになる．

表 5-Ⅳ-2　身体障害者手帳の適応例

1．肢体不自由

等　級	「作成の手引き」の具体例	適応例
〈上肢，手指〉 　一上肢全廃（2級） 　一上肢の著しい障害（3級） 　一側手指機能全廃（3級） 　一側手指機能の著しい障害（4級）	・上肢のすべての機能全廃． ・握る，つかむ，物を持ち上げるなどの著しい障害．5 kg 以下の物が持てない． ・字を書いたり，箸を持つことができない． ・握力 5 kg 以下．鍬またはかなづちの柄を握り作業できない．	・廃用手，補助手 ・低いレベルの実用手 ・低いレベルの実用手 ・実用手だが軽〜中度の障害あり
〈下肢〉 　一下肢全廃（3級） 　一下肢の著しい障害（4級）	・患肢で立位保持できない． ・1 km 以上歩行不能．駅の階段の昇降が手すりにすがらなければできない．正座，あぐら，横座りいずれもできない．	・片麻痺重度（装具，杖使用者） ・片麻痺軽〜中度
〈体幹〉 　座っていることができない（1級） 　座位または起立位を保つことが困難（2級） 　起立することが困難（2級） 　歩行が困難（3級）	・腰掛け，正座，横座り，あぐらのいずれもできない． ・10分間以上，座位または立位保持することが不能． ・起立することが自力では不能で，他人または柱，杖その他器物が必要． ・100 m 以上歩行不能．片脚による起立位保持が不能．	・いわゆる「寝たきり」状態の者 ・ベッドサイドレベルの者 ・屋内歩行レベルの者 ・屋内〜家の周辺程度の歩行能力の者

2．音声・言語・咀嚼機能障害

等　級	「作成の手引き」の具体例	適応例
〈音声・言語機能〉 　音声・言語機能喪失（3級） 　音声・言語機能の著しい障害（4級）	・音声をまったく発することができないか，発声しても意思疎通ができない． ・音声または言語機能障害のため，音声，言語のみを用いて意思疎通が困難．	・重度の失語症，麻痺性構音障害 ・軽〜中度の失語症，麻痺性構音障害
〈咀嚼機能〉 　咀嚼機能喪失（3級）	・咀嚼，嚥下に関係する神経，筋疾患によりゾンデ栄養以外に方法のない者．	・重度嚥下障害

〈注意事項〉2つ以上の障害が重複する場合の障害等級は，重複する障害の合計指数に応じて次のように認定する．ただし，肢体不自由の下肢障害と体幹障害の指数を合計することは妥当ではない．また，肢体不自由と言語障害のように違う項目に含まれるものも合計できない．

障害等級	1級	2級	3級	4級	5級	6級	7級
指　数	18	11	7	4	2	1	0.5

合計指数	18以上	11〜17	7〜10	4〜6	2〜3	1
認定等級	1級	2級	3級	4級	5級	6級

合計の具体例
・重度片麻痺で上肢廃用手，下肢装具を使用して歩行している者．
　　一上肢全廃（2級，11点）＋一下肢全廃（3級，7点）＝ 1級（18点）
・軽度片麻痺で上肢は実用手だが軽〜中度の障害あり，下肢は装具なしで独歩可能だが駅の階段に手すり必要．
　　一側手指の著しい障害（4級，4点）＋一下肢の著しい障害（4級，4点）＝ 3級（8点）
・多発性脳梗塞で上肢の麻痺が軽いが，床から立ち上がり不可能．
　　下肢と体幹が合計できないので，点数の高い体幹機能障害（起立することが困難，2級）とする．

きる医師は指定医に限られる．診断書記載は，「作成の手引き」に従って行う．脳卒中後遺症の場合には，表5-Ⅳ-2のような例に適応がある．

身体障害者手帳で利用できる制度は自治体によって異なっている．多岐にわたる援助が受けられるが，特に重要なのは医療費の減免と税金の控除である．身体障害者手帳1・2級となると，重度医療の対象となり，医療費負担が大幅に軽減される．

（3）障害年金

1986年度からスタートした現行年金制度は，原則として国内に居住する20歳以上60歳未満のものすべてが加入する国民年金と，国民年金に上乗せする厚生年金・共済年金との2階建て年金となっている．障害給付は，障害の原因となった傷病の初診時における加入制度によって異なる．国民年金からは障害等級1・2級の障害基礎年金が支給される．2011年度時点で，障害基礎年金1級は年額986,100円となる．厚生年金・共済年金からは，障害基礎年金に報酬比例分を上乗せされ支給される．厚生年金・共済年金では，障害基礎年金に該当しない場合でも，3級の障害厚生年金・障害共済年金か障害手当金（障害一時金）が支給される場合がある．障害等級は，概ね表5-Ⅳ-3のとおりである．

障害認定日は，障害が治った（固定した）場合にはその日を，治っていない（固定していない）場合には，初診日から1年6カ月経過した日となる．受給要件は，①障害の原因となった傷病の初診日が各保険の被保険者期間であること，②初診日の前日までに一定期間保険料が納付されていること，③障害認定日において障害の程度が一定基準以上の状態であることである．

（4）生活保護

生活保護制度は，生活に困窮する方に対し，その困窮の程度に応じて必要な保護を行い，健康で文化的な最低限度の生活を保障するとともに，自立を助長することを目的としている．

厚生労働省が定める保護基準（最低生活費）よりも世帯収入が少ない場合には，不足分が保護費として支給される．生活保護基準は，一般的には生活扶助，住宅扶助，教育扶助，介護扶助，医療扶助の合計額となる．それぞれについて厚生労働

表5-Ⅳ-3 障害年金における障害等級基準

	障害等級基準
1級	日常生活の用を足すことができない程度．例）体幹の機能障害のため，座っていることができない，または，立ち上がることができない．
2級	日常生活に著しい制限を受ける程度．例）体幹の機能障害のため，歩くことができない．一側上肢機能の著しい障害．一側下肢の著しい障害．
3級	治癒した場合は労働が著しい制限を受ける程度，治癒しない場合は制限を受ける程度．

サイドメモ 36　障害者自立支援法と自立生活活動

2005年10月，国会で障害者自立支援法が可決・成立した．同法は，これまで応能負担が原則だった障害者医療・福祉サービスに定率（応益）負担が導入された．もともと低所得者が多い障害者にとっては，大幅な負担増につながる内容だった．

2013年4月1日から，障害者自立支援法は障害者総合支援法と名称を変えて施行されることになった．障害者総合支援法では，障害者の定義に難病などが追加された．また，2014年4月1日からは，重度訪問介護の対象者の拡大，ケアホームのグループホームへの一元化などが実施されることになった．しかし，法律の根幹部分は全く変更されず，障害者団体が強く反対していた応益負担に関しては手がつけられなかった．

国際的な障害者運動のなかで，Independent living（自立生活）という概念が確立している．たとえ，活動レベルでの自立が困難な重度障害者でも，彼らを支える必要なサービスが与えられたならば，社会生活レベルではかなりの程度自立した生活ができる．

障害者本人の経済状態で利用できるサービスが左右されるとするならば，自立生活支援とはいえない．障害者自立支援法はこれまで積み重ねられてきた障害者に対する施策に逆行するものである．

省の定める基準があり，地域，世帯人数，年齢，家賃などによって支給額は異なる．

（5）成年後見制度

成年後見制度とは，精神上の障害（認知症・知的障害・精神障害など）により判断能力が不十分な者を保護・支援する制度である．2000年度に，旧来の禁治産・準禁治産制度に代わって設けられた．

任意後見制度と法定後見制度に大別される．任意後見制度とは，まだ判断能力があるものが，将来判断能力が不十分になった場合に備えるための制度である．一方，法定後見制度は，既に判断能力が不十分なものの支援者を法律によって定める制度である．本人の判断能力に応じて，後見・保佐・補助の3類型がある．

（水尻強志）

文　献　Reference

1) 大野勇夫：利用者のためのケアマネージメント，あけび書房，2000.
2) 大野勇夫：ケアマネジメントの限界をどう克服するか．これでよいのかケアマネジメント　実践現場からの提言（大野勇夫・他編），大月書店，2003，pp74-82.
3) 東京保険医協会：2012年4月改定保険点数便覧，東京保険医協会，2012.
4) 水尻強志：チームケアマネジメント・システムをどうつくるか．これでよいのかケアマネジメント　実践現場からの提言（大野勇夫・他編），大月書店，2003，pp93-103.
5) 竹内孝仁：ケアマネジメント，医歯薬出版，1996.
6) 介護支援専門員テキスト編集委員会：六訂・介護支援専門員基本テキスト，長寿社会開発センター，2012.
7) 近藤克則：介護保険は介護者の負担を軽減したか　介護者の主観的幸福感・抑うつ・介護負担感へのインパクト．社会保険旬報 **2135**：24-29，2002.
8) 近藤克則：介護保険における政策科学の試み．「医療費抑制の時代」を超えて−イギリスの医療・福祉改革，医学書院，2004，pp266-299.

第6章

資料

I 脳卒中治療ガイドラインにおけるエビデンスレベルおよび推奨グレード

(篠原幸人・他：脳卒中治療ガイドライン2009, 協和企画, 2009)

表1 脳卒中の evidence level に関する脳卒中治療ガイドライン委員会の分類

エビデンスのレベル	内容
Ia	RCTのメタアナリシス（RCTの結果がほぼ一様）
Ib	RCT
IIa	良くデザインされた比較研究（非ランダム化）
IIb	良くデザインされた準実験的研究
III	良くデザインされた非実験的記述研究（比較・相関・症例研究）
IV	専門家の報告・意見・経験

本分類は、英国 Royal College of Physicians が採用した National Clinical Guidelines for Stroke の分類（1999）に準じ、Oxford Centre for Evidence-based Medicine の分類（2001）を一部取り入れたものである

表2 脳卒中の recommendation grade に関する脳卒中治療ガイドライン委員会の分類

推奨のグレード	内容
A	行うよう強く勧められる（Iaまたは少なくとも1つ以上のレベルIbの結果*）
B	行うよう勧められる（少なくとも1つのレベルII以上の結果）
C1	行うことを考慮してもよいが、十分な科学的根拠がない
C2	科学的な根拠がないので、勧められない
D	行わないよう勧められる

*レベルIbの結果が1つ以上あっても、そのRCTの症例数が十分でなかったり、論文が1つのみしか存在せず再検討がいずれ必要と委員会が判定した場合は、グレードをBとする。

なお、エビデンスのレベル、推奨グレードの決定にあたって人種差、民族差の存在は考慮していない。

II 片麻痺機能テスト

(上田 敏：目でみるリハビリテーション医学, 第2版, 東京大学出版会, 1994, pp44-46)

上 肢

テストNo.	サブテストの種類	出発肢位・テスト動作	判定		テストNo.	サブテストの種類	出発肢位・テスト動作	判定	
①連合反応（大胸筋）	背臥位で患手を耳に近い位置におく（屈筋共同パターンの形）健側の肘を曲げた位置から，徒手抵抗に抗して肘を伸ばさせ，患側の大胸筋の収縮の有無を触知する		連合反応	不十分（無）	⑦肘屈曲位で前腕の回内	肘を曲げ前腕の回内（掌を下に向ける）を行う（50°以上が十分）肘を体側にぴったりとつけ，離さないこと（つかない場合は失格）肘屈曲は90°±10°の範囲に保つ		不十分	肘が体側につかない / 前腕回外位 / 前腕中間位保持可能 / 回内5°〜45°可能
				十分（有）				十分	回内50°〜85° / 回内90°
②随意収縮（大胸筋）	出発肢位は①と同じ「患側の手を反対側の腰の辺に伸ばしなさい」と指示し，大胸筋の収縮を触知する		随意収縮	不十分（無）	⑧肘伸展位で腕を横水平位に開く	肘伸展位のまま腕を横水平に開く上肢は真横から20°以上前方に出ないようにし，肘は20°以上は曲がらないように気をつける60°以上を十分とする		不十分	不可能 / 5°〜25° / 30°〜55°
				十分（有）				十分	60°〜85° / 90°
③共同運動（随意運動）	出発肢位は①と同じ②と同じ動作で手先がどこまで動くかをみる（伸筋共同運動）		可能	不可能	⑨腕を前方に挙上	バンザイをする。肘は20°以上曲がらないようにし，前方からできる限り上にあげる上肢は横に30°以上開かないようにする130°以上を十分とする		不十分	0〜85° / 90°〜125° / 130°〜155°
				不十分 耳〜乳頭 / 乳頭〜臍				十分	160°〜175° / 180°
				十分 臍より下 / 完全伸展					
④共同運動（随意運動）	腰掛け位で患手の先が健側の腰のところにくるようにおく（肘最大伸展位，前腕回内位—屈筋共同運動パターンの形）「患側の手を耳まで持っていく」ように指示し，手先がどこまで上がるかをみる		可能	不可能	⑩肘伸展位で回外	肘伸展位で前方にあげ，前腕を回外する（掌を上に向ける）肘は20°以上曲げず，肩関節は60°以上前方挙上するようにする。50°以上を十分とする		不十分	前方挙上位をとれない / とれるが前腕回内位 / 中間位をとれる / 回内5°〜45°
				不十分 0〜臍 / 臍〜乳頭 / 乳頭以上				十分	回内50°〜85° / 回外90°
				十分 耳の高さ					
⑤腰掛け位で手を背中の後へ	手を背中の後へまわす手が背中の中心線から，5cm以内に達するか否かをみる1動作で行うこと			不可能	⑪スピードテスト①	手を肩から頭上に挙上する。手先を肩につけ真上に挙上する。できるだけ早く10回くり返すに要する時間をはかる。肘が20°以上曲がっていてはならず，肩関節は130°以上挙上すること。健側を先に測定する		所要時間	健側　　秒 / 患側　　秒
			不十分	体側まで / 体側を越えるが不十分				不十分	健側の2倍以上 / 健側の1.5倍〜2倍
			十分	脊柱より5cm以内				十分	健側の1.5倍以下
⑥腕を前方水平位に挙上	腕を前方水平にあげる（肘は20°以上曲がらないように気をつける。肩関節での水平内外転は±10°以内に保つ）60°以上を十分とする			不可能	■上肢予備テスト（テストNo.11が施行不可能の場合実施する．）				
			不十分	5°〜25° / 30°〜55°	スピードテスト②	腕を横水平位に挙上する。肘伸展位のままで腕を横水平に開く。できるだけ早く10回くり返す上肢は真横から20°以上前方に出ず，肘は20°以上が曲がらないようにする60°以上の側方挙上を行うこと		所要時間	健側　　秒 / 患側　　秒
			十分	60°〜85° / 90°				不十分	健側の2倍以上 / 健側の1.5倍〜2倍
								十分	健側の1.5倍以下

下肢

テストNo. サブテストの種類	出発肢位・テスト動作	判定
①レイミストの連合反応（内転） 背臥位で健側の下肢を開き、徒手抵抗に抗してこれを閉じさせる。患側下肢の内転、または内転筋群の収縮の有無をみる		股内転の誘発（連合反応） 不十分（無） 十分（有）
②随意運動 背臥位で随意的に患側下肢を閉じ、（内転）させ、内転筋群の収縮を触知する		随意収縮の触知（股内転筋群の） 不十分（無） 十分（有）
③伸筋共同運動（随意運動） 背臥位で膝を90°曲げ、自然に股外転、外旋した位置におき、「足を伸ばす」よう指示し、膝屈曲角をみる		随意運動（膝伸展） 不可能 不十分 90°〜50° / 45°〜25° 十分 20°〜5° / 0°
④屈筋共同運動（随意運動） 背臥位で股伸展位（0〜20°）「患側の足を曲げる」ように指示し、随意的な動きの有無、程度を股関節屈曲角でみる。90°以上を十分とする		随意運動（股屈曲） 不可能 不十分 5°〜40° / 45°〜85° 十分 90°〜
⑤股関節屈曲（下肢伸展挙上） 背臥位で膝伸展位のまま挙上させ、股関節の動く角度をみる。この間、膝関節は20°以上屈曲してはならない。30°以上を十分とする		不可能 不十分 5°〜25° / 30°〜45° 十分 50°〜
⑥膝関節の屈曲 膝関節90°の腰掛け位を取らせる。足を床の上ですべらせて膝関節を100°以上に屈曲させる。膝関節は60°〜90°の屈曲位に保ち、床から離さず行うこと		不可能 可能（十分）
⑦足関節の背屈 腰掛け位で踵を床につけたまま、足関節を背屈する 5°以上の背屈を十分とする		不可能 可能（十分）
⑧足関節背屈 背臥位で股・膝伸展位のままで足関節の背屈動作 5°以上を十分とする		不可能 不十分 可能だが底屈域内 十分 背屈5°以上可能
⑨膝伸展位で足関節背屈 腰掛け位で足関節背屈動作の有無と程度をみる。股関節は60°〜90°の屈曲位で膝は20°以上曲がらないようにして行う。背屈5°以上を十分とする		不可能 不十分 可能だが底屈域内 十分 背屈5°以上可能
⑩股関節内旋 腰掛け位、膝屈曲位で中間位からの股関節内旋動作の角度をみる。股関節60°〜90°屈曲位で大腿部を水平にし、膝関節90°±10°を保って行う		不可能 不十分 内旋5°〜15° 十分 内旋20°〜
⑪スピードテスト① 股関節内旋 膝屈曲位で中間位から股関節内旋動作（テスト⑩の動作）を10回行うに要する時間。（内旋が20°以上できること。その他の条件はテスト⑩と同じ）健側を先に測定すること		所要時間 健側 秒／患側 秒 不十分 健側の2倍以上／健側の1.5〜2倍 十分 健側の1.5倍以下

手指

サブテストNo.	サブテストの種類	出発肢位・テスト動作	判定	
1	指の集団運動	出発肢位：前腕中間位（以下テスト7まで同じ，とりにくい場合は，テスト者が軽く支えてもよい．）手指伸展位（可能な限り），手関節は中間位（背屈 ROM 1/4 以内までを含む）〜掌屈位の範囲（テスト2，4も同じ） テスト動作	0	手指伸展位がとれない，または屈曲不能
			1	ROM の 1/4 未満
			2	ROM の 1/4〜3/4 未満
			3	ROM の 3/4 以上
			出発点と終点の差で判定する 1)健手 ROM を基準（4/4）とする 2)MP，PIP，DIP の角度を足し合わせて判定する．すなわち，指末節の最終位置により判定することになる 3)全指が揃わない場合は平均して判定する	
2	集団伸展	出発肢位，手指屈曲位（可能な限り） テスト動作	0	手指屈曲肢位がとれない，または伸展不能
			1	ROM の 1/4 未満
			2	ROM の 1/4〜3/4 未満
			3	ROM の 3/4 以上
			テスト1と同じ	
3	手関節の分離運動 手関節背屈	出発肢位：手指屈曲位（屈曲はROMの3/4以上あればよい）．肘を机の面から少し浮かして行う テスト動作	不十分	ROM の 3/4 未満
			十分	ROM の 3/4 以上
			テスト施行中の手関節橈尺屈は ROM の 1/4 以内であればよい	
4	指の分離運動 四指屈曲位での示指伸展	出発肢位：全指屈曲位（ROM の 3/4 以上） テスト動作	不十分	ROM の 3/4 未満
			十分	ROM の 3/4 以上
			1)検査指以外の指（母指を含む）の屈曲は，ROM の 3/4 以上に自力で保っていることが条件．途中で 3/4 以下になる場合はならない範囲の角度で判定する．母指は屈曲していれば，その位置は問わない	
5	指の分離運動 MP（手背屈位）でのIP屈曲	出発肢位：手関節背屈（ROM の 1/4 以上）MP 伸展（ROM の 3/4 以上），母指の位置は自由とし，判定には含めない テスト動作	不十分	ROM の 3/4 未満
			十分	ROM の 3/4 以上
			1)手関節背屈は全 ROM の 1/4 以上をテスト動作中，自力で保っていることが条件，途中で 1/4 以下になる場合は，ならない範囲の角度で判定する 2)全指が揃わない場合は平均して判定する（母指を除く）	
6	四指伸展（手背屈位）での示	出発肢位：全指屈曲位（ROM の 3/4 以上），手関節背屈（ROM の 1/4 以上），母指は屈曲していればその位置は問わない テスト動作	不十分	ROM の 3/4 未満
			十分	ROM の 3/4 以上
			1)テスト5の1)に同じ 2)テスト4の1)に同じ	
7	四指伸展（手背屈位）での小	出発肢位：テスト6に同じ テスト動作	不十分	ROM の 3/4 未満
			十分	ROM の 3/4 以上
			1)テスト5の1)に同じ 2)テスト4の1)に同じ	
8	スピードテスト	鉛筆を机の上からI，II指の指腹つまみで5回（2〜3 cm程度）つまみあげて離す．5回で判定しにくい場合は，10回行わせて計測する．(ストップウォッチで秒単位に小数点1ケタまで測定) テスト動作 注1)まず健手で正しいやり方を教える 注2)III〜V指は 3/4 以上屈曲位に保つ	所要時間	計測は10回分として計算し，小数点1ケタまで記載する
				健側 秒
				患側 秒
			不十分	患側/健側の比が1.0を越える または，患側の所要時間が8秒を越える
			十分	患側/健側の比が1.0以内で，かつ，患側の所要時間が8秒以内
9	連合反応	健手に握力計を持たせ，最大限握らせた時に，患指の屈曲が起こるかどうかをみる．患手の位置は自由（膝の上，体側など）	不十分	なし
			十分	あり

II 片麻痺機能テスト

12段階片麻痺グレード総合判定（上下肢）

片麻痺回復グレード	片麻痺機能テスト結果 サブテストNo.	判定	参考（ステージ）
0	1（連合反応）	不十分（2, 3, 4も不十分）	I
1	1（連合反応）	十分	II-1
2	2（随意収縮）	十分	II-2
3	3, 4（共同運動）	一方不可能・他方不十分	III-1
4	3, 4（共同運動）	両方とも不十分または一方不可能・他方十分	III-2
5	3, 4（共同運動）	一方十分・他方不十分	III-3
6	3, 4（共同運動）	両方ともに十分	III-4
7	5, 6, 7（ステージIVのテスト）	1つが十分	IV-1
8	5, 6, 7（ステージIVのテスト）	2つ以上が十分	IV-2
9	8, 9, 10（ステージVのテスト）	1つが十分	V-1
10	8, 9, 10（ステージVのテスト）	2つが十分	V-2
11	8, 9, 10（ステージVのテスト）	3つが十分	V-3
12	11（スピードテスト）	ステージVのテストが3つとも十分でかつスピードテストが十分	VI

12段階片麻痺グレード総合判定（手指）　グレード2〜6は右表参照．

総合判定（グレード）	サブテストNo.	判定		
0	9.（連合反応）	不十分		全テスト不能
1	9.（連合反応）	十分		連合反応のみ「あり」
7	3.	十分	不十分	1) グレード6にまで達していない場合には，グレード7以上に判定してはならない．
8	4.	十分	不十分	2) No.3〜7のサブテストについて2つ連続して十分になった番号の大きいテストによりグレードを判定する（途中で不十分な番号があってもよい）．ただし，グレード7はグレード6に達していればテスト3のみ十分でよい．
9	5.	十分	不十分	
10	6.	十分	不十分	
11	7.	十分	不十分	
12	8. スピードテスト	十分	不十分	テスト3〜7が全て十分の場合のみ実施する．

グレード2〜6の判定基準（サブテスト1, 2）

	グレード	集団伸展判定（サブテスト2) 0 不能	1 1/4未満	2 1/4〜3/4	3 3/4以上
集団屈曲判定（サブテスト1）	0 不能	0又は1	2	3	4
	1 1/4未満	2	2	3	4
	2 1/4〜3/4	3	3	4	5
	3 3/4以上	4	4	5	6

III 関節可動域表示ならびに測定法

(平成7年4月改訂)（リハ医学 32：207-217, 1995）

I．関節可動域表示ならびに測定法の原則

1．関節可動域表示ならびに測定法の目的

　日本整形外科学会と日本リハビリテーション医学会が制定する関節可動域表示ならびに測定法は整形外科医，リハビリテーション医ばかりでなく，医療，福祉，行政その他の関連職種の人々をも含めて，関節可動域を共通の基盤で理解するためのものである．従って，実用的で分かりやすいことが重要であり，高い精度が要求される計測，特殊な臨床評価，詳細な研究のためにはそれぞれの目的に応じた測定方法を検討する必要がある．

2．基本肢位

　Neutral Zero Method を採用しているので，Neutral Zero Starting Position が基本肢位であり，概ね解剖学的肢位と一致する．ただし，肩関節水平屈曲・伸展については肩関節外転90°の肢位，肩関節外旋・内旋については肩関節外転0°で肘関節90°屈曲位，前腕の回外・回内については手掌面が矢状面にある肢位，股関節外旋・内旋については股関節屈曲90°で膝関節屈曲90°の肢位をそれぞれ基本肢位とする．

3．関節の運動

　1）関節の運動は直交する3平面，すなわち前額面，矢状面，水平面を基本面とする運動である．ただし，肩関節の外旋・内旋，前腕の回外・回内，股関節の外旋・内旋，頸部と胸腰部の回旋は，基本肢位の軸を中心とした回旋運動である．また，足部の内がえし・外がえし，母指の対立は複合した運動である．

　2）関節可動域測定とその表示で使用する関節運動とその名称を以下に示す．なお，下記の基本的名称以外によく用いられている用語があれば（　）内に併記する．

　(1) 屈曲と伸展

　多くは矢状面の運動で，基本肢位にある隣接する2つの部位が近づく動きが屈曲，遠ざかる動きが伸展である．ただし，肩関節，頸部・体幹に関しては，前方への動きが屈曲，後方への動きが伸展である．また，手関節，手指，足関節，足指に関しては，手掌または足底への動きが屈曲，手背または足背への動きが伸展である．

　(2) 外転と内転

　多くは前額面の運動で，体幹や手指の軸から遠ざかる動きが外転，近づく動きが内転である．

　(3) 外旋と内旋

　肩関節および股関節に関しては，上腕軸または大腿軸を中心として外方へ回旋する動きが外旋，内方へ回旋する動きが内旋である．

　(4) 回外と回内

　前腕に関しては，前腕軸を中心にして外方に回旋する動き（手掌が上を向く動き）が回外，内方に回旋する動き（手掌が下を向く動き）が回内である．

　(5) 水平屈曲と水平伸展

　水平面の運動で，肩関節を90°外転して前方への動きが水平屈曲，後方への動きが水平伸展である．

　(6) 挙上と引き下げ（下制）

　肩甲帯の前額面の運動で，上方への動きが挙上，下方への動きが引き下げ（下制）である．

　(7) 右側屈・左側屈

　頸部，体幹の前額面の運動で，右方向への動きが右側屈，左方向への動きが左側屈である．

　(8) 右回旋と左回旋

　頸部と胸腰部に関しては右方に回旋する動きが右回旋，左方に回旋する動きが左回旋である．

　(9) 橈屈と尺屈

　手関節の手掌面の運動で，橈側への動きが橈屈，尺側への動きが尺屈である．

　(10) 母指の橈側外転と尺側内転

　母指の手掌面の運動で，母指の基本軸から遠ざかる動き（橈側への動き）が橈側外転，母指の基本軸に近づく動き（尺側への動き）が尺側内転である．

　(11) 掌側外転と掌側内転

母指の手掌面に垂直な平面の運動で，母指の基本軸から遠ざかる動き（手掌方向への動き）が掌側外転，基本軸に近づく動き（背側方向への動き）が掌側内転である．

(12) 対立

母指の対立は，外転，屈曲，回旋の3要素が複合した運動であり，母指で小指の先端または基部を触れる動きである．

(13) 中指の橈側外転と尺側外転

中指の手掌面の運動で，中指の基本軸から橈側へ遠ざかる動きが橈側外転，尺側へ遠ざかる動きが尺側外転である．

(14) 外がえしと内がえし

足部の運動で，足底が外方を向く動き（足部の回内，外転，背屈の複合した運動）が外がえし，足底が内方を向く動き（足部の回外，内転，底屈の複合した運動）が内がえしである．

足部長軸を中心とする回旋運動は回外，回内と呼ぶべきであるが，実際は，単独の回旋運動は生じ得ないので複合した運動として外がえし，内がえしとした．また，外反，内反という用語も用いるが，これらは足部の変形を意味しており，関節可動域測定時に関節運動の名称としては使用しない．

4．関節可動域の測定方法

1）関節可動域は，他動運動でも自動運動でも測定できるが，原則として他動運動による測定値を表記する．自動運動による測定値を用いる場合は，その旨明記する〔5の2）の(1)参照〕．

2）角度計は十分な長さの柄がついているものを使用し，通常は5°刻みで測定する．

3）基本軸，移動軸は，四肢や体幹において外見上分かりやすい部位を選んで設定されており，運動学上のものとは必ずしも一致しない．また，手指および足指では角度計のあてやすさを考慮して，原則として背側に角度計をあてる．

4）基本軸と移動軸の交点を角度計の中心に合わせる．また，関節の運動に応じて，角度計の中心を移動させてもよい．必要に応じて移動軸を平行移動させてもよい．

5）多関節筋が関与する場合，原則としてその影響を除いた肢位で測定する．例えば，股関節屈曲の測定では，膝関節を屈曲しハムストリングをゆるめた肢位で行う．

6）肢位は「測定肢位および注意点」の記載に従うが，記載のないものは肢位を限定しない．変形，拘縮などで所定の肢位がとれない場合は，測定肢位が分かるように明記すれば異なる肢位を用いてもよい〔5の2）の(2)参照〕．

7）筋や腱の短縮を評価する目的で多関節筋を緊張させた肢位で関節可動域を測定する場合は，測定方法が分かるように明記すれば多関節筋を緊張させた肢位を用いてもよい〔5の2）の(3)参照〕．

5．測定値の表示

1）関節可動域の測定値は，基本肢位を0°として表示する．例えば，股関節の可動域が屈曲位20°から70°であるならば，この表現は以下の2通りとなる．

(1) 股関節の関節可動域は屈曲20°から70°（または屈曲20°〜70°）

(2) 股関節の関節可動域は屈曲は70°，伸展は−20°

2）関節可動域の測定に際し，症例によって異なる測定法を用いる場合や，その他関節可動域に影響を与える特記すべき事項がある場合は，測定値とともにその旨併記する．

(1) 自動運動を用いて測定する場合は，その測定値を（　）で囲んで表示するか，「自動」または「active」などと明記する．

(2) 異なる肢位を用いて測定する場合は，「背臥位」「座位」などと具体的に肢位を明記する．

(3) 多関節筋を緊張させた肢位を用いて測定する場合は，その測定値を〈　〉で囲んで表示するが，「膝伸展位」などと具体的に明記する．

(4) 疼痛などが測定値に影響を与える場合は，「痛み」「pain」などと明記する．

6．参考可動域

関節可動域は年齢，性，肢体，個体による変動がおおきいので，正常値は定めず参考可動域として記載した．関節可動域の異常を判定する場合は，健側上下肢の関節可動域，参考可動域，（附）関節可動域の参考値一覧表，年齢，性，測定肢体，測定方法などを十分考慮して判定する必要がある．

II．上肢測定

部位名	運動方向	参考可動域角度	基本軸	移動軸	測定肢位および注意	参考図
肩甲帯 shoulder girdle	屈曲 flexion	20	両側の肩峰を結ぶ線	頭頂と肩峰を結ぶ線		
	伸展 extension	20				
	挙上 elevation	20	両側の肩峰を結ぶ線	肩峰と胸骨上縁を結ぶ線	前面から測定する[注3]	
	引き下げ（下制） depression	10				
肩 shoulder（肩甲帯の動きを含む）	屈曲（前方挙上） flexion (forward elevation)[注1]	180	肩峰を通る床への垂直線（立位または座位）	上腕骨	前腕は中間位とする．体幹が動かないように固定する．脊柱が前後屈しないように注意する．	
	伸展（後方挙上） extension (backward elevation)[注2]	50				
	外転（側方挙上） abduction (lateral elevation)	180	肩峰を通る床への垂直線（立位または座位）	上腕骨	体幹の側屈が起こらないように90°以上になったら前腕を回外することを原則とする．⇨[Ⅵ．その他の検査法]参照	
	内転 adduction	0				
	外旋 external rotation	60	肘を通る前額面への垂直線	尺骨	上腕を体幹に接して，肘関節を前方90°に屈曲した肢位で行う．前腕は中間位とする．⇨[Ⅵ．その他の検査法]参照	
	内旋 internal rotation	80				
	水平屈曲（水平内転） horizontal flexion (horizontal adduction)	135	肩峰を通る矢状面への垂直線	上腕骨	肩関節を90°外転位とする．	
	水平伸展（水平外転） horizontal extension (horizontal abduction)	30				
肘 elbow	屈曲 flexion	145	上腕骨	橈骨	前腕は回外位とする．	
	伸展 extension	5				

Ⅲ　関節可動域表示ならびに測定法　**343**

部位名	運動方向	参考可動域角度	基本軸	移動軸	測定肢位および注意点	参考図
前腕 forearm	回内 pronation	90	上腕骨	手指を伸展した手掌面	肩の回旋が入らないように肘を90°に屈曲する.	
	回外 supination	90				
手 wrist	屈曲(掌屈) flexion (palmarflexion)	90	橈骨	第2中手骨	前腕は中間位とする.	
	伸展(背屈) extension (dorsiflexion)	70				
	橈屈 radial deviation	25	前腕の中央線	第3中手骨	前腕を回内位で行う.	
	尺屈 ulnar deviation	55				

Ⅲ．手指測定

部位名	運動方向	参考可動域角度	基本軸	移動軸	測定肢位および注意点	参考図
母指 thumb	橈側外転 radial abduction	60	示指(橈骨の延長上)	母指	運動は手掌面とする. 以下の手指の運動は，原則として手指の背側に角度計をあてる.	
	尺側内転 ulnar adduction	0				
	掌側外転 palmar abduction	90			運動は手掌面に直角な面とする.	
	掌側内転 palmar adduction	0				
	屈曲(MCP) flexion	60	第1中手骨	第1基節骨		
	伸展(MCP) extension	10				
	屈曲(IP) flexion	80	第1基節骨	第1末節骨		
	伸展(IP) extension	10				

〔前頁〕 注1) リハ医学，32(4)：210，1995．学会誌掲載時点では forward flexion となっている.
　　　　注2) 同じく backward extension となっている.
　　　　注3) 同じく，背面から測定する，となっている.

部位名	運動方向	参考可動域角度	基本軸	移動軸	測定肢位および注意点	参考図
指 fingers	屈曲(MCP) flexion	90	第2-5中手骨	第2-5基節骨	⇨[Ⅵ. その他の検査法]参照	
	伸展(MCP) extension	45				
	屈曲(PIP) flexion	100	第2-5基節骨	第2-5中節骨		
	伸展(PIP) extension	0				
	屈曲(DIP) flexion	80	第2-5中節骨	第2-5末節骨	DIPは10°の過伸展をとりうる.	
	伸展(DIP) extension	0				
	外転 abduction		第3中手骨延長線	第2, 4, 5指軸	中指の運動は橈側外転, 尺側外転とする. ⇨[Ⅵ. その他の検査法]参照	
	内転 adduction					

Ⅳ. 下肢測定

部位名	運動方向	参考可動域角度	基本軸	移動軸	測定肢位および注意点	参考図
股 hip	屈曲 flexion	125	体幹と平行な線	大腿骨(大転子と大腿骨外顆の中心を結ぶ線)	骨盤と脊柱を十分に固定する. 屈曲は背臥位, 膝屈曲位で行う. 伸展は腹臥位, 膝伸展位で行う.	
	伸展 extension	15				
	外転 abduction	45	両側の上前腸骨棘を結ぶ線への垂直線	大腿中央線(上前腸骨棘より膝蓋骨中心を結ぶ線)	背臥位で骨盤を固定する. 下肢は外旋しないようにする. 内転の場合は, 反対側の下肢を屈曲挙上してその下を通して内転させる.	
	内転 adduction	20				
	外旋 external rotation	45	膝蓋骨より下ろした垂直線	下腿中央線(膝蓋骨中心より足関節内外果中央を結ぶ線)	背臥位で, 股関節と膝関節を90°屈曲位にして行う. 骨盤の代償を少なくする.	
	内旋 internal rotation	45				

Ⅲ 関節可動域表示ならびに測定法 **345**

部位名	運動方向	参考可動域角度	基本軸	移動軸	測定肢位および注意点	参考図
膝 knee	屈曲 flexion	130	大腿骨	腓骨（腓骨頭と外果を結ぶ線）	屈曲は股関節を屈曲位で行う．	
	伸展 extension	0				
足 ankle	屈曲（底屈） flexion (plantar flexion)	45	腓骨への垂直線	第5中足骨	膝関節を屈曲位で行う．	
	伸展（背屈） extension (dorsiflexion)	20				
足部 foot	外がえし eversion	20	下腿軸への垂直線	足底面	膝関節を屈曲位で行う．	
	内がえし inversion	30				
	外転 abduction	10	第1，第2中足骨の間の中央線	同左	足底で足の外縁または内縁で行うこともある．	
	内転 adduction	20				
母指（趾） great toe	屈曲（MTP） flexion	35	第1中足骨	第1基節骨		
	伸展（MTP） extension	60				
	屈曲（IP） flexion	60	第1基節骨	第1末節骨		
	伸展（IP） extension	0				
足指 toes	屈曲（MTP） flexion	35	第2-5中足骨	第2-5基節骨		
	伸展（MTP） extension	40				
	屈曲（PIP） flexion	35	第2-5基節骨	第2-5中節骨		
	伸展（PIP） extension	0				
	屈曲（DIP） flexion	50	第2-5中節骨	第2-5末節骨		
	伸展（DIP） extension	0				

V. 体幹測定

部位名	運動方向		参考可動域角度	基本軸	移動軸	測定肢位および注意点	参考図
頸部 cervical spines	屈曲（前屈） flexion		60	肩峰を通る床への垂直線	外耳孔と頭頂を結ぶ線	頭部体幹の側面で行う．原則として腰かけ座位とする．	
	伸展（後屈） extension		50				
	回旋 rotation	左回旋	60	両側の肩峰を結ぶ線への垂直線	鼻梁と後頭結節を結ぶ線	腰かけ座位で行う．	
		右回旋	60				
	側屈 lateral bending	左側屈	50	第7頸椎棘突起と第1仙椎の棘突起を結ぶ線	頭頂と第7頸椎棘突起を結ぶ線	体幹の背面で行う．腰かけ座位とする．	
		右側屈	50				
胸腰部 thoracic and lumbar spines	屈曲（前屈） flexion		45	仙骨後面	第1胸椎棘突起と第5腰椎棘突起を結ぶ線	体幹側面より行う．立位，腰かけ座位または側臥位で行う．股関節の運動が入らないように行う． ⇨[Ⅵ．その他の検査法]参照	
	伸展（後屈） extension		30				
	回旋 rotation	左回旋	40	両側の後上腸骨棘を結ぶ線	両側の肩峰を結ぶ線	座位で骨盤を固定して行う．	
		右回旋	40				
	側屈 lateral bending	左側屈	50	ヤコビー（Jacoby）線の中点にたてた垂直線	第1胸椎棘突起と第5腰椎棘突起を結ぶ線	体幹の背面で行う．腰かけ座位または立位で行う．	
		右側屈	50				

Ⅵ. その他の検査法

部位名	運動方向	参考可能域角度	基本軸	移動軸	測定肢位および注意点	参考図
肩 shoulder (肩甲骨の動きを含む)	外旋 external rotation	90	肘を通る前額面への垂直線	尺骨	前腕は中間位とする．肩関節は90°外転し，かつ肘関節は90°屈曲した肢位で行う．	
	内旋 internal rotation	70				
	内転 adduction	75	肩峰を通る床への垂直線	上腕骨	20°または45°肩関節屈曲位で行う．立位で行う．	
母指 thumb	対立 opposition				母指先端と小指基部(または先端)との距離(cm)で表示する．	
指 fingers	外転 abduction		第3中手骨延長線	2, 4, 5指軸	中指先端と2, 4, 5指先端との距離(cm)で表示する．	
	内転 adduction					
	屈曲 flexion				指尖と近位手掌皮線(proximal palmar crease)または遠位手掌皮線(distal palmar crease)との距離(cm)で表示する．	
胸腰部 thoracic and lumbar spines	屈曲 flexion				最大屈曲は，指先と床との間の距離(cm)で表示する．	

Ⅶ. 顎関節計測

顎関節 temporo-mandibular joint	開口位で上顎の正中線で上歯と下歯の先端との間の距離(cm)で表示する．左右偏位(lateral deviation)は上顎の正中線を軸として下歯列の動きの距離を左右ともcmで表示する．参考値は上下第1切歯列対向縁線間の距離5.0 cm，左右偏位は1.0 cmである．

(附) 関節可動域参考値一覧表

関節可動域は，人種，性別，年齢等による個人差もおおきい．また，検査肢位等により変化があるので，ここに参考値の一覧表を付した．

部位名及び運動方向	注1	注2	注3	注4	注5
肩					
屈曲	130	150	170	180	173
伸展	80	40	30	60	72
外転	180	150	170	180	184
内転	45	30		75	0
内旋	90	40	60	80	81
肩外転90°				70	
外旋	40	90	80	60	103
肩外転90°				90	
肘					
屈曲	150	150	135	150	146
伸展	0	0	0	0	4
前腕					
回内	50	80	75	80	87
回外	90	80	85	80	93
手					
伸展	90	60	65	70	80
屈曲		70	70	80	86
尺屈	30	30	40	30	
橈屈	15	20	20	20	
母指					
外転（橈側）	50		55	70	
屈曲					
CM					15
MCP	50	60	50	50	
IP	90	80	75	80	
伸展					
CM				20	
MCP	10		5	0	
IP	10		20	20	
指					
屈曲					
MCP		90	90	90	
PIP		100	100	100	
DIP	90	70	70	90	
伸展					
MCP	45			45	
PIP				0	
DIP				0	

部位名及び運動方向	注1	注2	注3	注4	注5
股					
屈　曲	120	100	110	120	132
伸　展	20	30	30	30	15
外　転	55	40	50	45	46
内　転	45	20	30	30	23
内　旋				45	38
外　旋				45	46
膝					
屈　曲	145	120	135	135	154
伸　展	10			10	0
足					
伸　展（背屈）	15	20	15	20	26
屈　曲（底屈）	50	40	50	50	57
母指（趾）					
屈　曲					
MTP		30	35	45	
IP		30		90	
伸　展					
MTP		50	70	70	
IP		0		0	
足指					
屈　曲					
MTP		30		40	
PIP		40		35	
DIP		50		60	
伸　展					
MTP					
PIP					
DIP					
頸部					
屈　曲		30		45	
伸　展		30		45	
側　屈		40		45	
回　旋		30		60	
胸腰部					
屈　曲		90		80	
伸　展		30		20-30	
側　屈		20		35	
回　旋		30		45	

注：1. A System of Joint Measurements, William A. Clark, Mayo Clinic, 1920.
　2. The Committee on Medical Rating of Physical Impairment, Journal of American Medical Association, 1958.
　3. The Committee of the California Medical Association and Industrial Accident Commission of the State of California, 1960.
　4. The Committee on Joint Motion, America Academy of Orthopaedic Surgeons, 1965.
　5. 渡辺英夫・他：健康日本人における四肢関節可動域について．年齢による変化．日整会誌 53：275-291, 1979.
　なお，5の渡辺らによる日本人の可動域は，10歳以上0歳未満の平均値をとったものである．

和文・欧文索引

あ

アームスリング　269
アームレスト　184
アウトカム・インパクト　62
アウトカム（成果・結果）　62
アウトカム評価　62
アクシデント　226
アセスメント　299
アテローム血栓性脳梗塞　81
アパシー　296
アミロイドアンギオパチー　70, 76
圧排効果　96
亜急性期　155
亜急性期病床　159
亜脱臼　268
悪性中大脳動脈梗塞　87, 104
悪性疾患　300
足継手　179

い

インフォームドコンセント　63, 125, 214, 301
医学的安定　191
医師　156
医療ソーシャルワーカー（MSW）　28, 157
医療の質　61, 63
医療安全管理体制　226
医療・介護関連肺炎　236
医療資源　25
医療療養病床　217
医療倫理　307
医療連携　204
胃瘻　244
　──胃瘻の適応　244
胃瘻カテーテル　244
移乗用手すり　170, 199
意識レベル　95, 104
意識障害　13, 95, 152
維持期　155, 190
維持期リハビリテーション　220

──の種類　220
──の定義　220
一過性全健忘　89
一過性脳虚血発作　88
溢流性尿失禁　130
咽頭期　229
陰圧閉鎖療法　289
飲酒　207

う

ウィスコンシンカード分類課題　16
ウエクスラー記憶検査　16
ウエクスラー式成人知能検査第3版　16
ウルトラ寒天®　245
上田の片麻痺機能テスト　14, 100, 337
運動維持困難　16
運動学習　47
運動機能　99
運動強度　42
運動障害　13
運動療法　181, 264

え

エビデンスレベル　336
栄養アセスメント　166
栄養サポートチーム　241
栄養ルート　128, 241
栄養管理　107, 212, 240, 286
栄養障害　165
延髄外側梗塞　127
遠位型　145
嚥下検査の注意点　234
嚥下障害　127, 165, 209
　──の疫学と原因　228
　──の定義　228
嚥下障害スクリーニング　128
嚥下障害管理　127
嚥下性肺炎　209, 236
　──の診断基準　237
嚥下造影　128, 232, 238
嚥下内視鏡　128, 232, 233
延髄外側症候群　154

お

オピオイド系鎮痛薬　135
オムツ外し　171, 172
折りたたみナイフ現象　263
応力　281
応力緩和　139
温熱療法　271

か

カンファレンス　158
下顎反射　100
下肢装具　178, 179
下大静脈フィルター　146
下部消化管出血　107
家屋（住宅）改修基準　200
家屋評価　54, 194
家屋評価表　196, 197
家族援助　213
家族支援　169
課題　49
課題指向型訓練　51
課題特異性　50
課題分析標準項目　329, 330
臥位姿勢　138
介護サービス　321
介護技術　170
介護指導　201
介護施設　216
介護福祉士　28, 157
介護保険外サービス　331
介護保険制度　316
介護保険優先の原則　330
介護報酬　315
介護予防支援　322
介護療養型医療施設　323
介護療養病床　217
介護老人福祉施設　323
介護老人保健施設　323
介護労働者　320
改訂版長谷川式簡易知能評価スケール　16
回復期　155
回復期リハビリテーション　150, 182
回復期リハビリテーション病棟　147, 155
回復期病棟　128
階段昇降訓練　43, 44
外在的フィードバック（付加的フィードバック）　48
外用薬　288, 289
外来リハビリテーション　221
踵膝試験　14, 101
鉤ヘルニア　96
拡大 ADL 尺度　24
片麻痺機能テスト　14, 100, 337
肩の痛み　267
肩関節亜脱臼　268
肩関節周囲炎　267
肩手症候群　270, 271

索引　351

活動　10
活動-機能-構造連関　33
活動制限　10，150
合併症管理　164
仮名拾いテスト　16，18
看護記録　26
看護師　156
患者教育　288
間欠的口腔食道経管栄養法（OE法）　242
間欠導尿　131，132
感覚障害　15，101
感染　279
感染経路別予防策　279
感染症対策　107，278
感染防止対策　278
関節可動域　15，101，263，268
関節可動域訓練　137，138，139，145，271
関節可動域表示ならびに測定法　341
関節拘縮　35，137
環境　54
環境因子　28
環境整備　126
眼位　96
眼球運動障害　99
眼球彷徨　99
眼瞼下垂　98
眼所見　96
眼振　99
顔面神経麻痺　100
観念運動失行　16
観念失行　16

き

キャスター　183
気管支拡張薬　135
奇異性脳塞栓症　85
奇異性脳塞栓症の診断基準　85
既往歴　91
記憶障害　17，160，161
起立訓練　43
起立性低血圧　38，165
起立（-着席）訓練　41
起立・歩行・階段昇降　41
基礎的ADL（二木）　20，152
器質症状精神障害　295，296
機能・形態障害　10，12
機能障害　150
機能性精神障害　295
機能的自立評価表　25
機能不全　178

機能分化と連携　57
偽性球麻痺　229
偽膜性腸炎　107
喫煙　207
急性期　155
急性期終末期　307
急性水頭症　104
急性無石胆嚢炎　110
球麻痺　228
居宅サービス　321
居宅介護支援　322
居宅療養管理指導　321
虚血性腸炎　107
共同偏視　98
強心薬　135
境界領域梗塞　83
橋出血　75
局所注射療法　264
局在関連てんかん（部分てんかん発作）　257
近位型　146
筋トーヌス　101
筋力テスト　102
「緊急やむを得ない場合」の3要件　303

く

クリープ現象　139
グラスゴー昏睡尺度　70，71
グリップ　183
くも膜下出血　79，111，112
車椅子　183，201
　──の構造　183
　──の種類　184，185
車椅子クッション　187
車椅子選定　183

け

ケアハウス　326
ケアマネジメント　317，328
ケアマネジャー（介護支援専門員）　194，210，317
下痢　252
外科的治療　111
経管栄養　128，246
経験的（エンピリック）治療　237
経口栄養　128
経頭蓋ドップラー　75
経腸栄養　128
経皮的末梢神経電気刺激　264
痙縮　14，141，263
痙縮性拘縮　137

痙縮治療　264
痙性　263
痙攣　108
痙攣対策　108
痙攣発作　164
軽費老人ホーム　326
頸動脈エコー　103
血管所見　103
血行力学性機序　82
血栓性機序　82
血糖値　109
血圧管理　105
血液検査　103
結果の知識　49
言語機能障害　18
言語聴覚士（ST）　157

こ

コミュニケーションノート　160，161
コリンエステラーゼ阻害薬　251，296
ゴール　49
固縮　263
個人因子　28
口腔ケア　235，239
口腔顔面失行　16
口腔期　229
交互運動　181
行動療法　250
抗コリン薬　107，250
抗パーキンソン薬　135
抗ヒスタミン薬　135
抗うつ薬　135，254
抗てんかん薬　108，135，257，262
抗凝固薬　113
抗菌薬　135，237
抗血小板薬　113，208
抗血小板療法　208
抗結核薬　135
抗潰瘍薬　107
抗精神病薬　136
抗不安薬　135，136
抗不整脈薬　135
更衣動作　176
効果判定　265
後期高齢者　2
高Na血症　109
高血圧症　206
高次脳機能障害　15，96，160，167
高齢化社会　2

高齢社会　2
高齢者医療　5
高齢者円滑入居賃貸住宅（高円賃）　326
高齢者虐待　305
高齢者虐待防止法　305
高齢者専用賃貸住宅（高専賃）　326
高齢者総合的機能評価（CGA）　6, 210
高齢者向け有料賃貸住宅（高有賃）　326
高齢者用住宅　325, 326
項部硬直　101
構音障害　18
国際障害分類　10, 11
国際生活機能分類　10, 11
黒内障　96
骨折　275
骨萎縮　37

さ

サービス担当者会議　202
サービス付き高齢者向け住宅　2, 326
作業療法士（OT）　157
座位耐性訓練　124
座位耐性訓練基準　124, 125
座位・立位訓練　38
細目動作　167
最終自立度予測基準　152, 153
催眠・鎮痛薬　135
催眠薬　136
在宅におけるリハビリテーション　213
在宅医療サービス　210
在宅療養支援　210
錯語　15
三角巾　269
参加　10, 28
参加制約　10, 150, 151
算定上限日数　156
残尿チェック　131, 133

し

シート　184
シャキア法　235
シャワーチェアー　201
シルバーハウジング　326
ジャルゴン　15
しているADL　26, 27, 166
支援工学　53
弛緩性拘縮　137

刺激性下剤　252
肢節運動失行　16
姿勢制御　188
指導下の自主訓練　40, 43
施設サービス　323
施設待機者　320
脂質異常症　207
視覚失認　163
視床　70
視床出血　75, 76
視床痛　109
視野　99
視力　96
歯科治療　235
試験外泊　201
使用失行　16
止痢薬　107
自己ROM訓練　140, 141
自主訓練チェック表　45
自宅退院　191
自宅退院率　151
自宅復帰率　214
自動化段階　48
自動車運転評価　205
自動調節能　105
自立重視型排泄アプローチ　173
自立生活活動　333
自立度（二木）　20, 27
事前指示　299
事前指示書　301
失行　15, 96
失行症のスクリーニングテスト　17
失調　101
失調症　14
失語　15, 96
失語型分類　16
失語症　160
失認　96
社会資源　24, 202, 328, 330
社会的行動障害　160, 163
社会的交流　39
斜偏視　98
手指衛生　278
手術治療　235
手段的ADL　19
出血性腸炎　107
受容　30
受容体　247
修正アシュワーススケール　14
終末期　307
終末期医療　219, 307
　　――の決定プロセスに関するガイ

　　　ドライン　309
住宅改修　194, 196, 322
循環機能障害　37
準備期　229
小規模多機能型居宅介護　322
小脳　70
小脳出血　76, 77
小脳病変　152
消化管出血　107
障害の受容　30
障害高齢者の日常生活自立度（寝たきり度）　20, 21, 27
障害者虐待　305
障害者自立支援法（障害者総合支援法）　330
障害年金　333
上肢機能訓練　264
上部消化管出血　107
食形態の工夫　234
食事動作　177
食道期　229
食事姿勢の工夫　234
職業リハビリテーション　222
褥瘡　165, 281
　　――の好発部位　282
　　――の予防　284
褥瘡危険因子評価表　282
褥瘡治療　288
心機能　102
心機能低下　37
心原性脳塞栓症　84, 114, 208
心身機能・構造　12
心電図（心エコー）　75, 103
心脳卒中　102
心房細動　207
心理　30
心理的退行　38
身体拘束　303, 304
身体拘束行為　304
身体障害者手帳　331, 332
侵襲的治療　299
神経因性膀胱　247, 248
神経学的診察　95
浸透圧利尿剤　104
深部静脈血栓症　108, 143
診療報酬　315
診療報酬制度　314
診療報酬点数表　314
新規抗てんかん薬　258

す

スキル　47, 48
スキンケア　286

スクリーニング　230
ステロイド薬　135
ストラクチャー・インプット　62
ストラクチャー（構造）　62
ストループテスト　16, 17
する ADL　166
ずれ　285
水頭症　75, 96
推奨グレード　336
遂行機能障害　17, 160, 162
遂行機能障害症候群の行動評価　16
随意的調節　247
髄液検査　103
滑り止めマット　171, 201

せ
ゼリー　229
せん妄　134, 166
　　──の原因　134
　　──の治療　134
　　──の定義　134
　　──の予防　135
ぜいたく灌流　74
生活期　155, 220
生活期リハ　220
生活指導　202
生活保護　333
生活歴評価　28
成年後見制度　334
星状神経ブロック　271
聖隷式嚥下質問紙　231, 232
精神機能の低下　38
精神の支援　168
整容動作　177
摂取開始基準　128
舌下神経麻痺　100
先行期　229
全身管理　105
全身所見　102
全人的な理解　294
全体連携図　59
前手すり付き移乗用手すり（スーパーらくらく手すり®）　170

そ
早期 CT 所見　86
早期リハビリテーション　124
早期離床　124
早期離床訓練　124
相互作用　258
捜索機器　291
創部ケア　289

総合的評価　210
塞栓性機序　83

た
立ち上がり訓練　170
他動的 ROM　139
多発ラクナ梗塞性認知症　90
多発病変　154
多様訓練　51
体圧分散用具　286
体力低下　37
退院後訪問　204
退院先　191, 192
退院先の予測　23
退院支援　169
退院時期　191
大車輪　183
第 5 指徴候　100, 101
脱水　109
短期入所サービス　322
短期入所生活介護　322
短期入所療養介護（介護療養型医療施設等）　322
短期入所療養介護（介護老人保健施設）　322
短時間通所リハビリテーション　222

ち
チームアプローチ　155, 168
チームの形態　157
チーム医療　7
地域包括ケア　5
地域密着型サービス　322
地域密着型介護老人福祉施設入所者生活介護　322
地域密着型特定施設入居者生活介護　322
地域連携　117, 129
治療拒否　302
治療区分アルゴリズム　237
蓄尿期　248
蓄尿機能　247
着衣失行　16
中心静脈栄養　128
中心性橋脱髄症　109
中枢性疼痛　109, 272
中枢性麻痺　13
中断対策　209
注意障害　17, 160, 162
超音波検査　74
腸瘻　246

つ
椎骨動脈解離　86
通所サービス　321
通所リハビリテーション　322
通所介護　321
吊り下げ式トレッドミル歩行訓練　264

て
ティッピングレバー　183
ティルティング車椅子　185
データ・マネジメント・システム　63, 64
てんかん　257
てんかん重積発作　260
できる ADL　26, 27, 166
低 Na 血症　109
低血糖脳症　91
低所得層対策　318
転移　50
転移感情　297
転倒　165, 275
転倒カンファレンス　277
転倒リスク評価　275
転倒予防　174, 275
転倒予防対策　276
電解質（Na）異常　109

と
トレイルメイキングテスト　16
ドレッシング材　287, 289
トロンビン阻害薬　113
徒手筋力テスト　15
閉じ込もり症候群　39
疼痛　109, 267, 272
統合段階　48
糖尿病　206
頭位変換眼球反射　98
頭部-体幹直立位　180
動眼神経麻痺　96
動機付け　49
動脈瘤　76
瞳孔，対光反射　96
瞳孔不同　96
特定施設入居者生活介護　322
特定疾病　317
特別養護老人ホーム　219

な
内科管理　206
内科的診察　102
内在的フィードバック　48

内服薬　115
難易度　50
難治性てんかん　261

に

二木の自立度　20, 27
二木の予後予測基準　152
日本脳卒中データバンク　68
日常生活活動　19, 102
日常生活自立度判定基準　27
日常生活動作自立支援　166
日本人の平均歩数　40
入浴動作　177
尿意の訴え　130, 131, 132
尿失禁　248
尿流動態検査法　249
尿路管理　130
認知機能全般の評価　17
認知症　4, 296
認知症高齢者　4
　　──の日常生活自立度　20, 22, 27
認知症対応型共同生活介護　322
認知症対応型通所介護　322
認知段階　48

の

ノロウイルス　253
脳ヘルニア　96
脳圧管理　104
脳幹出血　77
脳幹（橋）　70
脳外科手術　111
脳血管障害問診用紙　94
脳血管性認知症　90
脳血管攣縮　80
脳血栓症　113
脳梗塞　111, 112
　　──の分類　81
脳室穿破　75, 78
脳腫瘍　76
脳出血　75, 77, 111
脳・神経疾患　300
脳神経所見　99
脳卒中クリティカルパス　58
脳卒中チーム医療　118
脳卒中に関する問診　91
脳卒中のリスクファクター　92
脳卒中の重症度　70
脳卒中の分類　68
脳卒中の画像診断　71
脳卒中機能障害評価法　12
脳卒中急性期　117

脳卒中後うつ状態　254
脳卒中後中枢性疼痛　272
脳卒中地域医療連携システム　57
脳卒中地域連携パス　58, 59, 117, 204
脳卒中治療ガイドライン 2009　41, 124, 145, 220, 255, 273, 336
脳動静脈奇形　76
脳動脈瘤破裂　79
脳浮腫　104

は

ハイリスク患者　276
ハンドリム　183
バーセルインデックス　23, 24, 27, 150
バイタルサイン　102
バクロフェン髄注療法　265
バックレスト　183
バランス膀胱　131, 133
バルーンカテーテル　130
バルーン訓練　235
パフォーマンスの知識　49
パフュージョン CT　73
パフュージョン MRI　73
パントマイム失行　16
播種性血管内凝固症候群　108
肺炎　236
肺血栓塞栓症　143
肺血栓塞栓症予防管理料　143
肺塞栓症　108
背景因子　28
排出期　248
排出機能　247
排泄アプローチ　165
排泄自立訓練　170
排泄障害　165
排尿　247
排尿チェック表　132
排尿援助　131
排尿日誌　249
排尿誘導　172
排便異常　252
廃用症候群　33, 34, 40
　　──の予防　40
廃用性筋萎縮　33
廃用性骨萎縮　36
廃用性精神機能低下　39
発語失行（アナルトリー）　15
発症日時　91
鼻指鼻試験　14, 101
反射　100, 102

反射性交感神経ジストロフィー（RSD）　270
反応性の精神障害　295
反復唾液嚥下テスト　230
半側空間無視　16
半側無視　162

ひ

ビンスワンガー型脳梗塞　90
皮質下出血　76
非ステロイド性抗炎症薬　135, 271
非心原性脳梗塞　208
非弁膜症性心房細動　84
非薬物療法　134
被殻　70
被殻出血　75
微小脳出血　79
左半側無視　16, 97
一人暮らし高齢者　4
標準失語症検査　15, 16
標準注意検査法　16, 17
標準的算定日数上限規定問題　315
標準予防策　278
病態失認　16
貧困灌流　74

ふ

フィードバック　48, 50
フェノールブロック　264, 265
フットレスト　183
ブリストルスケール　252
ブルンストロームステージ　13, 150
ブレーキ　183
ブレーデンスケール　283
プロセス・アウトプット　62
プロセス（過程）　62
プロブレムリスト　10, 11
不穏　134
副腎皮質ホルモン　271
福祉用具　24, 198, 201, 322, 323
複合性局所疼痛症候群　270
物理医学　8
分枝粥腫型梗塞　84
分水嶺梗塞　82

へ

ベッド　170, 199
ベルグバランススケール　14
ペースト食　245

平滑筋直接弛緩・カルシウム拮抗
　　薬　250
便秘　252

ほ

ボツリヌス治療　265
ポータブルトイレ　171，199
ポジショニング　138，187
歩行の安定性　180
歩行器　201
歩行訓練　43，179
歩行訓練例　181
歩行車　201
歩行補助具　178，180
保菌　279
包括診療報酬　216
包括的リハ　54
訪問サービス　321
訪問リハビリテーション　222，321
訪問介護　321
訪問看護　321
訪問入浴介護　321
膀胱内圧　249，250

ま

末梢輸液　128
慢性期　155
慢性期リハビリテーション　218
慢性期終末期　308
慢性期脳出血　206
慢性期病床　216，218

み

ミニメンタルステート検査　16
三宅式記銘力検査　16，17
看取り　214
右向き徴候　96
水飲みテスト　128，231

む

無視症候群　16
無症候性脳梗塞　69

め

メタボリックシンドローム　207

も

モジュール型継続受け持ち看護方
　　式　168
もやもや病　86
目標設定　29
問診　91

や

夜間対応型訪問介護　322
夜間不穏　136
薬物治療　113
薬物療法　136，264
薬理作用　258
山鳥式簡易失語症検査　15，17

ゆ

有料老人ホーム　326，327
床反力作用点　181

よ

予後予測　20
予防機器　291
予防重視型システム　317，319
要介護認定　317
養護老人ホーム　326
抑うつ　254

ら

ラクナ梗塞　83
ラベリング　276
ランダム訓練　51

り

リクライニング車椅子　184，185
リスク管理（マネジメント）　125，
　　158，210，226，290
リスクファクター　91
リハビリテーション患者データベー
　　ス　65
リハビリテーション　8，287
　　——のゴール　190
　　——の定義　9
リハビリテーション医の役割　219
リハビリテーション医学　8
リハビリテーション栄養　212，
　　213
リハビリテーション看護　164
リハビリテーション総合実施計画
　　書　158
リバーミード行動記憶検査　16，17
リビング・ウィル　310
利尿薬　135
理学療法士（PT）　157
履歴現象　139
離院問題　290
離床の準備　126
離床計画　124
離脱発作　260

力学的拘縮　137
流動食　244
両側障害　154
両側多発脳卒中　127
両側多発病変　128
療育　9
療養病床　217
倫理的課題　299
倫理的問題　302
臨床倫理四分割法　215，309，310

れ

レーヴン色彩マトリックス検査　16
レッグサポート　184
連携シート　59

ろ

老研式活動能力指標　24，27

わ

ワーキングメモリー　17
ワレンベルグ症候群　154

数字

5期モデル　229
7シリーズ　95
10カ条宣言　158，159

ギリシャ

α受容体刺激薬　251
β_2受容体刺激薬　251
β遮断薬　135

A

ABCD2スコア　89
activities of daily living（ADL）
　　19，102
activity limitation　150
Adams-Stokes症候群　102
advanced directive　301
ADH分泌異常症（SIADH）　109
ADLの予後予測　20
ADL自立　170
ADL評価　19，26，166
Agism（年齢差別）　302
allodynia　273

B

BADS　17
Barré徴候　100，101
Barthel Index　23，24，27，150

behavioural assessment of the dys-executive syndrome　16
behavioural inattention test　17
behavioural inattention test（BIT）　16
Berg Balance Scale（BBS）　14
BIT 行動性無視検査　16，17
black blood 法　83
branch atheromatous disease（BAD）　84

C
Ca 拮抗薬　106
central post-stroke pain（CPSP）　272
CHA2DS2-VASc スコア　85
CHADS2 スコア　85
Cheyne-Stokes（チェーン・ストークス）呼吸　106
CI 療法　264
clinical assessment for attention（CAT）　16，17
complex regional pain syndrome（CRPS）　270
comprehensive geriatric assessment（CGA）　210
CT　71，72
CURB-65　211，212

D
D-dimer　103，144
deep vein thrombosis（DVT）　143
　──のスクリーニングおよび診断　144
　──の症状　143
　──の治療　145
　──の予防　144
DESIGN-R　283，285
disseminated intravascular coagulation（DIC）　108
DNAR（Do not attempt resuscitation：蘇生を試みない）　307
DPC　216
drip and ship 方式　119
dropping test　99，101

E
early CT sign　86
ECASS 分類　84

F
FIM　25，27

Fisher の CT 分類　71
functional indepenclence measure；FIM　25

G
Gerstmann（ゲルストマン）症候群　82
Glasgow coma scale（GCS）　70，71
Glasgow outcome scale（GOS）　71

H
Hachinski の虚血スコア　296，297
Harris-Benedict の推定式　240，241
Hasegawa dementia scale-revised（HDS-R）　16，17
Horner 症候群　96，98，99
Hunt and Kosnik（H&K）grade　70
hyperpathia　273
H2 受容体拮抗薬（H2 ブロッカー）　107，135

I
ICD-10　296
impairment　150
instrumental ADL（IADL）　19
interdisciplinary team　157
Internatiomal Classification of Impairments, Disabilities and Handicaps（ICIDH）　10，11
International Classification of Functioning, Disability and Health（ICF）　10，11
International continence society（ICS）分類　249
intrathecal baclofen（ITB）　265
IOE 法　246

J
Japan coma scale（JCS；3-3-9 度方式）　70
Japan Standard Stroke Registry Study（JSSRS）　68
Japan stroke scale（JSS）　70

K
"Kanahiroi" Multi-Cancellation Test　16
Kohs block design test　16

Kohs 立方体組み合わせテスト　16，17

L
Lapides 分類　249

M
manual muscle testing（MMT）　15
mini-mental state examination（MMSE）　16，17
M.I.N.I.（mini international neuropsychiatric interview）　254，255
Miyake memory test　16
MLF 症候群　98
modified Ashworth Scale（MAS）　14
modified CGA　210，211
modified Rankin Scale（mRS）　71
MRA　71
MRI　71
multidisciplinary team　157
muscle-afferent-block（MAB）　265

N
National Institute of Neurological Disorders and Stroke（NINDS）の分類　68
NHCAP の定義　237
NIH stroke scale（NIHSS）　70，101
NPUAP ステージ分類　283，284
nursing and healthcare associated pneumonia（NHCAP）　236

O
OH スケール　283

P
painful dysesthesia　273
participation restriction　150
Patient Health Questionnaire（PHQ-2）for Depression Screening　215
PEG-J　246
PET　73
post stroke depression（PSD）　254
Prehospital Coma Evaluation and Care（PCEC）　118

Prehospital Stroke Life Support（PSLS）　118
PTEG　246
PT-INR　111
pulmonary thromboembolism（PTE）　143
　――の診断と治療　147

Q
quality of life（QOL）　28

R
range of motion（ROM）　15, 101, 263, 268
Raven's colored progressive matrices（RCPM）　16, 17
refeeding syndrome　241
repetitive saliva swallowing test（RSST）　230
Rey-Osterrieth complex figure Test（ROCFT）　16
Rey 複雑図形検査　16, 17
Rivermead behavioural memory test（RBMT）　16
rocker 機能　181, 182
ROM 訓練　137, 138, 139, 145, 271

S
SPECT　73
spectacular shrinking deficit　85
standard language test of aphasia（SLTA）　15, 16
start-up CGA　210, 211
STRAITIFY アセスメントツール　275
stroke care unit（SCU）　118
Stroke Impairment Assessment Set（SIAS）　12
stroke unit（SU）　118
Stroop test　16
subarachnoid hemorrhage（SAH）　79, 111, 112

T
TAT　103
t-PA（アルテプラーゼ）静注療法　70, 112, 113, 117
trail making test（TMT）　16, 17
transdisciplinary team　157
transient global amnesia（TGA）　89

transient ischemic attack（TIA）　88

V
videoendoscopy（VE）　128, 209, 232, 238
videofluoroscopy（VF）　128, 209, 232, 233

W
WAB 失語症検査　15, 16
WAIS-Ⅲ　18
warning sign（警告徴候）　79
Wechsler memory scale-revised（WMS-R）　16, 17
Wernicke-Mann 肢位　138
Wernicke（ウェルニッケ）失語　82
western aphasia battery　15
western aphasia battery（WAB）　16
Wisconsin card sorting test（WCST）　16, 17
withdraw　301
withhold　301
World Federation of Neurological Surgeons（WFNS）grade　70

Z
Zarit 介護負担尺度　214

薬剤名索引

あ
アーテン®　135
アクチバシン®　112
アシノン®　135
アジスロマイシン　239
アスピリン　108, 114, 208
アタラックス®　135
アドナ　116
アベロックス®　239
アマンタジン　296
アミトリプチリン　109, 273
アモキシシリン・クラブラン酸　239
アモバン®　135, 136
アルガトロバン　113, 116
アルダクトン A®　135
アルテプラーゼ　112, 116
アレビアチン®　259
アンピシリンナトリウム・スルバクタムナトリウム配合剤　108

い
イーケプラ®　258, 259
イスコチン®　135
イミダフェナシン　251
イミプラミン　251
イミペネム・シラスタチン　239
インテバン®　135
インデラル®　135

う
ウブレチド®　251
ウラビジル　251
ウリトス®　251
ウロキナーゼ　115

え
エクセグラン®　259
エストリオール®　251
エダラボン　115, 116
エフェドリン®　251
エブランチル®　251

エホチール®　38
塩化ベタネコール　251
塩酸エチレフリン　38
塩酸エフェドリン　251
塩酸オキシブチニン　251
塩酸クレンブテロール　251
塩酸タムスロシン　251
塩酸チアミン　261
塩酸バンコマイシン®　239
塩酸プロピベリン　251
塩酸ミトドリン　38

お
オーグメンチン®　239
オザグレルナトリウム　114, 116
オランザピン　296

か
カタクロット®　114
カルバゾクロムスルホン酸ナトリウム　116
カルバマゼピン　110, 258, 259, 260, 273, 296
カルベニン®　239
ガスター®　135
ガスター1A　116
ガバペン®　258, 259
ガバペンチン　258, 259, 260
ガランタミン　296
ガレノキサシン　239

き
キサンボン®　114
キシロカイン®　135

く
クエチアピン　296
クラバモックス®　239
クラビット®　135, 239
クラリシッド®　239
クラリス®　239
クラリスロマイシン　239
クリンダマイシン　108, 239
クロバザム　258, 259
クロピドグレル　115, 208
クロルプロマジン　136
グリセオール®　104, 116
グルトパ®　112

け
ケイテン®　239

こ
コントミン®　136

さ
サインバルタ®　256
サクシゾン®　135
ザイボックス®　239
サイレース®　136
ザンタック®　135
酸化マグネシウム　252

し
シチコリン　116
シプロキサン®　135, 239
シプロフロキサシン　239
シメチジン　258
シロスタゾール　115, 208
シロドシン　251
シンメトレル　135
ジアゼパム　106, 108, 251, 258, 260, 261
ジェイゾロフト®　256
ジェニナック®　239
ジゴキシン　135
ジスロマック®　239
ジヒデルゴット®　38
ジルテック®　135
臭化ジスチグミン　251

す
スピロペント®　251
スルタミシリン　239
スルバクタム・アンピシリン　239
スロンノンHI®　114

せ
セフェピム　239
セフトリアキソン　239
セフピロム　239
セルシン®　135, 251
セレコックス®　135
セレニカR　259
セレネース®　134, 136
セロクエル®　136
センナ　252

そ
ソセゴン®　135
ソラナックス®　135
ゾニサミド　258, 259, 260
ゾピクロン　136

た
タガメット®　135
タゴシット®　239
タゾシン®　239
タゾバクタム・ピペラシリン　239
ダイアモックス®　135
ダビガトラン　113, 115, 208
ダラシン®　239
ダラシンS®　108, 239
ダントリウム®　251
ダントロレンナトリウム　251

ち
チエナム®　239
チオペンタール　261
チクロピジン　208

て
テイコプラニン　239
テオドール®　135
テグレトール®　110, 135, 259, 273
テトラミド®　135
テノーミン®　135
ディプリバン®　106
デカドロン®　135
デジレル®　256
デトルシトール®　135
デパケン®　135, 259
デパケン®R　259
デパス®　135
デプロメール®　256
低分子デキストラン　115

と
トピナ®　258, 259
トピラマート　258, 259
トフラニール®　251, 256
トブラミン®　135
トラネキサム酸　116
トランサミン　116
トリプタノール®　109, 135, 256, 273
トレドミン®　135, 256
ドネペジル　296
ドリペネム　239
ドルミカム®　106, 136

に
ニセルゴリン　296
ニフェジピン　106

ね

ネオドパストン®　135
ネオフィリン®　135

の

ノーベルバール®　108, 260
ノバスタンHI®　113
ノリトレン®　256
ノルスパンテープ®　135

は

ハイセレニン®　259
ハルシオン®　135
ハルナール®　251
ハロペリドール　134
バップフォー®　135, 251
バランス®　135
バルプロ酸　258, 259, 296
バレリン®　259
バンコマイシン　107, 239
パキシル®　135, 256
パシル®　239
パズクロス®　239
パズフロキサシン　239
パニペネム・ベタミプロン　239

ひ

ヒダントール®　259
ビ・シフロール®　135

ふ

フィニバックス®　239
フェニトイン　108, 258, 259, 260, 261
フェノバール®　135, 259
フェノバルビタール　108, 258, 259, 260, 261
フルニトラゼパム　136
ブロアクト®　239
ブロチゾラム　136
プラザキサ®　115, 208
プラスベータ®　135
プラビックス®　115
プルゼニド®　252
プレガバリン　273
プレタール®　115
プレドニン®　135, 271
プロポフォール　106, 261

へ

ヘパリン　108, 113, 114, 116, 145, 208
ヘルベッサー®　106
ベサコリン®　251
ベシケア®　135
ベンザリン®　135
ペリアクチン®　135
ペルジピン®　106
ペロスピロン　296
ペンタゾシン　106

ほ

ボトックス®　265
ボルタレン®　135
ポラキス®　251
ポララミン®　135

ま

マイスタン®　259
マイスリー®　136
マキシピーム®　239
マグミット®　252
マグラックス®　252
マンニトール　104

み

ミダゾラム　106, 261

め

メキシチール®　135
メシル酸ジヒドロエルゴタミン　38
メチル硫酸アメジニウム　38
メトリジン®　38
メトロニダゾール　239
メドロール®　135
メマンチン　296
メロペネム　239
メロペン®　239

も

モービック®　135
モキシフロキサシン　239

ゆ

ユナシンS®　108, 239
ユリーフ®　251

ら

ラキソベロン®　252
ラジカット®　115
ラニラビッド®　135
ラベタロール　114
ラミクタール®　110, 258, 259, 273
ラモトリギン　110, 258, 259, 260, 273

り

リスパダール内服液®　136
リスペリドン　296
リスミー®　135
リスモダン®　135
リネゾリド　239
リバスチグミン　296
リボトリール®　135
リリカ®　273
リン酸コデイン®　135

る

ルボックス®　256

れ

レクサプロ®　256
レベチラセタム　258, 259, 260
レペタン®　135
レボフロキサシン　239
レメロン®　256
レンドルミン®　136

ろ

ロセフィン®　239

わ

ワルファリン　111, 113, 115, 207, 208
ワルファリンカリウム　146

脳卒中リハビリテーション
早期リハからケアマネジメントまで 第3版　ISBN978-4-263-21419-0

2000 年 3 月 30 日	第 1 版第 1 刷発行
2005 年 3 月 15 日	第 1 版第 6 刷発行
2006 年 4 月 1 日	第 2 版第 1 刷発行
2012 年 1 月 10 日	第 2 版第 7 刷発行
2013 年 3 月 25 日	第 3 版第 1 刷発行
2017 年 10 月 10 日	第 3 版第 4 刷発行

編著者代表　水　尻　強　志

冨　山　陽　介

発行者　白　石　泰　夫

発行所　医歯薬出版株式会社

〒113-8612　東京都文京区本駒込1-7-10
TEL. (03)5395-7628(編集)・7616(販売)
FAX. (03)5395-7609(編集)・8563(販売)
http://www.ishiyaku.co.jp/
郵便振替番号 00190-5-13816

乱丁，落丁の際はお取り替えいたします　　印刷・あづま堂印刷／製本・愛千製本所

© Ishiyaku Publishers, Inc., 2000, 2013. Printed in Japan

本書の複製権・翻訳権・翻案権・上映権・譲渡権・貸与権・公衆送信権（送信可能化権を含む）・口述権は，医歯薬出版（株）が保有します．

本書を無断で複製する行為（コピー，スキャン，デジタルデータ化など）は，「私的使用のための複製」などの著作権法上の限られた例外を除き禁じられています．また私的使用に該当する場合であっても，請負業者等の第三者に依頼し上記の行為を行うことは違法となります．

JCOPY <（社）出版者著作権管理機構　委託出版物>

本書をコピーやスキャン等により複製される場合は，そのつど事前に（社）出版者著作権管理機構（電話 03-3513-6969，FAX 03-3513-6979，e-mail：info@jcopy.or.jp）の許諾を得てください．